T0074209

Grundkurs orthopädisch-unfallchirurgische Begutachtung

Kuno Weise
Marcus Schiltenwolf (Hrsg.)

Grundkurs orthopädisch- unfallchirurgische Begutachtung

2., aktualisierte Auflage

Mit 74 Abbildungen

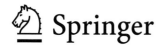

Herausgeber
Prof. Dr. med. Kuno Weise
Medizinisches Begutachtungsinstitut Tübingen
Doblerstraße 17
72074 Tübingen

Prof. Dr. med. Marcus Schiltenwolf
Universitätsklinikum Heidelberg
Department Orthopädie, Unfallchirurgie und Paraplegiologie
Konservative Orthopädie, Gutachtenambulanz
Schlierbacher Landstraße 200 A
69118 Heidelberg

ISBN-13 978-3-642-30036-3   ISBN 978-3-642-30037-0 (eBook)
DOI 10.1007/978-3-642-30037-0

Die Deutsche Nationalbibliothek verzeichnet diese Publikation in der Deutschen Nationalbibliografie;
detaillierte bibliografische Daten sind im Internet über http://dnb.d-nb.de abrufbar.

Springer Medizin
© Springer-Verlag Berlin Heidelberg 2008, 2014

Planung: Antje Lenzen, Heidelberg
Projektmanagement: Barbara Knüchel, Heidelberg
Lektorat: Michaela Mallwitz, Tairnbach
Projektkoordination: Eva Schoeler, Heidelberg
Umschlaggestaltung: deblik Berlin
Fotonachweis Umschlag: © deblik Berlin
Satz und Reproduktion der Abbildungen: Fotosatz-Service Köhler GmbH – Reinhold Schöberl, Würzburg

Gedruckt auf säurefreiem und chlorfrei gebleichtem Papier

Springer Medizin ist Teil der Fachverlagsgruppe Springer Science+Business Media
www.springer.com

Vorwort zur 2. Auflage

Für die orthopädische und unfallchirurgische Begutachtung gibt es eine Vielzahl von Nachschlagewerken für den erfahrenen Sachverständigen.

Der »Grundkurs« war damit für uns Herausgeber ein Wagnis, da nicht klar war, ob auch in der Begutachtung ungeübte Orthopäden und Unfallchirurgen zu einem Lehrbuch der Begutachtung greifen würden. Die positive Resonanz hat belegt, dass der Grundkurs das richtige Angebot für den Einstieg in Begutachtungsfragen in unserem Fachgebiet ist.

Nun ist die erste Auflage vergriffen. In den wenigen Jahren seit Erscheinen der ersten Auflage haben sich viele rechtliche Rahmungsbedingungen verändert, so dass es nötig war, die Auflage vollständig zu überarbeiten. Manchen Hinweisen der kritischen Leserschaft führten zu Revisionen. Die zweite Auflage ist also einerseits aktuell, andererseits auch verbessert. Sie freut sich auf ihre Leser.

K. Weise
M. Schiltenwolf
Tübingen/Heidelberg, im Juni 2013

Inhaltsverzeichnis

III Beispielgutachten für verschiedene Rechtsbereiche

6 Praktische Durchführung des Gutachtens (Aufbau und Inhalt) 79

E. Ludolph, J.R. Rether, K. Weise, F. Schröter

IV   Spezielle Begutachtung bei definierten klinischen Fragestellungen

Mitarbeiterverzeichnis

Prof. Dr. med. Claus Carstens
Facharzt für Orthopädie und Unfallchirurgie,
spezielle orthopädische Chirurgie
Facharzt für Physikalische und Rehabilitative Medizin
Kinderorthopädie, Rheumatologie, Sportmedizin,
Chirotherapie
Bereichsleiter Kinderorthopädie und Wirbelsäulen
der Abteilung Orthopädie und Unfallchirurgie
Stadtklinik Baden-Baden
Klinikum Mittelbaden
Balger Str. 50
76532 Baden-Baden
s.diessner@klinikum-mittelbaden.de

Dr. med. Joachim Lehmann
Facharzt für Orthopädie
Schwachhauser Heerstraße 361g
28211 Bremen
Dr.med.L@t-online.de

Dr. med. Elmar Ludolph
Facharzt für Chirurgie/Unfallchirurgie
Sportmedizin/Sozialmedizin/Chirotherapie
Institut für ärztliche Begutachtung
Sonnenacker 62
40489 Düsseldorf
elmar.ludolph@arcor.de

Dr. med. Isabel Mazzotti
in Zusammenarbeit mit
Dr. med. Martin Hein
Fachärzte für Orthopädie
Orthopädisches Forschungsinstitut (OFI)
Von-Vincke-Straße 14
48143 Münster
s.buecker@ofi-muenster.de

Dr. med. Jörg Robert Rether
Facharzt für allgemeine Chirurgie, Orthopädie
und Unfallchirurgie, spezielle Unfallchirurgie
Leitender Arzt der Sektion Traumatologie
Berufsgenossenschaftliche Unfallklinik
Schnarrenbergstraße 95
72076 Tübingen
j.rether@t-online.de

Prof. Dr. med. Markus Rickert
Facharzt für Orthopädie und Unfallchirurgie,
spezielle orthopädische Chirurgie
Direktor der Klinik für Orthopädie
und orthopädische Chirurgie
Universitätsklinikum Gießen
Klinikstr. 33
35392 Gießen
markus.rickert@ortho.med.uni-giessen.de

Prof. Dr. med. Gerhard Rompe (†)

Prof. Dr. med. Desiderius Sabo
Orthopädische Gemeinschaftspraxis
Klinik St. Elisabeth
Max-Reger-Straße 5–7
69121 Heidelberg
desiderius.sabo@t-online.de

Prof. Dr. med. Marcus Schiltenwolf
Facharzt für Orthopädie und Unfallchirurgie,
Rheumatologie
Facharzt für physikalische und rehabilitative Medizin
Leiter konservative Orthopädie –
Gutachtenambulanz
Department Orthopädie, Unfallchirurgie
und Paraplegiologie
Universitätsklinikum Heidelberg
Schlierbacher Landstr. 200a
69118 Heidelberg
marcus.schiltenwolf@urz.uni-heidelberg.de

Dr. med. Frank Schröter
Facharzt für Orthopädie
Institut für Medizinische Begutachtung
Landgraf-Karl-Straße 21
34131 Kassel
a.will@imb-kassel.de

Prof. Dr. med. Kuno Weise
Facharzt für Chirurgie, Orthopädie und Unfallchirurgie
Medizinisches Begutachtungsinstitut
Doblerstraße 17
72074 Tübingen
weise@med-begutachtung.de; info@prof-weise.de

Prof. Dr. Dr. Bernhard Widder
Arzt für Neurologie und Psychiatrie, Rehabilitations-
wesen, Sozialmedizin, Klinische Geriatrie und
Medizinische Informatik
Ärztlicher Direktor der Klinik für Neurologie und Neuro-
logische Rehabilitation
Bezirkskrankenhaus Günzburg
Ludwig-Heilmeyer-Straße 2
D-89312 Günzburg
bernhard.widder@bkh-guenzburg.de

Abkürzungsverzeichnis

A	Armwert (in der Gliedertaxe)
ADL	»activities of daily living« (Aktivitäten des täglichen Lebens)
aG	außergewöhnliche Gehbehinderung (Merkzeichen)
AHP	Anhaltspunkte
AO-Klassifikation	Frakturklassifikation der Arbeitsgemeinschaft für Osteosynthesefragen
AU	Arbeitsunfähigkeit
AUB	allgemeine Unfallversicherungsbedingungen
AVK	arterielle Verschlusskrankheit
AZ	Aktenzeichen
B	Beinwert (in der Gliedertaxe) bzw. Berechtigung für eine ständige Begleitung (Merkzeichen) (je nach Zusammenhang)
BDI	Beck Depressions-Inventar
BeamtStG	Gesetz zur Regelung des Statusrechts der Beamtinnen und Beamten in den Ländern
BEG	Bundesentschädigungsgesetz für Opfer der nationalsozialistischen Verfolgung
BGB	Bürgerliches Gesetzbuch
BGH	Bundesgesetzhof
BK	Berufskrankheit
Bl	Blindheit (Merkzeichen)
BMAS	Bundesministerium für Arbeit und Soziales
BSG	Bundessozialgericht
BSR	Bizepssehnenreflex
BUV	Berufsunfähigkeitsversicherung
BUZ	Berufsunfähigkeitszusatzversicherung
BVG	Bundesversorgungsgesetz
BWK	Brustwirbelkörper
CAPS	Clinician-Administered PTSD Scale
CRPS	»complex regional pain syndrome« (komplexes regionales Schmerzsyndrom)
D	Daumenwert (in der Gliedertaxe)
D-Arzt	Durchgangsarzt
DAB	Dienstantrittsbescheid
DEXA	Dual-Energie-Absorptiometrie
DGN	Deutsche Gesellschaft für Neurologie
DGOOC	Deutsche Gesellschaft für Orthopädie und Orthopädische Chirurgie
DGPM	Deutsche Gesellschaft für Psychosomatische Medizin
DGPPN	Deutsche Gesellschaft für Psychiatrie, Psychotherapie und Nervenheilkunde
DGSS	Deutsche Schmerzgesellschaft
DGU	Deutsche Gesellschaft für Unfallchirurgie
DGUV	Deutsche Gesetzliche Unfallversicherung
DH-Schraube	dynamische Hüftschraube
DIMDI	Deutsches Institut für Medizinische Dokumentation und Infomation
DISH	disseminierte hyperostotische Spondylose
DKPM	Deutsches Kollegium für für Psychosomatische Medizin
DMS	Diagnostic and Statistical Manual of Mental Disorders (Diagnostisches und Statistisches Handbuch Psychischer Störungen)
DRV	Deutsche Rentenversicherung
DVO	Dachverband deutschsprachiger wissenschaftlicher Fachgesellschaften für Osteologie
DXA	Dual-Energy-X-Ray-Absorptiometrie
EAP	Erweiterte ambulante Physiotherapie
F	Fußwert (in der Gliedertaxe)
FBA	Finger-Boden-Abstand
Fi	Fingerwert (in der Gliedertaxe)
G	erhebliche Beeinträchtigung der Bewegungsfähigkeit im Straßenverkehr (Merkzeichen)
GdB	Grad der Behinderung
GdS	Grad der Schädigung (nach dem sozialen Entschädigungsrecht)
Gl	Gehörlosigkeit (Merkzeichen)
GOÄ	Gebührenordnung für Ärzte
GRV	gesetzliche Rentenversicherung
GUV	gesetzliche Unfallversicherung
Gz	Großzehenwert (in der Gliedertaxe)
H	Handwert (in der Gliedertaxe) bzw. Hilflosigkeit (Merkzeichen) (je nach Zusammenhang)
HADS	Hospital Anxiety and Depression Scale
HHG	Häftlingshilfegesetz
HPLC	Hochdruck-Flüssigkeitschromatographie
HPV	Haftpflichtversicherung
HVBG	Hauptverband der gewerblichen Berufsgenossenschaften e. V.
IASP	International Association for the Study of Pain
ICD-10	Internationale Klassifikation der Krankheiten (10. Revision)
ICF	International Classification of Functioning (Internationale Klassifikation der Funktionsfähigkeit)
ICIDH	International Classifikation of Impairmant, Disabilities and Handicaps (Internationale Klassifikation der Behinderungen)

IDCL	Internationale Diagnose-Checklisten für ICD-10	SEP	somatosensibel evozierte Potenziale
IfSG	Infektionsschutzgesetz	SER	soziales Entschädigungsrecht (auch: sozEntschR)
ISG	Iliosakralgelenk	SG	Sozialgericht
		SGB	Sozialgesetzbuch
JVEG	Justizvergütungs- und Entschädigungsgesetz	SGG	Sozialgerichtsgesetz
		SKB	sozial-kommunikative Beeinträchtigung
KD-Karte	Mitteilung des Durchgangsarztes an den Unvallversicherer, dass der Abschluss des Heilverfahrens festgestellt wurde	SKID	Strukturiertes klinisches Interview zur Diagnosestellung nach DSM-IV
		sozEntschR	soziales Entschädigungsrecht (auch: SER)
KFE	körperlich-funktionelle Einschränkung	StGB	Strafgesetzbuch
KICK	Kieler CRPS-Klassifikation [CRPS = »complex regional pain syndrome« (komplexes regionales Schmerzsyndrom)]	StPO	Strafprozessordnung
		StRehaG	Strafrechtliches Rehabilitierungsgesetz
		SVG	Soldatenversorgungsgesetz
KOF	Körperoberfläche	TAD	Technischer Aufsichtsdienst
KS	Kompartmentsyndrom		
		USG	unteres Sprunggelenk
LSG	Landessozialgericht	UV	Unfallversicherung
LVA	Landesversicherungsanstalt		
LWK	Lendenwirbelkörper	VersMedV	Versorgungsmedizin-Verordnung
		VG	Versorgungsmedizinische Grundsätze
MBO	Musterberufsordnung	VWVfG	Verwaltungsverfahrensgesetz
MDD	Mainz-Dortmunder-Dosismodell		
MdE	Minderung der Erwerbsfähigkeit	WAD	Wiplash Associated Disorders (Einteilung der Wirbelsäulendistorsionen der Quebec Task Force)
MEP	magnetisch evozierte Potenziale		
MFK	Mittelfußknochen	WHO	World Health Organization
		WS	Wirbelsäule
NRS	numerische Rating-Skala (zur Schmerzmessung)		
		Z	Zehenwert (in der Gliedertaxe)
NSAID	»non-steroidal anti-inflammatory drugs« (nichtsteroidale Antiphlogistika)	ZDG	Zivildienstgesetz
		ZPO	Zivilprozessordnung
OA	Osteoarthritis		
OEG	Opferentschädigungsgesetz		
OPSI-Syndrom	»overwhelming post-splenectomy infection« (Postsplenektomiesyndrom)		
OSG	oberes Sprunggelenk		
PDI	Pain Disability Index		
PEB	psychisch-emotionale Beeinträchtigung		
pQCT	periphere quantitative Computertomographie		
PUV	private Unfallversicherung		
QCT	quantitative Computertomographie		
RA	rheumatoide Arthritis		
REFA	Reichsausschuss für Arbeitszeitermittlung		
Reha-AnglG	Gesetz über die Angleichung der Leistungen zur Rehabilitation		
RF	Befreiung von Rundfunkgebührenpflicht (Merkzeichen)		
RM	Rotatorenmanschette		
ROI	»region of interest«		
RVO	Reichsversicherungsordnung		
SchwbG	Schwerbehindertengesetz		
SED-UnberG	SED-Unrechtsbereinigungsgesetz		

Teil I
Allgemeines

Rechtsgrundlage der Begutachtung

F. Schröter

K. Weise, M. Schiltenwolf (Hrsg.), *Grundkurs orthopädisch-unfallchirurgische Begutachtung*,
DOI 10.1007/978-3-642-30037-0_1, © Springer-Verlag Berlin Heidelberg 2014

Für Sozialverwaltungen und Sozialgerichte, aber auch in Zivil- und Strafprozessen sind medizinische Expertisen unverzichtbar. Der Ausgang solcher Prüfungsverfahren und prozessualen Auseinandersetzungen ist dabei im hohen Maße abhängig von der ärztlichen Beurteilung gesundheitlicher Schäden. Trotz dieser zentralen Funktion ärztlicher Gutachten in den Verwaltungsverfahren und der Rechtspflege fehlt es an einer Legaldefinition zu den Aufgaben und der notwendigen Qualifikation eines ärztlichen Sachverständigen. Allein die Approbation des Arztes berechtigt und verpflichtet ihn, auf Anforderung von Verwaltungen und Gerichten seine Fachkenntnisse zur Erarbeitung einer gutachtlichen Beurteilung zur Verfügung zu stellen.

1.1 Aufgabenstellung

❯ Sinn und Zweck der Beauftragung eines medizinischen Sachverständigen ist es, dem Auftraggeber die Subsumtion (Einordnung) eines tatsächlichen Geschehensablaufes unter rechtlichen Bestimmungen zu ermöglichen, seien es solche mit Gesetzescharakter (z. B. Sozialgesetzbücher, Schadenersatznormen etc.) oder Versicherungsbedingungen.

Inhalt eines Sachverständigengutachtens können und dürfen nur Wertungen und Schlussfolgerungen sein, welche der medizinische Sachverständige aufgrund seines besonderen – dem Auftraggeber fehlenden – Fachwissens treffen kann. Es ist daher eine unabdingbare Voraussetzung, dass der Auftraggeber dem Sachverständigen die zu beantwortenden Fragen so konkret und dezidiert stellt, damit der Sinn und Zweck der gutachtlichen Überprüfung eindeutig erscheint. Der beauftragte ärztliche Sachverständige kann den Auftrag nur mit einer solchen Konkretisierung der Fragestellungen erfüllen, wie sie sich in aller Regel auch aus dem aktenkundigen Sachverhalt erschließen.

Fachliche Kompetenz, ein Minimum an Kenntnissen der Rechtsgrundlagen im gutachtlichen Bereich, die strik-

te Beachtung der Neutralität und Unvoreingenommenheit bei dennoch empathischer Zuwendung zum gutachtlichen Probanden sind unverzichtbare Voraussetzungen für eine kompetente und im Ergebnis unangreifbare gutachtliche Tätigkeit.

Für den ärztlichen Sachverständigen ist es unverzichtbar, dass er sich über die rechtlichen Vorgaben der Begutachtung informiert. Er muss die wesentlichen Bestimmungen und Begriffe des Versicherungsrechtes kennen, insbesondere muss er auch über die – teils erheblichen – Unterschiede in den verschiedenen Rechtsbereichen informiert sein. So muss der Sachverständige wissen, dass der Begriff »MdE« (Minderung der Erwerbsfähigkeit) **nur** im Bereich der gesetzlichen Unfallversicherung (GUV) eine Bedeutung hat. Im sozialen Entschädigungsrecht wurde der Begriff der »MdE« im Jahr 2007 abgelöst durch den Begriff des »Grades der Schädigungsfolge« (ohne %).

Er muss wissen, dass im Bereich der privaten Unfallversicherung wiederum andere Maßstäbe (Invalidität, Gliedertaxe etc.) gelten und im Haftpflichtbereich eine konkrete Betrachtungsweise der individuellen Situation des Probanden abverlangt wird. Mit diesen Beispielen sind nur die wichtigsten Problemkreise erwähnt.

Der ärztliche Sachverständige muss mit den immer wieder gebrauchten juristischen Begriffsbildungen im Versicherungsrecht umgehen können. Er muss wissen, wie eine **Arbeitsunfähigkeit**, eine **Erwerbsminderung**, im privaten Versicherungsbereich auch eine **Berufsunfähigkeit** definiert ist. Ihm muss die Definition der Begriffe, wie der **rechtlich-wesentlichen Bedingung**, alternativ der sog. **Gelegenheitsursache**, eines **Vor-** und **Nachschadens** etc. geläufig sein. Nur so lassen sich kommunikative Missverständnisse zwischen Auftraggeber (juristisch gebildete Personen) und ärztlichen Vorstellungen vermeiden. Fehlentscheidungen der Auftraggeber beruhen nicht selten auf einer babylonischen Sprachverwirrung, wie sie leider immer noch in manchen Gutachtenaufträgen und auch in vielen ärztlichen Gutachten zu finden ist.

1.2   Pflichten des Gutachters

Der zum medizinischen Sachverständigen beauftragte Arzt muss wissen, dass bei einem Wechsel aus der kurativen in die gutachtliche Tätigkeit ein bewusster Rollenwechsel zu vollziehen ist, ohne dabei die ärztliche Ethik zu verletzen.

> Die im hippokratischen Eid verankerte ethische Grundlage des »primum nil nocere« als bedeutendstes Gebot für das ärztliche Denken und Handeln darf auch in der Begutachtung nicht verletzt werden.

Im kurativen Bereich geht der behandelnde Arzt mit seinen Patienten – stillschweigend – einen Dienstleistungsvertrag ein. Damit schuldet der Arzt eine optimierte Betreuung (Diagnostik, Behandlung etc.), nicht hingegen den Erfolg seiner ärztlichen Handlungen.

Dies bedeutet, dass der **kurativ tätige Arzt** grundsätzlich die vom Patienten geschilderten Beschwerden bei der ersten Konsultation nicht in Zweifel ziehen darf mit der Folge, hierauf den diagnostischen Klärungsprozess als auch die Behandlung abzustellen, Letzteres ggf. auch ohne zuvorige definitive diagnostische Klärung, ja sogar mit dem Ziel, aufgrund einer erfolgreichen Therapie eine anfängliche »Arbeitsdiagnose« bestätigt zu finden. Die vom Patienten geschilderten Schmerzen werden somit immer – zunächst ohne nähere Prüfung – zumindest eine symptomatische Schmerztherapie nach sich ziehen, da der Arzt das geschilderte Schmerzerleben als »wahr« zu unterstellen hat.

Der **ärztliche Sachverständige** steht hingegen mit dem ihm von dritter Stelle zugeleiteten Probanden in keinem Vertragsverhältnis. Mit Übernahme des Gutachtenauftrages geht er – stillschweigend – mit dem Auftraggeber einen »Werkvertrag« ein: Er schuldet eine, insbesondere im beweisrechtlichen Sinne, »handwerklich« einwandfreie Erarbeitung der gutachtlichen Beurteilung unter Anwendung wissenschaftlich gesicherter medizinischer Erkenntnisse.

Im Gegensatz zum kurativ tätigen Arzt kann und darf der Sachverständige die vom Probanden vorgetragenen Schmerzen nicht einfach als wahr akzeptieren, sondern steht in der Pflicht, nach Indizien zu suchen, die gewissermaßen die Schmerzen des Probanden »beweisen«. Die unkritische Formulierung einer »schmerzhaften« Bewegungsstörung entbehrt einer genügenden Plausibilität, wenn nicht z. B. durch die Feststellung von Schonungsmerkmalen oder Vermeidungsstrategien des Probanden auch in scheinbar unbeobachteten Situationen Indizien für das tatsächlich bestehende Schmerzempfinden zu erkennen sind. Der Sachverständige muss stets im Auge haben, dass alle anspruchsbegründenden Tatsachen – und dazu zählt jegliche Gesundheitsstörung, auch der Schmerz – im

rechtlichen Sinne dem strengen Beweismaß des sog. »Vollbeweises« unterliegen. Erst wenn diese Beweisführung mit einem Grad der Gewissheit gelungen ist, der restlichen Zweifeln Schweigen gebietet, ohne diese gänzlich auszuschließen (BGH-Rechtssprechung), kann und darf eine Gesundheitsstörung die Grundlage einer gutachtlichen Beurteilung darstellen.

Somit gilt grundsätzlich, dass eine **Verdachtsdiagnose** – die dem kurativ tätigen Arzt bereits ein Handeln erlaubt – im gutachtlichen Bereich **keine** Diagnose darstellt, weil es am notwendigen Vollbeweis fehlt.

Schafft der ärztliche Sachverständige insoweit den erforderlichen Wechsel im Rollenverständnis nicht, sind fehlerhaften medizinischen Expertisen Tor und Tür geöffnet.

1.2.1   Neutralität

> § 410 Abs. 2 ZPO (auch: § 79 Abs. 2 StPO) verlangen vom Sachverständigen, dass er sein Gutachten unparteiisch und nach bestem Wissen und Gewissen zu erstatten hat.

Der ärztliche Sachverständige ist weder Interessenvertreter des Probanden noch des Auftraggebers. Seine Rolle erschöpft sich in der Funktion eines »Gehilfen«, der als fachkundiger Berater dem Auftraggeber/Gericht zuarbeitet. Er stellt damit seine nur ihm zur Verfügung stehenden Informationen zum medizinisch-wissenschaftlichen Erkenntnisstand und auch sein ärztliches Erfahrungswissen zur Klärung eines Sachverhaltes zur Verfügung.

Das Neutralitätsgebot für den ärztlichen Sachverständigen verlangt, dass er sein Gutachten

- unparteiisch
- unvoreingenommen
- nach bestem Wissen und Gewissen

erstattet, sich dabei ausschließlich auf eine medizinisch-wissenschaftliche Objektivität (**gesicherte** Erkenntnisse) unter Beachtung rechtlicher Vorgaben, insbesondere der Beweisregeln unserer Rechtsordnung, stützt.

1.2.2   Unparteilichkeit

Unparteilichkeit bedeutet Unabhängigkeit von kontradiktorischen Erwartungen der streitenden Parteien und insbesondere auch den Widerstand gegen den Versuch, sich funktionalisieren zu lassen. Der ärztliche Sachverständige muss dem Versuch der Einflussnahme, z. B. seitens der Medien wie auch einer gelegentlich auftretenden Unterstützerszene (sog. »Patientenschutzbünde« etc.) genauso widerstehen können wie Einflüssen einer unwissenschaftlichen (Para-)Medizin, die nicht selten seitens der behandelnden Kollegen zur Begründung vermeintlicher Entschädigungsansprüche argumentativ vorgetragen wird.

Es ist nicht Aufgabe des Gutachters, als Interessenvertreter des Auftraggebers nach Wegen zu suchen, dass dieser »billig wegkommt«. Ebenso wenig ist ihm erlaubt, eine »wohlwollende« Beurteilung zugunsten des Anspruchstellers vorzunehmen mit der mehr oder weniger unbewussten Parteilichkeit gegenüber einer »reichen« Versicherung und einem »armen« Patienten. Eine Beurteilung »in dubio pro aegroto« basierend auf Antipathie bzw. Sympathie **muss** unterbleiben, da sie eine gutachtliche Beurteilung entwertet.

Es ist auch nicht Aufgabe des Gutachters, vermeintliche Auswüchse des Sozialstaates korrigieren zu wollen, um damit der Beitragsstabilität und Finanzierbarkeit der Systeme Hilfestellung zu leisten.

1.2.3 Unvoreingenommenheit

Die Unvoreingenommenheit insbesondere gegenüber dem zu untersuchenden und zu beurteilenden Probanden setzt auch eine **Unbefangenheit** voraus, die nicht gewährleistet sein kann, wenn der behandelnde Arzt zu einer gutachtlichen Stellungnahme aufgefordert wird.

Die Unvoreingenommenheit gegenüber dem Probanden wird nur gewährleistet durch ein **empathisches Entgegentreten** mit einer Offenheit zur nüchternen Kenntnisnahme eines auch noch so unsinnig anmutenden Vorbringens. Dahinter verbirgt sich häufig lediglich die Hilflosigkeit eines Probanden. Durch ein strukturiertes Hinterfragen ergeben sich in vielen Fällen wesentliche, für die Beurteilung relevante Informationen.

Diese Unvoreingenommenheit gegenüber dem Probanden muss auch dann bestehen bleiben, wenn die gutachtliche Begegnung durch ein unangenehmes, gelegentlich auch schwer erträgliches Auftreten oder kaum noch akzeptante hygienische Verhältnisse erschwert wird. Die **menschliche Würde gilt als unantastbar**, was es auch gegenüber dem schlimmsten Kriminellen in der Begutachtungssituation zu beachten gilt.

Unparteilichkeit und Unvoreingenommenheit beinhalten aber auch die **Forderung nach der emotionalen Unbestechlichkeit**. Der Gutachter muss naturgemäß mit interessegefärbten Angaben und Verhaltensweisen seines Probanden – bis hin zur Simulation – rechnen und in der Lage sein, dies auch zu erkennen. Keinesfalls ist es ihm dann erlaubt, dem mit einer emotionalen Kälte oder gar Zynismus zu begegnen. Auch dann ist die empathisch geprägte Sachlichkeit eine notwendige Voraussetzung zur korrekten Erarbeitung der gutachtlichen Beurteilung.

1.2.4 Nach bestem Wissen

Die Forderung »nach bestem Wissen« bedeutet, dass der Sachverständige nicht nur eine unbestreitbare Fachkompetenz mit Basiswissen in seinem Fachgebiet aufweisen muss, sondern möglichst stets den **aktuellen Wissensstand** durch eine **stetige Fortbildung** verfügbar hat. Diese Forderung bedeutet aber auch, dass eine eventuell in die Beurteilung eingebrachte Außenseitermeinung oder gar hypothetische Überlegungen als solche kenntlich gemacht werden müssen. Zu fordern ist die Einhaltung eines fachspezifischen Methodenstandards, z. B. mit kriterienorientierter Erarbeitung von Diagnosen, möglichst mit Beifügung einer ICD-10-Ziffer. Die Beurteilung muss transparent in einer nachvollziehbaren Schrittfolge so vorgetragen werden, dass sie auch der medizinische Laie verstehen kann.

Nicht zuletzt kann der Sachverständige nur nach bestem Wissen und Gewissen handeln, wenn ihm die Gegenübertragung bewusst wird und dahingehend reflektiert werden kann, welche Einflüsse sie auf sein Votum haben kann.

1.2.5 Nach bestem Gewissen

Die Forderung »nach bestem Gewissen« verlangt schließlich ein **hohes Maß an persönlicher Integrität und Vertrauenswürdigkeit**, das unverzichtbare Fundament der Wahrheitsfindung und damit einer Rechtssicherheit schlechthin. Hier begegnen sich vernünftige rechtliche Anforderungen mit der ärztlichen Ethik als unverzichtbare Voraussetzungen einer gutachtlichen Tätigkeit und Instrument einer Problemlösung. Dazu gehört auch die Forderung, unbeantwortbare Fragen als solche aufzuzeigen und konsequenterweise auch unbeantwortet zu lassen. Allein die Missachtung dieses Gebotes führt nicht selten durch spekulative Erwägungen zu fehlerhaften Expertisen.

1.2.6 Verantwortung des Sachverständigen

Ähnlich wie bei einem Richter bedarf es einer überdurchschnittlichen menschlichen Reife und Integrität, um diesen Anforderungen gerecht zu werden. Der Arzt als Sachverständiger muss über die Fähigkeit eines systematischen und geordneten Denkens verfügen, was schon in dem sinnvoll strukturiert aufgebauten Gutachten erkennbar sein sollte. Auch die gutachtliche Beurteilung sollte diese Fähigkeiten widerspiegeln mit einer plausiblen Schrittfolge in der gedanklichen Aufarbeitung des Sachverhaltes. Die Verantwortung – und auch Qualifikation – eines ärztlichen Sachverständigen ähnelt insoweit den Voraussetzungen, wie sie von einem Arzt in leitender Stellung als selbstverständlich erwartet wird.

1.3   Mitwirkungspflichten des Probanden

Regelungen zur Mitwirkung eines Probanden im Prüfungsverfahren eines Leistungserbringers finden sich ausschließlich im Sozialversicherungsbereich, kommen analog auch im Sozialgerichtsverfahren zur Anwendung, während im privaten Versicherungsbereich die Obliegenheiten des Versicherungsnehmers vertraglich geregelt sind, bei gerichtlichen Auseinandersetzungen dann nur noch beweisrechtliche Grundsätze zur Anwendung gelangen. Eine Behörde, z. B. ein Sozialversicherungsträger, ist bei seinen Ermittlungen auf die Mithilfe des die Leistungsgewährung beantragenden Probanden angewiesen. Geregelt sind diese Mitwirkungspflichten des Leistungsberechtigten nach §§ 60–64 SGB I. Der Antragsteller muss z. B. alle Tatsachen angeben, die für die Leistung erheblich sind, und auf Verlangen des Leistungsträgers persönlich erscheinen. Die Feststellung des Sachverhaltes dient nicht dem Sozialleistungsträger, sondern soll klären, ob der Betroffene einen Anspruch auf Sozialleistungen hat. Die Verletzung der Mitwirkungspflicht kann somit konsequenterweise zum Verlust des Sozialleistungsanspruches führen, da die Behörde die Mitwirkungspflichten nicht zwangsweise durchsetzen kann.

Diese Sanktion gemäß § 66 SGB I ist jedoch nicht erlaubt, wenn dem Leistungsberechtigten die Mitwirkung nicht zugemutet werden kann.

Für die Begutachtung gelten die Regelungen des § 62 SGB I. Danach muss der Leistungsberechtigte nur solche Untersuchungsmethoden dulden, die für die Entscheidung der Leistung erforderlich sind. Der Leistungsträger darf eine gutachtliche Untersuchung nur anordnen, wenn die entscheidungserheblichen Tatsachen nicht auch in anderer Weise geklärt werden können.

Der ärztliche Sachverständige sollte die Grenzen einer ärztlich-gutachtlichen Untersuchung – geregelt im § 65 Abs. 2 SGB I – kennen.

Nicht zumutbar sind Behandlungen und Untersuchungen, bei denen im Einzelfall

- ein Schaden für Leben oder Gesundheit nicht mit hoher Wahrscheinlichkeit ausgeschlossen werden kann,
- die mit erheblichen Schmerzen verbunden sind oder
- die einen erheblichen Einfluss in die körperliche Unversehrtheit bedeuten.

So gilt im Rahmen der Begutachtung eine Lumbalpunktion zur Liquorentnahme als »nicht ungefährlicher Eingriff« in die körperliche Unversehrtheit und ist daher **nicht** zumutbar.

Die Mitwirkungspflicht von Röntgenuntersuchungen zu gutachtlichen Zwecken beruht auf § 25 RöV in Verbindung mit § 62 Abs. 1 SGB I wie auch § 4 Abs. 4 der BKVO. Gemäß § 23 RöV hat eine Nutzen-Risiko-Abwägung zu erfolgen: Bei geringen Strahlendosen – Röntgenuntersuchung eines peripheren Gelenkes – ist die Zumutbarkeit auch beim jüngeren Menschen zu bejahen, wenn die Röntgenuntersuchung zur Beantwortung der gutachtlichen Fragestellung erforderlich ist. Eine reine Routine-Röntgendiagnostik trotz vorliegender aussagekräftiger und genügend zeitnah gefertigter Fremdaufnahmen ist hingegen nicht erlaubt.

Bei hohen Strahlendosen, z. B. einer computertomographischen Wirbelsäulenuntersuchung, wird man beim älteren Menschen noch Bedenken zurückstellen dürfen, während beim jüngeren Menschen – insbesondere dann, wenn er bereits in hohen Maßen mit Strahlen belastet wurde – eine solche Diagnostik für Gutachtenzwecke problematisch erscheint. Die Verweigerung einer solchen Untersuchung kann in einem solchen Fall nicht mit den gesetzlich vorgesehenen Sanktionen (§ 66 SGB I) belegt werden. Eine dadurch nicht mögliche Beweisführung geht aber immer zu Lasten dessen, der beweispflichtig ist, also in der Regel zu Ungunsten des Antragstellers, der darüber aufzuklären ist.

Der Sachverständige tut gut daran, diese Vorgaben analog auch im Prüfungsverfahren einer privaten Versicherung zu beachten, um nicht Haftungsprobleme zu generieren, die ihm – insbesondere, wenn das Gutachten nicht dem Ansinnen des Probanden entspricht – später Probleme bereiten könnten.

Im Rahmen der Rechtsstreitigkeiten mit dem privaten Versicherer vor dem ordentlichen Gericht gelten die Regeln der objektiven Beweislast. Sie besagen, wen die Folgen treffen, wenn das Gericht bestimmte Tatsachen mangels der Mitwirkung des Probanden bei einer gutachtlichen Untersuchung nicht feststellen kann. Hierüber zu befinden ist grundsätzlich **nicht** Sache des beauftragten Sachverständigen. Er hat dem Gericht zu erläutern, welche Fragestellungen mittels der angestrebten Diagnostik hätten geklärt werden können, und muss erläutern, warum auf anderem Wege die Frage nicht zu beantworten ist. Die rechtlichen Konsequenzen sind dann allein Sache des Gerichtes.

1.4   Straf- und Haftungsrecht des Gutachters

Die Haftung des Sachverständigen erstreckt sich nicht so sehr auf das Ergebnis der gutachtlich zu erarbeitenden Expertise, sondern vordergründig auf die »handwerklich« korrekte Durchführung des gutachtlichen Procederes. Die Aufklärungspflicht im Rahmen der Begutachtung wird regelmäßig nicht beachtet. Die gutachtliche Diagnostik dient ausschließlich der Feststellung des Gesundheitszustandes des Probanden und hat für ihn ansonsten keinen weiteren gesundheitlichen Nutzen. Die Untersuchung ist weder dringlich, noch steht sie im Dienst der Therapie, sodass nach der Rechtsprechung des BGH ganz besonders hohe Anforderungen an die Aufklärung zu stellen sind. Insoweit muss selbst über ein seltenes Risiko einer Untersuchungsmethode aufgeklärt werden, wenn damit schwere gesundheitliche Gefahren verbunden sind. Der Sachverständige ist insoweit gut beraten, auch über geringe Risiken aufzuklären, wenn er einen Probanden nur zu Begutachtungszwecken untersucht.

Der von einem Sozialversicherungsträger beauftragte Sachverständige übernimmt die »amtliche« Verpflichtung gegenüber dem Betroffenen zu einer sorgfältigen sachgerechten Untersuchung mit nachfolgend richtiger gutachtlicher Beurteilung. Dennoch haftet der Sozialleistungsträger allein für eine Fehlentscheidung, die er aufgrund eines falschen Gutachtens eines Arztes getroffen hat. Die ungerechtfertigt erbrachte Versicherungsleistung kann jedoch beim Sachverständigen regressiert werden, wenn ihm grobe Fahrlässigkeit oder gar Vorsatz bei der fehlerhaften Expertise nachgewiesen werden kann. Wird z. B. ein Kausalzusammenhang zwischen Unfall- und Rotatorenmanschettenschaden bejaht, obwohl die Rotatorenmanschette nur kernspintomographisch auffällig wirkte, sich intraoperativ aber als intakt erweist, so entspricht das Nicht-Wahrnehmen dieses OP-Befundes einer groben Sorgfaltspflichtverletzung, für deren Folgen der Sachverständige eintreten muss.

Im privaten Versicherungsbereich gelten die Regeln der Vertragshaftung (§ 280 BGB – Schadenersatz wegen Pflichtverletzung). Der beauftragte Sachverständige geht mit Übernahme des Gutachtenauftrages regelmäßig einen Werkvertrag mit dem Auftraggeber ein und ist insoweit schon bei fahrlässiger Verletzung seiner daraus resultierenden Sorgfaltspflichten für den sich hieraus ergebenden Schaden ersatzpflichtig. Selbst leichte Fahrlässigkeit ist für eine vertragliche Haftung des Gutachters ausreichend. Dem Versicherer kann jedoch ein etwaiges Mitverschulden treffen, wenn er es versäumt hat, das Gutachten auf seine Schlüssigkeit hin zu prüfen, und zwar dann, wenn die Fehlerhaftigkeit des Gutachten selbst einem medizinischen Laien hätte auffallen müssen.

Der gerichtlich bestellte Sachverständige unterliegt seit 2002 der Regelung des § 839 a BGB, wonach ein vorsätzlich oder grob fahrlässig unrichtig erstelltes Gutachten zu Schadenersatz verpflichtet. Bedingung ist, dass dieses unrichtige Gutachten Grundlage für eine gerichtliche Entscheidung war. Der Geschädigte ist zudem gehalten, eine von ihm als unzutreffend angesehene gerichtliche Entscheidung durch entsprechende Rechtsmittel abzuwenden, so-

dass auf diesem Wege nur in sehr seltenen Fällen ein Haftungsanspruch durchgesetzt werden kann.

Der Sachverständige ist dennoch gut beraten, das verbleibende Risiko über seine Berufshaftpflichtversicherung abzudecken mit Klarstellung, dass auch seine gutachtliche Tätigkeit unter Versicherungsschutz fällt und ausreichende Deckungssummen für die in diesem Bereich relevanten – im kurativen Bereich selten benötigten – Vermögensschäden bereitstehen.

Strafrechtlich kann der Sachverständige in aller Regel nur bei vorsätzlicher Falschbegutachtung belangt werden. Das Ausstellen **unrichtiger** Gesundheitszeugnisse – wider besseres Wissen – kann mit einer Geldstrafe oder einer Freiheitsstrafe bis zu 2 Jahren geahndet werden (§ 278 StGB), verstößt im Übrigen auch gegen die Standespflichten (§ 25 MBO).

Grundlagen der orthopädisch-unfallchirurgischen Begutachtung

K. Weise[1]

K. Weise, M. Schiltenwolf (Hrsg.), *Grundkurs orthopädisch-unfallchirurgische Begutachtung*,
DOI 10.1007/978-3-642-30037-0_2, © Springer-Verlag Berlin Heidelberg 2014

2.1 Vorbereitung des Gutachtens

Die von der Kommission »Gutachten« der DGOU erstellten Checklisten zur Vor- und Nachbereitung eines Gutachtens sollen dem Gutachter mittels einer geeigneten Systematik Hilfestellung leisten und ihm dazu verhelfen, die Qualität der Begutachtung zu verbessern. Neben der Optimierung der Strukturqualität werden mit diesen Checklisten die Anforderungen an die Prozessqualität definiert, die dem Gutachter nach Erhalt des Auftrages die Möglichkeit bieten, die Rahmenbedingungen sowie die Durchführung der Begutachtung zu überprüfen und die gutachtliche Untersuchung zu planen.

Grundlegende Voraussetzungen für die Übernahme eines Gutachtens sind in ▸ Kap. 1 »Rechtsgrundlagen« dargelegt, die nachstehende Checkliste ermöglicht dem Gutachter in der Vorbereitung das Überprüfen von Zuständigkeit, Rahmenbedingungen, Fragestellung, Beweisführung, Zusammenhangsbeurteilung, Rechtsgrundlagen, Vollständigkeit der Aktenunterlagen und der Besonderheiten des Gutachtenauftrages. Die vor der Einbestellung zum Begutachtungstermin unerlässliche Aktendurchsicht unter Zuhilfenahme der nachfolgenden Checkliste verhindert, dass bei der Befragung der Probanden, während des Untersuchungsablaufes bzw. spätestens bei der Ausfertigung des Gutachtens Informationslücken oder gar die Erkenntnis fehlender Zuständigkeit offenbar werden (Einzelheiten dazu in Teil II – Begutachtungskriterien in den verschiedenen Rechtsbereichen).

2.1.1 Checkliste für den Gutachtenauftrag

❯ Die Checkliste wurde beispielhaft für die gesetzliche und die private Unfallversicherung erstellt,
▼

kann aber auch für andere Rechtsbereiche wie die private Berufsunfähigkeitsversicherung, die Haftpflichtversicherung, die Deutsche Rentenversicherung und für Sozialgerichtsgutachten zur Erwerbsminderung verwendet werden.

▪ **1. Allgemeine Hinweise zum Gutachtenauftrag**

1.1 Ist eine Begutachtung überhaupt erforderlich? Wurde dazu ggf. der beratende Arzt gehört?

1.2 Wurde der Zeitpunkt der Gutachtenanforderung im Einzelfall korrekt gewählt?

1.3 Wurde der Versicherte vor der Auftragserteilung über den Zweck der Begutachtung informiert?

1.4 Wurden dem Gutachter Anlass und Verwendungszweck des Gutachtens mitgeteilt?

1.5 Ist der Auftrag zur Erstellung eines Gutachtens als solcher eindeutig erkennbar (ausdrückliche Auftragserteilung)?

1.6 Wurde vom Gutachter eine Rückmeldung über die Annahme respektive den Erhalt des Gutachtenauftrages erbeten?

1.7 Enthält der Auftrag eine vorgegebene Frist zur Gutachtenerstattung (ggf. begründet) und wurde der Gutachter über mögliche Konsequenzen der Terminüberschreitung informiert?

1.8 Wurden Hinweise zur Gebührenabrechnung gegeben (Ärztevertrag, Gebührenordnung für Ärzte, Justizvergütungs- und Entschädigungsgesetz – JVEG aus 2005)?

▪▪ **Gesetzliche Unfallversicherung**

1.9 Enthält der Auftrag einen Hinweis auf das Ärzteabkommen als allgemeine Rechtsgrundlage des Gutachtenauftrages?

▪▪ **Private Unfallversicherung**

1.10 Wurden dem Gutachter die allgemeinen Unfallversicherungsbedingungen (AUB) mitgeteilt? (Ggf. in welcher Version?)

---

1   Unter Mitarbeit von V. Kaiser und A. Voigt.

1.11 Sofern sich der Gutachtenauftrag unter anderem auf die berufliche Tätigkeit des Versicherten bezieht – wurde dem Gutachter die maßgebliche Berufstätigkeit genannt und näher beschrieben?

1.12 Wurde nach Berichten/Gutachten für andere Versicherungen gefragt?

■ **2. Art des Gutachtens**

2.1 Geht aus dem Gutachtenauftrag eindeutig hervor, welche Art des Gutachtens gewünscht wird?

2.1.1 Formulargutachten

2.1.2 Freies Gutachten

2.1.3 Gutachten ausschließlich nach Aktenlage

2.1.4 Gutachten mit Untersuchung der/des Versicherten

2.1.5 Zusammenhangsgutachten

2.2 Wurde dem Gutachter die Möglichkeit eingeräumt, anstelle des Formulargutachtens ein freies Gutachten zu erstellen? Dies kann nach Rücksprache geändert werden, wenn plausible Gründe vorliegen.

■ **3. Beurteilungsgrundlagen – Ausgangssachverhalt (dargelegt am Beispiel »Unfallgutachten«)**

3.1 Die Pflicht zur Besorgung erforderlicher Beurteilungsgrundlagen (Dokumente, Röntgenbilder etc.) liegt ausschließlich beim Auftraggeber des Gutachtens.

3.2 Wurden dem Gutachter sämtliche zugänglichen und zweckdienlichen Beurteilungsgrundlagen zur Kenntnis gebracht?

3.2.1 Zum Ereignishergang

3.2.2 Zum Erstkörperschaden

3.2.3 Zum Heilverlauf

3.2.4 Zur erweiterten Krankheitsvorgeschichte

Anmerkung: In ▶ Abschn. 2.2.1 »Anlage 1« werden Hinweise und Quellen zum Bezug von Anknüpfungstatsachen genannt.

3.3 Wurde der Versicherte vor Erteilung des Gutachtenauftrages ggf. auf sein Widerspruchsrecht hinsichtlich der Weitergabe personenbezogener Daten informiert?

3.4 Bei unklaren oder mehrdeutigen Ermittlungsergebnissen – wurde dem Gutachter ein verbindlicher Ausgangssachverhalt vorgegeben?

■■ **Gesetzliche Unfallversicherung**

3.5 Wurden dem Gutachter der Zeitpunkt des Behandlungsabschlusses und der Wiedereintritt der Arbeitsfähigkeit sowie die Namen der behandelnden Ärzte mitgeteilt bzw. sind diese Angaben aus den Unterlagen ersichtlich?

■ **4. Wahl des Gutachters**

4.1 Die Auswahl und Benennung des Gutachters ist ausschließlich dem Auftraggeber vorbehalten.

4.2 Wurde der Gutachter namentlich benannt? (In der Regel wird der leitende Arzt einer medizinischen Einrichtung als Ansprechpartner benannt.)

4.3 Wurde ein kompetenter Sachverständiger gewählt?

4.4 Wurde ggf. der beratende Arzt zum Zweck der Auswahl des Gutachters gehört?

4.5 Die Auswahl des Gutachters soll sich tendenziell am Schwierigkeitsgrad des Gutachtens respektive des Beweisthemas orientieren.

4.5.1 »Einfache« Gutachten – z. B. niedergelassene Fachärzte.

4.5.2 »Anspruchsvolle respektive schwierige« Gutachten – z. B. Gutachteninstitute, Berufsgenossenschaftliche Unfallkliniken, Universitätsklinika, Krankenhäuser mit § 6-Zulassung, spezialisierte Facharztpraxen.

■■ **Gesetzliche Unfallversicherung**

4.6 Wurden dem Versicherten vor der Erteilung des Gutachtenauftrages mehrere Gutachter zur Auswahl angeboten (im Regelfall drei Gutachter)?

4.7 Ist gewährleistet, dass mit der Begutachtung zur Feststellung der Rente auf unbestimmte Zeit ein erfahrener Gutachter beauftragt wurde? (Evtl. Kausalitätsbeurteilung erforderlich!)

■■ **Private Unfallversicherung**

4.8 Der Versicherte (Anspruchsteller) hat das Recht, zur Begründung seines Anspruches jederzeit ein Gutachten von einem Arzt seiner Wahl vorzulegen. Er ist jedoch vertraglich verpflichtet, sich von den vom Versicherer beauftragten Ärzten untersuchen zu lassen.

■ **5. Zusatzbegutachtung**

5.1 Wurde ggf. die Erfordernis einer Zusatzbegutachtung auf einem oder mehreren anderen medizinischen Fachgebieten gesehen?
Ist dazu ggf. der beratende Arzt gehört worden?

5.2 Wurde(n) dem Hauptgutachter der/die Zusatzgutachter namentlich genannt?

5.3 Sofern die Erfordernis einer Zusatzbegutachtung besteht, kann durch einen entsprechenden Hinweis im Gutachtenauftrag und durch die Wahl der Gutachter darauf hingewirkt werden, dass Haupt- und Zusatzbegutachtung möglichst am gleichen Ort und am gleichen Tag stattfinden?

5.4 Enthält der Gutachtenauftrag einen Hinweis an den Sachverständigen, im Falle einer von ihm für notwendig erachteten Zusatzbegutachtung den Auftraggeber entsprechend zu unterrichten?

5.5 Hat der Versicherte vor der Erteilung des Gutachtenauftrages eine Information über den Zweck der Zusatzbegutachtung erhalten?
Wurde dem Versicherten eine Auswahl an Zusatzgutachtern angeboten (betrifft gesetzliche Unfallversicherung)?

Ist der Versicherte auf sein Widerspruchsrecht hingewiesen worden?

■ **6. Beweisthema – Beweisfragen (bezieht sich auf Unfallgutachten)**

6.1 Das Beweisthema gibt ausschließlich der Auftraggeber des Gutachtens vor.

6.2 Dem Gutachter sind konkrete, fallbezogene Beweisfragen zu stellen. Die Klärung unmittelbarer Rechtsfragen ist nicht Gegenstand eines Gutachtenauftrages!

6.3 Ist die Fragestellung eindeutig (ggf. Rückfrage beim Auftraggeber)?

6.4 Beschränken sich die Fragen auf das Fachgebiet des Sachverständigen?

6.5 Wurden die Beweisfragen zweckbezogen, inhaltlich korrekt und wertfrei formuliert?

6.6 Wurde ein komplexes Beweisthema ggf. in Einzelfragen aufgeteilt?

6.7 Ist die Gesamtheit der Beweisfragen in sich schlüssig (folgerichtiger, logischer Algorithmus)?

6.8 Wurde auch nach unfallfremden Erkrankungen, vorbestehenden Leiden und anderen Unfällen respektive Folgen anderer Unfälle gefragt (erweiterte Krankheitsvorgeschichte)?

6.9 Wurde nach der medizinischen Prognose der versicherten Gesundheitsschäden gefragt?

6.10 Ergibt sich aus ärztlicher Sicht in der Sache ggf. die Erfordernis einer gutachtlichen Nachuntersuchung?

■■ **Gesetzliche Unfallversicherung**

6.11 Frage nach der Minderung der Erwerbsfähigkeit (MdE) – ggf. zeitlich gestaffelt?

6.12 Ggf. Frage nach den verbliebenen beruflichen Einsatzmöglichkeiten der/des Versicherten?

■■ **Private Unfallversicherung**

6.13 Frage nach der Beeinträchtigung der Leistungsfähigkeit (ggf. zeitlich gestaffelte Beurteilung) bezogen auf

6.13.1 ausschließlich funktionelle Gesichtspunkte betreffend die allgemeine körperliche und geistige Leistungsfähigkeit des Betroffenen?

6.13.2 den Beruf?

6.14 Fragen nach Invalidität, Vorinvalidität und Mitwirkung?

■ **7. Zusammenhangsgutachten**

Die nachfolgenden Hinweise sind Ergänzung zu den Angaben unter Ziffer 6. In ▶ Abschn. 2.2.2 werden konkrete Beispiele zur Formulierung von Beweisfragen aufgeführt.

7.1 Fragen zur haftungsbegründenden Kausalität sind in der Regel nicht durch den medizinischen Sachverständigen zu beantworten.

7.2 Dem Gutachter soll ein verbindlicher Ausgangssachverhalt vorzugeben werden (vergleiche Ziffer 3.4)?

7.3 Der Gutachter soll sämtliche krankhaften Veränderungen (Gesundheitsschäden) bezogen auf die betroffene(n) Extremität(en) respektive Körperregion(en) konkret benennen.

7.4 Der Gutachter soll ggf. auch zur natürlichen Kausalität (Conditio sine qua non) Stellung nehmen und angeben, welche möglichen Ursachen für das angegebene Schadensbild alternativ in Betracht kommen.

7.5 Der Gutachter soll eine eingehende Begründung seiner Beurteilung abgeben?

7.6 Wurden dem Gutachter ggf. die in der Sache relevanten, rechtlichen Grundlagen und Begriffe erläutert (z. B. wesentliche Bedingung, Verschlimmerung, Mitwirkung, Vorinvalidität)?

7.7 Wurde dem Gutachter der erforderliche Beweisgrad genannt und ggf. erläutert (Möglichkeit, hinreichende Wahrscheinlichkeit, Vollbeweis)?

■■ **Gesetzliche Unfallversicherung**

7.8 Der Gutachter soll eine Gewichtung der in Betracht kommenden Ursachen vornehmen und mit zumindest hinreichender Wahrscheinlichkeit die wesentliche Teilursache (Bedingung) benennen.

7.9 Der Gutachter soll ggf. zur Frage der Verschlimmerung eines Vorschadens Stellung nehmen, einschließlich der Art und des Umfanges der Verschlimmerung.

7.10 Sind ggf. unfallunabhängige gesundheitliche Vorschäden bei der Einschätzung der MdE zu berücksichtigen?

■■ **Private Unfallversicherung**

7.11 Der Gutachter soll abwägen, welchen Anteil (in Prozent) das angeschuldigte Ereignis respektive der Unfall und welchen Anteil unfallfremde krankhafte Veränderungen an der Gesundheitsschädigung oder deren Folgen haben (Mitwirkung).

7.12 Der Gutachter soll zur Höhe einer ggf. bestehenden Vorinvalidität Stellung nehmen.

■ **8. Rechtliche Grundlagen – Begriffshygiene**

8.1 Wurden dem Gutachter die angewandten Rechtsbegriffe und die – für das Beweisthema maßgeblichen – Rechtsgrundsätze erläutert (z. B. Formblätter)?

8.2 Wurden interpretierfähige Begriffe präzisiert?

8.3 Enthält der Gutachtenauftrag ggf. fallbezogene Erläuterungen rechtlicher Grundlagen der Begutachtung?

8.4 Wurden fallbezogene Grundsätze respektive Urteile aus der Rechtssprechung angeführt?

8.5 Sind die Interessen bzw. Rechte des Versicherten gewährleistet (Datenschutz)?

8.6 Wurden dem Gutachter ggf. die rechtlichen Bestimmungen zur Weitergabe respektive Bearbeitung des Gutachtenauftrages durch Dritte (z. B. Hilfsdienst) mitgeteilt?

■■ Private Unfallversicherung

8.7 Wurden die dem Gutachtenauftrag zugrunde liegenden allgemeinen Unfallversicherungsbedingungen (AUB) genannt und ggf. erläutert?

8.8 Sind Bedenken gegen die Heraus- bzw. Weitergabe des Gutachtens an den Versicherten oder Dritte zu hinterfragen (einsichtsberechtigter Personenkreis, medizinische Bedenken)?

8.9 Wurde dem Gutachter das versicherte Risiko erläutert?

■ 9. Medizinische und berufliche Rehabilitation (gilt für Unfallgutachten)

9.1 Sind im konkreten Fall Maßnahmen zum Zweck der medizinischen Rehabilitation angezeigt respektive sinnvoll?

9.1.1 Wie ist die Prognose des medizinischen Schadensbildes?

9.1.2 Besteht die Erfordernis weiterer medizinischer Heilbehandlungsmaßnahmen und/oder Verordnung von Hilfsmitteln?

9.1.3 Wie verhält es sich mit der Zumutbarkeit von Heilbehandlungsmaßnahmen?

9.2 Sind Maßnahmen zum Zweck der beruflichen Rehabilitation erforderlich?

9.2.1 Wie steht es um die konkrete Beurteilung der verbliebenen Leistungsfähigkeit der verletzten Person aus ärztlicher Sicht?

9.2.2 Ist das Einschalten des Berufshelfers zu empfehlen?

9.2.3 Sind ggf. die Umsetzung am Arbeitsplatz, eine Tätigkeit in berufsverwandten Bereichen oder gar eine Umschulung angezeigt?

■ 10. Besonderheiten des Gutachtenauftrages (gilt für Unfallgutachten)

10.1 Wurde der Gutachter ggf. auf Besonderheiten des Begutachtungsfalles hingewiesen?

10.1.1 Stand des Verwaltungsverfahrens

10.1.2 Bezugsgutachten (z. B. Rentennachprüfung)

10.1.3 Gegensätzliche respektive interpretierfähige Aussagen bzw. Beurteilungen in Vorgutachten

10.1.4 Bescheidüberprüfung nach Widerspruch

10.1.5 Gesundheitliche Vorschäden

10.1.6 Erfordernis einer Begleitperson (z. B. Debilität)

10.1.7 Erfordernis eines Spezialtransportes (z. B. Querschnittlähmung)

10.2 Besteht bei Versicherten ausländischer Herkunft die Erfordernis, einen Dolmetscher hinzuziehen?

Wenn ja – wurde dem Gutachter ein Dolmetscher namentlich benannt?

2.2 Anlagen

2.2.1 Anlage 1: Hinweise zu möglichen Bezugsquellen bezüglich der Beurteilungsgrundlagen respektive des Ausgangssachverhaltes

■ A. Schadenvorgang (Unfall- respektive Ereignishergang)

■■ Quellen

━ Durchgangsarztbericht (gesetzliche Unfallversicherung)

━ Unfall- respektive Schadenanzeige (verletzte Person, Dritte)

━ Auskunft Dritter (z. B. Zeugen, Notarzt, Polizei)

━ Schriftliche Auskunft erstbehandelnder Ärzte

━ Kurzarztbriefe, Arztberichte

■ B. Erstkörperschaden

■■ Quellen

━ Durchgangsarztbericht (gesetzliche Unfallversicherung)

━ Kurzarztberichte, Arztbriefe

━ Schriftliche Auskunft erstbehandelnder Ärzte

━ Befunde erweiterter Untersuchungen (Röntgen, Sonographie, Computer- und Kernspintomographie, Szintigraphie, Labor etc.)

■■ Anmerkung

Befunde bildgebender Untersuchungen sollten dem Gutachter **vor** der gutachtlichen Untersuchung vorliegen.

■ C. Heilverlauf

■■ Quellen

━ Zwischenberichte (gesetzliche Unfallversicherung)

━ Arztbriefe (Facharzt, Krankenhaus, Reha-Klinik etc.)

━ Schriftliche Auskunft behandelnder Ärzte

━ Daten stationärer Behandlungen

■ D. Erweiterte Krankheitsvorgeschichte (Anamnese)

■■ Quellen

━ Befragung des Versicherten

━ Auskünfte von vorbehandelnden Haus-/Fachärzten

━ Vorerkrankungsverzeichnis der gesetzlichen Krankenversicherung einschließlich der Zeiten erkrankungs- respektive unfallbedingter Arbeitsunfähigkeiten

━ Vorgutachten

- **E. Angaben zum Behandlungsabschluss und Wiedereintritt der Arbeitsfähigkeit**
- ■■ **Quellen**
- ▬ KD-10-Karte (gesetzliche Unfallversicherung)
- ▬ Auskunft von behandelnden Ärzten

2.2.2 Anlage 2: Beispiele zur Formulierung von Beweisfragen bei einer Zusammenhangsbegutachtung

1. Welche Gesundheitsschäden bestehen auf Ihrem Fachgebiet? Ggf. extremitäten-/organbezogene Frageerweiterung.
2. Hatte das angeschuldigte Ereignis typische Unfallmerkmale, oder handelte es sich lediglich um die Gelegenheit, bei der ein bereits vorbestehender Gesundheitsschaden erstmals in die bewusste Erlebnisebene gehoben wurde (Beschwerden/Beeinträchtigungen auftraten)?
3. Ist resultierend aus dem angeschuldigten Ereignis eine Gewalteinwirkung auf die geschädigte Struktur wahrscheinlich oder entsprechend dem medizinisch-wissenschaftlichen Ursachenverständnis nachvollziehbar?

■■ **Gesetzliche Unfallversicherung**

▬ Welche der unter Punkt 1 genannten Gesundheitsschäden sind:
  - ▬ mit hinreichender Wahrscheinlichkeit durch das angeschuldigte Ereignis verursacht worden (im Sinne der wesentlichen Bedingungen)?
  - ▬ Folge von Gesundheitsschäden, die in keinem ursächlichen Zusammenhang mit dem angeschuldigten Ereignis stehen?

▬ Kam es zu einer vorübergehenden oder dauernden (abgrenzbaren oder richtungsweisenden) Verschlimmerung eines zum Zeitpunkt des angeschuldigten Ereignisses bereits manifesten Gesundheitsschadens? Die Beurteilung ist zu begründen.

■■ **Private Unfallversicherung**

▬ Wie hoch schätzen Sie den Mitwirkungsgrad (in Prozent) der unfallfremden, krankhaften Veränderungen ein
  - ▬ an dem im Verlauf des angeschuldigten Ereignisses aufgetretenen Gesundheitsschaden?
  - ▬ an den aktuellen Folgen des Schadensbildes?

Die Einbestellung der Probanden zum Begutachtungstermin muss zeitnah (siehe Gutachtenauftrag) rechtzeitig sowie schriftlich mit klaren Hinweisen zum Termin, dem Ort und dem Grund der gutachtlichen Untersuchung erfolgen.

Der Auftraggeber wird mittels Kopie des Einbestellschreibens nachrichtlich informiert. Dies gilt auch für Zweit- oder Zusatztermine bei Nichteinhaltung oder notwendiger Verschiebung des Ursprungstermins. Das Mitversenden eines Informationsblattes zum Ort (Lagebeschreibung) sowie zum Ablauf der Begutachtung und dem erforderlichen Zeitbedarf ist zu empfehlen.

Praktische Durchführung der Gutachtenerstellung

K. Weise[1]

K. Weise, M. Schiltenwolf (Hrsg.), *Grundkurs orthopädisch-unfallchirurgische Begutachtung*,
DOI 10.1007/978-3-642-30037-0_3, © Springer-Verlag Berlin Heidelberg 2014

Die Begutachtung soll in dafür geeigneten Räumen stattfinden, in welchen alle Voraussetzungen für die körperliche Untersuchung der Probanden gegeben sind. Dafür ist eine weitestmögliche Wahrung der Intimsphäre unverzichtbar, fallweise ist für die Anwesenheit einer medizinischen Hilfsperson zu sorgen. Vorbereitungen für zusätzliche Untersuchungen wie Röntgenaufnahmen, Labortests oder aufwendigere diagnostische Maßnahmen wie Schnittbildverfahren (CT, MRT) bzw. Sonographien oder Szintigraphien sind im Vorfeld zu treffen und terminlich abzustimmen. Wenn möglich, sind erkennbar notwendige Zusatzgutachten auf anderen Fachgebieten terminlich zu vereinheitlichen und vorzuplanen.

Die Begutachtung beginnt stets mit der Erhebung der Anamnese. Deren Grundzüge sowie vorgegebene Sachverhalte sind Gegenstand der Aktenauswertung vor der Einbestellung (Fremdanamnese). Nur auf diese Weise können gezielte Fragen an die Probanden gestellt werden. Diese fassen Vertrauen, weil sie den Gutachter als informiert erleben und damit dessen Kompetenz anerkennen.

Eine orientierende Befragung der Probanden zur Krankheits- bzw. Berufsanamnese gehört zu jedem Gutachten. Je schwieriger die Fragestellung, umso sorgfältiger sollte diese durchgeführt werden. Der Gutachter soll sich dabei größtmöglicher Objektivität befleißigen und Suggestivfragen in jedem Fall vermeiden. Er muss sich stets des Umstandes bewusst sein, dass die Anknüpfungstatsachen vom Auftraggeber vorgegeben werden (gilt nur bei Unfallgutachten) und er selbst kein Ermittlungsrecht besitzt. Die Fragen an die Probanden müssen neutral formuliert sein, im Interesse der Akzeptanz des Gutachtens soll ein sachlicher und höflicher Umgang mit diesen gepflegt werden.

Vor der eigentlichen Untersuchung mit den erforderlichen diagnostischen Erhebungen werden die subjektiven Beschwerden (Klagen) des Probanden erfragt. Die Aussagen bzw. deren Wiedergabe im Gutachten müssen so neutral und naturgetreu wie möglich wiedergegeben werden. Auch hier sind Suggestivfragen bzw. subjektive Auslegungen und richtungsweisende Interpretationen durch den Gutachter strikt zu unterlassen. Weitere spezielle Explorationen sind abhängig vom jeweiligen Rechtsbereich, für welches das Gutachten erstellt wird. Für Erwerbsminderungsgutachten oder BUZ-Gutachten benötigt man spezielle Explorationsaspekte:

▬ Darstellung des Tagesablaufes,
▬ Darstellung der Aktivitäten und
▬ Partizipationen gemäß ICF.

Die klinische Diagnostik fokussiert auf die betroffene Körperregion bzw. die gutachtliche Feststellung von Verletzungsfolgen/Erkrankungen (bezieht sich auf Unfallgutachten). Mit einigen Ausnahmen, beispielsweise bei speziellen Gutachten für besondere Rechtsbereiche, ist eine Ganzkörperuntersuchung entbehrlich. Die Untersuchungen erfolgen bei paarig angelegten Körperbereichen immer unter Berücksichtigung der Gegenseite, auch unmittelbar benachbarte Regionen sind in die Untersuchung einzubeziehen.

Apparative diagnostische Maßnahmen sind aus den Ergebnissen der körperlichen Untersuchung abzuleiten. Röntgenaufnahmen müssen auf das notwendige Maß beschränkt werden, Voraufnahmen oder zeitnah gefertigte Röntgenbilder werden für die Beurteilung mit herangezogen und nach Möglichkeit nicht wiederholt, sofern sie noch Aktualität besitzen. Röntgenaufnahmen sollen **nach** der klinischen Diagnostik angeordnet, die Probanden von Notwendigkeit, Art und Umfang der radiologischen Diagnostik in Kenntnis gesetzt werden. Der Proband hat das Recht, die Anfertigung von Röntgenaufnahmen zu verweigern. Zusätzliche bildgebende Verfahren wie Computertomographie, Magnetresonanztomographie und Szintigraphie sind speziellen Fragestellungen vorbehalten. Von der weithin verfügbaren, kostengünstigen Ultraschalluntersuchung ist bei geeigneter Fragestellung reger Gebrauch zu

---

1 Unter Mitwirkung von V. Kaiser und A. Voigt.

machen, bei paarig angelegten Körperregionen erfolgt die Bildgebung dabei stets im Seitenvergleich. Laboruntersuchungen beschränken sich auf das erforderliche Maß. Für invasive Untersuchungen und bildgebende Verfahren gilt wiederum das Verweigerungsrecht des Probanden.

Nach Abschluss der diagnostischen Untersuchungsgänge werden die Probanden mit einer Anwesenheitsbescheinigung entlassen. Eine detaillierte Information über das Ergebnis der Begutachtung und insbesondere die Beantwortung der Beweisfragen bzw. die zahlenmäßige Bewertung von Unfallfolgen oder Erkrankungen darf nicht erfolgen. Der Gutachter verweist diesbezüglich auf Informationen, die der Auftraggeber nach Erhalt des Gutachtens weitergibt.

Nach der schriftlichen Ausfertigung hat der Gutachter die Möglichkeit, unter Verwendung einer von der Kommission »Gutachten« der Deutschen Gesellschaft für Unfallchirurgie erarbeiteten Checkliste Vollständigkeit und Aussagekraft seines Gutachtens zu überprüfen und ggf. dieses zu vervollständigen bzw. zu korrigieren (am Beispiel Unfallgutachten).

3.1   Checkliste für den Gutachter

■   1. Allgemeine Hinweise

1.1 Ist die Verantwortlichkeit des Adressaten des Gutachtenauftrages gewährleistet?

1.1.1 Sind Adressat und Gutachter identisch? Ist der Sachverständige neutral?

1.1.2 Wurden Mitarbeiter (Hilfsdienst) genannt, und haben diese durch Unterschrift ihre Mitwirkung bestätigt?

1.1.3 Hat der benannte Gutachter den Inhalt des Gutachtens maßgeblich bestimmt?

1.1.4 Gibt es ein internes Aktenzeichen für den Auftrag?

1.2 Wurde dem Auftrag gemäß ein Formulargutachten oder ein freies Gutachten erstellt?

1.3 Wurde dem Auftrag entsprochen, ein Gutachten

1.3.1 ausschließlich nach Aktenlage oder

1.3.2 mit Untersuchung des Versicherten zu erstellen?

1.4 Wurden Tag und Uhrzeit der Untersuchung angegeben?

1.5 Wurden die bei der gutachtlichen Untersuchung anwesenden Drittpersonen genannt?

■   2. Form des Gutachtens – Diktion

2.1 Wurden eingedeutschte Fachbegriffe verwendet?

2.2 Wurden fachbezogene Abkürzungen vermieden?

2.3 Wurden medizinische Begriffe und rechtliche Grundsätze korrekt angewandt?

2.4 Folgen der Inhalt und die Beurteilung des Gutachtens denklogischen Regeln?

2.5 Wurde eine sprachliche und grammatikalisch angemessene sowie den Neutralitätsgrundsatz gewährleistende Ausdrucks- und Darstellungsweise gewählt (Sprachhygiene)?

2.6 Folgen der formale Aufbau respektive die Gliederung bei freien Gutachten einem allgemeinen Standard?

2.7 Wurde eine unzweckmäßige Ausweitung des Schriftumfangs vermieden (nichtssagende Prosa, Wiederholungen etc.)?

■   3. Vorgeschichte

3.1 Wurde der Ausgangssachverhalt korrekt und umfassend gesehen und bewertet (Anknüpfungstatsachen)?

3.2 Hat sich der Gutachter an die vorgegebene Darstellung des angeschuldigten Ereignisses gehalten?

3.3 Hat der Gutachter Angaben des Versicherten oder von Dritten zur Vorgeschichte, die ihm im Rahmen der gutachtlichen Untersuchung zur Kenntnis gebracht wurden, in das Gutachten aufgenommen und als solche gekennzeichnet?

3.4 Wurden abweichende Darstellungen genannt und aus medizinischer Sicht diskutiert?

3.5 Hat der Gutachter die Entscheidungsbefugnis des Auftraggebers hinsichtlich des Ausgangssachverhaltes respektiert?

■   4. Klagen des Versicherten – Körperlicher Untersuchungsbefund

4.1 Wurden die Äußerungen (Klagen) des Versicherten umfassend und unverfälscht wiedergegeben? (Der wörtlichen Rede ist der Vorzug zu geben!)

4.2 Wurden die körperlichen Untersuchungsbefunde vollständig erhoben und nachvollziehbar dargestellt?

4.3 Sind die beschriebenen Befunde in sich schlüssig?

4.4 Erfolgte eine kurze Zusammenfassung der wesentlichen unfallbedingten Befunde?

4.5 Hat der Gutachter ggf. standardisierte Anlagen verwandt und korrekt ausgefüllt (z. B. Messblätter, Handskizzen etc.)?

■   5. Erweiterte Diagnostik

5.1 Wurde ggf. die Erfordernis einer erweiterten Diagnostik ebenso angemessen wie kritisch gesehen (z. B. bildgebende Verfahren)?

5.2 Wurde die Anzeige zur erweiterten Diagnostik – gemäß der Fragestellung – korrekt gestellt?

5.3 Wurden Befunde der erweiterten Diagnostik korrekt bewertet und schlüssig in die gutachtliche Beurteilung integriert?

5.4 Lagen ggf. ältere in der Sache erstellte Untersuchungsbefunde zum Vergleich vor?

5.5 Wurde bei der Anwendung bildgebender Untersuchungsverfahren an den Extremitäten (z. B. Röntgen, Sonographie, Computertomographie, Kernspintomographie) auch die Gegenseite mit in die Befunderhebung einbezogen?

5.6 Wurden die Rechte des Versicherten gewahrt (z. B. Aufklärung über zumutbare Untersuchungen)?

■ 6. Bewertung des Schadensbildes – Urteilsfindung

6.1 Besteht ein widerspruchsfreier Bezug zwischen dem Ausgangssachverhalt, den Klagen des Versicherten und dem Schadensbild (Schlüssigkeit)? Wurden ggf. Abweichungen gesehen und kritisch bewertet?

6.2 Besteht ein – auf wissenschaftlicher Basis nachvollziehbarer – Bezug zwischen dem Schadensbild und seiner Bewertung (Minderung der Erwerbsfähigkeit, Invalidität)?

6.3 Wurden die unterschiedlichen Bedingungen der gesetzlichen und privaten Unfallversicherung respektive anderer Zweige des Versicherungsrechtes entsprechend berücksichtigt?

6.4 Beschränkte sich der Gutachter auf seine Fachkompetenz in der Sache?

6.5 War die gutachtliche Neutralität und Objektivität gewährleistet?

■ 7. Zusatzbegutachtung

7.1 Wurde ggf. die Erfordernis ergänzender Begutachtungen auf anderen medizinischen Fachgebieten gesehen?

7.2 Wurde ggf. dem Wunsch des Auftraggebers zur Einholung ergänzender Zusatzbegutachtungen auf anderen medizinischen Fachgebieten entsprochen?

7.3 Besteht eine schlüssige Integration der Ergebnisse von Zusatzbegutachtungen in das eigene Gutachten einschließlich der Gesamtbewertung des Schadens (Minderung der Erwerbsfähigkeit, Invalidität)?

■ 8. Zusammenhangsbegutachtung

8.1 Wurden die konkurrierenden – für den Gesundheitsschaden ursächlichen – Bedingungen respektive Teilursachen umfassend gesehen und eingehend diskutiert?

8.2 Sind die festgestellten Bedingungen jeweils ursächlich für das Schadensbild im Sinne der natürlichen Kausalität (Conditio sine qua non, ▶ Abschn. 5.1)?

8.3 Wurden die rechtlichen Beweiskriterien entsprechend gewürdigt?

8.4 Sind die in der gesetzlichen Unfallversicherung als wesentlich zu bewertenden Teilursachen gemäß deren Wert korrekt gewichtet worden?

8.5 Bestand ggf. eine wesentliche Verschlimmerung eines vorbestehenden Leidens (Vorschaden)?

8.6 Wurden die fallbezogen spezifischen Argumente durch zeitgemäße wissenschaftliche Quellen belegt?

8.7 Wurden von der geltenden wissenschaftlichen Lehrmeinung abweichende Beurteilungen als solche gekennzeichnet und entsprechend begründet?

■ 9. Umsetzbarkeit des Gutachtens

9.1 Wurden sämtliche Fragen des Gutachtenauftrages gesehen und beantwortet?

9.2 Kann das Gutachten fallbezogen und bestimmungsgemäß verwendet werden?

9.3 Wurde das Gutachten fristgerecht erstattet?

■ 10. Daten- und Interessenschutz

10.1 Besteht aus medizinischen Gründen Anlass, die Einsicht des Versicherten in das Gutachten einzuschränken? Wurde ein entsprechender Hinweis gegeben?

10.2 Wurde der Umfang des einsichtsberechtigten Personenkreises berücksichtigt respektive angegeben?

Beispiel einer Formulierung: Gegen die Herausgabe dieses Gutachtens an den Probanden oder seine Bevollmächtigten habe ich keine Einwände, einer weitergehenden Verwendung, auch auszugsweise, durch Dritte stimme ich dagegen nicht zu.

Zur Qualitätsverbesserung der Begutachtung tragen Rückinformationen der Auftraggeber an den Gutachter bezüglich des Bestandes seines Gutachtens maßgeblich bei. Dies gilt vordergründig v. a. für Gutachten, deren Fragestellung komplex und schwierig zu beantworten ist bzw. für Entscheidungen, die vom Tenor der Bewertung durch das Gutachten entscheidend abweichen. In der Kommission »Gutachten« der Deutschen Gesellschaft für Unfallchirurgie wurden hierfür Empfehlungen für die Auftraggeber und ein Formular zur Vereinfachung der Rückmeldung erarbeitet.

3.2 Rückinformation durch den Auftraggeber an den Gutachter bezüglich des Bestandes seines Gutachtens

■ 1. Allgemeines

1.1 Unterrichtung des Arztes über den Bestand seines Gutachtens dient seiner persönlichen Qualitätskontrolle und trägt damit zu seiner zunehmenden Qualifizierung wie auch zur Optimierung der Qualität ärztlicher Gutachten bei. Daraus kann zudem eine Rückmeldung an den Auftraggeber erwachsen und diesen zur Prüfung der eigenen Begutachtungsarbeit unter Qualitätskriterien veranlassen (»Qualitätspartnerschaft«).

1.2 Ein etabliertes »Gutachten-Informations-Verfahren« stellt somit eine besonders effiziente Maßnahme der Qualitätsverbesserung im medizinischen Gutachterwesen dar. Daraus folgt, dass alle am Begutachtungsverfahren Beteiligten grundsätzlich Interesse an einer solchen Rückmeldung haben sollten.

1.3 Das Modell einer Rückmeldung an den ärztlichen Gutachter kollidiert nicht mit der Anforderung des Auftrag-

Formular zur Rückinformation an den Gutachter

Gutachten Nr.

1. **Bearbeitung des Gutachtenauftrages:**   zeitlich angemessen ❏   hat zu viel Zeit benötigt ❏
   evtl. Anmerkungen:

2. **Zusammenarbeit mit dem Organisationsbüro des Institutes:**   problemlos ❏
   Beanstandung:

3. **Eventuelle Stellungnahme der betroffenen Person:**   keine Stellungnahme/Beanstandung ❏
   Rügen:

4. **Anmerkungen zum Aufbau und der Vollständigkeit des Gutachtens:**   keine Beanstandung ❏
   Schreibfehler ❏   unverständliche Formulierungen ❏   Formfehler ❏
   sonstige Beanstandung:

5. **Sachverhaltsdarstellung im Gutachten:**   keine Beanstandung ❏
   Anknüpfungstatsachen: zu knapp ❏   angemessen ❏   zu ausführlich ❏
   Anamneseerhebung: zu knapp ❏   angemessen ❏   zu ausführlich ❏
   Befunddokumentation: unzureichend ❏   angem./verständlich ❏   unverständlich ❏
   Diagnosen: problematisch ❏   genügend belegt ❏   nicht nachvollziehbar ❏

6. **Gutachtliche Beurteilung und Beantwortung der (Beweis-)Fragen:**
   ❏ nachvollziehbar und überzeugend
   ❏ teils problematisch, Ergebnis jedoch nachvollziehbar
   ❏ problematische, nicht nachvollziehbare Beurteilung (stichwortartige Begründung auf Rückseite erwünscht)
   ❏ grob fehlerhafte Beurteilung
   ❏ (Beweis-)Fragen ungenügend beantwortet

7. **Honorarabrechnung zum Gutachten:**   keine Beanstandung ❏
   Transparenz (Leistungsdaten):   gut ❏   sollte informativer sein ❏
   Honorarbemessung: korrekt ❏   GOÄ-konform ❏   nicht GOÄ-konform/unkorrekt ❏
   Begründung:

8. **Besteht der Wunsch zur Kontaktaufnahme mit dem Gutachter?**
   ❏ nein   ❏ ja, Ansprechpartner: Frau/Herr   Tel.:
   günstigste Zeit: Wochentag: Zeit: Uhr

❏ **Abb. 3.1** Formular zur Rückinformation an den Gutachter

gebers und der Verpflichtung des Arztes, jedes Gutachten grundsätzlich bei Unklarheiten, bei Unvollständigkeit usw. erläutern bzw. ergänzen zu müssen (vor Umsetzung eines Gutachtens).
1.4 Für eine generelle rechtliche Zulässigkeit der Informationserteilung durch den Auftraggeber sprechen:
1.4.1 Als Qualitätssicherungsmaßnahme dient sie dem Unfallversicherungsträger und ist insoweit gemäß § 69 Abs. 1 SGB X zulässig.

1.4.2 Die Befugnis der Gerichte ergibt sich aus der Verfahrensöffentlichkeit.
1.4.3 Eine Auskunftserteilung ist auch dann möglich, wenn der Proband sein Einverständnis erteilt hat (evtl. vom Gutachter einzuholen).
Aufgrund dieser Rechtsgrundlagen sind nur unmittelbare Hinweise zum Gutachten selbst bzw. seiner Verwertung gestattet. Weitere Daten dürfen nicht preisgegeben bzw. Akten übersandt werden, sofern sie dem Gutachter nicht bereits zur Verfügung gestanden haben.

■ **2. Grundsätzliche Verfahrensweise**

2.1 Die Rückinformation an den Gutachter kann in zwei grundsätzlichen Formen erfolgen:

2.1.1 Spontane Rückmeldung durch den Auftraggeber

Aufgrund des hohen Aufwandes ist eine grundsätzliche Rückinformation nicht angezeigt. Folgende Fälle bieten sich für ein solches Vorgehen an: inhaltlich bedeutsames Abweichen vom Gutachten bzw. wesentliche Kritik an diesem, grundsätzliche Bedeutung der Begutachtungssache. Als Informationstermine bieten sich an: Bescheiderteilung bzw. Beendigung eines Rechtsbehelfsverfahrens (Information durch den Auftraggeber), Rechtskraft des Urteils (Information durch das Gericht).

2.1.2 Informationswunsch des Gutachters

Rückmeldung auf Wunsch des Arztes bei Abweichung von seinem Gutachten, Informationstermine (s. oben).

2.2 Im Regelfall erfolgt nur die Mitteilung des Ergebnisses der Gutachtenprüfung bzw. zur generellen Akzeptanz des Gutachtens, ergänzt durch wenige inhaltliche Angaben (◘ Abb. 3.1).

Weitere Hinweise zur praktischen Durchführung gutachtlicher Untersuchungen gibt ▶ Kap. 4 »Aufbau und Inhalt des Gutachtens«.

Aufbau und Inhalt des Gutachtens

K. Weise

K. Weise, M. Schiltenwolf (Hrsg.), *Grundkurs orthopädisch-unfallchirurgische Begutachtung*,
DOI 10.1007/978-3-642-30037-0_4, © Springer-Verlag Berlin Heidelberg 2014

Einführung

Das ärztliche Gutachten dient den verschiedenen Auftraggebern dazu, einen Sachverhalt aus medizinischer Sicht aufzuklären, um aus den vermittelten Erkenntnissen heraus eine sachgerechte Feststellung zu treffen. Die Wissensvermittlung des ärztlichen Gutachters soll die Auftraggeber dabei unterstützen, die medizinische Wahrheit des Einzelfalles erfassen und als Grundlage für eine Entscheidung heranziehen zu können. Ärztliche Gutachten sind bezüglich des Aufbaus und Inhalts an ihre jeweilige Aufgabenstellung gebunden. Die im Gutachten enthaltenen Ausführungen müssen für den Auftraggeber in verständlicher Form gehalten werden, d. h. sie sind für einen medizinischen Laien verständlich zu formulieren.

Das in der rechten Spalte aufgeführte Beispielgutachten orientiert sich an den Kriterien der Privaten Unfallversicherung (PUV), die linke Spalte enthält dazu die entsprechenden Kommentare. Diese besitzen teilweise auch für die übrigen Rechtsbereiche Gültigkeit; Einzelheiten dazu s. jeweilige Kapitel in Teil II: »Begutachtungskriterien in den verschiedenen Rechtsbereichen«.

Dr. med. Maier-Lehmann
Facharzt für Orthopädie und Unfallchirurgie
Institut für Medizinische Begutachtung
21614 Buxtehude   29.08.12
Musterfrau, Barbara, geb. am 23.05.1958,
Rhabarberweg 7, 74389 Tripsdrill.
Unfalltag: 23.01.10
AZ: xxx yyy zzz
Aufgrund Ihrer Anforderung vom 12.08.12 erstatte ich über die o. g. Unfallverletzte nachstehendes

unfallchirurgisches Fachgutachten

gestützt auf die mir vorliegenden Aktenunterlagen sowie eine eingehende klinische und radiologische Untersuchung am 26.08.12. Sinn des Gutachtens soll es sein, nach Einbestellung und Untersuchung der Frau M. die voraussichtlich auf Dauer verbleibende Funktionsbeeinträchtigung zum Ende des 3. Unfallfolgejahres einzuschätzen (nach Nr. 9.4 AUB 99).

4.1   Aktenkundiger Sachverhalt

- Die Darstellung des aktenkundigen Sachverhalts beschränkt sich auf die Wiedergabe der für die Beantwortung der individuellen Fragestellungen relevanten Fakten.
- Wiederholungen des Akteninhalts in Bezug auf die Fragen im Gutachtenauftrag, die Wiedergabe des Verfahrensablaufs und eine lückenlose Darstellung des gesamten Aktenauszuges sind entbehrlich.
- Die zur Beantwortung der (Beweis-)Fragen bedeutsamen medizinischen Fakten sowie die nichtmedizinischen Anknüpfungstatsachen sollen im Sinne einer möglichst leicht nachvollziehbaren Wissensvermittlung chronologisch und in knapper sowie verständlicher Form dargestellt werden, die Quellenangabe muss kenntlich sein.

Am 23.01.2010 beim Schneeschippen vor dem eigenen Haus ausgerutscht und auf die linke Hand gefallen.

Erstbehandlung am Unfalltag im St. Marien-Krankenhaus Tripsdrill. Nach Untersuchung und der Anfertigung von Röntgenaufnahmen des linken Handgelenks in 2 Ebenen Feststellung einer distalen Radiusextensionsfraktur mit Gelenkbeteiligung (Typ 23 C2 AO-Klassifikation). Unter Analgesie Reposition der Fraktur im Aushang und Anlage eines gespaltenen Unterarmgipsverbandes.

Am 28.01.2010 stat. Aufnahme und operative Versorgung der Fraktur mittels palmarer Plattenosteosynthese in Plexusanästhesie. Stationärer Aufenthalt vom

4

- Die Wiedergabe medizinischer Befunde orientiert sich in zeitlicher Reihenfolge am Erstbefund, den Angaben zum Verlauf und endet mit der letzten ärztlichen Untersuchung. Dazu bedarf es eines vom Auftraggeber zur Verfügung gestellten, chronologisch geordneten und lückenlosen Akteninhalts.
- Nichtmedizinische Anknüpfungstatsachen sind vom Auftraggeber vorgegeben und als solche der weiteren Erörterung zugrunde zu legen.
- Die Diktion des Gutachtens ist demjenigen Rechtsgebiet anzupassen, welches der Auftraggeber repräsentiert. Der Gebrauch medizinischer Fachausdrücke soll – soweit für das Verständnis des Auftraggebers erforderlich – unterlassen werden, die Gutachtensprache ist deutsch. Allgemeinverständliche medizinische Termini müssen nicht grundsätzlich erläutert werden (z. B. Arthroskopie, Osteosynthese, Meniskus, Ruptur etc.)
- Eine Präjudizierung durch die Wahl missverständlicher Begriffe ist strikt zu vermeiden (z. B. Ruptur für Zusammenhangstrennung auf degenerativer Basis).
- Die Angaben des Probanden gehören nicht zur Darstellung des Sachverhalts, sie können allenfalls separat aufgenommen werden.
- Eigene Ermittlungen durch den Gutachter sind zu unterlassen.

28. bis 31.01.2010, Entlassung bei reizlosen Wundverhältnissen mit palmarer Gipsschiene. Regelmäßige ambulante Röntgen- und Funktionskontrollen mit Verordnung von Physiotherapie. Behandlungsabschluss am 15.04.2010, Wiedereintritt der Arbeitsfähigkeit am 02.05.10.

4.2   Befragung und Untersuchung

4.2.1   Befragung

- Die kursorische Darstellung der allgemeinen Vorgeschichte in chronologischer Reihenfolge basiert auf der Erhebung der Anamnese des Probanden.
- Eine stringente Wiedergabe subjektiver Angaben zur Entstehung der Verletzung und dem weiteren Verlauf kann sich anschließen. In diesem Abschnitt des Gutachtens ist es möglich, eine Einschätzung der Auswirkungen von Verletzungsfolgen auf die berufliche Tätigkeit zu erfragen.
- Die aktuell vorhandenen subjektiven Beschwerden sollen nach Möglichkeit im Wortlaut und in Ich-Form wiedergegeben werden (Merke: Von Vorteil sind Tonbandaufzeichnungen, die nach Beendigung dem Probanden vorgespielt und als korrekte Wiedergabe durch Unterschrift bestätigt werden).

Frau M. bestätigt die Behandlungsdaten und gibt an, dass eine weitere Therapie nicht mehr erfolgt ist. Eine Implantatentfernung sei zunächst nicht vorgesehen. **Subjektive Beschwerden:** »Ich habe noch belastungsabhängige Schmerzen im linken Handgelenk, z. B. beim Heben und Tragen von Lasten. Die Beweglichkeit im linken Handgelenk ist noch leicht eingeschränkt. Ich bemerke auch eine Kraftminderung. Bei der Hausarbeit bin ich noch leicht behindert, bei sportlichen Betätigungen nicht wesentlich eingeschränkt.«

4.2.2 Untersuchung

- Die Untersuchung des Probanden soll in einer möglichst entspannten und für den Untersuchten angenehmen Atmosphäre stattfinden. Die erforderliche Distanz zwischen Gutachter und dem zu Begutachtenden ist stets zu wahren.
- Die eigentliche körperliche Untersuchung hat am – soweit erforderlich – entkleideten Patienten zu erfolgen. Dabei ist die Intimsphäre des Probanden weitest möglich zu wahren, fallweise ist die Anwesenheit einer dritten (gleichgeschlechtlichen) Person anzuraten. Die Umstände im Untersuchungsraum müssen derart beschaffen sein, dass alle notwendigen Befunderhebungen durchführbar sind.
- Die körperliche Untersuchung erfasst den allgemeinen Gesundheitszustand, konzentriert sich aber danach auf den für die Begutachtung relevanten Körperabschnitt (bei Verletzungsfolgen an der unteren Extremität ist die exakte Untersuchung der oberen Extremitäten entbehrlich, die Überprüfung des Beckenstandes bzw. der Wirbelsäule kann dagegen notwendig sein).
- Bestimmte Körperabschnitte müssen in unterschiedlichen Positionen untersucht werden (z. B. die untere Extremität im Liegen, Stehen, Gehen; die Wirbelsäule im Stehen und Liegen etc.).
- Bei paarigen Körperteilen erfolgt regelhaft die Untersuchung der Gegenseite (Vergleich mit einer gesunden Extremität).
- Auch Negativbefunde sind zu erheben und zu dokumentieren (z. B. »keine Thrombosezeichen«, »keine Achsenabweichung«, »keine Hinweise auf Dystrophie/Schonung« etc.).
- Je mehr objektive (Mess-)Daten erhoben werden, desto fundierter sind Aussagen zur Funktion bzw. zum Funktionsverlust im Seitenvergleich möglich (die routinemäßige und korrekte Verwendung der Messblätter ist obligatorische Voraussetzung für die Akzeptanz eines Gutachtens (▶ Kap. 16).
- Der Algorithmus der körperlichen Untersuchung folgt nachstehendem Schema:
- Inspektion: Äußerliche Betrachtung der verletzten Region (Hautfarbe, Hauttemperatur, Dystrophiezeichen, Narben, Schwellung, Fehlstellung/Deformierung, Muskelabschwächung, Beschwielung, Gangbild/Hinken etc.). Die unbemerkte Beobachtung z. B. des Gehverhaltens des Untersuchten gilt als umstrittene Maßnahme, ist gelegentlich aber aufschlussreich.
  - Palpation: Die palpatorische Exploration umfasst die Druckempfindlichkeit/Verschieblichkeit/Beschaffenheit allfälliger Narben, Schwellungszustände, Gelenkergüsse, Muskelverhärtungen,

Zur Begutachtung gelangt eine 54-jährige Patientin in gutem Allgemein- und Ernährungszustand (Körpergröße 165 cm, Gewicht 62 kg). Die Untersuchung erfolgt mit entblößten oberen Extremitäten.

Bei der äußerlichen Betrachtung der oberen Extremitäten seitengleiche und unauffällige Hautfarbe, keine erkennbare Dystrophie. Hauttemperatur seitengleich. Im beugeseitigen körperfernen Abschnitt der oberen Extremität speichenseitig ca. 8 cm lange, reizlose, längsverlaufende, gut verschiebliche und nicht wesentlich druckschmerzhafte Narbe. Keine auffällige Schwellung, keine sichtbare Fehlstellung. Bei passiver Prüfung der Beweglichkeit allenfalls mäßiggradige Einschränkung im Handgelenk und bei der Unterarmdrehung. Mäßiggradige Muskelminderung der linken oberen Extremität im Seitenvergleich.

Handinnenflächenbeschwielung links gegenüber rechts leicht herabgesetzt (die Unfallverletzte ist Rechtshänderin). Handinnenflächenbeschweißung und Fingerfältelung seitengleich.

Handfunktion mit Spitz-, Schlüssel- und Hakengriff erhalten, Faustschluss vollständig, der Daumen kann in die Handinnenfläche eingeschlagen werden. Die grobe Kraft ist erhalten. Nacken-, Schürzen- und Schultergegengriff bds. gut möglich. Im Ellbogengelenk keine sichtbare Einschränkung der Funktion.

Messblatt für obere Gliedmaßen siehe Anlage.

Röntgen beide Handgelenke in 2 Ebenen:
Am linken körperfernen Speichenende fest verheilte ehemalige Fraktur mit Gelenkbeteiligung, beugeseitig einliegende, winkelstabile T-Platte (LCP 3,5 mm) mit 5 Schrauben. Geringe Verschleißerscheinungen mit vermehrter subchondraler Sklerosierung, leichte Kalksalzminderung, keine Gelenkstufe. In beiden Strahlengängen Wiederherstellung der physiologischen Gelenkneigungen.

Strukturveränderungen verletzter Skelettanteile, Durchblutungsverhältnisse (Pulse, Ödeme) etc.

- Funktionsprüfung: Diese erfolgt zunächst klinisch und bei paarigen Körperabschnitten im Seitenvergleich. Sie erfasst Gelenkbeweglichkeiten, Muskelkraft (Umfänge, Kraftmessungen), spezielle Funktionen (z. B. Schulter: Nacken-, Schürzen-, Schultergegengriff; Hand: Faustschluss, Streck-/Spreizfähigkeit der Langfinger, Spitz-/Schlüsselgriff, Klemmgriff; untere Extremitäten: Gangbild, Einbeinstand, Hockstellung, Zehen-/Hackengang etc.). Zu unterscheiden ist die aktive Funktion, die der Proband selbsttätig vorführen kann, von der geführten, vom Untersucher gestützten Beweglichkeit (z. B. bei Verdacht auf mangelhafte Kooperation des Untersuchten). Passive Explorationen möglicher Bewegungsausschläge sind die Ausnahme (z. B. bei Nervenläsionen ohne aktive Bewegungsfähigkeit).
- Zusatzuntersuchungen: Die unfallchirurgische und orthopädische Begutachtung ist in aller Regel mit der Anfertigung von Röntgenaufnahmen verbunden, in besonderen Fällen kommen die modernen Schnittbildverfahren (CT und MRT) zur Anwendung. Radiologische Untersuchungen sind grundsätzlich auf zwingend erforderliche Aufnahmen zu begrenzen. Röntgenuntersuchungen sollten erst **nach** der klinischen Untersuchung angefertigt werden und können bei vorliegenden zeitnahen Voraufnahmen mit guter Qualität gänzlich unterbleiben. Qualitativ einwandfreie Röntgenbilder sind unabdingbare Voraussetzung für eine exakte Beurteilung und gutachtliche Bewertung.
Hilfreich sind in vielen Fällen sonografische Untersuchungen im Seitenvergleich (z. B. Rotatorenmanschette, Sehnenverletzungen etc.), in Einzelfällen auch szintigraphische Untersuchungen.
In ausgesuchten Fällen können Laboruntersuchungen erforderlich werden (z. B. Entzündungsparameter, Blutbild bei Milzverlust etc.).

4.3   Formulierung der Diagnose(n)

Die Festlegung und Formulierung der Diagnose(n) muss den erhobenen Befunden entsprechen. Dabei sind gängige Bezeichnungen und Begriffe der Schulmedizin zu verwenden. Die Unfallfolgen sind komplett aufzulisten und in verständlicher Form (deutsch!) zusammenzufassen. Die Zusammenfassung der Unfallfolgen gibt stichpunktartig die beschriebenen Befunde und Diagnosen wieder und dient z. B. im Rahmen der Begutachtung für die gesetzliche Unfallversicherung dem Sachbearbeiter als Grundlage für den Rentenbescheid.

- Knöchern in günstiger Stellung fest verheilter körperferner Speichenbruch links mit Gelenkbeteiligung.
- (End)gradig eingeschränkte Beweglichkeit im linken Handgelenk sowie bei Unterarmumwendung.
- Reizlos einliegende Platte mit Schrauben, unauffällige Narbe und leichte Restschwellung.
- Geringe Verschleißerscheinungen im linken Handgelenk.

4.4   Gutachtliche Beurteilung

Der Gutachter muss sich in seiner Bewertung der Untersuchungsbefunde auf seine eigene Fachkunde beschränken. Die sog. Zustandsbegutachtung ist eine Funktionsbegutachtung, d. h. dass funktionsrelevante Befunde bzw. der Verlust an Funktionen (z. B. im Seitenvergleich) entscheidend für die Beurteilung sind. Bildgebende Verfahren sind dagegen nicht maßgebend, sie werden lediglich zur Unterstützung der gutachtlichen Bewertung eines Funktionsverlustes herangezogen. Je exakter die Befunde und Diagnosen erhoben bzw. formuliert sind, desto nachvollziehbarer sind die gutachtliche Beurteilung und die daraus resultierende Bewertung der Unfallfolgen. Begriffe wie »glaubhafte Beschwerden«, »Zustand nach«, »Simulation« und »Aggravation« sind unbedingt zu vermeiden. Die weitgehende Übereinstimmung zwischen subjektiven Beschwerden und objektiven Befunden kann einer klaren Darstellung im Gutachten ebenso entnommen werden wie eine allfällige Diskrepanz.

> Die Klagen der Unfallverletzten und die erhobenen Befunde stehen in Übereinstimmung. Die genannten Unfallfolgen sind ausschließlich auf das angeschuldigte Ereignis zurückzuführen, unfallfremde Erkrankungen oder Gebrechen haben keinen Einfluss auf den bestehenden Zustand gehabt.

4.5   Beantwortung der Zielfragen

Für die Zustandsbegutachtung sind in der Regel Vorschläge zur Einschätzung der MdE, der sog. Gliedertaxe (Funktionsverlust in Bruchteilen im Vergleich zu einer gesunden Gliedmaße), des GdB und anderer Parameter bezogen auf die jeweiligen Rechtsbereiche zu machen. Diese Vorschläge haben keinen rechtsbindenden Charakter, die Entscheidung darüber kommt dem Auftraggeber auf der Basis der an ihn übermittelten medizinischen Befunde sowie deren Bewertung zu. Für Zusammenhangsgutachten bzw. forensische Gutachten sind regelmäßig Fragen/Beweisfragen vorgegeben, deren Beantwortung dem Gutachter/Sachverständigen obliegt. Er beschränkt sich dabei auf Aussagen, die sein medizinisches Fachgebiet betreffen, und enthält sich strikt jeglicher juristischen Argumentation.

> Aufgrund der festgestellten Unfallfolgen ist die Beeinträchtigung der Gebrauchsfähigkeit im Sinne der Gliedertaxe jetzt und auf Dauer mit
>
> **1/7 Armwert**
>
> im Vergleich zur gesunden rechten oberen Gliedmaße einzuschätzen.
> Es handelt sich knapp 3 Jahre nach dem Unfallereignis um einen vorläufigen Endzustand, eine maßgebliche Veränderung ist in naher Zukunft nicht mehr zu erwarten. Weitere Behandlungsmaßnahmen sind nicht erforderlich; insbesondere kann auf eine Entfernung des Implantats verzichtet werden, diese hätte keinen Einfluss auf den jetzigen Unfallfolgezustand.

4.6   Schlussbemerkungen

Diese können kurz gefasst werden und enthalten Hinweise auf eventuelle Besonderheiten, die im Rahmen der Begutachtung aufgetreten sind. Ort und Zeitpunkt der Begutachtung können hier vermerkt werden. Sofern Empfehlungen für Zusatzgutachten auf anderen Fachgebieten gegeben werden, sind diese hier zu formulieren.

Schließlich besteht die Möglichkeit, auf das Urheberrecht bzw. die weitere Verwendbarkeit von Gutachten hinzuweisen.

> Die Begutachtung fand in den Räumen des Institutes für Medizinische Begutachtung am 26.08.12 von 10.00 bis 12.00 Uhr statt.
> Gegen die Herausgabe des Gutachtens an die verletzte Person oder ihren Rechtsvertreter habe ich keine Einwände, einer Weiterverwendung durch Dritte jedoch stimme ich nicht vorbehaltlos zu.
> Dr. med. Maier-Lehmann

Teil II
Begutachtungskriterien in den verschiedenen Rechtsbereichen

Grundlagen der orthopädisch-unfallchirurgischen Begutachtung

E. Ludolph, F. Schröter

K. Weise, M. Schiltenwolf (Hrsg.), *Grundkurs orthopädisch-unfallchirurgische Begutachtung*,
DOI 10.1007/978-3-642-30037-0_5, © Springer-Verlag Berlin Heidelberg 2014

5.1 Gesetzliche Unfallversicherung

E. Ludolph

5.1.1 Sozialrechtliche Grundlagen nach dem SGB VII

Die sozialrechtlichen Grundlagen für die Begutachtung in der Gesetzlichen Unfallversicherung (GUV) finden sich in dem ab dem 01.01.1997 geltenden SGB VII (7. Bd. des Sozialgesetzbuches), das die bis dahin geltende RVO (Reichsversicherungsordnung) abgelöst hat – ergänzt durch die Berufskrankheitenverordnung. Die **gesetzliche Unfallversicherung**, eine Pflichtversicherung, löst im Grundgedanken die Haftpflicht des Unternehmers ab, jedoch ohne Verschuldensprüfung. Im Gegenzug dazu trägt der Unternehmer/das Unternehmen allein die Beiträge für die gesetzliche Unfallversicherung (§ 150 SGB VII), d. h. für die für ihn zuständige Berufsgenossenschaft/Unfallkasse, deren Mitglied allein der Unternehmer/das Unternehmen ist, nicht der Versicherte.

Träger der gesetzlichen Unfallversicherungen sind die Berufsgenossenschaften und die Unfallkassen. Sie sind Anstalten des öffentlichen Rechts. Sie sind nach Gewerbe- und/oder Industriebereichen gegliedert. Die Beiträge der Unternehmer zu den Berufsgenossenschaften richten sich nach den unterschiedlichen Risikobereichen des Gewerbe- und/oder Industriebereichs, zu dem das Unternehmen gehört. Beispielsweise versichert die Verwaltungs-Berufsgenossenschaft einen ganz anderen Risikobereich als die Berufsgenossenschaft der Bauwirtschaft. Folglich unterscheiden sich auch die Beiträge zu diesen beiden Berufsgenossenschaften.

Die gesetzliche Unfallversicherung hat einerseits Schadensersatzfunktion und andererseits – wie der Name sagt – Versicherungscharakter. Dementsprechend wird, anders als im sozialen Entschädigungsrecht, jeder Unfall/jede Be-

rufskrankheit einzeln bescheidmäßig erfasst und entschädigt. Denn jeder Unternehmer – versichert durch die jeweils für ihn zuständige Berufsgenossenschaft – trägt nur die Risiken (Unfälle und Berufskrankheiten), die mit der Tätigkeit in seinem Unternehmen in ursächlichem Zusammenhang stehen. Ziel der gesetzlichen Unfallversicherung ist – neben Prävention und Rehabilitation – der Ausgleich unfallbedingter Entgelteinbußen. Entschädigung wird nur für betriebliche Risiken geleistet. Der Schutzbereich der gesetzlichen Unfallversicherung, der versicherte Personenkreis und die versicherten Risiken, sind insbesondere durch die Einbeziehung der Wegeunfälle und die Versicherung von Kindern, Schülern und Studenten stark erweitert worden. Welche Personen im Einzelnen versichert sind, regeln die §§ 2 und 3 SGB VII.

Befürchtungen, dass der Versicherte sich in diesem Dickicht von Zuständigkeiten nicht zurechtfinden könnte, sind nicht begründet. Betriebe trifft eine Anzeigepflicht. Arbeitsunfälle dürfen nur von Durchgangsärzten behandelt werden, die ihre Rechte und Pflichten kennen müssen. Besteht der Verdacht auf eine Berufskrankheit, so ist auch dies zu melden.

Aufgaben der gesetzlichen Unfallversicherung (kodifiziert in § 1 SGB VII)

– Prävention zur Verhütung von Arbeitsunfällen und Berufskrankheiten (§ 1 Abs. 1).
– Rehabilitation mit allen geeigneten Mitteln nach einem Arbeitsunfall oder einer Berufskrankheit (§ 1 Abs. 2 erste Alternative).
– Entschädigung durch Geldleistung nach einem Arbeitsunfall oder einer Berufskrankheit (§ 1 Abs. 2 zweite Alternative).

Gutachten betreffen schwerpunktmäßig die 3. Alternative, die finanzielle Entschädigung.

Der **versicherte Personenkreis** (§ 2 SGB VII) umfasst vor allem:

– Beschäftigte (§ 2 Ziff. 1 SGB VII) und
– Kinder während des Besuchs von Kindergärten, aber auch Schüler und Studenten (§ 2 Ziff. 8

SGB VII), wobei die §§ 2 bis 6 SGB VII eine ganze Reihe von Einschluss- und Ausschlusstatbeständen enthalten.

§ 7 SGB VII kodifiziert, was ein **Versicherungsfall** ist. Es handelt sich um:
- Arbeitsunfälle und
- Berufskrankheiten.

▪ Arbeitsunfall

Der Begriff des Arbeitsunfalls (Versicherungsfall nach § 7 SGB VII) ist in § 8 Abs. 1 Satz 1 SGB VII definiert:

Arbeitsunfälle sind Unfälle von Versicherten infolge einer den Versicherungsschutz nach § 2, 3 oder 6 begründenden Tätigkeit (versicherte Tätigkeit).

§ 8 Abs. 1 Satz 2 ist für den ärztlichen Gutachter von besonderer Relevanz:
- Unfälle sind zeitlich begrenzte, von außen auf den Körper einwirkende Ereignisse, die zu einem Gesundheitsschaden oder zum Tode führen.
- Erforderlich ist also:
- ein zeitlich begrenztes (auf eine Arbeitsschicht begrenztes)
- von außen wirkendes (äußeres) Ereignis, das
- einen Gesundheitsschaden verursacht.

Ein **unfallbedingter Gesundheitsschaden** tritt im Regelfall sehr schnell (plötzlich) ein. Es ist aber auch möglich, dass die schädigende Ursache während einer Arbeitsschicht eingewirkt hat (z. B. Hitzeeinwirkung). Auch dann wird noch »ein zeitlich begrenztes« Ereignis, der Unfallbegriff also, bejaht.

Ein »von außen« wirkendes Ereignis stellt nur die Abgrenzung zur inneren Ursache dar.

❯ In vielen Fällen manifestieren (»handgreifbar werden«) sich Erkrankungen während der versicherten Tätigkeit. Diese Fälle fallen nicht unter den Schutz der GUV.

Kommt es z. B. zur Zusammenhangstrennung einer durch vorzeitige Texturstörungen (degenerativ) veränderten Achillessehne, einer Bizepssehne oder einer Quadrizepssehne **während** der versicherten Tätigkeit, so liegt in der Regel kein Unfall vor, weil sich der **Gesundheitsschaden aufgrund einer inneren Ursache** erklärt (Texturstörung). Allerdings »schützen« Texturstörungen nicht grundsätzlich vor einem Unfall. Es bedarf also der Klärung im Einzelfall, ob die Zusammenhangstrennung einer Sehne wesentlich unfallbedingt oder »degenerativ« bedingt ist. Das gleiche gilt, wenn ein durch einen Tumor veränderter Knochen während der versicherten Tätigkeit bricht. Erleidet dagegen ein Versicherter einen Herzinfarkt, fällt deshalb von einem Gerüst und erleidet einen Schädelbasisbruch, so ist der Herzinfarkt zwar nicht Folge versicherter Tätigkeit, wohl aber der Schädelbasisbruch. Dieser ist die Folge davon, dass der Versicherte in der Höhe einer versicherten Tätigkeit nachging. Im Schädelbasisbruch hat sich also ein betriebliches, versichertes Risiko realisiert.

Ein Gesundheitsschaden aus innerer Ursache liegt auch vor, wenn der Versicherte sich diesen absichtlich zufügt. Hier liegt die Ursache im eigenen Willen. Eine Selbsttötung ist also kein Arbeitsunfall, es sei denn, eine eigenständige verantwortliche Willensbildung war dem Versicherten, z. B. infolge massiven Mobbings durch Arbeitskollegen, nicht möglich.

Ein Unfall setzt weiter voraus, dass das »zeitlich begrenzte, von außen auf den Körper einwirkende Ereignis« einen Gesundheitsschaden verursacht. Fehlt der Gesundheitsschaden, liegt kein Unfall im Sinne der gesetzlichen Unfallversicherung vor. Erforderlich ist also die Kausalität zwischen dem zeitlich begrenzten äußeren »Ereignis« und dem Gesundheitsschaden.

▪ Berufskrankheiten

§ 7 SGB VII versichert neben Arbeitsunfällen auch Berufskrankheiten. Diese sind nicht zu verwechseln mit arbeitsbedingten Erkrankungen. Ein Versicherter, der z. B. durch die Arbeit in Zugluft an einem Infekt erkrankt oder sich während einer Grippeepidemie bei Arbeitskollegen ansteckt, leidet nicht an einer Berufskrankheit.

§ 9 Abs. 1 Satz 1 hat folgenden Wortlaut:
Berufskrankheiten sind Krankheiten, die die Bundesregierung durch Rechtsverordnung mit Zustimmung des Bundesrates als Berufskrankheit bezeichnet…

Voraussetzung ist grundsätzlich – Ausnahmen sind in § 9 Abs. 2 definiert – die Aufnahme der Krankheit in die Liste der Berufskrankheiten. **Berufskrankheiten sind also sog. Listenerkrankungen.**

Welche Erkrankungen in die Liste aufgenommen werden dürfen, ist in § 9 Abs. 1 Satz 2 geregelt:
Die Bundesregierung wird ermächtigt, in der Rechtsverordnung solche Krankheiten als Berufskrankheit zu bezeichnen, die nach den Erkenntnissen der medizinischen Wissenschaft durch besondere Einwirkungen verursacht sind, denen bestimmte Personengruppen durch ihre versicherte Tätigkeit in erheblich höherem Grade als die übrige Bevölkerung ausgesetzt sind.

Die Ansteckungsgefahr bei einer Grippewelle ist kein Risiko, das eine bestimmte Personengruppe durch ihre Berufstätigkeit signifikant vermehrt trifft. Anders ist dies z. B. bei der Hepatitis, an der eine Krankenschwester erkrankt, die mit an Hepatitis Erkrankten Kontakt hatte (BK Nr. 3101). Die Personengruppe der »im Gesundheitsdienst Tätigen« ist dem signifikant erhöhten Risiko ausgesetzt, sich anzustecken. Die Erkrankung ist deshalb zu Recht für »im Gesundheitsdienst Tätige« eine Berufskrankheit.

Berufskrankheit und Arbeitsunfall schließen sich in aller Regel aus.

Eine Berufskrankheit ist ganz überwiegend das Ergebnis einer längerdauernden Einwirkung, während ein Arbeitsunfall ein zeitlich begrenztes Ereignis ist. Es kann aber, z. B. bei Infektionen (BK Nr. 3101 bis Nr. 3104) oder durch Einwirkung von Erstickungsgasen (BK Nr. 1201 bis Nr. 1202), zu Überschneidungen kommen. In solchen Fällen geht die Berufskrankheit, die teilweise für den Betroffenen günstigere Voraussetzungen/Leistungen zur Folge hat, dem Arbeitsunfall vor.

5.1.2 Kausalität

Die Gesetzliche Unfallversicherung ist streng kausal ausgerichtet. Dies gilt zumindest für Arbeitsunfälle, auf deren Diskussion sich nachfolgend beschränkt werden soll, weil die Begutachtung von Berufskrankheiten zum großen Teil ein medizinisches Spezialwissen erfordert, das den Rahmen dieses Buches sprengen würde. Die Gesetzliche Unfallversicherung folgt als Teil des Sozialrechts dessen Kausalitäts- (Kausalitätstheorie der rechtlich wesentlichen Bedingung) und Beweisanforderungen (Vollbeweis der Tatsachen, hinreichende Wahrscheinlichkeit der Ursachenzusammenhänge).

❯ Kausalität (Ursächlichkeit) ist im Sozialrecht – ebenso wie im Zivil- und Verwaltungsrecht – eine Wertung.

Der rein medizinisch-naturwissenschaftliche Bereich wird verlassen. Es wird nicht mehr gezählt und gemessen. Es wird entsprechend dem Schutzzweck des jeweiligen Rechtsgebietes gewertet. Kausalitätsnormen können also nicht vom einen auf das andere Rechtsgebiet übertragen werden. Die Wertung ist im Sozialrecht eine andere als im Zivil- und Verwaltungsrecht, ebenso wie der Schutzzweck der einzelnen Rechtsgebiete ein anderer ist. Aussagen zur Kausalität sind deshalb im strengen Sinn auch nicht die Aufgabe des Mediziners. Sie sind letztlich Aufgabe der Juristen, unterstützt durch medizinische Beratung. Um diese Aufgabe erfüllen zu können, muss der ärztliche Sachverständige die Kausalitätstheorie des Rechtsgebiets kennen, für das er tätig wird.

Bedingungstheorie (Äquivalenztheorie)

Die **Bedingungstheorie** ist Ausgangspunkt der Kausalitätstheorie des Sozialrechts, der Kausalitätstheorie der rechtlich wesentlichen Bedingung. Die Bedingungstheorie ist gleichbedeutend mit der **Äquivalenztheorie** bzw. mit der Conditio sine qua non (nicht hinwegzudenkende Bedingung).

Nach dieser Theorie ist
- Ursache
- jede Bedingung (Conditio),
- ohne die ein bestimmter Erfolg
- entfiele (Conditio sine qua non).

Jedes Ereignis hat in der Regel eine Vielzahl von **gleichwertigen Ursachen**, denn keine Ursache kann entfallen, ohne dass auch der Erfolg entfällt. Stellt man eine Reihe von Dominosteinen auf Kippabstand, so kann der letzte Stein nicht fallen, wenn ein Stein fehlt, gleich welcher Stein dies ist. Eine Abwägung, welcher der verschiedenen Steine (Ursache) für den Erfolg, den Fall des letzten Steins, ursächlich ist, entfällt.

❯ Alle Ursachen sind im Sinne der Bedingungstheorie rechtlich gleichwertig.

Beispiel

Einem Bauarbeiter fällt auf einer Baustelle ein aus einem oberen Stockwerk herabstürzender Stein auf den ungeschützten Kopf. Er stürzt – durch den Aufprall des Steins auf den ungeschützten Kopf benommen – daraufhin und verletzt sich auch noch durch den Aufprall auf dem Betonboden die Schulter. Nicht hinwegzudenken sind als Ursachen für die Schulterverletzung
- die Arbeit als Bauarbeiter
- die Arbeit auf der Baustelle
- der Stein
- die Herkunft des Steins
- der Aufprall des Steins
- der ungeschützte Kopf
- der Sturz
- die Beschaffenheit der Aufprallstelle

Alle Ursachen sind für die Schulterverletzung gleichwertig. Diese Kausalitätstheorie, die Bedingungs- oder Äquivalenztheorie, ist die Kausalitätstheorie des Strafrechts. Sie ist die Grundlage für die Kausalitätstheorie des Sozialrechts.

Für das Sozialrecht ist diese medizinisch-naturwissenschaftliche Kausalitätstheorie zu weitgehend. Sein Schutzzweck, der Schutz vor betrieblich bedingten Risiken, erfordert eine Eingrenzung der möglichen Ursachen für den Gesundheitsschaden. Die im Sozialrecht und, als dessen Teil, in der Gesetzlichen Unfallversicherung geltende **Kausalitätstheorie der wesentlichen Bedingung** baut auf der Bedingungstheorie auf.

Kausalitätstheorie der wesentlichen Bedingung

❯ Von allen im Sinne der Bedingungstheorie gleichwertigen Ursachen (eines Gesundheitsschadens) haben nur diejenigen rechtliche Bedeutung, denen nach der Anschauung des praktischen Lebens die wesentliche Bedeutung für den Eintritt dieses Gesundheitsschadens zukommt.

Nach dieser Theorie ist also

- Ursache
- jede Bedingung
- die für den eingetretenen Erfolg (Gesundheitsschaden)
- wesentlich ist.

❯ Die Ursachenbewertung für die gesetzliche Unfallversicherung hat also zwei grundsätzliche Fragen zu beantworten:

- Besteht ein medizinisch-naturwissenschaftlicher Ursachenzusammenhang zwischen der zur Diskussion stehenden versicherten Tätigkeit und einem Gesundheitsschaden (Conditio sine qua non)?
- War die versicherte Tätigkeit eine wesentliche Ursache für den Gesundheitsschaden (wesentliche Bedingung)?

Beide Ursachenprüfungen bauen also aufeinander auf.

Im oben genannten Beispiel war die Arbeit auf der Baustelle auch dann Bedingung im Sinne der Conditio sine qua non, wenn der Stein aus Rache auf den Arbeiter geworfen wurde. Denn der Arbeiter musste sich an genau dieser Stelle befinden, damit der Stein sein Ziel traf und einen Gesundheitsschaden verursachen konnte. Die Arbeit auf der Baustelle war aber nicht die wesentliche Ursache. Durch den Steinwurf aus Rache hat sich ein betriebsbedingtes Risiko nicht verwirklicht. Wesentlich ursächlich waren allein die Rachegefühle. Anders wäre dies, wenn der Arbeiter auf einem hohen Gerüst, auf dem er sich betriebsbedingt befand, von einem aus Rache geworfenen Stein getroffen wird und einen schweren Gesundheitsschaden durch den Sturz vom Gerüst erleidet. Dann war die versicherte Tätigkeit wesentlich für den durch den Sturz bedingten Gesundheitsschaden.

Beispiel

In einem Dach befindet sich ein Loch, durch das es regnet. Dadurch bildet sich auf dem Fußboden eine Pfütze; ein Versicherter rutscht auf der Pfütze aus und bricht sich den Unterschenkel. Keine der Ursachen

- Loch im Dach
- Regen

▼

- Pfütze auf dem Fußboden
- Ausrutschen

darf entfallen, ohne dass auch der Gesundheitsschaden, der Unterschenkelbruch, entfiele.

Alle Bedingungen (Bedingungstheorie) sind ursächlich für den Erfolg (den Unterschenkelbruch). Der Regen war aber für die Pfütze nicht die wesentliche Ursache. Denn es ist in unseren Breitengraden üblich, dass es regnet. Die Dächer der Häuser müssen deshalb vor Regen schützen. Wesentliche Ursache für die Pfütze, das Ausrutschen und den Unterschenkelbruch war allein das Loch im Dach (Theorie der wesentlichen Bedingung), nicht der Regen (Ursache, aber eine nicht wesentliche).

Beispiel

Ein 52-jähriger Kfz-Mechaniker (Versicherter) hatte anlagebedingt einen deutlichen Ellenhakensporn auf der rechten Seite. Beim Wechseln eines Radventils wurde er von einem Kollegen gestoßen und schlug mit der Streckseite des rechten Ellenbogengelenkes gegen eine Kante. Er erlitt eine Prellung und Schürfung an der Streckseite des rechten Ellenbogengelenkes. Die Verletzung heilte nicht ab, bedingt durch den allein anlagebedingten Ellenhakensporn. Es bildete sich eine eitrige, chronisch-rezidivierende Schleimbeutelentzündung (Bursitis olecrani).

Keine der Ursachen

- anlagebedingter Ellenhakensporn
- Stoß durch den Kollegen
- Aufkommen auf eine Kante
- Ellenbogengelenksprellung und -schürfung

kann entfallen, ohne dass die chronisch-rezidivierende Schleimbeutelentzündung entfiele.

Die versicherte Tätigkeit war also Conditio sine qua non (Bedingungstheorie). Die Verletzung durch versicherte Tätigkeit war auch wesentlich für die Schleimbeutelentzündung (Theorie der wesentlichen Bedingung).

Die Conditio sine qua non ist in den meisten Fällen die wesentliche Bedingung für das Schadensbild.

Der Stoß gegen die Wand war eine unphysiologische (bestimmungswidrige) Krafteinwirkung auf das Ellenbogengelenk, die im Zusammenhang mit dem anlagebedingten Ellenhakensporn zu der chronisch-rezidivierenden Schleimbeutelentzündung führte. Ausnahmen ergeben sich jedoch dann, wenn die für den Gesundheitsschaden ursächliche Bewegung/Belastung physiologisch (bestimmungsgemäß) war, wie dies im nachfolgenden Beispiel der Fall ist.

Beispiel

Ein 15-jähriger Versicherter mit einer Körperlänge von 183 cm trat mit dem linken Fuß beim Lehrlingssport nach dem Ball. Er verspürte Schmerzen im rechten Standbein, knickte um und stürzte zu Boden. Die Kniescheibe des Standbeins war verrenkt. Das rechte Kniegelenk musste operativ behandelt werden. Wie sich aus den Röntgenaufnahmen ergab, bestanden als besondere Schadensanlagen eine erhebliche Formvariante der Kniescheibe, eine sog. Jägerhut-Kniescheibe, also eine völlig fehlende innere Kniescheibengelenkfläche, und ein Kniescheibenhochstand.

Keine der Ursachen
- hoher Wuchs des Versicherten
- Wachstumsphase mit entsprechend unterentwickelter Muskulatur
- Kniescheibenform und Kniescheibenhochstand
- Tritt mit dem linken Bein gegen den Ball

kann entfallen, ohne dass auch der Gesundheitsschaden, die Kniescheibenverrenkung rechts, entfiele (Conditio sine qua non).

Eine gewisse Drehbewegung mit dem Standbein oder ein Abstützen auf dem Standbein waren die Ursachen dafür, dass die muskulär schlecht fixierte Kniescheibe, die zudem durch ihre Form und den Kniescheibenhochstand im Kniescheibenoberschenkelgelenk nur unzureichenden Halt hatte, ihr »Bett« verließ und verrenkte. Die auf die Kniescheibe einwirkende äußere Kraft war jedoch nicht unphysiologisch. Die Kniescheibe ist dazu bestimmt, derartige Einwirkungen zu tolerieren. Die versicherte Tätigkeit war nicht wesentlich (Theorie der wesentlichen Bedingung) für den Eintritt des Gesundheitsschadens.

❯ **Die Problematik der Abgrenzung der wesentlichen von der unwesentlichen Bedingung trifft nur wenige Fallgruppen. Die Mehrzahl der Fälle entscheidet sich bei der Conditio sine qua non.**

Die Conditio sine qua non ist in allen Fällen einer direkten Krafteinwirkung auch eine wesentliche Ursache des durch die direkte Krafteinwirkung verursachten Gesundheitsschadens. Der Kopf ist nicht dafür bestimmt, an einem Balken anzuschlagen. Kommt es durch einen Anschlag am Balken z. B. zu einem Hörverlust, ist die Conditio sine qua non auch wesentlich für dieses Schadensbild, auch wenn der Versicherte erhebliche Schadensanlagen aufweist.

❯ **Entfällt die Conditio sine qua non, entfällt auch die wesentliche Ursache der versicherten Tätigkeit.**

Dies betrifft Fälle einer indirekten Krafteinwirkung, die eine Struktur isoliert geschädigt haben soll, andere Strukturen aber, die an der Bewegung/Belastung – vorrangig – beteiligt waren, »übersprungen« haben soll. **Folge allein anlagebedingter Veränderungen** sind in aller Regel also:
- isolierte Meniskusschäden,
- isolierte Bandscheibenschäden und
- isolierte Schäden der Rotatorenmanschette.

Die versicherte Tätigkeit, bei der sie sich manifestieren, ist weder Ursache im medizinisch-naturwissenschaftlichen Sinn (Conditio sine qua non) noch wesentliche Ursache. Der Grund liegt darin, dass nicht zu erklären ist, dass eine Struktur, die durch eine Bewegung/Belastung nur ganz nachrangig betroffen ist, vorrangig isoliert verletzt worden sein soll.

Relevant wird die Abgrenzung der Conditio sine qua non zur wesentlichen Bedingung in den Fällen, in denen die **Funktion (Bewegung/Belastung) im Wesentlichen nur durch eine Struktur erbracht** wird, die dann auch isoliert verletzt werden kann. Das sind:
- die lange körpernahe und die körperferne Bizepssehne,
- die Quadrizepssehne/Patellasehne und
- die Achillessehne.

Diese Sehnen sind durch die ihnen vorgeschaltete Muskulatur für bestimmte Bewegungen/Belastungen allein verantwortlich. Sie können also isoliert durch eine funktionelle unphysiologische Überbeanspruchung verletzt werden. Sie unterliegen darüber hinaus bevorzugt durch Texturstörungen bedingten (degenerativen) Veränderungen. In diesen Fällen wird die Abgrenzung unwesentliche/wesentliche Ursache bzw. Gelegenheitsursache/wesentliche Ursache erheblich. Erheblich wird die Abgrenzung auch in den Fallgruppen, in denen eine altersbedingte oder durch Normabweichungen bedingte Minderbelastbarkeit einer Struktur zu diskutieren ist (Kniescheibenverrenkung, Apophysenablösung).

❯ **Die Kausalität entscheidet sich in aller Regel beim 1. Prüfungsschritt, der Conditio sine qua non (Bedingung im medizinisch-naturwissenschaftlichen Sinn).**

Dies gilt im **positiven Sinn** in aller Regel für alle Fälle
- einer direkten Krafteinwirkung (Prellung/Schürfung),

im **negativen Sinn** für alle Fälle
- einer indirekten Krafteinwirkung, bei der Strukturen isoliert verändert sind, die nicht isoliert belastet werden (Meniskusschaden, Rotatorenmanschettenschaden, Bandscheibenschaden).

> ❯ Relevant wird die Abgrenzung unwesentliche/
> wesentliche Bedingung bei Strukturen, die
> isoliert belastet werden und damit auch isoliert
> überlastet werden können (Achillessehne,
> Quadrizepssehne, Patellasehne, Bizepssehne)
> und bei Strukturen, deren Belastbarkeit durch
> Normabweichungen gemindert ist.

Werden Strukturen, wie die Bizepssehne bei der Beugung des Ellenbogengelenks oder die Achillessehne bei der fußsohlenwärtigen Bewegung des Fußes oder die Quadrizepssehne bei der Streckung im Kniegelenk funktionell isoliert belastet, kommt es bei der Abgrenzung der sog. Gelegenheitsursache von der wesentlichen (Teil-)Ursache maßgeblich auf den Ablauf der versicherten Tätigkeit an, die ursächlich für den Gesundheitsschaden war. Denn das Schadensbild oder Verletzungsbild ist, aufgrund der isolierten Belastung und isolierten Überlastung der betroffenen Struktur, keine maßgebliche Hilfestellung. Es ist also zu beurteilen, ob die versicherte Tätigkeit zu einer Überlastung der Sehnen geführt hat. Die juristisch wertenden Begriffe wie Gelegenheitsursache/wesentliche Ursache sind dabei wenig hilfreich. Das medizinisch-naturwissenschaftliche Korrelat ist demgegenüber **physiologisch/unphysiologisch** (bestimmungsgemäß/bestimmungswidrig). Physiologisch bzw. unphysiologisch wird in ◻ Tab. 5.1 näher definiert.

Die zur Abgrenzung einer wesentlichen von einer unwesentlichen Ursache juristisch-wertende Fragestellung, ob der Gesundheitsschaden im zeitlichen Zusammenhang auch ohne die zur Diskussion stehende versicherte Tätigkeit entstanden wäre, erfasst den Kern der medizinisch-naturwissenschaftlichen Fragestellung nicht.

Jede Tätigkeit, die aufgrund einer koordinierten, kontrollierten, geplanten und strukturkonformen Bewegung/Belastung einen Gesundheitsschaden setzt, kann jederzeit willentlich wiederholt werden und ist damit eine austauschbare Gelegenheitsursache.

5.1.3 Prinzipien der Kausalitätsprüfung

Die Kausalitätsprüfung im eigentlichen Sinn folgt folgendem Schema:

1. **Kausalität der versicherten Tätigkeit**
   - Ist die versicherte Tätigkeit Ursache im medizinisch-naturwissenschaftlichen Sinn (Conditio sine qua non) für den eingetretenen Gesundheitsschaden?
   - Ist die versicherte Tätigkeit – für sich gesehen – wesentlich für den eingetretenen Gesundheitsschaden?

◻ **Tab. 5.1** Begriffspaare

Physiologisch	Unphysiologisch
Koordiniert	Unkoordiniert
Kontrolliert	Unkontrolliert
Geplant	Ungeplant
Strukturkonform	Nicht strukturkonform

2. **Kausalität mitwirkender schädigungsunabhängiger Ursachen**
   - Sind auch andere, von der versicherten Tätigkeit unabhängige Ursachen (z. B. innere Ursachen, wie Krankheit und Texturstörung) medizinisch-naturwissenschaftliche Ursachen für den eingetretenen Gesundheitsschaden?
   - Sind diese Ursachen – für sich gesehen – wesentlich für den eingetretenen Gesundheitsschaden?
3. **Abwägung der konkurrierenden Ursachen**
   - In welchem Verhältnis stehen die Ursachen aus der versicherten Tätigkeit und die anderen mitwirkenden Ursachen zu dem eingetretenen Gesundheitsschaden?
   - Ist die versicherte Tätigkeit auch unter Berücksichtigung der anderen konkurrierenden Ursachen eine wesentliche Teilursache für den eingetretenen Gesundheitsschaden?

Das sind die theoretischen Vorgaben zur Prüfung der Kausalität. Die Prüfungsschritte 2. und 3. spielen jedoch praktisch eine nur ganz untergeordnete Rolle.

> **Wichtige Aspekte bei der Kausalitätsprüfung**
> - Sicherung der Diagnose, des Gesundheitsschadens
> - Sicherung des zeitlichen Zusammenhangs zwischen versicherter Tätigkeit und Gesundheitsschaden
> - Sicherung des ursächlichen Zusammenhangs zwischen versicherter Tätigkeit und Gesundheitsschaden im medizinisch-naturwissenschaftlichen Sinn (Conditio sine qua non)
> - Sicherung des wesentlichen Ursachenbeitrags der versicherten Tätigkeit für den Gesundheitsschaden (Kausalitätstheorie der wesentlichen Bedingung)

Der Kausalitätsprüfung im eigentlichen Sinn sind also 2 Prüfungsschritte vorgeschaltet, wobei die Prüfung des zeitlichen Zusammenhangs streng genommen Teil der Kausalitätsprüfung ist.

Sicherung der Diagnose und des Gesundheitsschadens

Die **richtige Diagnose** des zur Diskussion stehenden Gesundheitsschadens, im Vollbeweis gesichert, ist von besonderer Bedeutung, weil vorzeitige Texturstörungen weitgehend klinisch stumm verlaufen können. Sie sind, entsprechend ihrer Verbreitung im Bevölkerungsquerschnitt, Zufallsbefunde nach Unfallverletzungen. Nicht selten wird ein solcher Zufallsbefund jedoch zum Leitfaden ärztlicher Behandlung. Dieses Problem stellt sich z. B. bei der Rotatorenmanschette, beim Meniskus und auch bei der Bandscheibe. Beschwerden/Funktionseinbußen/Therapien werden auf Veränderungen dieser Strukturen zentriert, obwohl die Ursachen der Beschwerden ganz andere sind.

Sicherung des zeitlichen Zusammenhangs

> Der zeitliche Zusammenhang ist zwingende Voraussetzung des ursächlichen Zusammenhangs.

Vom zeitlichen Zusammenhang ist der rein zufällige Zusammenhang zu unterscheiden. Der zeitliche Zusammenhang setzt ein Nacheinander von Ursache und Wirkung voraus. Die Ursache X hat stets die Wirkung Y. Von Y kann aber auf die Ursache X nicht rückgeschlossen werden. Ein Steinwurf ins Wasser (Ursache X) verursacht Wellen (Wirkung Y). Von Wellen kann aber nicht auf einen Steinwurf rückgeschlossen werden. Eine deutlich unphysiologische Überlastung der Bizepssehne verursacht deren Zusammenhangstrennung. Von einer Zusammenhangstrennung kann aber nicht auf eine Überlastung der Bizepssehne rückgeschlossen werden. Die Zusammenhangstrennung kann auch rein anlagebedingt sein.

> Der zeitliche Zusammenhang ist Mindestvoraussetzung für den ursächlichen Zusammenhang.

Deshalb ist zu prüfen, ob das Schadensbild der als ursächlich zu diskutierenden Tätigkeit überhaupt zeitlich zuzuordnen ist.

Arbeitet ein Versicherter nach dem erstmaligen Auftreten von Schulter-Arm-Beschwerden weiter, dann ist es nicht wahrscheinlich zu machen, dass es im zeitlichen Zusammenhang mit der versicherten Tätigkeit zu einer strukturellen Verletzung der Rotatorenmanschette gekommen ist. Denn diese lässt eine schmerzhafte Pseudolähmung des Arms erwarten. Das Zusammentreffen von versicherter Tätigkeit und der Diagnose von Veränderungen der Rotatorenmanschette war also nur zufällig.

Beispiel

Eine Servieren stellte einen vollen Sprudelkasten um. Sie verspürte Schmerzen im linken Kniegelenk. Sie suchte eineinhalb Stunden später den Werksarzt auf und am Abend ▼

des gleichen Tages den Durchgangsarzt. Dieser punktierte einen serösen Gelenkerguss. Neun Tage später ergab die Kniegelenksspiegelung einen zweitgradigen Knorpelschaden an der Kniescheibenrückfläche und eine Zusammenhangstrennung im Bereich des Innenmeniskushinterhorns. Der Innenmeniskus wurde teilweise entfernt (LSG für das Saarland, Urteil vom 23.01.1992, HVBG-Info 12/1992, 1041). Das Landessozialgericht bejahte einen Unfallzusammenhang der Veränderungen im Bereich des Innenmeniskus.

Das Umsetzen des Sprudelkastens stand mit der Entstehung der strukturellen Veränderungen im Bereich des Innenmeniskus nicht in zeitlichem Zusammenhang. Diese waren vorbestehend. Allenfalls hat sich der bereits zuvor in seinem Zusammenhang getrennte Innenmeniskus im zeitlichen Zusammenhang mit dem Umsetzen des Sprudelkastens zufällig verlagert. Denn es wirkten keinerlei unphysiologische Kräfte auf das linke Kniegelenk und keinerlei Kräfte auf den Innenmeniskus, die eine Zusammenhangstrennung erklären würden. Das Umsetzen des Sprudelkastens und der isolierte Meniskusschaden hatten nichts miteinander zu tun, denn der Innenmeniskus war weder beim Anheben des Kastens noch beim Umsetzen des Kastens vorrangig beteiligt.

Jede Kraftentfaltung setzt typischerweise an der Stelle Verletzungszeichen, die gegen diese schützt, die nachfolgenden Strukturen also gegen Verletzungen »verteidigt«. Es ist eine der entscheidenden Abgrenzungskriterien zwischen unfallbedingten und allein anlagebedingten Veränderungen, ob die schützende Struktur oder die geschützte Struktur verändert sind. Das Kniegelenk wird durch den Kapsel-Band-Apparat stabilisiert. Die Menisken liegen geschützt im Kniegelenk. Sie werden in aller Regel durch eine Bewegung/Krafteinwirkung nicht tangiert, es sei denn, der Kapsel-Band-Apparat ist verletzt. Dies gilt für die Menisken ebenso wie für die Bandscheiben und die Rotatorenmanschette. Eine Ausnahme ist der sog. Drehsturz, der aber hier nicht zur Diskussion stand.

Eine Struktur, die biomechanisch nicht beteiligt ist, kann unfallmechanisch nicht verletzt werden. Der Zusammenhang war ein zufälliger.

Beispiel

Ein an Osteoporose leidender Versicherter stürzt aus »großer Höhe«. Gesichert werden Wirbelbrüche. Argumentiert wird aus sozialrechtlicher Sicht zum Unfallzusammenhang, dass angesichts der Schwere der Unfalleinwirkung diese der wesentliche Ursachenbeitrag für die Frakturen sei.

Ausgangspunkt dieser Kausalitätsüberlegung ist der äußere Schein, die mit einem Verletzungsrisiko verbundene versicherte Tätigkeit. Demgegenüber stellt die Sozialmedizin nicht auf die unfallbedingte Gefährdung (Sturz aus großer Höhe), sondern auf das Schadensbild ab. Überspitzt gesagt: Der Versicherte kann »vom Hochhaus fallen«. Dennoch können – neben unfallbedingten Verletzungen – allein osteoporotisch bedingte Knochen«brüche« vorliegen. Der Versicherte kann aber auch »aus dem Bett fallen« und mit oder ohne Osteoporose einen Wirbelbruch erleiden. Der Sturz »aus großer Höhe« kann – ebenso wie der Sturz aus dem Bett – ursächlich für Wirbelbrüche sein. Finden sich keinerlei Begleitverletzungen, die eine Einwirkung auf den zusammengesinterten Wirbel erklären, dann haben der Sturz und der Wirbelbruch tatsächlich nichts miteinander zu tun. Eine Struktur, die biomechanisch nicht beteiligt ist, kann unfallmechanisch nicht verletzt werden. Die osteoporotischen Wirbel«brüche« werden zwar nach dem Sturz bildtechnisch gesichert. Sie stehen aber mit dem Sturz nicht in zeitlichem Zusammenhang.

Ein dem Osteoporosefall vergleichbares Beispiel beschäftigt gegenwärtig das LSG Baden-Württemberg:

Beispiel

Nach einem schweren Verkehrsunfall, bei dem der Beifahrer tödlich verletzt wurde, wurde beim Fahrer ein Wirbelgleiten im untersten Segment der Lendenwirbelsäule bildtechnisch gesichert. Der 5. Lendenwirbel glitt über dem 1. Kreuzbeinwirbel. Infolge allein anlagebedingter anatomischer Besonderheiten (Spaltwirbelbildung) war der 5. Lendenwirbel nicht anatomisch regelhaft fixiert.
Diese Veränderung wurde nach einem Intervall von Monaten zum Mittelpunkt der geklagten Beschwerden. Im weiteren Verlauf wurde das betroffene Segment operativ stabilisiert. Es kam postoperativ zum Infekt. Es verblieben erhebliche Funktionseinbußen.

Unstrittig war, dass die Spaltwirbelbildung als Ursache des nach dem Unfall geklagten Beschwerdebildes allein anlagebedingt war. Strittig war, ob das Wirbelgleiten unfallbedingt war. Diese Diskussion war deshalb so besonders heikel, weil alle relevanten Röntgenaufnahmen verschwunden waren, wobei völlig offen war, wann und durch wen sie verloren gingen. Argumentiert wurde zum Kausalzusammenhang ausschließlich mit der »Schwere« des Unfalls.

Diese Argumentation setzt, wie beim oben genannten Osteoporosefall, ausschließlich am äußeren Schein an. Sie ist des ärztlichen Gutachters nicht würdig. Denn diesem stehen, trotz Verschwindens der Röntgenaufnahmen, weitere und bessere Erkenntnismöglichkeiten zur Verfügung. Beurteilungskriterien sind das Schadensbild, der Verlauf und der Unfall-/Verletzungsmechanismus, d. h. die konkrete unfallbedingte Gefährdung des Fahrzeuginsassen, der zu begutachten ist, und insbesondere der Struktur, die zur Diskussion steht.

Unstrittig ist, durch die Vorlage des Operationsberichtes belegt, dass keinerlei Verletzungszeichen im Bereich des betroffenen untersten Segmentes der Lendenwirbelsäule gesichert wurden. Wenn ein Wirbelgleiten unfallbedingt verursacht worden sein soll, sind diese aber zu erwarten. Denn die Verletzung einer nachgeordneten Struktur setzt eine Krafteinwirkung und Verletzung vorrangig betroffener Strukturen voraus. Unstrittig ist, dass der Versicherte während eines Intervalls von Monaten nach dem Unfall nicht über Rückenschmerzen geklagt hat. Sofortige Beschwerden wären aber zu erwarten gewesen. Unfall-/ Verletzungsmechanisch war der Unfall zwar, bezogen auf den Versicherten, auch mit einem erheblichen Verletzungsrisiko verbunden. Er war auch für ihn »schwer«, wenn auch nicht annähernd so gefährdend wie für den Beifahrer, der nicht angegurtet war. In Bezug auf die Lendenwirbelsäule war er aber nicht »schwer«. Es handelte sich um eine wuchtige Heckkollision mit anschließender Frontalkollision, bei der der Versicherte als angegurteter Fahrer im Sitz fixiert blieb.

An dieser Stelle kommt dann regelhaft das Argument, der Versicherte hatte aber erstmals nach dem Unfall Beschwerden, und wer lässt sich schon ohne Beschwerden und Funktionseinbußen operieren. Dass in Kenntnis bildtechnisch zur Darstellung kommender Veränderungen Beschwerden bewusstseinsnah werden, ist eine allgemeine Beobachtung. Daraus resultiert die von Schlegel, dem langjährigen Ordinarius der Orthopädischen Universitätsklinik Essen, zum hier vorliegenden Schadensbild aufgeworfene Frage (1980): »Soll oder darf man einem Träger einer Spondylolyse ohne oder mit Olisthese im Rahmen der allgemeinen Aufklärung den Grund liefern, von nun an ständig darauf zu warten, dass ein Krankheitspotenzial zur wirklichen Krankheit wird?«

Das Abstellen auf die versicherte Tätigkeit, auf den äußeren Schein, ist in den meisten Fällen ein inkongruentes Kausalitätsargument. Das Schadensbild wurde zwar nach der versicherten Tätigkeit gesichert, war aber vorbestehend.

Zur Sicherung des zeitlichen Zusammenhangs dienen neben dem klinischen und dem intraoperativen (makroskopischen) Schadensbild die bildtechnische und feingewebliche (mikroskopische) Untersuchung.

Bildtechnische Aufnahmen bringen den Ist-Zustand zur Darstellung. Sie können nur sehr bedingt den zeitlichen Zusammenhang sichern. Eine Ausnahme macht in gewissem Umfang die **kernspintomographische Untersuchung**. Diese kann, wenn sie im zeitlichen Zusammenhang mit der zur Diskussion stehenden versicherten Tätigkeit durchgeführt wird, Ödeme zur Darstellung bringen. Das sind Flüssigkeitsansammlungen im Bereich des Knochenmarks und der Weichteilstrukturen, die, wenn sie entsprechend ausgebildet sind, auf den zeitlichen Zusammenhang mit einer versicherten Tätigkeit rückschließen lassen. Die kernspintomographisch zur Darstellung kommenden Befunde sind deshalb für die Zusammenhangsbegutachtung von besonderem Wert.

❯ Kernspintomographisch zur Darstellung kommende Ödeme können ein Hinweis auf den zeitlichen Zusammenhang sein.

Die feingewebliche Untersuchung kann bis zu 5 Wochen nach einer versicherten Tätigkeit aussagekräftig sein. Nach Ablauf dieses Zeitraums sinkt ihr Aussagewert rasch. Voraussetzung ist aber, dass ausreichend aussagefähiges Gewebe zur Untersuchung vorgelegt wird. Die feingewebliche Untersuchung ist nicht der »Stein der Weisen«.

Sicherung des ursächlichen Zusammenhangs (Conditio sine qua non)

Die **Conditio sine qua non** ist der Scheideweg für den Großteil der Zusammenhangsfragen. Lässt sich der Ursachenzusammenhang im medizinisch-naturwissenschaftlichen Sinn begründen, ist in aller Regel die Zusammenhangsfrage faktisch beantwortet. Die Ursache im medizinisch-naturwissenschaftlichen Sinn ist – bis auf wenige bereits benannte Ausnahmen – auch wesentliche Teilursache im sozialrechtlichen Sinn. Eine Ausnahme bilden v. a. die Fälle des Bizeps-, Quadrizeps-, Patella- und Achillessehnenschadens sowie die Kniescheibenverrenkung.

Kommt es zur Zusammenhangstrennung der Achillessehne bei einem wuchtigen Antritt eines Profisportlers, ist der wuchtige Antritt Conditio sine qua non für den Achillessehnenschaden. Er ist aber nicht wesentliche Ursache für das Schadensbild. Das Gleiche gilt, wenn ein 15-jähriger hochgewachsener Jugendlicher mit einer erheblichen Formvariante und einem Hochstand der Kniescheibe beim Turnunterricht einen Bocksprung ausführt und, nachdem er regelrecht zum Stand gekommen ist, plötzlich infolge einer Kniescheibenverrenkung hinfällt.

5.1.4 Sicherung des wesentlichen Ursachenbeitrags

❯ Die wesentliche Ursache der versicherten Tätigkeit setzt voraus, dass durch diese die geschädigte Struktur nicht nur belastet, sondern unphysiologisch belastet wurde. Wenn eine physiologische (bestimmungsgemäße) Belastung als Ursache ausreichend wäre, würde man davon ausgehen, dass der Mensch sich willentlich zerstört.

Der oben genannte wuchtige Antritt des Profisportlers ist eine gewollte, koordinierte und kontrollierte Bewegung/Kraftanstrengung, für die die Achillessehne bestimmt ist.

Der Bocksprung, auch wenn er wuchtig war, entsprach der bestimmungsgemäßen Belastung des Kniegelenks. Auch er war nicht die wesentliche Teilursache der Kniescheibenverrenkung. Es hat sich kein betriebliches Risiko verwirklicht, sondern ein allein anlagebedingtes.

Was physiologisch (keine wesentliche Ursache) und was unphysiologisch (wesentliche Ursache) ist, soll nachfolgend am Beispiel der Kniescheibenverrenkung näher erläutert werden. Das Verständnis der Kausalitätsfragen setzt die Kenntnis der Anatomie voraus. Das Kniescheiben-Oberschenkelgelenk ist ein Gleitgelenk mit einer komplizierten Anatomie. Die Kniescheibe ist keine »Magnetschwebebahn«, die reibungslos und gut fixiert auf ihrer Schiene dahin gleitet. Die Kniescheibe in Funktion entspricht eher einem »Bob«, der in den Eiskanal einschlingert oder sich ruckend und stoßend in eine enge Kurve legt. Die Kufen gleiten auf der Trochlea, der Oberschenkelrolle, in der Spur gehalten durch die Oberschenkelgelenkkörper, die Banden. In keiner der Winkelpositionen, die die Kniescheibe mit zunehmender Beugung durchläuft, haben alle Teile der Gelenkflächen bündigen Kontakt zueinander. Kein anderer Knochen des menschlichen Organismus ist so wenig im Skelettsystem fixiert wie die Kniescheibe. Formvarianten sind häufig. Die Feststellung einer Formvariante berechtigt jedoch nicht dazu, von einer geringeren Belastbarkeit des Gelenkes auszugehen. Gegenstand der Betrachtung muss das Kniegelenk als Gesamtmechanismus sein. Erst wenn dort das Gleichgewicht gestört ist, kann von einer Dysplasie, von einer »Fehl«-form, von einer Schadensanlage, gesprochen werden. Die funktionelle Belastbarkeit und Leistungsfähigkeit des Kniescheiben-Oberschenkelgelenks wird also nicht monokausal durch eine anatomische Besonderheit bestimmt, sondern hängt sowohl von der Kniescheibenform, dem Kniescheibenstand (Patella alta), von der Form des Kniescheibenlagers, von der bandplastischen und muskulären Sicherung der Kniescheibe, von Achsabweichungen (X-Sinn) und von der Länge der Hebelarme (Ober-/Unterschenkel) ab. Es fehlt der sichere Leitstrahl. Es muss also zwischen einer Mehrzahl von Leuchtfeuern interpoliert werden, um die funktionellen Auswirkungen einer Formvariante beurteilen zu können.

Das für den Sozialmediziner sicherste Beurteilungskriterium, das Schadensbild, hilft bei der Kniescheibenverrenkung nicht weiter. Das Schadensbild informiert zwar über die stattgehabte Kniescheibenverrenkung, nicht aber darüber, ob ein Unfall vorliegt oder ob die Kniescheibenverrenkung allein wesentlich anlagebedingt abgelaufen ist. Unverzichtbare Voraussetzungen für den Unfallzusammenhang einer Kniescheibenverrenkung sind

— der Funktionsverlust im unmittelbaren zeitlichen Zusammenhang mit der als ursächlich zu diskutierenden versicherten Tätigkeit und

— das verletzungsspezifische Schadensbild.

Die genannten Kriterien reichen aber nicht aus, um eine verletzungsbedingte Verursachung einer Kniescheibenverrenkung zu sichern. Auch allein anlagebedingte Veränderungen manifestieren sich erstmals zu irgendeinem Zeitpunkt, bevorzugt während des 2. Wachstumsschubes. Das Verletzungsbild ist als Beurteilungskriterium nicht ausreichend, da es bei erstmals auftretenden Kniescheibenverrenkungen – seien sie unfallbedingt oder anlagebedingt – weitgehend gleich ausgeprägt ist. Neben Schmerzen und Funktionseinbußen finden sich Schwellungen und meist ein Gelenkerguss. Chondrale bzw. osteochondrale Schäden sind häufige Begleitverletzungen. Das Verletzungsbild wird entscheidend durch die plötzliche Verlagerung der Kniescheibe und ggf. deren Reposition selbst verursacht. Die Begleitverletzungen sind zwangsläufig Folge der Luxation bzw. der Reposition. Rückschlüsse auf die auslösenden Kräfte und damit auf einen Ursachenbeitrag aus dem versicherten, geschützten Bereich sind nicht möglich. Fehlschlüsse aufgrund des Verletzungsbildes sind nach Kniescheibenverrenkungen eine häufige Fehlerquelle in ärztlichen Gutachten zur Zusammenhangsfrage.

> ❯ Die entscheidende Bedeutung kommt, ausnahmsweise, dem Schadensmechanismus zu, auch wenn dieser ein sehr unsicheres, weil meist nicht genau rekonstruierbares, sich in der Vorstellung veränderndes und häufig, schreckbedingt, nicht ausreichend wahrgenommenes Beurteilungskriterium ist.

Die Kausalität im medizinisch-naturwissenschaftlichen Bereich ist in aller Regel zu bejahen.

Es stellt sich also die Frage nach der **wesentlichen Teilursache der versicherten Tätigkeit**.

> ❯ Wesentlich ist eine Ursache aus dem versicherten Bereich dann, wenn sie auf die Fixierung der Kniescheibe in ihrem Gleitlager anormal, d.h. unphysiologisch, einwirkt.

Abgesehen von jenen seltenen Krafteinwirkungen (Traumen), bei denen eine direkte Kraft auf die Kniescheibe von innen (medial) nach außen (lateral) oder umgekehrt in leichter Beugestellung des Kniegelenkes einwirkt, dann aber auch äußere Verletzungszeichen setzt, entsteht eine unfallbedingte Kniescheibenverrenkung in aller Regel durch indirekte Krafteinwirkung. Über den Ablauf des Mechanismus im Einzelnen bestehen in der Literatur unterschiedliche Ansichten.

In der gutachtlichen Praxis sind diffizile Überlegungen nicht umsetzbar. Die Kausalitätskriterien müssen praktikabel gemacht werden. Unabdingbare Voraussetzung für einen entsprechenden Ablauf ist eine
- überraschende, kräftige Gegenbewegung zwischen Unter- und Oberschenkel mit dem Kniegelenk als

Schnittpunkt der gegenläufigen Kräfte. Die einwirkenden Zugkräfte müssen erheblich sein.
- Als grenzwertig zu diskutieren ist z. B. der Spagatsprung.

Allein wesentlich anlagebedingt, also nicht unfallbedingt, ist eine Kniescheibenverrenkung, z. B. beim
- Hochkommen aus der Hocke,
- Anstoßen des Kniegelenkes im Schulbus bzw. beim Rempeln,
- Schuss mit dem Ball, unabhängig davon, ob das Stand- oder Schwungbein betroffen ist.

Diese Vorgänge werden häufig als Ursachen angegeben. Es handelt sich jedoch um keine wesentlichen Ursachen für eine Kniescheibenverrenkung. Es handelt sich um Abläufe, bei denen die allein anlagebedingte Verrenkungsneigung erstmalig offenkundig wird.

Der direkte streckseitige Anstoß des Kniegelenkes beim Sturz ist ebenfalls kein Mechanismus, der grundsätzlich mit dem Risiko einer Kniescheibenverrenkung verbunden wäre. Diese Feststellung ist von besonderer Bedeutung, weil wiederholt, infolge des natürlichen Kausalitätsbedürfnisses des Betroffenen, der durch die Kniescheibenverrenkung bedingte Sturz fälschlich als dessen Ursache benannt wird. **Verwechselt werden Ursache und Wirkung.** Der Betroffene selbst erlebt die erstmals eintretende Kniescheibenverrenkung als Unfall, als ein von außen auf den Körper wirkendes Ereignis. Tatsächlich ist der Ablauf jedoch umgekehrt. Durch den mit der Kniescheibenverrenkung verbundenen Schmerz und die dadurch bedingte Instabilität verliert der Betroffene die Standfestigkeit und stürzt. In Erinnerung bleibt nur der Sturz. Nicht selten kommt es beim Schulsport zur erstmaligen Verrenkung der Kniescheibe.

> ❯ Kraftvolle Tätigkeiten sind aber nicht gleichzusetzen mit unphysiologischen, unfallbedingten Belastungen. Die Dysfunktion körpereigener Strukturen, die fehlende Abstimmung also zwischen koordinierter und kontrollierter muskulärer Belastung des Kniegelenkes und Belastbarkeit des Kniescheiben-Oberschenkel-Gelenkes, ist kein Unfall.

5.1.5 Schadensanlage, Vorschaden, Verschlimmerung, Nachschaden

Schadensanlage

Die Schadensanlage ist ein körpereigener Zustand, der zwar abbildbar bzw. feingeweblich oder labortechnisch nachweisbar sein kann, jedoch kein Gesundheitsschaden

(Vorschaden) in Sinne der GUV ist. Schadensanlagen können sein:

- Vorzeitige Weichteilveränderungen (Texturstörungen) (z. B. im Bereich der Bandscheiben, der Rotatorenmanschette, der Bizepssehne, der Achillessehne, der Quadrizepssehne, der Menisken)
- Arthrose (Umformende Veränderungen der Knorpel- und Knochenstrukturen)
- Arteriosklerose (Verkalkung von Blutgefäßen)
- Thrombotische Veränderungen
- Kalksalzmangel (Osteoporose)
- Normvarianten (Hochstand der Kniescheibe oder des Oberarmkopfes)
- Lockerung der Apophyse (Veränderung beim Jugendlichen)
- Zuckerkrankheit

> Allein die Existenz einer Schadensanlage belegt noch keinen Ursachenzusammenhang. Die Schadensanlage ist aber die Erklärung, wenn aus dem versicherten Bereich ein Ursachenbeitrag für den Gesundheitsschaden nicht gesichert werden kann, wenn es also nicht möglich ist, eine äußere Ursache für den Gesundheitsschaden zu benennen.

Wenn eine Schadensanlage und eine Ursache aus dem versicherten Bereich (äußere Ursache) miteinander bei der Verursachung des Gesundheitsschadens konkurrieren, müssen beide Ursachen in gleicher Form (Vollbeweis der Tatsachen, hinreichende Wahrscheinlichkeit der Ursachenzusammenhänge) gesichert sein, ehe die Abwägung dahingehend erfolgen kann, welche Ursache wesentlich für den Gesundheitsschaden ist.

Vorschaden

> Der Vorschaden ist ein klinisch manifester, vor dem versicherten Gesundheitsschaden bestehender Gesundheitsschaden, der – in der Regel – MdE-relevant ist, der also mit einer messbaren MdE einzuschätzen wäre.

Trifft auf einen unfallfremden Vorschaden ein unfallbedingter Gesundheitsschaden, so ist aus dem Gesamtschadensbild der Vorschaden auszusondern. Zwar wird in der Gesetzlichen Unfallversicherung »Alles oder nichts« entschädigt. Man könnte also auf den Gedanken kommen, es werde »Alles« entschädigt, wenn zum nicht versicherten Schaden ein versicherter hinzukommt. Die Vorerwerbsfähigkeit wird auf 100% festgesetzt, wenn ein Vorschaden in Ansatz zu bringen ist, d. h. einzuschätzen ist in Bezug auf 100%.

Der Versicherte ist so versichert, wie er zur Arbeit antritt.

Dennoch wird der Vorschaden nicht mitbewertet. Steht ein Beinverlust rechts als Vorschaden zur Diskussion und verliert der Versicherte unfallbedingt das linke Bein, so ist der Beinverlust links bezogen auf eine Vorerwerbsfähigkeit von 100% einzuschätzen.

> Aus dem Vorschaden ergeben sich keine Kausalitätsprobleme, sondern Probleme der MdE-Einschätzung.

Verschlimmerung

Die Verschlimmerung ist ebenfalls ein Problem der MdE-Einschätzung. Verschlimmern kann sich ein unfallbedingter Gesundheitsschaden oder ein unfallfremder Vorschaden. Eine Schadensanlage kann sich nicht verschlimmern, da sie sich entweder unfallbedingt oder unfallfremd manifestiert (»Alles oder nichts«).

Nachschaden

Ein Nachschaden ist ein unfallfremder Gesundheitsschaden, der dem versicherten Gesundheitsschaden nachfolgt. Ein Versicherter verliert das rechte Bein im Oberschenkel, das er durch einen versicherten Unfall im Unterschenkel verloren hatte.

> Ein Nachschaden ist für die Bemessung der unfallbedingten MdE irrelevant.

5.1.6 Beweisanforderungen

> **Beweisanforderungen der gesetzlichen Unfallversicherung**
> - Der Beurteilung zugrunde zu legen sind ausschließlich Tatsachen, an denen kein vernünftiger Zweifel besteht, die also im Vollbeweis gesichert sind. Dies gilt sowohl für die Tatsachen (Ursachen) aus dem versicherten Bereich als auch für die konkurrierenden Tatsachen (Ursachen).
> - Der Ursachenzusammenhang ist gesichert, wenn er hinreichend wahrscheinlich ist.

Die Beweisanforderungen sind wie folgt:

- Wegeunfall (Ausrutschen auf dem Weg zum Büro) → Vollbeweis
- Unterarmbruch → Vollbeweis
- Versteifung des Handgelenks (Folgeschaden) → Vollbeweis
- Ausrutschen Ursache des Unterarmbruchs → hinreichende Wahrscheinlichkeit
- Unterarmbruch Ursache der Handgelenksversteifung → hinreichende Wahrscheinlichkeit

Für Tatsachen (Ursachen) gilt also der Vollbeweis, für Ursachenzusammenhänge die hinreichende Wahrscheinlichkeit.

> Der Vollbeweis, die volle – mit an Sicherheit grenzende Wahrscheinlichkeit – ist erfüllt, wenn keine vernünftigen Zweifel verbleiben.
> Die hinreichende Wahrscheinlichkeit ist erfüllt, wenn die Belege/Nachweise »dafür« deutlich überwiegen.

Der Beweis ist nicht erbracht, wenn Tatsachen oder Ursachenzusammenhänge nur möglich oder wahrscheinlich (glaubhaft) sind, d. h. erhebliche Überlegungen/Gesichtspunkte/Fakten gegen eine Tatsache oder einen Ursachenzusammenhang sprechen. Es besteht ein »non liquet«. Es gibt zwar in der gesetzlichen Unfallversicherung keine Beweisregeln, wie z. B. im Strafrecht – der Staat muss dem Straftäter die Straftat nachweisen – oder Zivilrecht, wo die Beweisregeln, die zwischen den Parteien gelten, detailliert ausgeprägt sind. Den Anspruchsteller treffen aber die Beweisnachteile, wenn die für ihn günstigen Umstände nicht bewiesen werden können. Das gleiche gilt für den Anspruchsgegner, wenn z. B. die konkurrierenden Ursachen nicht gesichert werden können, auf die er sich beruft.

5.1.7 Rentenbegutachtung

Die Art der Rentengutachten, die zu erstatten sind, richtet sich nach den gesetzlichen Vorgaben, nach § 62 SGB VII. Zu unterscheiden sind:

- das 1. Rentengutachten,
- das Gutachten zur Rentennachprüfung,
- das Gutachten zur erstmaligen Feststellung der Rente auf unbestimmte Zeit und
- das Nachuntersuchungsgutachten zur Feststellung einer wesentlichen Änderung in den Unfallfolgen.

Erstes Rentengutachten

Das **erste Rentengutachten** und das **Gutachten zur Rentennachprüfung** dienen während der ersten 3 Jahre nach einem Unfall der **Festsetzung der vorläufigen Entschädigung**. Während der ärztlichen Behandlung, aber auch nach deren Abschluss und nach Wiederaufnahme der Arbeit, können sich die Unfallfolgen, z. B. durch Gebrauch der unfallbedingt verletzten Gliedmaße, ändern. Sie können sich verbessern oder verschlechtern. Je mehr Zeit nach einem Unfall vergeht, umso stabiler wird der Unfallfolgezustand. Dem trägt der Gesetzgeber Rechnung, indem er 3 Jahre nach dem Versicherungsfall Rente in Form einer vorläufigen Entschädigung vorsieht (§ 62 Abs. 1 SGB VII). Die vorläufige Entschädigung, für deren Festsetzung das

1. Rentengutachten dient, kann während dieses Zeitraums – nach Einholung eines Gutachtens zur Rentennachprüfung – jederzeit neu festgesetzt werden, wenn sich die Unfallfolgen wesentlich, d. h. um mehr als 5%, geändert haben.

> Das erste Rentengutachten dient der Festsetzung der Unfallfolgen und der vorläufigen Einschätzung der MdE.

Ein Gutachten zur Rentennachprüfung kann jederzeit, wenn es die Unfallfolgen gebieten, auch in monatlichen Schritten, eingeholt werden. Voraussetzung für eine Änderung der MdE als Grundlage für die vorläufige Entschädigung ist jedoch die wesentliche Änderung der Unfallfolgen.

Rente auf unbestimmte Zeit

Spätestens nach Ablauf von 3 Jahren wird die vorläufige Entschädigung zur Rente auf unbestimmte Zeit (§ 62 Abs. 2 S. 1 SGB VII). Dies ist eine wichtige Zäsur. Zwar stehen die Unfallfolgen grundsätzlich fest. Kausalitätsüberlegungen zu dem unfallbedingten Erst-Gesundheitsschaden erübrigen sich also. Wie bei der erstmaligen Feststellung der Rente ist der MdE-Wert unabhängig von der zuvor festgestellten Rente auch ohne Änderung der Unfallfolgen zu ermitteln. Die **Einschätzung der unfallbedingten MdE ist also frei**. Das Gutachten zur Festsetzung der Rente auf unbestimmte Zeit ist der »Grundstein« der Entschädigung. Setzt aufgrund dieses Gutachtens der Auftraggeber, die Verwaltung oder das Gericht, die Rente fest, so können Änderungen zu Ungunsten des Versicherten nur noch im Abstand von einem Jahr, nach Einholung eines Nachuntersuchungsgutachtens, erfolgen. Voraussetzung ist jedoch, wie bei dem Gutachten zur Rentennachprüfung, dass sich die Unfallfolgen wesentlich geändert haben. Ist das Gutachten zur Festsetzung der Rente auf unbestimmte Zeit falsch, kann dieser Fehler zu Ungunsten des Versicherten nur noch in engen Grenzen korrigiert werden. Das heißt aber gleichzeitig, dass zu Gunsten des Versicherten Änderungen möglich sind.

> Die MdE als Grundlage der Rente auf unbestimmte Zeit kann ohne Änderung der Unfallfolgen heraufgesetzt, aber nicht zu Ungunsten des Versicherten herabgesetzt werden.

Einschätzung der MdE

Die Einschätzung der MdE für die gesetzliche Unfallversicherung ist in § 56 SGB VII geregelt. Sie vollzieht sich in 2 Schritten:

- Ermittlung des konkreten Gesundheitsschadens.
- Abstrakte Einschätzung der individuellen MdE, bezogen auf den Allgemeinen Arbeitsmarkt.

Der für die abstrakte Einschätzung der MdE maßgebliche konkrete (individuelle) Gesundheitsschaden entspricht dem Funktionsverlust. Denn Begutachtung für die gesetzliche Unfallversicherung ist Funktionsbegutachtung, nicht Befundbegutachtung.

> **Der unfallbedingte Funktionsverlust umfasst die Funktionen, die**
> - der Versicherte nicht mehr ausüben kann (Beinverlust im Unterschenkel),
> - die er beschwerdebedingt nicht mehr ausübt (Kniegelenksarthrose) und
> - die ihm aus präventiven Gründen gegenwärtig verschlossen sind (künstliches Hüftgelenk).

Einzuschätzen ist die Funktionseinbuße für Vergangenheit und Gegenwart. Zukünftige, absehbar negative Entwicklungen fließen nur dann in die Einschätzung der MdE ein, wenn sie dem Versicherten aus präventiven Gründen gegenwärtig Arbeitsplätze verschließen. Ein typisches Beispiel für eine gegenwärtige MdE aus Gründen der Prävention ist die MdE nach künstlichem Gelenkersatz. Dem Versicherten bleiben, trotz einwandfreier Funktion, alle Arbeitsplätze verschlossen, die mit einer rauhen Bewegungsbeanspruchung oder einer schweren Hebe- und/oder Tragebelastung verbunden sind, will er den Operationserfolg nicht gefährden. Die MdE liegt demzufolge beim künstlichen Ersatz des Hüft- oder Kniegelenkes nicht unter 20%.

Nicht gegenwärtig ist dagegen eine Funktionseinbuße nach traumatischem Milzverlust, obwohl in einem geringen Prozentsatz (bis zu 2%) dieser mit dem Risiko einer schweren Sepsis, dem sog. OPSI-Syndrom, verbunden ist. Eine sinnvolle Prävention ist nicht möglich und der Kreis der Gefährdeten kann nicht herausgefiltert werden. Einen Gefährdungszuschlag für dieses Restrisiko kennt die gesetzliche Unfallversicherung nicht. Leistungen erfolgen erst und nur, wenn sich das Risiko verwirklicht.

> **MdE-relevant sind nur die krankhaften Befunde, die sich für Vergangenheit und Gegenwart auf den allgemeinen Arbeitsmarkt auswirken, d.h. zu Funktionseinbußen bezogen auf den allgemeinen Arbeitsmarkt führen.**

Der unfallbedingte Gesundheitsschaden bedarf des Vollbeweises. Der Gesundheitsschaden als Grundlage jeder MdE-Einschätzung darf **keinem vernünftigen Zweifel** unterliegen. Dieser Beweisanforderung hat sich die Erhebung und Bewertung der Befunde anzupassen.

> **Die Höhe der MdE richtet sich abstrakt nach dem Anteil des allgemeinen Arbeitsmarktes, der verletzungsbedingt verschlossen ist.**

Der Verlust des Beines im Unterschenkel wird beim Büroangestellten und beim Schachtmeister im Tiefbau gleichermaßen mit einer MdE von 40% eingeschätzt, obwohl der konkrete Schaden, die berufsbezogene Erwerbsminderung, zwischen 0% und 100% liegen kann. Die gesetzliche Unfallversicherung ist also streng genommen keine Schadensversicherung.

Orientierungspunkt für die Einschätzung der MdE sind die sog. **MdE-Tabellen**. Diese beruhen auf einem Konsens, der auf einer jahrzehntelangen Erfahrung beruht.

> **Die MdE-Tabellen (MdE-Erfahrungswerte) sind keine Rechtsnormen, sondern Erfahrungswissen. Sie geben die herrschende Meinung wieder und sind damit verbindliche Eckdaten der MdE-Einschätzung.**

Die »**Gesamt**«-**MdE** ist dann einzuschätzen, wenn Unfallfolgen zu Funktionseinbußen auf verschiedenen Fachgebieten geführt haben mit jeweils einer wirtschaftlich messbaren Einzel-MdE.

Der Versicherte ist so versichert, wie er zur Arbeit antritt. Dieser Satz bedeutet, dass die Vorerwerbsfähigkeit stets mit 100% anzusetzen ist. Das heißt aber nicht, dass vorbestehende Funktionseinbußen mitentschädigt werden. Dazu ein Beispiel:

Beispiel

Ein Versicherter erleidet nach einem versicherten Unfall mit Verlust des rechten Beines im Unterschenkel durch einen weiteren versicherten Unfall einen Hüftpfannenbruch rechts mit der Folge des künstlichen Gelenks (Gelenkersatz). Der Unterschenkelverlust als Vorschaden war mit einer MdE von 40% eingeschätzt. Der Gutachter schätzte eine Gesamt-MdE von 60% ein, bestehend aus dem Vorschaden (Unterschenkelverlust) und dem aktuellen Unfallschaden (dem totalprothetischen Ersatz des Hüftgelenkes auf der gleichen Seite).

Die Einschätzung ist in doppelter Hinsicht fehlerhaft:
Die **gesetzliche Unfallversicherung kennt keinen Gesamtkörperschaden**, wie er in der ehemaligen DDR eingeschätzt wurde und wie er im sozialen Entschädigungsrecht eingeschätzt wird.

> **Die Folgen jedes Unfalls sind getrennt einzuschätzen.**

Einzuschätzen wäre also eine MdE von 40% für den Unterschenkelverlust und eine MdE von 20% für das künstliche Hüftgelenk. Aber auch diese Einschätzung ist falsch. Denn die individuelle Vorerwerbsfähigkeit dieses Versicherten ist unter Berücksichtigung des Vorschadens – dieser bleibt vom unfallbedingten Nachschaden unberührt – durch den zweiten Unfall deutlich geringer gemindert worden, als dies bei einem sog. Gesunden der Fall gewesen wäre. Dem Versicherten waren die Arbeitsplätze, die ihm nach künstlichem Hüftgelenksersatz aus präventiven Gründen verschlossen sind, schon zuvor, als Folge des Unterschenkelverlustes, faktisch verschlossen. Die Vorerwerbsfähigkeit hat unfallbedingt keine wesentliche Änderung erfahren. Der Vorschaden deckt die Unfallfolgen ab. Es resultiert **keine rentenberechtigende MdE** aus dem **totalprothetischen Ersatz des rechten Hüftgelenks**.

Andere Gesichtspunkte kommen im nachfolgenden Fall zum Tragen:

Beispiel

Eine Versicherte verliert nach Verlust des rechten Beines im Unterschenkel durch einen 2. Unfall den kontralateralen Oberschenkel. Die Vorerwerbsfähigkeit, der dem Versicherten vor dem 2. Unfall zur Verfügung stehende, um 40% eingeschränkte Arbeitsmarkt wird durch den Verlust des anderen Beines im Oberschenkel weiter eingeschränkt. Die Höhe der durch den 2. Unfall bedingten MdE richtet sich danach, inwieweit der einem Unterschenkelamputierten zur Verfügung stehende Arbeitsmarkt, der mit 100% anzusetzen ist, durch den Verlust des anderen Beines im Oberschenkel gemindert wird. Der Verlust eines Beines im Oberschenkel wird bei einem sog. Gesunden auf 60% eingeschätzt.

Zwei Gesichtspunkte bestimmen die Einschätzung der MdE im Beispielsfall:
- Nach Verlust des Unterschenkels stand der Versicherten nur noch ein eingeschränkter Arbeitsmarkt zur Verfügung. Die Vorerwerbsfähigkeit umfasste also bereits selektierte Arbeitsbereiche. Alle körperlich schwer belastenden Arbeitsplätze standen der Unterschenkelamputierten nicht mehr zur Verfügung und wurden durch den 2. Unfall nicht verschlossen. Es ist zu fragen, welcher Anteil des mit 100% anzusetzenden Restarbeitsmarktes eines Unterschenkelamputierten durch den 2. Unfall verloren geht. Dies dürfte, nachdem alle händischen Arbeitsplätze erhalten bleiben, weniger als die Regel-MdE von 60% sein.
- Der Satz »so versichert, wie er zur Arbeit antritt«, bedeutet also nicht, dass vorbestehende Funktionseinbußen sozusagen unter den Tisch fallen. Der Arbeitsmarkt, der mit 100% anzusetzen ist, ist lediglich ein Restarbeitsmarkt, der eigenen Gesetzen folgt und auf den die MdE-Tabellen nicht mehr übertragbar sind.

Zusammengefasst ist die **gesetzliche Unfallversicherung eine Pflichtversicherung**. Sie löst im Grundgedanken die Haftpflicht des Unternehmers ab. Sie hat also Schadensersatzfunktion und, wie der Name sagt, Versicherungscharakter. Dementsprechend wird, anders als im sozialen Entschädigungsrecht und in der Gesetzlichen Rentenversicherung, jeder Unfall/jede Berufskrankheit einzeln bescheidmäßig erfasst und entschädigt. Ziel der gesetzlichen Unfallversicherung ist der Ausgleich unfallbedingter Entgelteinbußen. Entschädigung wird nur für betriebliche Risiken geleistet, wobei der Schutzbereich der Gesetzlichen Unfallversicherung, insbesondere durch die Einbeziehung der Wegeunfälle, stark erweitert worden ist. Die gesetzliche Unfallversicherung ist streng kausal ausgerichtet.

Nicht konsequent schadensorientiert (unfallbedingter Einkommensverlust) **erfolgt die Einschätzung der MdE**. Das hat rein praktische Gründe. Aus Gründen der Vereinfachung wird nicht der durch den individuellen unfallbedingten Gesundheitsschaden bedingte konkrete Einkommensverlust entschädigt. Es wird vielmehr abstrahiert. Eingeschätzt werden die Auswirkungen der individuellen unfallbedingten Funktionseinbuße bezogen auf den allgemeinen Arbeitsmarkt.

> ### Grundregeln der MdE-Einschätzung
> - Jeder Unfall ist getrennt einzuschätzen.
> - Einzuschätzen ist in Prozentsätzen, die durch 5 teilbar sein sollen. Die Sätze 33 1/3% und 66 2/3% sollten der Vergangenheit angehören.
> - Eine MdE unter 10% gilt als nicht messbar.
> - Die »Eckdaten« für die Einschätzung der unfallbedingten MdE sind den sog. MdE-Tabellen für die Gesetzliche Unfallversicherung zu entnehmen.
> - Die rentenberechtigende MdE beginnt grundsätzlich bei 20%.
> - Die rentenberechtigende MdE beginnt bei 10%, wenn eine Stützrente zu berücksichtigen ist (Vorschaden aus dem geschützten Bereich).
> - Unfallbedingte Funktionseinbußen durch Mehrfachverletzungen auf verschiedenen Fachgebieten sind zunächst getrennt einzuschätzen (»Einzel«-MdE). Ihre Auswirkungen sind dann aber in ihrer Gesamtheit unter Berücksichtigung ihrer Wechselbeziehungen einzuschätzen (»Gesamt«-MdE).
> - Leistungen erfolgen nur, wenn eine rentenberechtigende MdE über die 26. Woche nach dem Unfall hinaus vorliegt.
> - Bis zum Ende des 3. Unfalljahres wird eine vorläufige Entschädigung gewährt. Mit Ablauf des 3. Unfalljahres wird eine Rente auf unbestimmte Zeit gewährt, die nur noch unter erschwerten Voraussetzungen abänderbar ist.

5.2 Private Unfallversicherung

F. Schröter

5.2.1 Rechtsgrundlagen

Grundlage der privaten Unfallversicherung (PUV) ist – anders als bei den gesetzlichen Versicherungsträgern – nicht ein Sozialgesetz, sondern ein privatrechtlicher Vertrag, dem die allgemeinen Unfallversicherungsbedingungen (AUB) zugrunde liegen. Streitigenfalls ist somit auch nicht das Sozialgericht, sondern das ordentliche Gericht zuständig.

Trotz der hohen Versicherungsdichte – knapp 40% der bundesdeutschen Bevölkerung sollen über eine private Unfallversicherung verfügen – sind die Kenntnisse dieser Rechtsgrundlagen den ärztlichen Gutachtern wenig bekannt, was zu häufigen handwerklichen Fehlern bei der Gutachtenerstellung führt. Diese Fehler sind nicht selten Ausgangspunkt eines, im Grunde unnötigen, Rechtsstreites.

5.2.2 Der Versicherungsfall

Die allgemeinen Unfallversicherungsbedingungen (AUB) definieren den Unfallbegriff (Ziff. 1.3 AUB 99) wie folgt:

> »Ein Unfall liegt vor, wenn der Versicherte durch ein plötzlich von außen auf seinen Körper wirkendes Ereignis (Unfallereignis) unfreiwillig eine Gesundheitsschädigung erleidet.«

Die Voraussetzung der **Plötzlichkeit** bei Einwirkung unterscheidet den Unfallbegriff von dem im Bereich der gesetzlichen Unfallversicherung, da dort auch eine länger anhaltende äußere Einwirkung – längstens begrenzt auf eine Arbeitsschicht – als »Unfall« unter Versicherungsschutz steht, so z. B. die Einstrahlung der Sonne, die zum Sonnenstich führt. Die private Unfallversicherung wird hierfür ihre Zuständigkeit verneinen müssen.

Der Unfallbegriff gilt nur dann als erfüllt, wenn der Unfall zu einer **Gesundheitsschädigung** geführt hat. Dieses sog. »Erstschadensbild« unterliegt als **Tatsache** im Gutachten grundsätzlich dem Vollbeweis (§ 286 ZPO), was bei typischen Verletzungen wie einer Verrenkung, Fraktur, Weichteilverletzung etc. kein Problem darstellt. Dieser Vollbeweis mit einem »... für das praktische Leben brauchbaren Grad an Gewissheit, der Zweifeln Schweigen gebietet, ohne diese gänzlich auszuschließen ...« (BGH-Rechtsprechung) führt zu einem gutachtlichen Dilemma, wenn der Sachverständige nur über unzureichende und oberflächliche Erstbefunde verfügt, einhergehend mit ärztlichen Vermutungen zu einer **möglichen** Diagnose, z. B. eines »Schleudertraumas HWS«, einmündend in eine ausufernde therapeutische Polypragmasie trotz negativer objektiver (Bild-)Befunde. Sofern mit Hilfe der Kernspintomographie noch nicht einmal ein perifokales Ödem oder »bone bruise« im vermuteten Verletzungsbereich nachgewiesen werden kann und auch keine Einblutungen oder sonstige objektive Verletzungsmerkmale festzustellen sind, ist von einer nichtstrukturellen Bagatellverletzung auszugehen, deren Symptomatik auf allenfalls wenige Tage begrenzt ist. Die Unterstellung eines daraus resultierenden Dauerschadens entbehrt insofern jeglicher Plausibilität.

Da psychische – also auch erlebnisreaktive – Unfallfolgen grundsätzlich vom Versicherungsschutz ausgeschlossen sind (Ziff. 5.2.6 AUB 99), entbehrt es in diesen Fällen jeglicher Begründung für eine Invaliditätsleistung. In Betracht kommen allenfalls, soweit mitversichert, vorübergehende Tagegeldleistungen in der Frühphase. Nur bei Komplikationen infolge einer nichtstrukturellen Verletzung ist ein Dauerschaden denkbar, der auch eine Invaliditätsleistung bewirken kann.

> **Fälle, bei denen Invaliditätsleistungen nach Bagatellverletzung begründet sind**
> - Eine Unterschenkelprellung führt zur thrombotischen Komplikation.
> - Eine Handgelenkprellung löst eine CRPS I mit entsprechenden Dauerfolgen aus.
> - Eine schmerzhafte Prellung wird inadäquat mit einer intramuskulären Schmerzmittelinjektion behandelt, was zur Abszessbildung führt.

Der Versicherungsfall durch Kraftanstrengung

Unterschiedliche Beurteilungen im privaten und gesetzlichen Unfallversicherungsbereich ergeben sich auch aus dem im Unfallbegriff der AUB zu findenden Terminus **»unfreiwillig«** und aus der geforderten **äußeren Einwirkung**. Die gesetzliche Unfallversicherung stellt auch willentliche, damit **»freiwillige«** Handlungsweisen mit Entstehung eines Körperschadens **ohne** äußere Einwirkung unter Versicherungsschutz.

Im Bereich der privaten Unfallversicherung ist Derartiges nur ausnahmsweise – unter eng gefassten Voraussetzungen (Ziff. 1.4 AUB 99) – möglich:

> »Als Unfall gilt auch, wenn durch eine erhöhte Kraftanstrengung an Gliedmaßen oder Wirbelsäule
> - ein Gelenk verrenkt wird oder
> - Muskeln, Sehnen, Bänder und Kapseln gezerrt oder zerrissen werden.«

Die geforderte **erhöhte** Kraftanstrengung schließt normale, also alltagsübliche und auch beruflich gewohnte Kraftanstrengungen als Ursache einer Körperschädigung aus. Der Wortlaut dieser Bestimmung definiert zudem exakt die versicherte Gesundheitsschädigung, da nur eine **Zerrung** und **Zerreißung** an den in der Bestimmung genannten Strukturen, nämlich Muskeln, Sehnen, Bändern und Kapseln, den Versicherungsfall begründen, **nicht** hingegen Schadensbilder

- am Knochen,
- der Bandscheibe,
- am Meniskus
- und am Nervengewebe,

die vom Laien – gelegentlich auch von ärztlichen Gutachtern – in Verbindung mit einer Kraftanstrengung gesehen werden, jedoch nur nach einer **echten** Unfalleinwirkung unter den Versicherungsschutz der PUV fallen.

Von Relevanz ist diese Bestimmung insbesondere bei Kraftanstrengungen, z. B. mit Bewegungen beim Heben und Tragen, und nachfolgend festgestelltem Bandscheibenschaden, der grundsätzlich nicht über diese Kraftanstrengungsklausel zum Versicherungsfall führen kann.

5.2.3 Adäquanzlehre – Partialkausalität

Dem Grundsatz nach ist bei der Kausalitätsprüfung für die private Unfallversicherung die Adäquanztheorie zur Anwendung zu bringen. Diese Kausalitätslehre berücksichtigt nur die Einzelbedingungen, die »… im Allgemeinen und nicht nur unter besonders eigenartigen, ganz unwahrscheinlichen und nach dem regelmäßigen Verlauf der Dinge außer Betracht zu lassenden Umständen zur Herbeiführung des eingetretenen Erfolges geeignet …« (BGH-Rechtsprechung) waren. Dies schließt eigentlich exotische Ursachenmomente für eine Gesundheitsschädigung von vornherein aus. Dieser Lehrsatz der Rechtsprechung kommt dennoch allenfalls selten im Rechtsstreit zur Anwendung, während die praktische Begutachtung von den Regeln der **Partialkausalität** bestimmt wird. Die private Unfallversicherung tritt nur für den **unfallbedingten** Anteil der Gesundheitsschädigung ein. Ist die eingetretene Gesundheitsschädigung auch durch unfallfremde vorstehende Veränderungen, z. B. durch verschleißbedingt verminderte Gewebequalität, begünstigt und damit mitbewirkt worden, so ist dies (Ziff. 3 AUB 99) abgrenzend zu berücksichtigen:

> »Haben Krankheiten oder Gebrechen bei der durch ein Unfallereignis hervorgerufenen Gesundheitsschädigung oder deren Folgen
> ▼

mitgewirkt, so wird die Leistung entsprechend dem Anteil der Krankheit oder des Gebrechens gekürzt, wenn dieser mindestens 25% beträgt.«

Gewichtet wird die unfallfremde Mitwirkung an der veränderten Organintegrität **vor** dem Unfallgeschehen. Die Beweislast liegt hierfür bei der Versicherung und nicht dem geschädigten Versicherungsnehmer. Der beauftragte ärztliche Sachverständige steht jedoch mit Übernahme des Gutachtenauftrages in der (Sorgfalts-)Pflicht, einen eventuellen »Vorzustand« zu hinterfragen und – soweit vorhanden – auch beweiskräftig zu belegen. Dieser »Vorzustand« muss, wie z. B. regelhaft bei einer Texturstörung der Sehnenmatrix, keineswegs schon vor dem Unfall mit einer subjektiv wahrgenommenen Symptomatik und/oder funktionellen Störungen einhergehen, sondern ist fast immer klinisch »stumm« geblieben.

Texturstörungen der Matrix bezeichnen die extrazellulären Verschleißveränderungen der Binde- und Stützgewebe. Der Begriff »Degeneration« bezieht sich auf intrazelluläre Veränderungen und ist hierfür nicht geeignet (Hempfling et al. 2011).

Der »Vorzustand« entfaltet nur dann Rechtswirkungen, wenn die eingetretene Gesundheitsschädigung **nur** durch das Zusammenwirken einer Unfalleinwirkung mit der vorbestehenden geminderten Organintegrität erklärt werden kann. Wenn der eingetretene »Erfolg« (Gesundheitsschädigung aufgrund einer der beiden Faktoren) aufgetreten ist, sind entweder die Unfallfolgen voll umfänglich anzuerkennen, oder es kann sich nur um eine schicksalhafte Erkrankung handeln (z. B. spontaner Wirbelkörperbruch bei Osteoporose).

Dem Gutachter obliegt die Aufgabe, in einem ersten Schritt die geminderte Organintegrität (»Vorzustand«) objektiv zu sichern, um dann in einem weiteren Schritt in **Abwägung** zur Schwere der Einwirkung den prozentualen Ursachenanteil der unfallfremden Mitwirkung zu bestimmen. Ihm stehen bei diesem Abwägungsprozess keine Messinstrumentarien zur Verfügung, die eine prozentgenaue Bezifferung erlauben würden. Bei sorgfältiger Abwägung gelingt jedoch in der Regel die Beurteilung dahingehend, ob beide Ursachenfaktoren in etwa gleichwertig sind (jeweils zu 50%), oder ob der schicksalhafte Vorzustand bzw. die Unfalleinwirkung bezüglich ihrer Ursachenrelevanz deutlich überwiegt (z. B. 40 : 60% oder 30 : 70% etc.). Eine in Zehnersprüngen abgestufte prozentuale Bemessung der unfallfremden Mitwirkung bedarf stets einer sehr sorgfältigen und abwägenden Überlegung, um die Plausibilität dieser Beurteilung zu vermitteln. Sämtliche Versicherungsleistungen werden in der Höhe erbracht, wie sie dem unfallbedingten Ursachenanteil entsprechen.

> Liegt die unfallfremde Mitwirkung jedoch in einer Größenordnung von weniger als 25%, gilt sie als unschädlich und führt zu keinen Abzügen bei den Versicherungsleistungen.

In diesem Wägungsprozess muss aber auch bedacht werden, dass die unfallfremde Mitwirkung nur auf **krankheitswertige** Veränderungen der Organintegrität bezogen werden kann, nicht hingegen auf Veränderungen, wie sie innerhalb der gleichaltrigen Population als sog. **alterskorrigierte Norm** anzutreffen sind. Eine Texturstörung der Sehnenmatrix bei einem 30-Jährigen verlangt somit eine andere Gewichtung als das gleiche Ausmaß der Texturstörung bei einem 60-Jährigen, bei dem unter Umständen dieser Verschleiß sogar als altersphysiologisch zu bezeichnen ist und damit die Regulierung des Versicherungsfalles nicht mehr beeinflusst.

Nur bei der Entstehung der Unfalleinwirkung und dem Unfallablauf spielt die unfallfremde Mitwirkung keine Rolle. Hat z. B. ein arthrotisch instabiles Kniegelenk zu einem Sturzgeschehen geführt mit der Folge eines Speichenbruches, steht diese Frakturschädigung uneingeschränkt unter Versicherungsschutz. Das versicherungsrechtliche Konstrukt der **unfallfremden Mitwirkung** greift nur dann, wenn dieser **Vorzustand** an der durch das Unfallereignis herbeigeführten Gesundheitsschädigung und/oder deren Folgen (Heilverlauf und Endzustand) mitgewirkt hat.

Beispiele für unfallfremde Mitwirkungen
- Beim kraftvollen Anschieben eines PKWs entsteht eine Achillessehnenruptur. Die Sehnenbiopsie zeigt deutliche, das altersgemäß zu erwartende Ausmaß überschreitende Verschleißveränderungen. Die unfallfremde Mitwirkung greift hier schon bei der **Entstehung** der Gesundheitsschädigung.
- Eine tiefe Weichteilschnittverletzung führt trotz optimierter Wundversorgung zu einer langwierigen, kaum beherrschbaren Infektion infolge eines langjährig bestehenden, schlecht eingestellten Diabetes mellitus, was auch das Ausheilungsergebnis nachteilig beeinflusst. Die unfallfremde Mitwirkung greift hier bezogen auf den **Heilverlauf** und letztlich auch den – ungünstigeren – Endzustand.
- Die Röntgenuntersuchung bei einer ellenbogengelenknahen Oberarmfraktur führt zum Nachweis einer solitären Metastase in Frakturnähe, die bei der Frakturversorgung mit Teilresektion des Röhrenknochens mitbeseitigt wird. Die im Endzustand bestehende Verkürzung des Armes entspricht einer unfallfremden Mitwirkung am **Endzustand** und ist entsprechend zu würdigen.

Kombinationen unterschiedlich begründbarer unfallfremder Mitwirkungen sind in Einzelfällen denkbar und bedür-

fen dann der besonders sorgfältigen Überlegung, wie die prozentuale Bezifferung vorzunehmen ist.

5.2.4 Sonderregelungen – Ausschlussklauseln

Unfälle durch Geistes- oder Bewusstseinsstörungen, hervorgerufen durch
- Trunkenheit,
- Schlaganfall,
- epileptischen Anfall,
- Krampfanfälle, die den ganzen Körper der versicherten Person ergreifen,

stehen nicht unter Versicherungsschutz (Ziff. 5.1.1 AUB 99).

Gleiches gilt für einen Unfall infolge einer vorsätzlichen Straftat (Ziff. 5.1.2) oder infolge einer kriegerischen Auseinandersetzung (Ziff. 5.1.3).

Unfälle mit Luft- und Raumfahrzeugen, ein Unfall bei einer Rennsportveranstaltung, durch Kernenergie und anderweitige Strahleneinwirkungen sind nicht versichert. Abweichende Regelungen hiervon sind jedoch seit Mitte der 1990er Jahre möglich, da die Musterbedingungen in Angleichung an europäisches Recht nicht mehr verbindlich sind.

Grundsätzlich vom Versicherungsschutz ausgeschlossen sind Gesundheitsschädigungen durch Heilmaßnahmen und Eingriffe am Körper der versicherten Person (Ziff. 5.2.3), sofern diese nicht durch einen unter Vertragsschutz fallenden Unfall veranlasst wurden. Der ärztliche »Kunstfehler« ist per se kein versichertes Ereignis. Folgen einer fehlerhaften Behandlung unterliegen nur dann dem Versicherungsschutz, wenn die Behandlung unfallbedingt erfolgte.

Nicht unter Versicherungsschutz fallen Infektionen infolge geringfügiger Haut- und Schleimhautverletzungen wie auch Insektenstiche, sofern keine anderweitige Bestimmung im Versicherungsvertrag aufgenommen wurde. Zwischenzeitlich werden jedoch Verträge mit erweitertem Versicherungsschutz, z. B. für die Folgen eines Zeckenbisses (Borreliose), angeboten. Sonderbedingungen für Heilberufe beinhalten häufig andere Regelungen. Versicherungsschutz besteht stets für eine Tetanus- und Tollwutinfektion.

Für Vergiftungen besteht kein Versicherungsschutz, außer bei Kindern unter 10 Jahren und Nahrungsmittelvergiftungen.

Bauch- und Unterleibsbrüche fallen nur unter Versicherungsschutz, wenn die frische Gewebszerreißung mit entsprechenden Einblutungen in der Bauchdecke vollbeweislich belegt werden kann (Ziff. 5.2.7), somit ein verletzungskonformes Schadensbild anzutreffen ist. Dieser Nachweis ist in den seltensten Fällen zu führen.

Organblutungen und Bandscheibenschaden

Eine Sonderregelung (Ziff. 5.2.1 AUB 99) sieht vor, dass diese Gesundheitsschädigungen nur dann unter Versicherungsschutz fallen, wenn ein Unfallereignis nach der Definition des Unfallbegriffes (Ziff. 1.3) – nicht also nur eine Kraftanstrengung – die **überwiegende** Ursache hierfür darstellt, die unfallfremde Mitwirkung also **unterhalb** von 50% liegt.

Bei einem **isolierten** Bandscheibenschaden – ohne Begleitverletzung der knöchernen und ligamentären Strukturen – ist dies zumindest im Thorakolumbalbereich mit den heutigen Erkenntnissen zur mehrzeitigen Entstehung der Bandscheibenerkrankung grundsätzlich zu verneinen. Im Halswirbelsäulenbereich bedarf es eines kernspintomographischen Nachweises einer randständigen, nahe der Abschlussplatte liegenden Faserringverletzung und Einblutung bei vorausgehend adäquatem Unfallgeschehen. Ein Bandscheiben**vorfall** – auch im HWS-Bereich stets mehrzeitig entstehend – ist für eine solche anerkennende Entscheidung gänzlich ungeeignet. Die verschleißbedingte Bandscheibenerkrankung bis hin zum Prolaps lässt sich in aller Regel kernspintomographisch gut vom traumatischen Bandscheibenschaden unterscheiden, der regelhaft nicht mit einem Vorfall einhergeht (Saternus et al. 1999).

Bei **Organblutungen**, insbesondere bei Gehirnblutungen, spielt nicht selten eine gerinnungshemmende Therapie die entscheidende Rolle. Zu eruieren sind somit die Gerinnungsparameter (z. B. Quickwert) zum Zeitpunkt des Unfallgeschehens, aber auch die Frage, ob sich hinter einer Gehirnblutung ein geplatztes Aneurysma oder ein Apoplex verbirgt. Ein epidurales Hämatom resultiert hingegen häufig aus einer Verletzung der A. meningea media. Ein subdurales Hämatom bedarf einer erheblichen Gewalteinwirkung, ebenso die Subarachnoidalblutung, um eine unfallbedingte Anerkennung zu begründen.

Sog. »Psychoklausel«

Von jeglichem Versicherungsschutz ausgenommen sind psychische Reaktionen und Störungen (Ziff. 5.2.6 AUB 99):

> **»Nicht unter Versicherungsschutz fallen krankhafte Störungen infolge psychischer Reaktionen, auch wenn diese durch einen Unfall verursacht wurden.«**

Mit dieser »Psychoklausel« werden ganz unterschiedliche Situationen erfasst und vom Versicherungsschutz ausgeschlossen (▶ Übersicht).

Nicht unter Versicherungsschutz stehende Situationen
- Unfälle, herbeigeführt durch psychische Reaktionen
- Psychische Reaktionen, die durch das Unfallerleben hervorgerufen wurden, auch dann nicht, wenn es sich um einen grauenvollen Unfall mit Eignung zur psychischen Traumatisierung gehandelt hat
- Einfühlsame – und damit durchaus verständliche – psychische Reaktionen auf schwere Verletzungen (z. B. Amputation, Impotenz, Tinnitus etc.)

Hiervon abzugrenzen sind **organisch** bedingte Fehlfunktionen des ZNS nachfolgend eines schweren Hirntraumas mit bleibenden, auch hirnorganisch begründbaren Folgen. Eine hieraus resultierende »psychische« Manifestation im Sinne des sog. hirnorganischen Psychosyndroms fällt unter Versicherungsschutz, unterliegt dann ausschließlich der Kompetenz des nervenärztlichen Sachverständigen.

5.2.5 Leistungsarten der PUV

Je nach individueller Vertragsgestaltung kommen die in der ▶ Übersicht genannten Versicherungsleistungen der PUV in Betracht.

In Betracht kommende Versicherungsleistungen der PUV
- Sofortleistungen nach Polytrauma (nur wenige Versicherer)
- Übergangsleistung (lang anhaltende Arbeitsunfähigkeit)
- Tagegeldleistung
- Krankenhaustagegeldleistung
- Genesungsgeld
- Todesfallleistung
- Invaliditätsleistung
- Heilkostenersatz (nicht alle Versicherer)
- Bergungskosten
- Kosten für kosmetische Operationen (nicht alle Versicherer)
- Sog. »Schmerzensgeld« (nicht vergleichbar mit Schmerzensgeld im Haftpflichtfall; nicht alle Versicherer)

Da über die **Sofortleistungen** der Versicherer nach fest gefügten Regeln entscheiden kann, ist dies für die gutachtliche Tätigkeit nicht weiter von Belang.

Die **Übergangsleistung** ist geknüpft an eine entweder dreimonatige 100%ige oder sechsmonatige mehr als 50%ige **allgemeine** und ununterbrochen bestehende **allein** unfallbedingte Leistungsminderung, bei der auch berufliche Belange berücksichtigt werden müssen (BGH-Rechtsprechung). Diese Bedingungen führen nicht selten zu streitigen Auseinandersetzungen, sodass auch diese Fragen den Sachverständigen beschäftigen, der in solchen Fallgestaltungen akribisch alle Aspekte des Heilverlaufes mit den Auswirkungen auf die körperliche Integrität und damit Leistungsfähigkeit des Probanden überprüfen muss.

Auch die **Tagegeldleistung** beschäftigt nicht selten den medizinischen Sachverständigen. Bei dieser Beurteilung kommt es **nicht** darauf an, welchen – prozentualen – Anteil der Versicherte tatsächlich bereits an beruflichen Aufgaben wieder übernommen hat, sondern es kommt darauf an, was ihm bereits zumutbar wäre und damit ausgeübt werden könnte, ohne die Restgesundheit zu gefährden. Nur der prozentual noch nicht wieder mögliche Anteil der Berufstätigkeit wird in entsprechender Höhe als Tagegeld zur Auszahlung gebracht.

Weder das **Krankenhaustagegeld** noch das **Genesungsgeld** beschäftigen den medizinischen Sachverständigen, da dies allein der Versicherer anhand der Vertragsgestaltung prüfen und entscheiden kann.

Auch die **Todesfallleistung** bedarf in der Regel nicht der Mitwirkung des medizinischen Sachverständigen. Eine solche gutachtliche Prüfung kommt hierbei nur in Betracht, wenn der Todeseintritt auch unfallfremd mitbewirkt war (s. dazu ▶ Abschn. 5.2.3).

❯ Das klassische Aufgabengebiet des medizinischen Sachverständigen ist die Bezifferung der Invaliditätsleistung, basierend auf einer objektiven Befunderhebung (Dauerschaden).

5.2.6 Invaliditätsleistung innerhalb und außerhalb der Gliedertaxe

Nur die auf Dauer bleibende Beeinträchtigung der allgemeinen körperlichen und geistigen Leistungsfähigkeit (Ziff. 2.1.1.1 AUB 99), alternativ die verbliebenen Funktionseinbußen an den Gliedmaßen – abstrakt bewertet allein anhand der medizinischen Befunde – rechtfertigen einen Anspruch auf eine Invaliditätsleistung. Diese dauernden Unfallfolgen müssen innerhalb eines Jahres, gerechnet ab Unfalltag, eingetreten sein und binnen weiterer 3 Monate ärztlich festgestellt und gegenüber dem Versicherungsträger geltend gemacht werden. Besteht noch kein Endzustand, kann bis zum Ende des 3. Unfalljahres eine Begutachtung in jährlichen Abständen erfolgen. Am Ende des 3. Unfalljahres muss jedoch in jedem Fall reguliert wer-

den. Liegt auch dann noch kein Endzustand vor, ist dieser prognostisch einzuschätzen. Diese Prognose darf jedoch nicht nur einer **möglichen** Erwartung entsprechen, sondern muss eine hinreichende Wahrscheinlichkeit (Beweismaß gemäß §287 ZPO) aufweisen.

Invaliditätsbemessung nach der Gliedertaxe

Die große Zahl der Invaliditätsleistungen im Bereich der PUV beruht auf Verletzungsfolgen an den Gliedmaßen und den von der Gliedertaxe ebenfalls erfassten Sinnesorganen. Vertragsmäßig vorgesehen sind fest vereinbarte Invaliditätsgrade (in Prozent) für den Fall eines klar definierten Substanzverlustes (z. B. Amputation) oder die komplett verlorene Funktionalität, sofern an diesem Sachverhalt kein Zweifel verbleibt, somit hierfür eine ärztliche Begutachtung nicht mehr erforderlich ist.

Als vertraglich vereinbart gelten im Normalfall – Abweichungen hiervon sind mit individueller Vertragsgestaltung durchaus möglich – die in ◘ Tab. 5.2 dargestellten Bewertungen.

Ein »Kopfwert« wie auch ein »Gliedwert« – im wahrsten Sinne des Wortes – ist in den AUB **nicht** vorgesehen.

■ Bemessung von Teilfunktionsstörungen

Amputationen und vollständige Funktionsverluste einer Gliedmaße sind sehr selten. In der Regel müssen vom ärztlichen Sachverständigen Funktionsbeeinträchtigungen im Sinne eines **teilweisen** Funktionsverlustes einer Beurteilung unterzogen werden. Als Bemessungsmaßstab gilt nicht der – eventuell schon beeinträchtigte – Funktionszustand der betroffenen Gliedmaße vor dem Unfallgeschehen, sondern allein die ungestörte Funktionalität einer gesunden Gliedmaße bzw. eines gesunden Sinnesorganes.

Der Maßstab ist somit die **normale** Funktion. Hierunter ist die Funktionalität, z. B. die Gelenkbeweglichkeit in der mittleren statistischen Norm zu verstehen. Eine eventuell vorliegende individuelle hypermobilitätsbedingte Überbeweglichkeit, die eine Reduktion auf ein solches mittleres statistisches Normmaß erfahren hat, stellt versicherungsrechtlich streng genommen keine messbare Funktionsbeeinträchtigung dar und rechtfertigt somit auch keine Invaliditätsleistung.

Über diese mittleren statistischen Normwerte der Beweglichkeit informieren die entsprechenden Angaben in den üblichen Messblättern nach der Neutral-0-Methode.

Bei einer teilweisen Funktionseinbuße besteht gutachtlich häufig eine Unsicherheit, welcher Bezugswert anzuwenden ist. Nicht alle festen Invaliditätsbemessungen (▶ Abschn. 5.2.6, Auflistung »Kopf- und Gliedwert«) kommen als Bezugswerte in Betracht. Sinnvollerweise kann eine Funktionsbeeinträchtigung nur in Beziehung gesetzt werden zur ursprünglichen Gebrauchsfähigkeit des gesamten Armes/Beines bzw. der gesamten Hand/des Fußes,

◻ Tab. 5.2 Bewertung bei Verlust oder vollständiger Gebrauchsunfähigkeit (AUB 88/99)

eines Armes	**»Armwert«**	70%
– eines Armes bis oberhalb des Ellbogengelenkes		65%
– eines Armes unterhalb des Ellbogengelenkes		60%
einer Hand	**»Handwert«**	55%
eines Daumens	**»Daumenwert«**	20%
eines Zeigefingers	**»(Zeige-)Fingerwert«**	10%
eines anderen Fingers	**»Fingerwert«**	5%
eines Beines über der Mitte des Oberschenkels	**»Beinwert«**	70%
– eines Beines bis zur Mitte des Oberschenkels		60%
– eines Beines bis unterhalb des Knies		50%
– eines Beines bis zur Mitte des Unterschenkels		45%
eines Fußes	**»Fußwert«**	40%
einer großen Zehe	**»Großzehenwert«**	5%
einer anderen Zehe	**»Zehenwert«**	2%
eines Auges	**»Augenwert«**	50%
des Gehörs auf einem Ohr	**»Ohrwert«**	30%
des Geruches	**»Geruchswert«**	10%
des Geschmacks	**»Geschmackswert«**	5%

sodass für solche Gliedmaßenschäden nur ein Arm- bzw. Beinwert und ein Hand- bzw. Fußwert als Bemessungsmaßstab herangezogen werden können.

Verletzungsfolgen an einzelnen Fingern/Zehen sind eine Ausnahme, d. h. ausschließlich an den Phalangen gelegene Funktionseinbußen sind nach dem jeweiligen »Fingerwert« zu bemessen. In Betracht kommen ein Daumen-/Großzehenwert und ein Zeigefinger-/Finger-/Kleinzehenwert.

Sind mehrere Finger/Zehen betroffen, ist die Beeinträchtigung jedes einzelnen Fingers bzw. jeder einzelnen Zehe gesondert zu bemessen. Die daraus resultierende Invaliditätsleistung ist nicht vom Sachverständigen, sondern seitens des Versicherers durch Addition der einzelnen Bemessungen zu ermitteln.

Von diesen auch seitens der Rechtsprechung bestätigten Regeln kann nur abgewichen werden, wenn z. B. durch eine Komplikation eine Ausweitung der Funktionsstörung auf die nächsthöhere Etage erfolgt ist. Ein reiner Fußschaden erfährt nur dann eine Bemessung nach dem Beinwert, wenn z. B. zusätzlich Thrombosefolgen entstanden sind, also funktionsbeeinträchtigende Unfallfolgen über den Bereich des Fußes hinausgreifend vorliegen. Es ist dann aber **nur** eine Bemessung nach diesem höher gelegenen Bezugswert vorzunehmen. Eine parallele (Doppel-)Bemessung

nach Arm-/Hand-/Fingerwert (analog im Beinbereich) ist **nicht** erlaubt.

Maßgeblich für den Bezugswert ist auch nicht der anatomisch-topographische Sitz der Primärverletzung, sondern nur die Lokalisation der auf Dauer bleibenden Funktionseinbuße.

Diese Vorgabe ist nicht selten gutachtlich schwierig umzusetzen. War die Primärverletzung am körperfernen Speichenende (= Arm) gelegen und hat eine Bewegungsstörung im Handgelenk hinterlassen, ggf. auch bei den Umwendbewegungen am Unterarm, hat dies ausschließlich nachteilige Auswirkungen auf die Gebrauchsfähigkeit der Hand selbst, nicht jedoch des Armes. Eine Bemessung nach dem Armwert erscheint insofern problematisch, kann allenfalls dann begründet werden, wenn eine gröbere Störung der Umwendbewegung im Unterarmbereich dominierend ist. Dies bedarf im Einzelfall einer plausiblen Begründung.

Umstritten ist häufig der Bezugswert nach Sprunggelenksschädigungen. Hier stellt sich die Frage, ob dann der Beinwert oder der Fußwert anzuwenden ist. Ist der gestörte Abrollvorgang im oberen Sprunggelenk nur als fußbezogene Funktionsstörung zu werten, oder hat er Auswirkungen auf die komplexe Gesamtbeweglichkeit im Hüft-, Knie- und Sprunggelenksbereich bei der Fortbewegung?

Insofern erscheint es unzweifelhaft, dass zumindest **grobe** Funktionsstörungen, z. B. im Sinne einer Spitzfußkontraktur, die durch das Abrollvermögen des Fußes selbst nicht ausgeglichen werden kann, eine Bemessung nach dem **Beinwert** verlangt. Ansonsten ist der **Fußwert** Grundlage der Bemessung.

Unstreitig erscheint insofern, dass eine verbliebene Außenbandlockerung die Standsicherheit **nur** des Fußes beeinträchtigt, somit der **Fußwert** zum Zuge kommt.

Tabellarische Bemessungssysteme zu den Gliedmaßenschäden finden sich in den diversen Standardwerken zur Begutachtung und sind weitgehend, jedoch nicht gänzlich einheitlich strukturiert, unterliegen auch einer ständigen Diskussion mit dem Bestreben, letztendlich in allen Standardwerken einheitliche Bemessungsvorgaben zu erreichen. Neu strukturierte Bemessungstabellen liegen zwischenzeitlich vor (z. B. Becher u. Ludolph 2012).

Invaliditätsbemessung außerhalb der Gliedertaxe

Sämtliche Unfallfolgen, die nicht an den Gliedmaßen und den von der Gliedertaxe erfassten Sinnesorganen festzustellen sind, also z. B. an der Wirbelsäule, den inneren Organen und dem zentralen Nervensystem, unterliegen einer Invaliditätsbemessung mit prozentualer Einschätzung – ähnlich wie bei den gesetzlichen Unfallversicherungsträgern – nach folgenden Vorgaben (Ziff. 2.1.2.2.4 AUB 99):

❯ »Der Invaliditätsgrad bemisst sich danach, inwieweit die normale körperliche oder geistige Leistungsfähigkeit insgesamt beeinträchtigt ist. Dabei sind ausschließlich medizinische Gesichtspunkte zu berücksichtigen.«

Nach dieser Definition ist die Beeinträchtigung **ohne** Rücksicht auf besondere berufliche oder außerberufliche, z. B. sportliche Anforderungen vorzunehmen. In der Qualifikation »normal« wird zum Ausdruck gebracht, dass besondere, außerhalb der Norm liegende individuelle Fähigkeiten und Begabungen außer Betracht bleiben müssen. Mit dieser Definition des Invaliditätsbegriffes und der damit verknüpften abstrakten Schadensbemessung können auch Unfallfolgen, die Störungen und Fähigkeitsverluste außerhalb der Arbeitswelt verursachen, z. B. Störungen der Sexualfunktion, bei der Invaliditätsbemessung mitberücksichtigt werden.

Liegen Funktionsstörungen außerhalb der Gliedertaxe in mehreren medizinischen Fachbereichen vor, sind diese Bewertungen nicht – wie noch nach AUB 88 vorgegeben – additiv zusammenzuführen, sondern **insgesamt** in einer subsumierenden Gesamtbetrachtung zu würdigen, dies ähnlich dem Vorgehen der Bildung einer Gesamt-MdE im berufsgenossenschaftlichen Bereich. Diese Aufgabe obliegt meist dem unfallchirurgischen/orthopädischen Sach

verständigen und bedarf einer konsiliarischen Abstimmung mit den weiteren Fachgutachtern.

Bei Unfallfolgen, die sowohl die Gliedmaßen als auch andere, nicht von der Gliedertaxe erfasste Körperteile und Sinnesorgane betreffen, (z. B. Verletzungen der Wirbelsäule oder des Rückenmarks mit nachfolgender Querschnittssymptomatik) muss eine aufgeschlüsselte Bemessung erfolgen:

– Lähmungserscheinungen an den Gliedmaßen sind nach der Gliedertaxe zu bemessen.
– Die veränderte Statik und eingeschränkte Beweglichkeit der Wirbelsäule, die Funktionsstörung des Urogenitaltraktes etc. bedürfen einer abgegrenzten prozentualen Invaliditätsbemessung außerhalb der Gliedertaxe.

Gleiches gilt für psychisch-intellektuelle Störungen nach schweren Schädel-Hirn-Traumen, die prozentual zu bemessen sind, während die damit verknüpften peripheren Lähmungsfolgen wiederum eine Bemessung nach der Gliedertaxe verlangen.

5.2.7 Vorinvalidität

Ausschließlich bei der gutachtlichen Überprüfung der verbliebenen Invalidität – innerhalb und außerhalb der Gliedertaxe – gehört es zu den (Sorgfalts-)Pflichten des Sachverständigen zu prüfen, ob an der betroffenen Extremität, respektive der Wirbelsäule oder an einem anderen unfallgeschädigten Organ eine krankheitswertige Veränderung mit manifester Funktionseinbuße bereits vor dem Unfall bestanden hat. Diese vorbestehende Funktionsstörung ist sodann zu definieren und mit einer **Vorinvalidität** zu belegen. Die Bemessung dieser Vorinvalidität erfolgt nach den gleichen Kriterien wie die zuvor beschriebene Invaliditätsbemessung, die grundsätzlich **alle** – also auch die vorbestehenden – Funktionsstörungen erfasst.

Diese **Vorinvalidität** ist in einem weiteren Schritt von der gesamten Invaliditätsbemessung abzuziehen, da der private Unfallversicherer grundsätzlich nur Unfallfolgen, nicht jedoch unfallfremd vorbestehende Funktionsstörungen mit der Invaliditätsleistung berücksichtigt. Die zugrunde liegende Bestimmung (Ziffer 2.1.2.2.3 AUB 99) hat folgenden Wortlaut:

❯ »Wird durch den Unfall eine körperliche oder geistige Funktion betroffen, die schon vorher dauernd beeinträchtigt war, so wird ein Abzug in Höhe dieser Vorinvalidität vorgenommen.«

Bei der gutachtlichen Bemessung der Vorinvalidität ist der Sachverständige auf brauchbare Informationen zum Ausmaß der Funktionsstörung vor dem Unfallgeschehen an gewiesen. Allein eine röntgenanatomische Dokumentation einer vorbestehenden Kniearthrose reicht hierzu nicht, da ein solcher Röntgenbefund nicht zwingend mit einer vorbestehenden Funktionspathologie verknüpft sein muss. Nur Letztere, nicht aber der Bildbefund, ist Voraussetzung zur Bemessung einer Vorinvalidität.

In Einzelfällen kann ganz pragmatisch auf die Bezifferung einer Vorinvalidität verzichtet werden, jedoch nur dann, wenn die Unfallfolgen sich problemlos von der vorbestehenden Funktionsstörung abgegrenzt beurteilen lassen. Hat z. B. eine Arthrose am Sprunggelenk vorbestanden, der Unfall aber nur das Hüftgelenk beschädigt, genügt eine isolierte Invaliditätsbemessung bezogen auf den Hüftschaden nach dem Beinwert, was jedoch als »Ausnahme von der Regel« im Gutachten auch erläutert werden sollte.

Ungleich schwieriger und gelegentlich kaum lösbar ist die Aufgabe des Sachverständigen, wenn bei vorbestehender Kniearthrose mit Funktionsstörungen hinzugetretene Folgen durch eine weitere Verletzung am Kniegelenk, z. B. eine Kreuzbandschädigung, abzugrenzen sind. Eine solide begründete Beurteilung ist in solchen Fällen nur möglich, wenn ältere Befundberichte, gefertigt vor dem Unfallgeschehen, Auskunft geben über die seinerzeit bestehende funktionelle Situation. Dabei gilt zu beachten, dass die Beiziehung solcher Befundberichte nur mit einer Einwilligungserklärung der betroffenen Person – Entbindung von der ärztlichen Schweigepflicht – möglich ist.

5.2.8   Vorzustand und Vorinvalidität

Gelegentlich besteht die Notwendigkeit, nach dem Ergebnis der Kausalitätsprüfung die unfallfremde Mitwirkung (Partialkausalität) zu beziffern, bei Prüfung der Invaliditätsleistung dann aber auch zusätzlich noch eine vorbestehende Funktionsstörung zu definieren und zu bemessen.

Damit hat sich eigentlich auch bereits die Aufgabe des Sachverständigen erschöpft, da eine Berechnung der zur Regulierung anstehenden Versicherungsleistung allein Sache des Versicherers ist.

Dennoch erwarten manche Versicherer – so dann auch im Auftragschreiben formuliert – eine abschließende »Berechnung« der Invaliditätsbemessung unter Berücksichtigung der unfallfremden Mitwirkung und einer Vorinvalidität. Nach der Rechtsprechung ist dann wie folgt vorzugehen:

1. Feststellung der gliedmaßen- oder organbezogenen Invalidität unter Einbeziehung **aller**, also auch der unfall**fremd** vorbestehenden Funktionsstörungen.
2. Bestimmung der Vorinvalidität, abgestellt auf die bereits vor dem Unfall bestehende Funktionsbeeinträchtigung.

3. Bildung der Differenz zwischen Invaliditätsbemessung und Vorinvaliditätsbemessung.
4. Von dem auf diesem Wege rechnerisch ermittelten Differenzbetrag wird anschließend die prozentuale unfallfremde Mitwirkung rechnerisch in Abzug gebracht.

Zum besseren Verständnis sei dies an einem Fallbeispiel erläutert:

Achillessehnenruptur bei vorbestehender Kniearthrose
Bei vorbestehender Kniearthrose mit endgradigen Bewegungsstörungen (1/10 Beinwert) erfolgt eine Achillessehnenruptur, nach Nahtversorgung schwere infektiöse Komplikation infolge eines schlecht eingestellten Diabetes mellitus mit der Folge einer bleibenden Diskontinuität der Sehne und einer Spitzfußkontraktur im oberen Sprunggelenk. Hieraus ergeben sich folgende Ableitungen:

Invaliditätsbemessung insgesamt	5/10 Beinwert
Vorinvalidität (Knie)	1/10 Beinwert
Differenz = Neuinvalidität	4/10 Beinwert
davon unfallfremd bewirkt: 75%	3/10 Beinwert
zur Regulierung anstehend	1/10 Beinwert

Dieser Berechnungsmodus führt letztlich zu einer Invaliditätsleistung, die ein ohne Komplikation durchschnittlich erreichbares Ausheilungsergebnis nach einer unfallbedingten Achillessehnenruptur unter Ausschluss der vorstehenden Funktionsstörung am Knie widerspiegelt, also **allein** die unfallbedingten Dauerfolgen berücksichtigt. Insoweit unterscheidet sich die Regulierungspraxis der privaten Unfallversicherung ganz erheblich von der Entscheidungsfindung der gesetzlichen Unfallversicherung nach dem »Alles-oder-nichts-Prinzip«: Ist der Unfallbeitrag rechtlich-wesentlich, werden seitens der Berufsgenossenschaft **alle** Unfallfolgen samt den eingetretenen Komplikationsfolgen – nicht jedoch der Vorschaden am Kniegelenk – anerkannt und entschädigt.

Diese Unterschiede muss der medizinische Sachverständige kennen, um bei gleichzeitigem Gutachtenauftrag der gesetzlichen und privaten Unfallversicherung die notwendigerweise erheblich unterschiedlichen Beurteilungen korrekt erarbeiten zu können. Grundsätzlich sollte ein Gutachten nicht kritiklos mit unveränderter Beurteilung in einen anderen Rechtsbereich übertragen werden, da dies zwangsläufig zu einem fehlerhaften Ergebnis führen muss.

5.3 Haftpflichtversicherung

F. Schröter

Beruht eine Gesundheitsschädigung auf einer Einwirkung, die ein anderer (Schädiger) im Rahmen einer unerlaubten Handlung bewirkt hat, resultiert hieraus die Verpflichtung, für den zugefügten Schaden einzutreten und diesen wieder gutzumachen (§ 823 BGB).

5.3.1 Beteiligte und Rechtsbeziehungen

Handelt es sich um materielle Schäden, z. B. an einem Kraftfahrzeug, so resultiert hieraus der Anspruch auf einen **konkreten** Schadensausgleich. Die Bergungs- und Reparaturkosten etc. sind **urkundlich** im Vollbeweis (Reparaturrechnung etc.) zu belegen. Gleiches gilt für die auf diesem Wege problemlos nachweisbaren Kosten des Rettungsdienstes, der ärztlichen Behandlung sowie der stationären Kosten, des Verdienstausfalls und des Vermögensschadens u. a. m. Diese Fragen beschäftigen ausschließlich Juristen, also Anwälte und ggf. das Gericht. Anders verhält es sich mit dem **immateriellen** Schaden infolge einer Gesundheitsschädigung, die ein Schmerzensgeld begründet (§ 847 BGB). Der Haftungsanspruch besteht nur aus **unerlaubter** Handlung und nicht bei einer Vertrags- oder Gefährdungshaftung.

Das Schmerzensgeld soll einerseits einen angemessenen Ausgleich für die erlittene Beeinträchtigung der Lebensqualität, andererseits auch – dies abhängig vom Grad des Verschuldens des Verursachers – eine Genugtuungsfunktion bewirken.

Bei der Schmerzensgeldregulierung wird stets der ärztliche Sachverständige benötigt, um den Leidensweg des Geschädigten nachzuzeichnen mit Beschreibung der Auswirkungen auf die Lebensqualität sowohl im Heilverlauf wie auch auf die Dauerfolgen bezogen.

Es obliegt jedoch **nicht** dem ärztlichen Sachverständigen, eine Bemessung des Schmerzensgeldes vorzunehmen. Dies ist wiederum eine rein juristische Aufgabe im Sinne einer rechtlichen Würdigung mit Berücksichtigung der hierzu vorliegenden gängigen Rechtsprechung, wie sie sich z. B. in den sog. ADAC-Tabellen widerspiegelt.

5.3.2 Haftungsprüfung im ärztlichen Gutachten

Geschütztes Rechtsgut ist nicht nur die Materie des Körpers, sondern auch die körperliche Befindlichkeit. Nach der BGH-Rechtsprechung entspricht auch ein Eingriff in die »Integrität der körperlichen Befindlichkeit« einer Körperverletzung.

Die in Rede stehende Befindlichkeitsbeeinträchtigung muss aber »nicht ganz unerheblich« sein und nachweisbar eine körperliche Ursache haben, also auf einer Beeinträchtigung der körperlichen Integrität beruhen.

Es bedarf also einer Beeinträchtigung der körperlichen oder der psychischen **Funktionen** in einem medizinisch erfassbaren Sinne, was bei einer körperlichen Strukturveränderung – Verletzung im engeren Sinne – dank moderner bildgebender Verfahren (CT, MRT) selbst bei geringfügigen Läsionen im Zweifelsfalle eindeutig gelingt. Umso schwieriger ist der Nachweis einer Gesundheitsschädigung im Sinne einer Störung der körperlichen Befindlichkeit.

Für die **juristische** Bewertung ist die Frage, ob die nach einem Unfall geklagten Befindlichkeitsstörungen körperliche Ursachen haben, oder ob sie lediglich auf dem Erleben eines Unfallgeschehens beruhen, von erheblicher Bedeutung (Lembke 2003). Psychische Erschütterungen durch negativ besetzte Lebensereignisse sind Teil unseres Lebens und müssen – so lange sie einer natürlichen Reaktionsweise ohne Krankheitswert entsprechen – entschädigungslos hingenommen werden. Nur dann, wenn die psychische Reaktion auf ein Unfallgeschehen diese Schwelle überschreitet und Krankheitswert besitzt (z. B. posttraumatische Belastungsstörung, Neurose, Psychose etc.), kann dies einen Entschädigungsanspruch begründen. Auch dann ist ein haftrechtlicher Zurechnungszusammenhang zu verneinen, wenn das Unfallereignis (Bagatellunfall) und die nachfolgend eingetretene psychische Erkrankung in einem so groben Missverhältnis zueinander stehen, dass der Unfallanlass als Ursache nicht mehr plausibel erscheint. Solche Abwägungen sind jedoch Angelegenheit des Gerichtes und nicht eines medizinischen Sachverständigen.

Behauptet ein Geschädigter nach einem von ihm nicht verschuldeten Verkehrsunfall, er habe eine Gesundheitsstörung oder eine Befindlichkeitsbeeinträchtigung erlitten, so ist er hierfür beweispflichtig, falls der Gegner dies bestreitet. Die Beweisführung durch den Arzt/Sachverständigen hat dann mehrschrittig zu erfolgen.

1. **Die behauptete Gesundheitsschädigung muss als »Tatsache« vollbeweislich zu belegen sein.**
   - Wurden schützende Strukturen überwunden, also mit verletzt?
   - Was spricht ansonsten für eine frisch hinzugetretene Gesundheitsschädigung?
   - Welche körperliche oder seelische Funktionsstörung liegt der behaupteten Befindlichkeitsstörung zugrunde?
   - Ist eine genügende Schwere der Befindlichkeitsstörung – »nicht ganz unerheblich« – zu belegen?

2. **Die Ursächlichkeit der Einwirkung für die bewiesene Gesundheitsschädigung ist abzuprüfen anhand**
   - der medizinischen Vorgeschichte,
   - des Unfallablaufes,

▼

- des Verhaltens des Anspruchstellers an der Unfallstelle,
- der Entwicklung des Beschwerdebildes,
- der Art der Frühbeschwerden,
- der Umstände der ersten ärztlichen Inanspruchnahme,
- der Erstbefunde,
- des weiteren Verlaufes.

Zu den folgenden acht Prüfkriterien sind detaillierte Einzelaspekte bedeutsam, die grundsätzlich in jedem Gutachten hinterfragt werden müssen, u. a. auch im anamnestischen Interview mit der betroffenen Person.

- **Fragen zur medizinischen Vorgeschichte**
- Ist eine frühere ähnliche oder gleiche Gesundheitsschädigung nachzuweisen?
- Ist eine vorherstehend erhöhte Vulnerabilität im körperlichen oder seelischen Bereich erkennbar?

- **Fragen zum Unfallablauf**
- Konnte das jetzt gesundheitlich gestörte Organsystem von der Einwirkung überhaupt »irgendwie« erreicht/geschädigt werden?

- **Fragen zum Verhalten des Anspruchstellers an der Unfallstelle**
- Ist dies mit der Annahme einer eingetretenen Gesundheitsschädigung der behaupteten Art vereinbar?
- Deuten inadäquate Reaktionen bereits hier auf eine erlebnisreaktive Symptomatik (»… unter Schock gestanden …«) hin?

- **Fragen zur Entwicklung des Beschwerdebildes**
- Sofortige oder verzögerte Symptombildung?
- Verletzungstypischer Decrescendo-Verlauf?
- Ist alternativ eine sukzessiv zunehmende, sich ausweitende Symptomatik – typisch für eine schicksalhafte Genese, alternativ eine psychogene Symptomverursachung – eingetreten?

- **Fragen zur Art der Frühbeschwerden**
- Hat es sich um verletzungstypische, topographisch entsprechend eingebundene Beschwerden gehandelt?
- Entwickelten sich unspezifische psychovegetative Beschwerden wie Unwohlsein bis hin zu Übelkeit und Erbrechen, erlebte Schwindelempfindungen, Erregung mit Hyperhydrosis?
- Hat es sich primär um stressinduzierte Kopfschmerzen mit begleitenden Mehrtonisierungen speziell der Hals- und Nackenmuskulatur gehandelt, die nur allzu häufig fehlgedeutet werden als Ausdruck eines »Schleudertraumas«?

- **Fragen zu den Umständen der ersten ärztlichen Inanspruchnahme**
- Erfolgte diese aus eigener Entscheidung aufgrund von Beschwerden, oder wurde sie »vorsichtshalber« von dritter Seite empfohlen?
- Wie kam der Proband zum Arzt (Begleitperson, Verkehrsmittel etc.)?
- Wurden zuvor andere Erledigungen (Werkstattbesuch etc.) durchgeführt?
- Wurde zunächst einmal die berufliche Tätigkeit aufgenommen?

- **Überprüfung der Erstbefunde**
- Wurden ganz konkrete und verletzungstypische, möglicherweise sogar verletzungsbeweisende Erstbefunde dokumentiert?
- Wurden objektive Befunde ersetzt durch vordergründig nur unspezifische – und damit fragwürdige – Symptome wie Muskelverspannungen und nicht näher konkretisierte Bewegungseinengungen?

- **Überprüfung des weiteren Verlaufes**
- Entsprechen die ärztlichen Empfehlungen/therapeutischen Maßnahmen dem objektiven Befundbild?
- Wurden irrationale Ängste und Befürchtungen induziert mit ungerechtfertigten Befürchtungen und überzogener Diagnostik/Therapie?
- Wurden die ärztlichen Empfehlungen befolgt?
- Besteht eine pathophysiologische Plausibilität für die weitere Symptomentwicklung?

Anders als im Sozialversicherungsbereich unterliegt die Frage nach Kausalitätsverknüpfung nicht nur dem Wahrscheinlichkeitsbeweis, sondern den hohen Beweisanforderungen des Vollbeweises gemäß § 286 ZPO. Danach ist zwar auch keine absolute Gewissheit erforderlich, aber doch – so der BGH – ein für das praktische Leben brauchbarer Grad von Gewissheit, der restlichen Zweifeln Schweigen gebietet.

Selbst eine erhebliche Wahrscheinlichkeit (§ 287 ZPO), geschweige denn eine vermutete Möglichkeit reicht für diese Beweisführung zur haftungsbegründenden Kausalität nicht aus.

5.3.3 Erstkörperschaden bei funktioneller psychischer Verletzung

Die von einem ärztlichen Sachverständigen erwartete Sorgfaltspflicht (vgl. ▶ Kap. 1) zwingt den Sachverständigen, die im kurativen Bereich erhobenen Befunde und Diagnosen auf ihre Reliabilität und Validität hin zu überprüfen. Dies ist bei strukturellen Verletzungen (Knochenbruch etc.) nur eine Formalie, nicht hingegen bei **nicht-strukturellen** Verletzungen (Prellung, Zerrung, Stauchung, Erschütterung etc.), die allenfalls unspezifische Symptome wie

- subjektive Beschwerden,
- Druck- und Dehnungsschmerzen,
- eine schmerzbedingte Bewegungsstörung,
- einen veränderten Muskeltonus,
- vegetative Begleitsymptome

bewirken, ohne dass solche Symptome verletzungsbeweisend sind.

Es entspricht auch einer fast regelhaft zu beobachtenden Lässigkeit des Erstbehandlers, bei der Dokumentation des Erstschadensbildes Funktionsbefunde nicht zu konkretisieren, z. B. ein genaues Bewegungsausmaß anzugeben.

❯ Druck und Dehnung kann auch beim empfindlichen Gesunden Beschwerden bereiten.

Die **objektive** Prüfung des Muskeltonus über die Palpation ist wenig hilfreich, insbesondere der Versuch einer Graduierung im Sinne einer leichten – deutlichen – erheblichen Mehrtonisierung, wenn nicht ausgesprochene Muskelhärten anzutreffen sind. Solche »Befunde« sind nicht selten eher arztspezifisch als patientenspezifisch.

Zur Mitteilung einer eingeschränkten Beweglichkeit, z. B. des Kopfes im HWS-Bereich nach einem Verkehrsunfall, erfährt man nur allzu oft im Rahmen der Begutachtung vom Probanden selbst, dass Derartiges gar nicht zielgerichtet abgeprüft, sondern nur aus den Angaben des Patienten rückgeschlossen wurde.

Nicht selten erfolgte der Rückschluss einer Distorsionsverletzung der HWS nur aus der röntgenanatomischen Beobachtung einer »Steilstellung« der HWS in Verbindung mit dem subjektiven Beschwerdebild, aber ohne nennenswerte klinische Untersuchung.

❯ Eine multizentrische Studie von Schnabel et al. (2004) deckte auf, dass (Schein-)Befunde im kurativen Bereich nicht selten sind, auch als Folge der Bemühungen des Arztes, unter forensischen Aspekten einen für den Patienten nachteiligen Fehler unbedingt vermeiden zu wollen.

Somit liegt eine Verletzung der gutachtlichen Sorgfaltspflicht vor, wenn die aus dem kurativen Bereich mitgeteilte Diagnose ungeprüft zur Grundlage der weiteren gutachtlichen Beurteilungen gemacht wird. Häufig wird die Formulierung gebraucht, dass das Ereignis »geeignet« sei, eine solche Verletzung herbeizuführen, ohne kritisch zu hinterfragen, ob die **mögliche** Verletzung auch tatsächlich eingetreten ist.

Dieses »Geeignet-sein« ist nur der allererste Schritt einer Kausalitätsbeurteilung im sog. naturwissenschaftlich-philosophischen Bereich, ob nämlich die Einwirkung »irgendwie« die in Rede stehende Körperregion oder das Organ/die Seele erreicht und geschädigt haben **könnte**. Die Bejahung dieser Frage eröffnet lediglich die prinzipielle **Möglichkeit** eines Schadenseintrittes, ohne dies im konkreten Einzelfall auch gleichzeitig zu beweisen.

Eine solche Überprüfung im naturwissenschaftlich-philosophischen Bereich kann – zumindest partiell – auch im juristischen Prüfungsverfahren erfolgen, während die Überprüfung der Plausibilität eines Verletzungseintrittes – damit der Nachweis des Erstschadensbildes – **ausschließlich** eine Aufgabe des ärztlichen Sachverständigen darstellt.

Gerade in einem Haftpflichtfall ist dies von elementarer Bedeutung, da die ärztliche Attestierung und spätere gutachtliche Bestätigung einer Gesundheitsschädigung für den Verursacher formell gesehen stets auch strafrechtliche Konsequenzen nach sich zieht, die sich unter Umständen sogar in einem Führungszeugnis – sofern benötigt – wiederfinden. Der medizinische Sachverständige steht aber auch gegenüber dem Verursacher in der Pflicht, ihn vor Unrecht zu bewahren, nämlich wenn sich bei dieser Prüfung des Erstschadensbildes herausstellt, dass es nicht mit dem erforderlichen strengen Vollbeweis belegt werden kann. Ein gutachtlicher Fehler verletzt stets das Recht des anderen.

Vor diesem Hintergrund bedarf es auch einer akribischen Prüfung, wenn eine psychisch induzierte Symptomatik als unfallbedingte Beeinträchtigung der körperlichen Integrität geltend gemacht wird. In unzähligen Fällen sind es lediglich die erlebnisreaktiven psychischen Erscheinungen, die jeder Mensch in Folge eines negativ besetzten Lebensereignisses in unterschiedlicher Ausprägung entwickelt und die **keinen** Krankheitswert besitzen und damit auch nicht entschädigungspflichtig sind. Dennoch führen gerade solche Erscheinungen in einer kaum abzuschätzenden Häufigkeit zu Entschädigungsansprüchen und Leistungen, gefördert durch eine inadäquate ärztliche und nachhaltige juristische Hilfestellung, was vermutlich unter der Überschrift eines »HWS-Schleudertraumas« in der Summe zu gewaltigen und auch durch eine verunsicherte Rechtsprechung sanktionierten ungerechtfertigten Schmerzensgeldleistungen geführt haben dürfte.

Der medizinische Sachverständige – in der Regel dann aus dem neurologischen Bereich – muss sorgfältig prüfen, ob die Befindlichkeitsbeeinträchtigung auf einer körperlichen oder seelischen Funktionsstörung beruht, die ihrerseits anhand von Einzelbefunden zu belegen und diagnostisch zu benennen ist. Diese Funktionsstörung muss zudem in ihrer Schwere »nicht ganz unerheblich« sein, was immer darunter die Rechtsprechung auch verstehen mag. Eine medizinische Definition dieser Art gibt es nicht.

5.3.4 Haftrechtliche Zurechnungslehre

Der Schädiger hat keinen Anspruch darauf, so behandelt zu werden, als ob er einen zuvor körperlich bzw. psychisch Gesunden verletzt hätte. Hat es sich um einen labilen, also psychisch geschwächten und damit psychisch anfälligen Menschen gehandelt, bei dem der Unfall nur der letzte Tropfen war, der das Fass zum Überlaufen brachte, ergibt sich hieraus ein haftrechtlicher Zurechnungszusammenhang, der erst wieder durch ein grobes Missverhältnis zwischen Unfallschwere und eingetretener psychischer Erkrankung oder gar durch eine Simulation unterbrochen wird.

Die zentrale Frage in der haftpflichtrechtlichen Kausalitätsprüfung lautet: In welchem Zustand würde sich der Geschädigte ohne den erlittenen Unfall befinden? Als Konsequenz dieser Frage ist alles als Unfallfolgen zu bewerten, was ohne den Unfall gedanklich entfallen müsste (sog. »Zurechnungslehre«).

Völlig anders sieht dies im Bereich der gesetzlichen Unfallversicherung aus, da dort bei psychischen Erkrankungen die Frage zu beantworten ist, ob ein Unfall ganz allgemein geeignet war, eine derartige Erkrankung im Querschnitt der Bevölkerung hervorzurufen. Ist dies nicht der Fall, wird man einem solchen Ereignis nicht die Bedeutung der rechtlich-wesentlichen Bedingung zuerkennen können. Insofern kann trotz Nichtanerkennung einer solchen psychischen Befindlichkeitsbeeinträchtigung im Bereich der gesetzlichen Unfallversicherung dennoch die Anerkennung des Haftungsanspruches im Zivilrecht zwingend sein (Lemke 2003).

5.3.5 Körperlicher und psychischer Folgeschaden

Wenn das Erstschadensbild samt Zurechnungszusammenhang vollbeweislich belegt ist, können sich hieraus körperliche wie psychische Folgeschäden ergeben. Eine Gelenkfraktur, auch eine Schaftfraktur mit verbliebener Achsenknickung etc., kann später zu einer Arthrosis deformans in einem der angrenzenden Gelenke führen. Eine entstellende Narbenbildung kann eine neurotische Fehlentwicklung bewirken. Für diese Sekundärfolgen ist der Schädiger haftbar, selbst dann, wenn es sich bei dem Folgeschaden um einen Therapieschaden handelt.

Für alle **Folgeschäden** gilt im Haftpflichtrecht eine beweisrechtliche Erleichterung (§ 287 ZPO): Es reicht je nach Art des Einzelfalles eine höhere oder auch **deutlich** höhere – »erhebliche« – Wahrscheinlichkeit einer kausalen Verknüpfung zwischen Erstschadensbild und Folgeschaden aus. Nach der Rechtsprechung des BGH kann es schon ausreichend sein, wenn die unfallabhängige Entstehung

dieser Folgen wahrscheinlicher ist als eine unfallunabhängige Entstehung, sofern für diese beiden Möglichkeiten keine andere Beweisführung zur Verfügung steht.

Nach einer nichtstrukturellen (Bagatell-)Verletzung wie einer Prellung, Zerrung, Stauchung oder Erschütterung muss grundsätzlich eine andauernde unfallbedingte Gesundheitsschädigung verneint werden. Ohne Strukturschädigung – selbst bei einem mikrostrukturellen Erstschadensbild – bewirken die physiologisch ablaufenden Heilungsvorgänge zwangsläufig eine Wiedereinmündung in den Vorzustand. Eine Plausibilität für einen – behaupteten – Dauerschaden besteht insofern grundsätzlich nicht, es sei denn, dass eine Komplikation (Thrombose nach Wadenprellung, Heilentgleisung im Sinne einer CRPS I, Folge eines ärztlichen Kunstfehlers etc.) hinzugetreten ist. Die Komplikation unterliegt dann wiederum den aufgezeigten Beweisregeln.

Eine **Haftungsfreistellung** von einem eingetretenen Folgeschaden ist theoretisch möglich. Sie tritt in Kraft, wenn auch ohne das schädigende Ereignis aufgrund einer vorbestehenden Erkrankung die gleiche Gesundheitsschädigung in annähernd gleichem Umfang und auch zum etwa gleichen Zeitpunkt eingetreten wäre (sog. »hypothetische Kausalität«).

Dies gilt auch für den Fall, dass beim eingetretenen Ausheilungszustand der Schadensfolgen die gleiche Gesundheitsschädigung später durch eine neu hinzugetretene schicksalhafte Erkrankung in gleicher Weise eingetreten wäre, sodass ab diesem Zeitpunkt infolge der »überholenden Kausalität« der haftpflichtrechtliche Anspruch entfällt.

Die Beweislast hierfür liegt beim Schädiger, sodass auf diesem Wege – da die notwendige Beweisführung fast nie möglich ist – eine haftpflichtrechtliche Entlastung nur selten realisierbar ist.

Kann jedoch der medizinische Sachverständige eine solche Entwicklung im konkreten Einzelfall erkennen und hinreichend beweiskräftig belegen, muss der Sachverständige entsprechend seiner Sorgfaltspflicht auch unaufgefordert diesen Weg beschreiten.

5.3.6 Bewertung von Dauerfolgen

Verbleiben gesundheitlich nachteilige Verletzungsfolgen, so ist deren Bewertung in zweierlei Hinsicht von Bedeutung:

1. Das Ausmaß der bleibenden gesundheitlichen Beeinträchtigung beeinflusst die Höhe des Schmerzensgeldes. Für diesen Zweck kann eine Bemessung einer abstrakten »MdE« aus dem Katalog der Bewertungskriterien im Sozialversicherungsbereich hilfreich sein.
2. Anders verhält es sich mit der Einschätzung des »Handicaps«, welches die unfallbedingten Gesund-

heitsstörungen bei der Berufsausübung, ggf. auch in der privaten Lebensgestaltung – Einschränkungen früherer sportlicher Aktivitäten etc. – mit sich bringen. Hierzu bedarf es einer **konkreten** Einschätzung der Minderung der Erwerbsfähigkeit oder ganz allgemein (Privatbereich) der Minderung der allgemeinen körperlichen und seelischen Leistungsbreite.

Im Hinblick auf die weit verbreitete Kenntnis der tabellarischen Bemessungsvorschläge im Sozialversicherungsrecht ist die **abstrakte** Schadensbemessung relativ einfach. Umso mehr überrascht es, dass dennoch immer wieder »freihändig« in den Raum gestellte Zahlenwerte jeglicher Plausibilität ermangeln.

Die Ermittlung und Bezifferung der **konkreten** Beeinträchtigungen im Beruf sind nicht selten bei geschädigten Selbstständigen und Freiberuflern, Geschäftsinhabern, Unternehmern und anderen Personen in besonderer eigenverantwortlicher Position ein Streitpunkt, da der vom Geschädigten behauptete Unterlassungszwang bestimmter Tätigkeitsbereiche infolge der unfallbedingten Gesundheitsschädigung im Regulierungsverfahren fast regelhaft ganz oder teilweise vom Schädiger bestritten wird. Im Grunde geht es um einen konkreten Schadensausgleich, der eigentlich urkundlich im Vollbeweis (Verdienstausfall) zu belegen ist, beim Selbstständigen und Freiberufler aber auf diesem Wege nicht zweifelsfrei – wie bei einem Arbeiter oder Angestellten mit entsprechendem Minderverdienst – belegt werden kann.

Dem medizinischen Sachverständigen müssen ganz konkret die verschiedenen Anforderungen an die körperliche und geistige Leistungskraft des Geschädigten an seinem zuletzt vor dem Unfall ausgefüllten Arbeitsplatz vorgegeben werden, damit er prüfen kann, welche Tätigkeitsbereiche noch – entweder ganz oder zumindest teilweise – ausgefüllt werden können und welche nicht. Bei der abschließenden Bezifferung der gesamten prozentualen Beeinträchtigung aus allen abgeprüften Einzelbereichen sind auch deren zeitliche Anteile an der Berufsausübung von Bedeutung. Insgesamt handelt sich es um eine aufwendige und schwierige gutachtliche Beurteilung, die eine gewisse Ähnlichkeit mit der Feststellung des negativen und positiven Leistungsbildes im Rahmen einer gutachtlichen Überprüfung im Auftrag einer Berufsunfähigkeitsversicherung (▶ Abschn. 5.5) aufweist.

Diese Besonderheiten der Begutachtung im Haftpflichtversicherungsrecht – einerseits die streng beweisrechtlich ausgerichtete mehrschrittige Kausalitätsprüfung, andererseits die hohen Anforderungen an die **konkrete** Schadensbemessung – sollten zur Folge haben, dass ausschließlich erfahrene, im haftpflichtrechtlichen Bereich versierte ärztliche Sachverständige für diese Aufgabe herangezogen werden. Der Anfänger sollte eine Begutachtung

– nicht zuletzt auch unter arzthaftpflichtrechtlichen Aspekten – nur dann übernehmen, wenn eine umfassende Anleitung und Überprüfung durch einen hierin erfahrenen Kollegen gewährleistet ist.

Erfolgt eine solche Beauftragung durch ein ordentliches Gericht, muss der Sachverständige **immer** damit rechnen, sein Gutachten im Rahmen eines Verhandlungstermins vor Gericht zu erläutern und sich den Fragen nicht nur des Gerichtes, sondern auch der Parteien zu stellen. Gar nicht selten gelingt es erst dann, die entscheidenden Erkenntnisse für die nachfolgende Fertigung des Judikates herauszufiltern.

Soweit über die erwünschte Erläuterung des Gutachtens vor Gericht hinaus ganz zielgerichtet Fragen gestellt werden, tut der Sachverständige gut daran, diese Fragen so präzise wie möglich zu beantworten ohne »hätte, wenn und aber«. Eine besonders treffende und verständliche richterliche Anleitung zu einem klugen Verhalten eines Sachverständigen vor Gericht lautete: »Wenn Sie danach gefragt werden, wo die Sonne aufgeht, so lautet die Antwort ›im Osten‹ und kein Wort mehr!«

5.4   Gesetzliche Rentenversicherung

E. Ludolph

5.4.1   Einleitung

Die Deutsche Rentenversicherung (DRV), deren gesetzliche Grundlagen im Wesentlichen im SGB VI (Sozialgesetzbuch VI) niedergelegt sind, ist in der Bundesrepublik Deutschland (BRD) Teil eines gegliederten Systems. Übergeordnet ist die »Deutsche Rentenversicherung Bund«. Dies ist ein Zusammenschluss aller Träger der Gesetzlichen Rentenversicherung in der BRD. Die Mitglieder der »Deutschen Rentenversicherung Bund« sind 14 Landesversicherungsanstalten und die Deutsche Rentenversicherung Knappschaft-Bahn-See. Die »Deutsche Rentenversicherung Bund« nimmt alle zentralen Aufgaben wahr, z. B. auch die Schaffung einheitlicher Vorgaben für die ärztliche Begutachtung, während Ansprechpartner für die Versicherten die einzelnen Mitglieder sind.

Die DRV deckt das Risiko des Lebensunterhaltes im Alter und das Risiko der Erwerbsminderung vor Erreichen der festgelegten Altersgrenze durch Krankheit, Beschädigung oder Behinderung ab. Zur Vermeidung des Risikos der Erwerbsminderung gewährt die DRV umfangreiche Leistungen zur medizinischen Rehabilitation (§§ 6–12 SGB VI). § 9 I 3 SGB VI definiert den viel zitierten Grundsatz »Rehabilitation vor Rente«. Ergänzende Leistungen (u. a. Leistungen zur Teilhabe am Arbeitsleben und unterhaltssichernde Leistungen) sind in den §§ 28, 29, 31 SGB VI kodifiziert.

Die DRV wird finanziert durch Beiträge der Solidargemeinschaft der Versicherten und durch Bundeszuschüsse aus allgemeinen Steuermitteln, womit gewährleistet ist, dass auch Beamte und Selbstständige Beiträge zur DRV leisten.

5.4.2 Rentenarten

Neben der Altersrente gewährt die DRV vor Erreichen der Altersgrenze:
- Rente wegen teilweiser Erwerbsminderung bei Berufsunfähigkeit – während einer noch ca. 20- 27-jährigen Übergangszeit (§ 240 SGB VI),
- Rente wegen voller Erwerbsminderung (§ 43 II SGB VI),
- Rente wegen teilweiser Erwerbsminderung (§ 43 I SGB VI).

5.4.3 Rente wegen Berufsunfähigkeit

Das Rentenreformgesetz, das im Jahre 1998 noch unter der Regierungskoalition von CDU/FDP beschlossen wurde, das aber – nach Korrekturen – erst am 01.01.2001 in Kraft trat, sieht den Wegfall der Rente wegen Berufsunfähigkeit vor. Drei Gründe waren dafür maßgeblich:
- Die Berufsunfähigkeitsrente macht nur einen geringen Anteil der Renten aus, erfordert aber einen unverhältnismäßig hohen Bearbeitungsaufwand. Mehr als die Hälfte aller Sozialgerichtsstreitigkeiten hatten/ haben diese Rente zum Gegenstand.
- Die Berufsunfähigkeitsrente ist sozial ungerecht. Denn aufgrund des durch die Sozialgerichtsbarkeit festgeschriebenen Mehrstufenschemas der Verweisung – Versicherte können nur auf die Tätigkeiten verwiesen werden, die sie körperlich und geistig nicht überfordern (objektive Zumutbarkeit) und die darüber hinaus nicht mit einem unzumutbaren sozialen Abstieg verbunden sind (subjektive Zumutbarkeit) – kommen angelernte und ungelernte Arbeitnehmer, da ihnen jede Tätigkeit subjektiv zumutbar ist, praktisch nicht in den Genuss dieser Rente, obwohl sie diese durch ihre Beiträge mitfinanzieren.
- Die Berufsunfähigkeitsrente kann durch den Abschluss einer privaten Berufsschutzversicherung ersetzt werden.

Da für Versicherte, die vor dem 02.01.1961 geboren sind, zum Zeitpunkt des Inkrafttretens des Gesetzes am 01.01.2001 der Abschluss einer Berufsschutzversicherung

nicht mehr zu tragbaren Prämien möglich war, führte dies zu großzügigen Übergangsregelungen von 20–27 Jahren, sodass gegenwärtig noch ein 3-gliedriges Rentensystem Bestand hat.

5.4.4 Rente wegen Erwerbsminderung

Die Rente wegen Erwerbsminderung, die ab dem 01.01.2001 an die Stelle der Erwerbsunfähigkeitsrente getreten ist, unterscheidet zwischen teilweiser Erwerbsminderung (§ 43 I SGB VI) und voller Erwerbsminderung (§ 43 II SGB VI). Teilweise erwerbsgemindert ist ein Versicherter, der auf dem allgemeinen Arbeitsmarkt eine Tätigkeit zwischen 3 und 6 Stunden verrichten kann. Voll erwerbsgemindert ist ein Versicherter, der keine 3 Stunden mehr auf dem allgemeinen Arbeitsmarkt tätig sein kann. Versicherte, die 6 Stunden und mehr tätig sein können, gelten als voll erwerbsfähig.

Erwerbsgemindert ist auch der Versicherte, der seinen Arbeitsplatz nicht in angemessener Zeit (Zurücklegen einer Wegstrecke von 500 m 4-mal täglich zu Fuß binnen 20 Minuten) erreichen kann. Die Rechtsprechung hat darüber hinaus auch noch andere qualitative Leistungseinschränkungen anerkannt, die zur Erwerbsminderung führen, obwohl der Versicherte 6 Stunden und mehr arbeiten könnte (z. B. Pausenbedarf, der mit betriebsüblichen Arbeitspausen nicht in Übereinstimmung zu bringen ist).

Vor dem Hintergrund der negativen Arbeitsmarktentwicklung, die dazu führt, dass teilweise erwerbsgeminderte Versicherte tatsächlich keinen Arbeitsplatz finden, hat die Sozialgerichtsbarkeit zunehmend eine konkrete Beurteilung der Leistungsfähigkeit der Versicherten praktiziert. So ist z. B. jede dritte der seit 1995 beschiedenen Erwerbsunfähigkeits- bzw. Erwerbsminderungsrenten eine »Arbeitsmarktrente«. Diese konkrete Beurteilung der Erwerbsminderung sollte zu Gunsten der abstrakten Beurteilung durch die Rentenreform zum 01.01.2001 korrigiert werden. Die Risiken des fehlenden Arbeitsplatzes sollten wieder auf die Arbeitslosenversicherung verlagert werden. Diese Absicht des Gesetzgebers wurde jedoch – nach einem Wechsel der Mehrheiten im Parlament – dahingehend korrigiert, dass die arbeitsmarktbedingte Erwerbsminderung beibehalten wurde. Ist also ein Versicherter teilweise erwerbsgemindert (Leistungsvermögen von 3 bis unter 6 Stunden) und ist er arbeitslos, so gilt die konkrete Betrachtungsweise. Die volle Erwerbsminderungsrente ist auch dann zu leisten, wenn diesem Versicherten ein seinem Leistungsvermögen entsprechender Arbeitsplatz nicht nachgewiesen werden kann. Zum finanziellen Ausgleich geht die Hälfte der Aufwendungen für die arbeitsmarktbedingten Erwerbsminderungsrenten zu Lasten der Arbeitslosenversicherung. Dies soll solange gelten, bis der allgemeine Arbeitsmarkt auch teilweise Erwerbsgeminderten reelle Chancen bietet, wieder Arbeit zu finden. Erst dann sollen das Risiko der Arbeitslosigkeit zu Lasten der Arbeitslosenversicherung und das Risiko der Erwerbsminderung bezogen auf den allgemeinen Arbeitsmarkt zu Lasten der Rentenversicherung gehen.

5.4.5 Aufgaben des Gutachters in der gesetzlichen Rentenversicherung

Zu erstellen sind Gutachten zu Fragen rehabilitativer Leistungen, der Berufsunfähigkeit und der Erwerbsminderung. Vom Auftraggeber vorzugeben ist also, ob die Leistungsfähigkeit im Erwerbsleben zu begutachten ist – bezogen auf das gegenwärtige Tätigkeitsfeld (rehabilitative Leistungen, Berufsunfähigkeit), bezogen auf ein mögliches neues Tätigkeitsfeld (rehabilitative Leistungen, Berufsunfähigkeit) oder bezogen auf den sog. »allgemeinen Arbeitsmarkt« (Erwerbsminderung). Ohne Anforderungsprofil ist der Begriff der Leistungsfähigkeit leer.

Maßgebliches Handwerkszeug zur Beurteilung der Leistungsfähigkeit ist die ICF (International Classification of Functioning, Internationale Klassifikation der Funktionsfähigkeit). Die ICF, die auf der 54. Vollversammlung der Weltgesundheitsorganisation (WHO) im Mai 2001 beschlossen wurde, nahm gegenüber der ICIDH (International Classifikation of Impairmant, Disabilities and Handicaps, Internationale Klassifikation der Behinderungen) einen Paradigmenwechsel vor (weg vom Defizit, hin zu den Ressourcen). Die Begutachtung unter Berücksichtigung der ICF wird von der »Deutschen Rentenversicherung Bund« in ihren »Hinweisen zur Begutachtung« (Stand 2003) vorgegeben, um die Folgen der Erkrankung für die Handlungsfähigkeit und ihre sozialen Auswirkungen richtig bewerten zu können.

Die Fragestellungen an den ärztlichen Gutachter lauten:
- Liegen qualitative (Zusammenfassung der positiven und negativen Leistungsmerkmale für die Ausübung der Erwerbstätigkeit) oder quantitative (zeitlicher Umfang, in dem die Erwerbstätigkeit ausgeübt werden kann) Leistungsminderungen/Minderungen der Funktionsfähigkeit vor? Welche (körperliche, geistige, seelische, soziale)?
- Ist die Leistungsfähigkeit/Funktionsfähigkeit im Berufs- bzw. Erwerbsleben dadurch nicht gemindert (6 Stunden und mehr), gemindert (3 bis unter 6 Stunden) oder völlig entfallen (unter 3 Stunden)?

Aufbau des ärztlichen Gutachtens

Das ärztliche Gutachten für die DRV (das jeweils aktualisierte Formular) ist im Internet unter www.deutsche-rentenversicherung.de abrufbar. Es setzt sich zusammen aus:

- der Anamnese, wobei die Anamnese auch die Sozial- und Berufsanamnese umfasst,
- den Untersuchungsbefunden,
- den (Funktions-)Diagnosen,
- der Epikrise und
- der Sozialmedizinischen Leistungsbeurteilung.

- **Anamnese/Krankengeschichte**

Das ganze Gutachten, insbesondere aber auch die Anamnese hat sich nach der medizinischen Fragestellung zu richten. Sie beinhaltet:
- **Familienanamnese,** Angaben also zu einer besonderen familiären Belastung, z. B. für Depression.
- **Eigenanamnese;** diese ist auch den Vorbefunden (Vorerkrankungsverzeichnis, ärztliche Berichte, insbesondere Kurberichte) zu entnehmen – nicht nur den Angaben des Versicherten, wobei widersprüchliche Angaben des Versicherten zur Vorgeschichte bereits Rückschlüsse auf dessen Krankheitsverständnis geben können.
- **Soziale Anamnese;** diese ist Bestandteil jeden Gutachtens, vor allem eines Gutachtens zu einem psychiatrischen Krankheitsbild (Besonderheiten der frühkindlichen Entwicklung, der Entwicklung in Pubertät und Adoleszenz, soziale Herkunft und soziale Beziehungen in der Alt- und Neufamilie, Schul- und Berufsausbildung, aktuelle berufliche und wirtschaftliche Situation, Aktivitäten des täglichen Lebens, Tagesstruktur, Tagesablauf, Hobbys und Freizeitgestaltung sowie soziale Integration).
- **Klagen/Beschwerden**/vom Versicherten geklagte **Funktionseinbußen**. Gezielt zu erfragen sind:
  - Die Ebene der Funktionen – bei einer Koxarthrose z. B. die Beweglichkeit des Hüftgelenkes, die Muskelkraft und die Schmerzen.
  - Die Ebene der Aktivitäten und Teilhabe, z. B. die Fähigkeit zur Fortbewegung, die Selbsthilfefähigkeit, die beruflichen und außerberuflichen Aktivitäten. Zu erheben sind die positiv und negativ wirkenden Gegebenheiten, bezogen entweder auf den Beruf des Versicherten (Berufsunfähigkeitsrente oder rehabilitative Leistungen) oder den allgemeinen Arbeitsmarkt (Erwerbsminderungsrente). Ein querschnittsgelähmter Versicherter, der mit einem Rollstuhl zur Fortbewegung ausgestattet ist, dessen Arbeitsplatz mit einem Aufzug oder einer Rampe am Zielort ausgestattet ist, der auch ansonsten entsprechend seiner Funktionsverluste ausgestattet ist (umweltbezogene Kontextfaktoren) und der geistige oder händische Arbeit verrichtet, ist bezogen auf das Arbeitsleben körperlich leistungsfähig (körperliche Leistungsfähigkeit). Irgendwelche Defizite, bezogen auf die Ebene der Aktivitäten

und Teilhabe, sind zunächst nicht ersichtlich. Der Versicherte kann lesen und schreiben. Er ist, nach seinen Angaben, den geistigen Anforderungen des Arbeitsplatzes gewachsen (geistige Leistungsfähigkeit). Er kann mit Stress und Krisensituationen umgehen (psychische Leistungsfähigkeit). Er kann jedoch nicht ausreichend selbstständig Kontakt zu anderen Menschen knüpfen und nicht, ohne ständige fremde Hilfe, im Team arbeiten (soziale Leistungsfähigkeit). Die Berufsausbildung des Versicherten hat diesen jedoch zum Lehrer qualifiziert. Diesen Beruf kann der Versicherte nur ausüben, wenn ihm diese ständige fremde Hilfe geleistet wird. Die personenbezogenen Kontextfaktoren sind grundsätzlich nicht erfüllt. Zu erfragen sind also neben umweltbezogenen Kontextfaktoren personenbezogene Kontextfaktoren (persönliche Eigenschaften und Attribute, wie z. B. Ausbildung, Wille, Motivation, Fleiß, Teamfähigkeit). Erbringt ein Versicherten nach seinen Angaben alle Aktivitäten in einem Lebensbereich, hat er an diesem Lebensbereich vollständig teil.

- **Therapie**, z. B. die Dauer-/Bedarfsmedikation und ihre Wirkung.
- **Behandelnde Ärzte.**
- **Biographische Anamnese**, z. B. Lebensgeschichte, Partnerschaft, Beruf.
- **Familiäre Situation.**
- **Arbeits- und Sozialanamnese** zur Ermittlung der beruflichen Belastung
- **Umstände der Antragstellung.**

■ **Untersuchungsbefund**

Zu Einzelheiten darf – soweit das orthopädisch-unfallchirurgische Fachgebiet betrofffen ist – auf Teil IV verwiesen werden. im Übrigen hat jedes Fachgebiet seine eigenen Schemata:

- Klinische Befunde.
- Apparative Befunde bzw. medizinisch-technische Untersuchungsbefunde.

Die Definition von Art und Schwere der Funktionseinschränkungen und deren etwaige Kompensationsmöglichkeiten, Ebene der Aktivität/Teilhabe, sind unter Berücksichtigung des Denkmodells der ICF für die gutachtliche Beurteilung des beruflichen Leistungsvermögens unverzichtbar.

Die Gleichbehandlung aller Versicherten gewährleisten standardisierte aktivitätsbezogene Untersuchungsschemata, die sog. **Assessment-Instrumente**. Diese sind in der DRV bisher nicht verbindlich etabliert. Verbindlich sind sie in Gutachten zur Sozialen Pflegeversicherung. Die »Aktivitäten des täglichen Lebens« (ADL) werden auf-grund von Informationen beurteilt, die mittels standardisierter Schemata zusammengetragen werden. Die Einführung derartiger Assessment-Instrumente gewährleistet den Qualitätsstandard der Gutachten. Sie sind für die DRV, auf der Grundlage der ICF, der Zukunft vorbehalten.

■ **Diagnosen bzw. Funktionsdiagnosen**

Unter Diagnose versteht man die Zuordnung von bestimmten Beschwerde-/Schadensbildern zu einem bestimmten Krankheitsbegriff (Schädigungen). Die Diagnosen sind in der Reihenfolge ihres Schweregrades zu benennen, wobei sich der Schweregrad nach deren Auswirkungen auf die Leistungsfähigkeit im Erwerbsleben richtet.

- Die Diagnose benennt den Grund des Verlustes an Aktivitäten/Teilhabe. Dieser wird einheitlich mit dem Begriff Krankheit oder Behinderung benannt. Relevant sind nur Diagnosen, die sich auf der Ebene der Aktivitäten/Teilhabe auswirken (Funktionsdiagnosen). Blutbildveränderungen ohne funktionelle Auswirkungen sind irrelevant. Das Gleiche gilt für eine Persönlichkeitsstörung, die weder die seelische Leistungsfähigkeit noch die soziale Leistungsfähigkeit beeinträchtigt. Die funktionellen Auswirkungen, die Verluste an Aktivitäten und Teilhabe durch die Diagnosen, sind deshalb mitzubenennen.
- Verloren bzw. eingeschränkt sind für den Versicherten durch die Krankheit oder Behinderung die Funktionen, die er nicht mehr ausüben kann (Möglichkeit), deren Ausübung ihm nicht mehr zugemutet werden kann (Zumutbarkeit) und deren Ausübung ihm verboten ist, will er seine eigene Gesundheit nicht gefährden (Zulässigkeit).

Möglichkeit einer Aktivität Bestehende Funktionsstörungen können dazu führen, dass bestimmte Tätigkeiten nicht mehr ausgeübt werden können. Ist das Kniegelenk teilweise versteift, kann sich der Versicherte nicht mehr hinknien und hinhocken. Diese Aktivitäten sind ihm verschlossen.

Sehr viel diffiziler ist die Möglichkeit zu einer Aktivität bei seelischen Erkrankungen. Gefordert wird von der Rechtsprechung (BSG 21/198) die »zumutbare Willensanspannung« – »seelische Störungen, neurotische Hemmungen, die der Versicherte, auch nach zumutbarer Willensanspannung, aus eigener Kraft nicht überwinden kann, sind eine Krankheit im Sinne der gesetzlichen Rentenversicherung«. Abzugrenzen ist gegenüber Aggravation und Simulation und gegenüber einem ausgeprägten sozialen Krankheitsgewinn, der den Versicherten daran hindert, entsprechende Aktivitäten auszuführen. Wann eine Willensanstrengung zumutbar ist, ist eine Frage an den Psychiater. Maßgeblich ist der bisherige Verlauf der Krankheit trotz effektiver Behandlungsmaßnahmen.

Zumutbarkeit einer Aktivität Dem Versicherten nicht mehr zumutbar sind alle Aktivitäten, die er zwar noch ausführen kann, die ihm aber **krankheitsbedingt** nicht mehr zugemutet werden können. Besteht beim Versicherten z. B. eine schmerzhafte Kniegelenksarthrose – belegt z. B. durch eine signifikante Muskelminderung im Bereich des betroffenen Beins – können ihm Tätigkeiten mit andauerndem Stehen und Gehen, vor allem auf unebenem Boden, nicht mehr zugemutet werden.

Zulässigkeit einer Aktivität Unzulässig, zwar möglich und auch zumutbar, sind alle Tätigkeiten, durch die der Versicherte seine Gesundheit gefährden würde. Nach Implantation eines Gelenkersatzes wird dem Betroffenen abgeraten, sich auf unebenem Gelände zu bewegen. Diese Aktivitäten sind unter Berücksichtigung der Diagnose »künstlicher Gelenkersatz« unzulässig.

Der häufig verwendete »Zustand nach« ist in vielen Fällen ohne Aussagekraft. Das Gleiche gilt für die Aufzählung zurückliegender Erkrankungen. Anzugeben sind die gegenwärtigen Auswirkungen dieser Erkrankungen. Bei Verdachtsdiagnosen sind die gegenwärtigen Funktionseinbußen zu benennen – z. B. »wiederkehrende schmerzhafte Bewegungseinschränkung im Bereich der Finger- und Zehengelenke bei Verdacht auf rheumatoide Arthritis«.

Die medizinischen Diagnosen sind nach dem »Einheitlichen Diagnoseschlüssel der Rentenversicherung« zu verschlüsseln. Dieser Diagnoseschlüssel wird von der Bundesanstalt für Arbeit herausgegeben und baut vollständig auf die von der WHO herausgegebenen Vorgaben (ICD-10: Internationale statistische Klassifikation der Krankheiten und verwandter Gesundheitsprobleme) auf. **Die dreistelligen Diagnoseziffern** des ICD-10 wurden ergänzt um sozialmedizinisch notwendige Spezifizierungen, sodass als Diagnoseschlüssel bis zu 5 Ziffern resultieren. Ergänzt werden diese Vorgaben dann durch einen weiteren Zusatz, der das klinische Erscheinungsbild beschreibt:

0 = kein Zusatz
1 = zurzeit erscheinungsfrei
2 = akuter Schub/Rezidiv
3 = chronisch progredient
4 = Zust. nach
5 = Zustand nach Operation
6 = Zustand nach Amputation von Extremität(en), Zustand nach Transplantation
7 = Endoprothese/Herzschrittmacher/Bypass
8 = Dialyse/Gefäßdilatation/Thrombektomie

Ein weiterer Zusatz bezieht sich auf die Sicherheit der Diagnose:

0 = gesicherte Diagnose
1 = Verdachtsdiagnose

Epikrise Es handelt sich um eine zusammenfassende Darstellung aller Informationen zur Krankheitsvorgeschichte, zu den Klagen/Beschwerden des Versicherten, zu den vorliegenden Befunden, zur Funktionsdiagnose und zu den therapeutischen und rehabilitativen Möglichkeiten/Aussichten. Wenn das Konzept der ICF bereits bei Niederlegung der Anamnese, der Untersuchungsbefunde und der Diagnose beachtet wurde, ist die Epikrise kein Problem mehr. Die Epikrise unterteilt sich in fünf Untergliederungen, auf welchen die Beurteilung für die DRV aufbaut:

- Angaben zu den gesundheitlichen Schädigungen, die unter dem Gliederungspunkt »Diagnosen« zusammengetragen wurden (Schädigungen),
- Dadurch bedingte Störungen von Strukturen/Funktionen, von Aktivitäten/Teilhabe (Aktivitäten/Teilhabe).
- Kontexfaktoren und sich daraus ergebende Beeinträchtigungen (Leistungsfähigkeit).
- Prognose.
- Interventionsmöglichkeiten
  - Die Störungen von Strukturen/Funktionen sind ein Teil der funktionalen Problematik, der Begründung von strukturbezogenen Funktionseinbußen. Zu hinterfragen bzw. zusammenzustellen sind die Funktionseinbußen aufgrund aller zuvor gefundenen Diagnosen in Bezug auf mentale Funktionen, Sinnesfunktionen, Schmerzempfindungen, Stimm- und Sprechfunktionen, kardiopulmonale Funktionen, Funktionen des hämatologischen und immunologischen Systems, Funktionen des Verdauungssystems, des Stoffwechsels und des endokrinen Systems, des Urogenitalsystems, des Stütz- und Bewegungsapparates sowie der Haut und Hautanhangsgebilde.
  - Die Störungen von Aktivitäten/Teilhabe sind der andere Teil der funktionalen Problematik. Maßgeblich ist eine Zusammenstellung der Auswirkungen von Störungen von Strukturen/Funktionen. Zu überprüfen und zu beschreiben sind: Lernen und Wissensanwendung, Bewältigung allgemeiner Aufgaben und Anforderungen, Kommunikation und Mobilität einschließlich Tragen, Bewegen und Handhaben von Gegenständen, Selbstversorgung, häusliches Leben, interpersonelle Interaktionen und Beziehungen, Arbeit, Beschäftigung und Bildung, Gemeinschafts-, soziales und staatsbürgerliches Leben.
  - Kontextfaktoren, die Gegebenheiten des gesamten Lebenshintergrundes des Versicherten, teilen sich in günstige und ungünstige Kontextfaktoren. Sie beinhalten z. B. die Ausstattung mit einem Rollstuhl oder einem Pkw mit Automatikgetriebe, psychosoziale Unterstützung, z. B. durch die Familie

oder durch Arbeitskollegen, vorhandene bzw. fehlende Dienste, z. B. Pflegedienst.
— Die Prognose bezieht sich auf den weiteren Krankheitsverlauf und die Erwerbstätigkeit des Versicherten.
— Interventionsmöglichkeiten beinhalten vor allem die medizinischen Möglichkeiten, um die Prognose günstig zu gestalten. Dazu zählen u. a. eine Verbesserung der Kontextfaktoren, aber auch präventive Kurmaßnahmen.

Die **sozialmedizinische Leistungsbeurteilung** ist die Schlussfolgerung aus dem ärztlichen Gutachten. Zu beantworten sind die eingangs gestellten Fragen:
— Liegen qualitative oder quantitative Leistungsminderungen/Minderungen der Funktionsfähigkeit vor? Welche (körperliche, geistige, seelische, soziale)? In welchem Umfang (Schädigungen)?
— Ist die Leistungsfähigkeit/Funktionsfähigkeit im Berufs- bzw. Erwerbsleben dadurch erheblich gefährdet, gemindert oder völlig entfallen (Leistungsfähigkeit)?

Unter dem qualitativen Leistungsbild werden die Fähigkeitseinschränkungen des Versicherten selbst verstanden, also das positive und negative Leistungsbild, das sich daraus ergibt, dass behinderungsbedingt z. B. eine bestimmte Arbeitshaltung nicht mehr eingenommen werden kann oder der Wille, eine Arbeit aufzunehmen, durch eine Depression bedingt, nicht aufgebracht werden kann.

Unter dem quantitativen Leistungsbild wird der zeitliche Umfang verstanden, in dem die berufliche Tätigkeit ausgeübt werden kann – ab dem 01.01.2001: 6 Stunden und mehr, 3 bis unter 6 Stunden, bis zu 3 Stunden; bis zum 31.12.2000: Vollschichtig, halb- bis untervollschichtig, 2 Stunden bis unterhalbschichtig, unter 2 Stunden.

Das positive Leistungsbild, die Fähigkeiten des Versicherten, und das negative Leistungsbild sind zu beschreiben.

Bei der sozialmedizinischen Leistungsbeurteilung sind nicht zu berücksichtigen:
— Vermittelbarkeit am Arbeitsmarkt
— Arbeitslosigkeit
— Entwöhnung von beruflicher Tätigkeit
— Lebensalter
— Doppelbelastung, z. B. durch Beruf und Familie

Wegefähigkeit

Zur Erwerbsfähigkeit gehört die Wegefähigkeit eines Versicherten, da davon ausgegangen wird, dass die Erwerbstätigkeit das Aufsuchen eines Arbeitsplatzes außer Haus verlangt. Entfernungen von 500 m sind, ausgehend von einer generalisierten Betrachtungsweise, üblicherweise erforderlich, um Arbeitsplätze oder Haltestellen öffentlicher

Verkehrsmittel zu erreichen. Bei einem Gehbehinderten ist entscheidend, ob die eingeschränkte Gehfähigkeit ausreicht, den Weg zwischen Wohnung und Arbeitsplatz, ggf. unter Benutzung öffentlicher Verkehrsmittel, in zumutbarer Zeit zurückzulegen. Als zumutbar gilt die Zurücklegung einer Wegstrecke von 500 m 4-mal täglich, wobei ein Zeitaufwand von 20 Minuten pro Wegstrecke noch als angemessen gilt. Ist diese Wegefähigkeit nicht gegeben, gilt der Versicherte als voll erwerbsgemindert (BSG vom 17.12.1991, Az.: 1/5 RJ 73/90).

Zur Wegefähigkeit gehört auch die Fähigkeit, öffentliche Verkehrsmittel 2-mal täglich während der Hauptverkehrszeit zu benutzen. Können diese Bedingungen nicht mehr erfüllt werden, gilt für den Versicherten der allgemeine Arbeitsmarkt als verschlossen, weil er für ihn nicht mehr erreichbar ist. Möglich ist zwar, durch KFZ-Hilfe oder Übernahme von Taxifahrten die Erwerbsfähigkeit zu gewährleisten, wenn ein konkreter Arbeitsplatz zur Verfügung steht.

Besonderheiten des Arbeitsplatzes

Während die Erwerbsminderung sich auf den allgemeinen Arbeitsmarkt bezieht, sind für die Berufsunfähigkeit und für rehabilitative Leistungen die Schwere der körperlichen Arbeit und die geistigen Anforderungen des Berufs die entscheidenden Bezugspunkte.

Die **körperliche Arbeit** unterteilt sich [REFA (Reichsausschuss für Arbeitszeitermittlung); 1977 umbenannt in »Verband für Arbeitsstudien und Betriebsorganisation e. V.] in:
— **Leichte Arbeiten**, verbunden mit der Handhabung von Gewichten von weniger als 10 kg, Bedienen leichtgehender Steuerhebel, Kontrollen oder ähnlicher mechanisch wirkender Einrichtungen, wobei langdauerndes Gehen und Stehen mit dieser Arbeit verbunden sein kann.
— **Mittelschwere Arbeiten**, verbunden mit der Handhabung von Gewichten bis 15 kg, Begehen von Treppen und Leitern ohne Gewichtsbelastung, leichte Arbeit verbunden mit Haltearbeit.
— **Schwere Arbeiten**, verbunden mit der Handhabung von Gewichten von 20–40 kg, Begehen von Treppen und Leitern mit mittleren Lasten (über 3 kg), mittelschwere Arbeit unter Haltungskonstanz.
— **Schwerste Arbeiten**, verbunden mit der Handhabung von Gewichten bis über 50 kg, Begehen von Treppen und Leitern mit schweren Lasten, schwere Arbeit verbunden mit Haltungskonstanz.

Arbeiten unter Haltungskonstanz oder Zwangshaltung sind Arbeiten, die länger andauern und in ungünstiger Körperhaltung ausgeführt werden müssen, um den Arbeitserfolg zu erzielen und mit statischer Muskelarbeit verbunden sind. Dies sind z. B. Arbeiten über Kopfhöhe, im Knien oder in der Hocke.

Es kommen hinzu:

- **Taktgebundene Arbeiten** – Arbeiten, bei denen das Arbeitstempo vorgegeben wird und nicht individuell beeinflusst werden kann (Arbeit am Fließband).
- **Schichtarbeit** – Arbeiten zu wechselnden Tageszeiten bzw. zu unüblichen Zeiten außerhalb der Tagesschichten.

Wesentlich sind

- **Arbeitspausen**, Pausen also, in denen der Arbeitnehmer nicht zu Arbeitsleistungen herangezogen werden darf. Überschreiten vom Arbeitnehmer benötigte Pausen den gesetzlichen bzw. tariflichen bzw. betriebsüblichen Rahmen, sind sie betriebsunüblich. Muss der Arbeitnehmer z. B. infolge eines Bandscheibenleidens wiederholt vom Fließband aufstehen und sich bewegen, ohne dass es dazu eine Betriebsvereinbarung gibt, sind dies betriebsunübliche Pausen.

Die **geistigen** Anforderungen unterteilen sich einmal in:

- **Einfache Arbeiten**, d. h. Arbeiten, die keine berufliche Ausbildung voraussetzen.
- **Mittelschwierige Arbeiten**, d. h. Arbeiten, die eine selbstständige Tätigkeit beinhalten und mit einer Kontrollfunktion bzw. Verantwortung für Andere verbunden sind, die in aller Regel eine qualifizierte berufliche Ausbildung voraussetzen.
- **Schwierige Arbeiten**, d. h. Arbeiten, die mit hochkomplexen Arbeitsinhalten, z. B. mit Verantwortung für Personal, verbunden sind, die in aller Regel eine entsprechende berufliche Qualifikation voraussetzen.

Sehr viel detaillierter ist jedoch folgende Unterscheidung, die die **Anforderung an die Person**, die die Arbeit verrichtet, definiert:

- **Orientierung**
  - Zeitliche Orientierung (Wissen von Datum, Wochentag und Jahrestag)
  - Örtliche Orientierung (Benennung des gegenwärtigen Aufenthalts)
  - Situative Orientierung (die Bedeutung der gegenwärtigen Situation ist bewusst)
  - Orientierung zur Person (die aktuelle persönliche Situation wird erfasst)
- **Aufmerksamkeit und Gedächtnis**
  - Konzentration (ausdauernde Zuwendung der Aufmerksamkeit auf ein Thema)
  - Merkfähigkeit (Fähigkeit, sich frische Eindrücke über einen Zeitraum von ca. 10 Minuten zu merken)
  - Gedächtnis (Fähigkeit, Eindrücke und Erlerntes in seinem Gedächtnis zu speichern und dort abzurufen)
- **Bereich des formalen Denkens** (meist ist die sprachliche Kommunikation betroffen)
  - Schnelligkeit (bei Verlangsamung ist der Gesprächsverlauf schleppend)
  - Gewandtheit (bei Umständlichkeit kann Wesentliches nicht von Unwesentlichem getrennt werden)
  - Beweglichkeit (bei Einengung Einschränkung des inhaltlichen Denkumfangs, Verhaftetsein an einem Thema)
- **Bereich der Affektivität**
  - Vitalgefühl (Gefühl von Kraft und Lebendigkeit, körperlicher und seelischer Frische, Durchsetzungsfähigkeit, dazu im Gegensatz stehen Depressivität, Hoffnungslosigkeit, Ängstlichkeit, Reizbarkeit)
  - Affektive Schwingungsfähigkeit (Fähigkeit, unterschiedliche Ereignisse mit unterschiedlichen Gefühlsstärken auszudrücken)
- **Bereich des Aktivitätsniveaus und der Psychomotorik**
  - Antrieb (Lebendigkeit, Tatkraft, Motivation, Kontakt- und Teamfähigkeit)

Diese psychischen Funktionsfähigkeiten werden in aller Regel mittels neuropsychologischer Testverfahren abgefragt. Diese Testverfahren wurden aber bei hochmotivierten Patienten mit Gesundungswillen validiert und nicht bei Rentenantragsstellern, deren fehlende Mitwirkung das Testergebnis verfälschen kann.

Das Berufsbild eines Versicherten wird wesentlich durch den Anteil bestimmter Arbeiten an der Arbeitszeit geprägt. Es kommt also maßgeblich darauf an, ob diese Arbeiten:

- ständig (mehr als 90% der Arbeitszeit),
- überwiegend/häufig (51–90% der Arbeitszeit),
- zeitweise (ca. 10% der Arbeitszeit) oder
- gelegentlich (bis zu 5% der Arbeitszeit)

ausgeübt werden müssen, oder ob die Arbeiten wie folgt definiert werden:

Leicht bis mittelschwer oder mittelschwer bis schwer oder schwer bis schwerst oder einfach bis mittelschwierig oder mittelschwierig bis schwierig (bis zu 50% der Arbeitszeit mittelschwere bzw. schwere bzw. schwerste bzw. mittelschwierige bzw. schwierige Arbeiten).

Erschwert werden kann die Arbeit durch Zeitdruck, einen im Vergleich zur Normalleistung erhöhten Arbeitsdruck, durch Lärm, durch Kälte oder Hitze, durch Arbeit im Freien, durch mechanische Einwirkungen (z. B. Heben oder Tragen von schweren Lasten, Schwingungsbelastung) und toxische Belastungen.

5.4.6 Befristung der Renten wegen verminderter Erwerbsfähigkeit

Eine Rentengewährung wegen Erwerbsminderung oder Berufsunfähigkeit ist im 3-Jahres-Rhythmus zu überprüfen und zwar 3-mal. Erst dann wird die Rente auf Zeit zu einer Dauerrente. Dies gilt jedoch nicht, wenn absehbar ist, dass eine Erwerbsfähigkeit nicht mehr eintritt. Ein schweres Schädel-Hirn-Trauma mit irreversiblen Folgen und schweren hirnorganischen Beeinträchtigungen hat in aller Regel die Dauerrente zur Folge. Anders ist dies z.B. bei einer Krebserkrankung, deren Verlauf nicht absehbar ist.

5.4.7 Tatsächliche Berufsausübung

Übt ein Versicherter tatsächlich seinen Beruf aus, ohne sich selbst zu gefährden, ist das ein ganz wesentliches Indiz dafür, dass er nicht erwerbsgemindert ist. Ist der Versicherte z.B. nicht wegefähig, kann er also einen Weg von 500 m nicht zu Fuß zurücklegen, ist aber dennoch in vollem Umfang erwerbstätig, weil er über Hilfspersonen verfügt und mit einem behindertengerechten Pkw ausgestattet ist, gilt er als nicht erwerbsgemindert in der Gesetzlichen Rentenversicherung. Das Gleiche gilt auch, wenn ein Versicherter auf andere Weise körperlich schwerst behindert ist (z.B. an Krebs erkrankt ist), aber dennoch in vollem Umfang erwerbstätig ist.

5.5 Private Berufsunfähigkeitsversicherung

F. Schröter

Die private Berufsunfähigkeitsversicherung (BUV) hat sich in den letzten Jahrzehnten zu der wichtigsten privaten Vorsorge in Ergänzung zur gesetzlichen Rentenversicherung entwickelt. Im Versicherungsfall wird, unabhängig von dem aktuellen Einkommen des Versicherten, die vertraglich festgelegte Rentenleistung erbracht, dies in Verbindung mit einer Befreiung von der Beitragspflicht der Berufsunfähigkeits- (Zusatz-)Versicherung und einer eventuell hiermit verknüpften Lebensversicherung.

5.5.1 Versicherungsbedingungen

Maßgebend für den Versicherungsfall ist die Feststellung, ob der Versicherte zu mindestens 50% – je nach Vertragsgestaltung können auch mindestens 25% oder 75% vereinbart sein – nicht mehr in der Lage ist, »seinen« Beruf auszüben. Dabei spielt weder der erlernte Beruf noch der zum Zeitpunkt des Vertragsabschlusses ausgeübte Beruf eine Rolle, sondern ausschließlich »die letzte konkrete Berufstätigkeit, so wie sie in noch gesunden Tagen ausgestaltet war, d.h. solange die Leistungsfähigkeit des Versicherten noch nicht beeinträchtigt war« (BGH-Rechtsprechung). Macht ein Versicherter geltend, er sei bereits in einem früher ausgeübten Beruf berufsunfähig geworden und habe deshalb zunächst noch versucht, in einem anderen Beruf Fuß zu fassen, so ist der frühere, also vorletzte Beruf für die Beurteilung maßgeblich. Dies gilt allerdings nur dann, wenn die neu begonnene Tätigkeit nicht schon über einen längeren Zeitraum, maximal 5 Jahre, ausgeübt wurde.

Nach einem Leistungsantrag obliegen diese Vorprüfungen und Vorentscheidungen ausschließlich dem Versicherer, können aber auch im Streitfall gerichtlich überprüft werden. Es obliegt auch dem Versicherer zu ermitteln, wie die ganz konkrete Ausgestaltung der zuletzt ausgeübten beruflichen Tätigkeit ausgesehen hat. Insofern helfen berufskundliche Schriften und Bücher mit Beschreibung des »üblichen« Berufsbildes nicht weiter. Die individuellen Gegebenheiten am Arbeitsplatz können im Einzelfall hiervon erheblich abweichen. In der Regel wird der Versicherungsnehmer im Zusammenwirken mit dem Versicherer vor einer gutachtlichen Untersuchung eine möglichst detaillierte Beschreibung des Arbeitsplatzes mit Aufteilung in typische alltägliche Arbeitsabläufe und Angabe des jeweiligen zeitlichen Umfanges vornehmen. Die damit jeweils verbundenen körperlichen Belastungen müssen so genau wie möglich beschrieben werden, um dem medizinischen Sachverständigen ein detailliertes Belastungsbild des Versicherten vorzugeben, anhand dessen ein Abgleich mit den gesundheitlich eingeengten Möglichkeiten zu erfolgen hat.

Bereits bei der Antragsstellung obliegt es dem Versicherungsnehmer, anhand ärztlicher Atteste die antragsbegründende **Krankheit, Körperverletzung** oder einen **Kräfteverfall** nachzuweisen. Die Feststellung einer hieraus resultierenden Berufsunfähigkeit hängt im Weiteren davon ab, ob aufgrund dieser Gesundheitsstörungen ein **Außerstandesein** zur Berufsausübung mindestens in Höhe des vertraglich vereinbarten Prozentsatzes besteht. Hierbei kommt dem ärztlichen Sachverständigen eine Schlüsselrolle zu.

Verweisberuf

Zumindest ältere Verträge enthalten nicht selten eine Verweisungsklausel. Erst in jüngerer Zeit verzichten fast alle Versicherer auf einen solchen Vertragszusatz. Diese Verweisungsklausel kann vielfältige Spielarten, z.B. im Sinne einer **Beamtenklausel**, beinhalten.

Die Verweisungsmöglichkeit wurde jedoch nicht zuletzt durch die Rechtsprechung erheblich eingeengt. So muss die Verweisungstätigkeit einem **vergleichbaren** Beruf entsprechen, also keine deutlich geringeren Kenntnisse und Fähigkeiten erfordern als bisher.

Die allgemeine Wertschätzung des neuen Berufes darf nicht spürbar unter dem bisherigen Niveau liegen, die Vergütung nicht mehr als ca. 20% abrutschen, und die Lebensstellung – berufliches Ansehen – muss im Wesentlichen weiterhin gewährleistet sein. Somit ist eine Verweisbarkeit faktisch nur auf gleicher Ebene – Akademiker in einem anderen akademischen Beruf, Facharbeiter in einem anderen Facharbeiterberuf etc. – möglich.

Neuerworbene berufliche Fähigkeiten

Nach den jüngeren Versicherungsbedingungen kann eine, bezogen auf den letzten Beruf, eingetretene Berufsunfähigkeit dennoch entfallen, wenn ein Versicherter zwischenzeitlich neue berufliche Fähigkeiten erworben hat. Er ist zwar nicht verpflichtet, aktiv, z. B. durch eine Umschulung, hierzu beizutragen. Geschieht dies jedoch mit einem erfolgreichen Berufswechsel, muss – wie ansonsten nur bei der Verweisung – geprüft werden, ob diese neue Tätigkeit seiner bisherigen Lebensstellung entspricht.

Überobligatorisches Verhalten

Bei Selbstständigen und Freiberuflern kann trotz faktischer Berufsausübung eine Berufsunfähigkeit eingetreten sein. Aus der Weiterführung der beruflichen Tätigkeit kann also keineswegs automatisch eine nicht bestehende Berufsunfähigkeit abgeleitet werden. Speziell bei diesen Berufsgruppen ist sogar häufig ein **überobligatorisches Verhalten** zu beobachten, was auch wirtschaftliche Gründe – vor Gewährung einer Versicherungsleistung – haben dürfte. Jedem Versicherten steht jedoch die freie Entscheidung zu, »Raubbau« mit seiner Gesundheit zu betreiben, dies in dem Wissen, dass die Fortführung seiner beruflichen Tätigkeit seine gesundheitlichen Verhältnisse nachteilig beeinflusst. Hieraus ergibt sich eine sehr anspruchsvolle Aufgabe für den medizinischen Sachverständigen, der diese schädigenden Momente aufzuzeigen und plausibel zu vermitteln hat. Eine Leistungspflicht des Versicherers besteht nämlich nur dann, wenn die sichere Prognose – mit dem relativ hohen Beweismaß des § 287 ZPO – gelingt, dass durch die Fortführung der beruflichen Tätigkeit weitere Gesundheitsschäden entstehen werden (BGH-Rechtsprechung). Besteht diesbezüglich eine ungewisse Prognose, besteht für den Versicherer keine Leistungspflicht.

5.5.2 Aufgaben des medizinischen Sachverständigen

Die Kernaufgabe des medizinischen Sachverständigen besteht in der Objektivierung krankheitswertiger Veränderungen und ihrer Prognose (voraussichtliche Dauer) sowie einer Einschätzung der Krankheitsauswirkungen auf die berufliche Leistungsfähigkeit. Zudem muss der Sachverständige den Beginn der Leistungspflicht angeben, der nicht gleichzusetzen ist mit dem Beginn der Erkrankung, sondern mit dem Zeitpunkt, ab dem krankheitsbedingt die Leistungsminderung die 50%-Grenze erreicht hat. Dieses grob umrissene, einfach klingende Aufgabenfeld des Sachverständigen beinhaltet jedoch vielfältige Fallstricke und Fehlermöglichkeiten, beginnend damit, dass versicherungsrechtliche Begrifflichkeiten nicht wahrgenommen oder nicht korrekt interpretiert werden.

Krankheitsbegriff

Im Sinne der Berufsunfähigkeitsversicherung ist Krankheit als Einschränkung oder Störung der normalen Funktion des Organismus oder/und der geistigen Leistungsfähigkeit zu verstehen. Der in der Definition der Berufsunfähigkeit ebenfalls zu findende Begriff der Körperverletzung kann hierunter problemlos subsumiert werden. Es kommt nicht auf die Ursächlichkeit der krankheitsbedingten Leistungsminderung an.

Im orthopädischen und unfallchirurgischen Bereich bereiten der Nachweis einer organpathologisch determinierten Krankheit und deren Definition in Form einer Diagnose – abverlangt wird auch die ICD-Kodierung – in aller Regel keine Probleme. Die ungeprüfte Übernahme attestierter Diagnosen ist jedoch nicht erlaubt. Wie in allen Versicherungsbereichen verlangt die besondere Sorgfaltspflicht des ärztlichen Sachverständigen eine Überprüfung der Reliabilität mitgeteilter diagnostischer Feststellungen. Nicht selten erweist sich z. B. die Diagnose einer **Koxarthrose** – im kurativen Bereich abgestellt auf patientenseitige Subjektivismen – weder nach dem klinisch-funktionellen noch radiologischen Befund als reproduzierbar. Auch wegen der häufig zu beobachtenden Überinterpretation von Bildbefunden sollte der Sachverständige stets darauf bestehen, dass ihm bereits vorhandene Bilddokumente zur eigenen Auswertung vorgelegt werden.

> **Untersuchungsmethoden**
> — Im gutachtlichen Bereich dürfen nur Untersuchungsmethoden zur Anwendung gelangen, die folgenden Kriterien entsprechen:
>   – Reliabilität (Reproduzierbarkeit),
>   – Validität (Aussagekraft),
>   – Objektivität (Unabhängigkeit von subjektiven Einflüssen).
> — Die gewählten Untersuchungsmethoden sollten zudem
>   – allgemein akzeptiert,
>   – normiert und
>   – damit abgleichbar sein.

Nicht zuletzt sollte auch die Aussagekraft des gewählten Verfahrens in einem vernünftigen Verhältnis zu den Kosten der Untersuchung stehen. So wäre die Veranlassung einer kernspintomographischen Diagnostik zur definitiven Abklärung einer vermuteten Meniskusschädigung im Rahmen der Begutachtung nicht vertretbar, da selbst bei Nachweis von Texturstörungen der Meniskusmatrix dies kaum wesentliche Auswirkungen auf die Beurteilung haben würde.

Soweit mit dem fachspezifischen diagnostischen Instrumentarium die Lokalisation und die Art der Gesundheitsstörung zu einer Diagnose geführt haben, bedarf es in einem weiteren Schritt einer **Schweregradbestimmung**, da allein die Diagnose für die Frage der beruflichen Leistungsbreite nicht ausreicht. Ein beginnender M. Dupuytren nur mit ersten knotenförmigen Verhärtungen der Hohlhandfaszie bewirkt in keinem Beruf eine Verminderung der Leistungsbreite, während der Schweregrad IV mit voll kontraktem Faustschluss zur Feststellung der Berufsunfähigkeit für alle Berufe führen muss, bei denen ein beidseitiger Handgebrauch Voraussetzung der Tätigkeit ist.

Auch ein **Kräfteverfall** kann krankheitswertig sein und zu einer Leistung führen, aber nur dann, wenn das Nachlassen der körperlichen Kräfte über ein Ausmaß hinausgeht, das ohnehin im Durchschnitt der gleichaltrigen Bevölkerung an nachlassenden Kräften zu erwarten ist. Mit einer solchen Begründung werden jedoch nur sehr selten Leistungen beansprucht.

Schmerzen und psychische Störungen

Auch orthopädische und unfallchirurgische Sachverständige werden immer häufiger mit unspezifischen Beschwerden und Schmerzen, der subjektiven Mitteilung des »Nicht-mehr-Könnens« (Burn-out-Syndrom) konfrontiert, ohne dass dem fassbare organpathologische Befunde zugeordnet werden können. Hilfsweise werden dann nicht selten manualmedizinisch oder gar osteopathisch geprägte »Befunde« erhoben und zu vermeintlichen Diagnosen wie z. B. einer »Sterno-symphysalen Belastungshaltung« oder gar einer »Fibromyalgie« verdichtet. Dabei wird übersehen, dass diese Art der Befunderhebung **nicht** den Kriterien der Reliabilität, Validität und Objektivität, der allgemeinen Akzeptanz und Normierung entspricht und damit für die gutachtliche Überprüfung nicht geeignet ist. Übersehen wird aber auch, dass solche Scheindiagnosen wie z. B. die Fibromyalgie keine Erkrankung eigener Entität darstellt, sondern den somatoformen Störungen zuzuordnen ist und damit in den Kompetenzbereich eines nervenärztlichen Sachverständigen gehört. Ihm obliegt jetzt die Aufgabe, die zugrunde liegende psychische Störung/Erkrankung anhand reliabler Befundkriterien zu definieren, den Schweregrad dieser Störung zu bestimmen und daraus dann seine Rückschlüsse für die Leistungsbeurteilung zu ziehen.

Texturstörungen der Matrix bezeichnen die extrazellulären Verschleißveränderungen der Binde- und Stützgewebe. Der Begriff »Degeneration« bezieht sich auf intrazelluläre Veränderungen und ist hierfür nicht geeignet (Hempfling et al. 2011).

Der generelle Weg der gutachtlichen Prüfung ist somit im psychisch/psychiatrischen Bereich prinzipiell der Gleiche wie im orthopädisch/traumatologischen Bereich. Er bewegt sich lediglich auf einer anderen Ebene, nämlich der psychiatrischen Befunderhebung.

Der Orthopäde und Unfallchirurg kann nur dann aus unspezifischen Beschwerden und Schmerzempfindungen Rückschlüsse für die Leistungsbeurteilung ableiten, wenn er die **körperlichen** Ursachen hierfür auf bereits näher beschriebenem Wege belegen kann. Allein mit dem Wort »glaubhaft« ist es somit prinzipiell **nicht** getan!

Feststellung des Ausmaßes der Berufsunfähigkeit

Leistungseinschränkungen, resultierend aus der festgestellten Krankheit, sind solange unschädlich, wie sie den im Versicherungsvertrag vereinbarten prozentualen Anteil, in der Regel mindestens 50%, nicht erreichen. Wird jedoch dieser Prozentsatz erreicht oder überschritten, tritt die volle Leistungspflicht der Versicherung ein. Eine »anteilige« Leistungspflicht gibt es nach diesen Versicherungsbedingungen nicht.

Somit kommt diesem Teil der gutachtlichen Beurteilung, nachfolgend der Diagnosesicherung, eine herausragende Bedeutung zu, die buchstäblich über Sein oder Nichtsein entscheiden kann. Es bedarf somit einiger Kriterien, anhand derer der Sachverständige diese so entscheidende Frage überprüfen und beantworten kann.

Sofern die auftraggebende Versicherung ihre vorbereitenden Aufgaben mit einer klaren Definition der Tätigkeitsanteile, der damit verknüpften körperlichen und geistigen Belastungen sowie des zeitlichen Ausmaßes dieser Tätigkeitsbereiche bewältigt hat, kann der Sachverständige zu jedem einzelnen Tätigkeitsbereich mehrschrittig Stellung beziehen.

Beispiel

Bei einer Altenpflegerin könnte eine solche Aufteilung wie folgt aussehen:
- 4 Stunden täglich körperlich belastende Pflegeleistung,
- 2 Stunden körperlich nicht belastende Betreuung,
- 1 Stunde Büro- und Fahrtzeit.
- Diese Altenpflegerin entwickelt mit 45 Jahren bei bis dato nicht bekannter einseitiger Hüftdysplasie eine schwere Koxarthrose mit Hüft-Beuge-Adduktionskontraktur.

Der medizinische Sachverständige hat abzuwägen, wie sich diese Krankheit auf die einzelnen beschriebenen Tätigkeitsbereiche einerseits konkret, andererseits mit einer zeitlichen Volumenminderung auswirkt. Dazu stehen ihm drei Prüfkriterien zur Verfügung:

- **Funktionalität**
  - Was ist objektiv nicht mehr möglich?
- **Zumutbarkeit**
  - Was ist schmerzbedingt nicht mehr zumutbar?
- **Prävention**
  - Was ist gefährdungsbedingt nicht mehr zulässig?

Beispiel

Im konkreten Einzelfall der Altenpflegerin können mit einer Hüft-Beuge-Adduktionskontraktur körperlich belastende Pflegeleistungen funktionell nicht mehr bewältigt werden. Für diese 4 Stunden besteht somit allein aus diesem Grund ein so gut wie 100%-iger Leistungsausfall. Die 2 Stunden der körperlich nicht belastenden Betreuung stellen Anforderungen, wie sie überwiegend auch im normalen privaten Lebensalltag noch bewältigt werden müssen und auch bewältigt werden können, wenngleich mit Entwicklung von Schmerzempfindungen im Verlauf des Tages. Hier greift das Kriterium einer eingeschränkten Zumutbarkeit, sodass dieser Leistungsbereich zu ca. 20% nicht mehr bewältigt werden kann.

Büroarbeiten und die Bewältigung der Autofahrten zu den Pfleglingen dürften hingegen kaum messbar beeinträchtigt sein, maximal mit 10%.

Könnte sich die Altenpflegerin dazu entschließen, die Hüfte endoprothetisch versorgen zu lassen, und wäre damit die **Funktionalität** wieder hergestellt, so läge insofern die prozentuale Gesamtbeeinträchtigung wieder unterhalb der 50%-Grenze.

Dann müsste jedoch das Präventionskriterium – Lockerungsgefahr – greifen, welches die Leistungsbreite der für die körperlich belastende Pflegeleistung um mehr als 50% vermindert, sodass auch dann noch von einer bestehenden Berufsunfähigkeit auszugehen wäre.

Der medizinische Sachverständige kann sich darauf beschränken, seine Einschätzung zu den Teiltätigkeitsbereichen zu konkretisieren und die Gesamtberechnung der auftraggebenden Versicherung (oder dem Gericht) zu überlassen. Fragen an den Sachverständigen zu einer Gesamtbewertung sind nicht unproblematisch. Auch andere Aspekte, die häufig erst in einer streitigen Auseinandersetzung thematisiert werden, können die Entscheidung über die Leistungsgewährung prägen.

Beispiel

Wird die Berufstätigkeit, z. B. bei einem Handelsvertreter, nachhaltig von der Nutzung eines Kraftfahrzeuges geprägt, kann und darf dies aber wegen einer Epilepsie nicht genutzt werden, so besteht eine Berufsunfähigkeit unabhängig von dem prozentualen Zeitanteil für die Wegebewältigung.

Kann ein Ingenieur, spezialisiert auf die Begutachtung von Sturmschäden auf Dächern, durch eine Unfallfolge nicht mehr auf das Dach steigen, so ist eine Berufsunfähigkeit auch dann, eingetreten wenn nur 20% der Gutachtentätigkeit auf dem Dach zu erfolgen hat, aber 80% für die nicht beeinträchtigte Ausarbeitung des Gutachtens im Büro benötigt werden.

Der Entfall einer solchen prägenden Kerntätigkeit, ohne die die gesamte Bürotätigkeit gar nicht sinnvoll möglich ist, hat somit einen entscheidenden Stellenwert.

Leistungsbeginn und Prognose

Da eine Leistungspflicht erst ab dem Zeitpunkt besteht, ab dem die krankheitsbedingte Leistungsminderung die vertraglich vereinbarte Grenze erreicht, muss der Sachverständige in einer rückschauenden Betrachtung möglichst präzise diesen Zeitpunkt benennen. Bei einem Knochenbruch oder einem Herzinfarkt ist dies einfach. Bei einer langsam progredienten Bandscheibenerkrankung wird man ggf. auf den Zeitpunkt der Diagnosesicherung und daraus abgeleiteten Krankschreibung zurückgreifen müssen. Auch ein Operationszeitpunkt kann für diese Feststellung maßgeblich sein, ggf. auch eine fehlgeschlagene rehabilitative Behandlung.

Der Sachverständige muss im Weiteren feststellen, ob nach Eintritt des Versicherungsfalles die Krankheit länger als 6 Monate besteht, was in der Regel in Anbetracht der Dauer eines Verwaltungs- und Prüfungsverfahrens auf eine retrospektive Beurteilung hinausläuft. Die Rechtsprechung hat hierauf generell die Vermutung abgestellt, dass nach einem längeren Krankheitsverlauf dann auch **prognostisch** von einer länger anhaltenden Krankheit auszugehen ist. Dennoch steht der medizinische Sachverständige in der (Sorgfalts-)Pflicht zu prüfen, ob z. B. durch eine bereits geplante und Erfolg versprechende Operation, eine Hilfsmittelversorgung, eine rehabilitative Maßnahme anderer Art oder auch nur durch den natürlichen Heilverlauf eine baldige durchgreifende Besserung des Leistungsvermögens erwartet werden kann.

Schadensminderung

Eine Schadensminderungspflicht des Versicherten ist zu berücksichtigen, soweit ihm zumutbare Möglichkeiten zur Verbesserung seines Gesundheitszustandes offen stehen.

Reicht eine medikamentöse Behandlung aus, die nicht mit **erheblichen** schädigenden Nebenwirkungen verknüpft ist (z. B. moderne Antiphlogistika zur Dämpfung rheumatischer Beschwerden), so ist diese **zumutbare** Heilmaßnahme prognostisch zu berücksichtigen und und kann zur Verneinung der Leistungspflicht führen.

Eine Verpflichtung zur Durchführung einer Operation besteht hingegen nicht, allenfalls ausnahmsweise dann, wenn eine solche Operation:

- einfach und gefahrlos möglich ist,
- dem Probanden keine übermäßigen Schmerzen bereitet
- und eine sichere Aussicht auf eine wesentliche Verbesserung der gesundheitlichen Verhältnisse bietet.

Diese Schadensminderungspflicht umfasst **nicht** überobligatorische Anstrengungen des Versicherten. Diese dürfen sich nicht zu Gunsten des Versicherers auswirken, wenn prognostisch feststeht, dass die weitere Fortführung der Tätigkeit den gesundheitlichen Schaden vermehren wird.

> **Der Versicherte darf Raubbau mit seiner Gesundheit betreiben, ohne dass dadurch die Leistungspflicht des Versicherers entfällt.**

5.5.3 Fragenkatalog

Gesellschaften mit professionellem Schadensmanagement pflegen aus ihren Ermittlungen zu der Struktur der beruflichen Tätigkeit in jedem Einzelfall individuell einen Fragenkatalog zu erstellen, mit dem möglichst detailliert sowohl die noch bestehende berufliche Leistungsbreite (positives Leistungsbild) wie auch die verloren gegangenen Fähigkeiten (negatives Leistungsbild) abgefragt werden. Zwanzig – und mehr – Einzelfragen, manchmal noch zusätzliche Unterfragen sind keine Seltenheit. Der Sachverständige sollte auf jede einzelne dieser Fragen auch zielgerichtet und umfassend antworten, sich dabei immer der Tatsache bewusst sein, dass der Empfänger des Gutachtens kein Mediziner ist und nicht so selbstverständlich, wie dies einem Mediziner möglich ist, die gesundheitlich bedingten Leistungseinschränkungen überschauen kann. Insofern erscheint es auch ratsam, für nicht zielführend erscheinende Fragen Verständnis aufzubringen und eine angemessene Antwort zu formulieren.

5.6 Schwerbehinderten- und soziales Entschädigungsrecht

E. Ludolph

5.6.1 Vorbemerkung

Das Schwerbehindertenrecht, hauptsächlich niedergelegt im Sozialgesetzbuch, neuntes Buch (SGB IX), und das soziale Entschädigungsrecht (SER) sind Teile des Sozialrechts. Während das Gesetz zur »Rehabilitation und Teilhabe behinderter Menschen« (SGB IX) jedoch keinerlei Kausalitätsüberlegungen erforderlich macht, ähnelt das soziale Entschädigungsrecht, das in insgesamt 7 Gesetzen kodifiziert ist, dem Regelungswerk der gesetzlichen Unfallversicherung mit dem Unterschied, dass Voraussetzung für Leistungen eine gesundheitliche Schädigung durch Sonderopfer ist. Daraus resultiert dann auch die »Versorgung im Wege des Härteausgleichs«, die sog. Kannversorgung, eine Besonderheit des sozialen Entschädigungsrechts.

5.6.2 Schwerbehindertenrecht

Rechtsgrundlagen

Am 01.07.2001 ist das SGB IX (9. Sozialgesetzbuch) in Kraft getreten. Es enthält im 1. Teil Regelungen für behinderte und von Behinderung bedrohte Menschen und im 2. Teil besondere Regelungen zur Teilhabe schwerbehinderter Menschen.

- Zusammengefasst wird im 1. Teil des SGB IX im Wesentlichen das Recht auf Rehabilitation. Aufgehoben wird durch Art. 63 des SGB IX das Gesetz über die Angleichung der Leistungen zur Rehabilitation (Reha-AnglG).
- Im 2. Teil (§§ 33 SGB IX) wird das Schwerbehindertenrecht geregelt. Diese Regelungen treten an die Stelle des Schwerbehindertengesetzes (SchwbG), das folgerichtig durch Art. 63 des Gesetzes ebenfalls aufgehoben wird.

Bis zum 01.07.2001 standen im Vordergrund (SchwbG):
- Die Fürsorge für behinderte Menschen und deren Versorgung.

Ab dem 01.07.2001 stehen im Vordergrund (SGB IX):
- Die Rechte behinderter Menschen auf selbstbestimmte Teilhabe am gesellschaftlichen Leben und auf Beseitigung der Hindernisse, die ihrer Chancengleichheit entgegenstehen. Menschen mit Behinderungen soll ein selbstbestimmtes Leben ermöglicht werden.

Sie haben auf Solidarität als Teil universeller Bürgerrechte einen Rechtsanspruch.

Unter folgenden Voraussetzungen ist eine Behinderung gegeben (§ 2 Abs. 1 SGB IX):

- »Menschen sind behindert, wenn ihre körperliche Funktion, geistige Fähigkeit oder seelische Gesundheit mit hoher Wahrscheinlichkeit länger als sechs Monate von dem für das Lebensalter typischen Zustand abweichen und daher ihre Teilhabe am Leben in der Gesellschaft beeinträchtigt ist«.

> Akute, in der Regel weniger als 6 Monate andauernde und nicht wiederkehrende Erkrankungen bleiben bei der Feststellung der Behinderung außer Betracht.

Eine Schwerbehinderung (§ 2 Abs. 2 SGB IX) ist gegeben, wenn folgende weitere Voraussetzung erfüllt ist:

»Menschen sind im Sinne des Teils 2« (Besondere Regelungen zur Teilhabe schwerbehinderter Menschen – Schwerbehindertenrecht – §§ 68 SGB IX) »schwerbehindert, wenn bei ihnen ein Grad der Behinderung von wenigstens 50 vorliegt«.

Unterhalb der Grenze eines Gesamt-GdB von 50 ist eine Anerkennung als behinderter Mensch möglich, wenn die Voraussetzungen des § 2 Abs. 3 SGB IX erfüllt sind:

»Schwerbehinderten Menschen gleichgestellt werden sollen behinderte Menschen mit einem Grad der Behinderung von weniger als 50, aber wenigstens 30, bei denen die übrigen Voraussetzungen des Absatzes 2 vorliegen, wenn sie infolge ihrer Behinderung ohne die Gleichstellung einen geeigneten Arbeitsplatz im Sinne des § 73 nicht erlangen oder nicht behalten können (gleichgestellte behinderte Menschen)«.

Die Gleichgestellten erlangen nur in bestimmten Bereichen eine Stellung wie ein Schwerbehinderter; eine Schwerbehinderung liegt erst ab einem GdB von 50 vor.

Ausgangspunkt des Schwerbehindertenrechts war die Förderung der beruflichen Wiedereingliederung von Kriegsbeschädigten durch das Schwerbeschädigtengesetz (1953) nach dem letzten Weltkrieg. Zielsetzung war und ist es, behinderungsbedingte Nachteile auszugleichen. Das Schwerbehindertengesetz (SchwbG) sah zur Bewältigung der beruflichen und außerberuflichen Anforderungen dafür bereits eine Reihe von Erleichterungen und Absicherungen vor, vor allem:

- Mehrurlaub (§ 47 SchwbG, jetzt § 125 SGB IX) und
- Kündigungsschutz (§§ 15,17 SchwbG, § 85 SGB IX).

Durch das SGB IX wurden die Regelungen des SchwbG übernommen. Die »Nachteilsausgleiche« wurden jedoch erweitert, insbesondere um:

- das Verbot der Benachteiligung schwerbehinderter Menschen im Arbeits- oder sonstigen Beschäftigungsverhältnis (§ 81 SGB IX),
- eine Entschädigungspflicht bei einem Verstoß gegen dieses Verbot (§ 156 SGB IX).

Hinzuweisen ist auf begriffliche Änderungen durch das SGB IX. Die Begriffe der »Behinderte« (§ 4 SchwbG) und der »Schwerbehinderte« (§ 1 SchwbG) wurden ersetzt durch die Begriffe der »behinderte Mensch« und der »schwerbehinderte Mensch« (§ 2 SGB IX). Der Sinn dieser Begriffsänderung bedarf keiner besonderen Erläuterung.

Infolge der relativ großzügig angelegten gesetzlichen Grundlagen des Schwerbehindertenrechts ist davon ein sehr weiter Personenkreis betroffen. Anfang der 1990er Jahre waren in der BRD fast 10% der Bevölkerung als »Schwerbehinderte« nach dem SchwbG anerkannt.

Für das Schwerbehindertenrecht als Teil des Sozialrechts gelten die für dieses Rechtsgebiet gültigen **Beweisregeln und Verfahrensvorschriften:**

- Ziel des Verwaltungsverfahrens ist die Feststellung der Behinderung (§ 69 SGB IX).
- Erforderlich ist der Vollbeweis der Behinderung und des Grades der Behinderung. Vollbeweis bedeutet nicht unumstößliche Gewissheit. Ausreichend ist ein für das praktische Leben ausreichender Grad an Gewissheit, der den Zweifeln Schweigen gebietet, ohne sie völlig auszuschließen (BGH in NJW 70, 946). Nicht erfüllt ist der Vollbeweis, wenn die Behinderung nur möglich oder hinreichend wahrscheinlich ist. Kann der Beweis nicht erbracht werden (z.B. angegebene chronische Schmerzen), treffen denjenigen die Beweisnachteile, der sich auf die Tatsache, die nicht bewiesen werden kann, beruft. In der Regel ist es der Betroffene.
- Der Vollbeweis der Behinderung wird in aller Regel durch ein ärztliches Gutachten erbracht. Dieses ermittelt also die Behinderung. Die Rolle des ärztlichen Gutachters war und ist im Gesetzestext nur ganz unvollständig geregelt (§§ 61, 62 SGB IX). Geregelt ist lediglich, welche Behörde für die Feststellung der Behinderung zuständig ist und wie das Verfahren abläuft (§§ 69 und 70 SGB IX, § 51 Abs. 4 SGG). Der Gutachter ist – entsprechend seiner grundsätzlichen Rolle in allen Verwaltungs- und Gerichtsverfahren – Helfer/Berater der zuständigen Behörde bzw. des Gerichts. Er hat die medizinischen Grundlagen zu sichern und Verwaltung bzw. Gericht das für die Entscheidung zur Feststellung der Behinderung und GdB erforderliche medizinische Wissen zu vermitteln. Er setzt den GdB nicht fest. Faktisch wird aber der vom ärztlichen Gutachter vorgeschlagene GdB in aller Regel in den Bescheid übernommen.

Festgestellt wird die Behinderung durch die Verwaltung (Amt für Versorgung) oder – im Streitfall – durch die Sozialgerichte. Erlassen wird also ein Verwaltungsakt (§§ 31 SGB X), der im Widerspruchsverfahren (Vorverfahren) durch die Verwaltung selbst überprüfbar ist (§ 78 SGG). Im Anschluss daran ist der Rechtsweg zu den Sozialgerichten gegeben (§ 53 SGG).

> **Kausalitätsüberlegungen spielen im Schwerbehindertenrecht keine Rolle.**

Grundsätzlich werden alle bedeutsamen gesundheitlichen Beeinträchtigungen (Behinderung) lediglich nach dem Finalitätsprinzip (also nur die Beschreibung dessen, was festgestellt ist, ungeachtet der Ursache) erfasst. Dafür wird unter Berücksichtigung der tabellarischen Vorgaben in den »versorgungsmedizinischen Grundsätzen« (VG – Anlage zu § 2 der Versorgungsmedizinverordnung des Bundesministeriums für Arbeit und Soziales) der GdB eingeschätzt.

> **Der Grad der Behinderung (GdB) wird ohne Berücksichtigung seiner Ursachen eingeschätzt.**

Die Änderung der Bezeichnung von Minderung der Erwerbsfähigkeit (MdE) zum Grad der Behinderung (GdB) wurde durch die Neufassung des SchwbG vom 24.07.1986 vollzogen. Eine inhaltliche Änderung war damit nicht verbunden. Die begriffliche Änderung von der MdE zum GdB sollte signalisieren, dass der Grad der Behinderung nach dem Gesetzeszweck gerade **nicht** zu einer Minderung der Erwerbsfähigkeit führen soll. Die zahlenmäßige Bezifferung des Grades der Behinderung (GdB) soll die Auswirkungen der Funktionsbeeinträchtigung im allgemeinen Lebensbereich widerspiegeln. Rückschlüsse auf das Ausmaß der Arbeitsfähigkeit und/oder der Erwerbsfähigkeit und/oder der Leistungsfähigkeit erlaubt der GdB nicht. Übertragungen auf andere Rechtsgebiete sind ausgeschlossen, nicht dagegen die Übertragung von MdE (trotz ihres ausschließlichen Bezugs auf Einschränkungen auf dem allgemeinen Arbeitsmarkt) oder GdS (Grad der Schädigung nach dem sozialen Entschädigungsrecht) in den Schwerbehindertenbereich; entsprechende Feststellungen der GUV oder im SER usw. können abermalige Feststellungen nach dem SGB IX überflüssig machen, es sei denn, es bestünde ein besonderes Interesse daran.

> **Ein Grad der Behinderung von 100 zeigt weder Berufs- noch Erwerbsunfähigkeit an.**

Im Gegensatz z. B. zur gesetzlichen Unfallversicherung und zum Dienstunfallrecht hängt die Anerkennung als schwerbehinderter Mensch von einem entsprechenden Antrag ab (§ 69 SGB IX), der auch den Zeitpunkt bestimmt, ab welchem eine Behinderung anerkannt werden kann. Es steht also jedem frei, ob und ab wann er sich unter den Schutz des Schwerbehindertenrechts stellen will.

Grad der Behinderung

Der GdB wird eingeschätzt auf der Grundlage der oben genannten »versorgungsmedizinischen Grundsätze« (VG). Diese sind im Sinne der Gleichbehandlung aller behinderten Menschen als Verordnung grundsätzlich bindend. Die VG werden jedoch fortlaufend nach und nach überarbeitet.

Die überwiegende Zahl von Gutachten wird nach Aktenlage erstellt. Ausgewertet werden also vorliegende ärztliche Berichte und für andere Zwecke angefertigte Gutachten. Die rasterhafte tabellarische Auflistung von Leiden verschiedener Organ- und Funktionssysteme kann nicht alle Behinderungen erfassen, sodass Analogien, z. B. zur Frage, ob Schwerbehinderung im Sinne des Rechts vorliegt, hergestellt werden müssen. Abweichungen von den Vorgaben sind zu begründen.

Ist dagegen die gutachtliche Untersuchung des Betroffenen indiziert, ist der GdB-Prüfablauf für den ärztlichen Gutachter – nach Bejahung der fachlichen Zuständigkeit für die Fragestellung [§ 407a (1) ZPO, der diesen Grundsatz formuliert] – wie in der ▶ Übersicht dargestellt.

GdB-Prüfablauf für den ärztlichen Gutachter
1. Exakte und umfassende Sicherung und Beschreibung der zum Untersuchungszeitpunkt individuellen Funktionseinbußen/Gesundheitsstörungen – im Vollbeweis.
2. Erfassung derjenigen Funktionseinbußen, die zum Untersuchungszeitpunkt gegenwärtig sind und über einen Zeitraum von 6 Monaten hinaus verbleiben.
3. Zuordnung der individuellen gegenwärtigen und nicht nur vorübergehenden Funktionseinbuße zu den »Eckwerten« der VG.
4. Soweit die »versorgungsmedizinischen Grundsätze« Bandbreiten vorgeben (GdB 10–30), exakte Einordnung der individuellen Funktionseinbußen.
5. Einschätzung des Grades der Behinderung (GdB) – ohne Zusatz des Prozentzeichens (%).
6. Einschätzung in durch 10 teilbare Gradzahlen.
7. Bei Zusammentreffen mehrerer Behinderungen zuerst gesonderte Einschätzung jedes Einzel-GdB (getrennte Einschätzung jeder Behinderung).
8. Prüfung, ob und welche Voraussetzungen für – ggf. welche – Nachteilsausgleiche (s. unten) vorliegen.

■ **Zu 1**

Die Begutachtung für das Schwerbehindertenrecht ist **Funktionsbegutachtung** – nicht Befundbegutachtung. Maßgeblich für den Grad der Behinderung (GdB) sind die von den Befunden (krankhaften Veränderungen) ausgehenden **Funktionseinbußen**. Der Organverlust (z. B. Milzverlust) als solcher ist per se keine Behinderung. Keine Behinderung sind laborchemische oder apparative Normabweichungen. Keine Behinderung sind auch ausschließlich bildtechnisch zur Darstellung kommende Veränderungen. Diese können ein Indiz für klinisch relevante Funktionseinbußen sein, was zu klären ist. Bildtechnisch zur Darstellung kommende Befunde korrelieren nicht ausreichend sicher mit Behinderungen/Funktionseinbußen. Nicht aus jedem regelwidrigen Befund resultiert also eine Teilhabestörung, d. h. nicht jeder regelwidrige Befund hindert den Betroffenen, selbstbestimmt am Leben der Gemeinschaft teilzunehmen.

Keine Behinderung ist die altersphysiologische Veränderung (»versorgungsmedizinische Grundsätze«, Teil A2.c). Die Beweglichkeit der Gelenke und der Wirbelsäule nehmen mit zunehmendem Alter physiologisch ab. Das Gleiche gilt für das Seh- und Hörvermögen, die Geschicklichkeit, die Schnelligkeit und die kardiale und pulmonale Leistungsfähigkeit. Diese mit zunehmendem Alter einsetzenden Veränderungen führen ebenso wenig zu einer Behinderung, wie dies für kindspezifische Funktionsbeeinträchtigungen gilt. Orientierungspunkt ist stets der Normalbefund (Regelbefund) in der jeweiligen Altersgruppe.

Jede Behinderung ist im Vollbeweis zu sichern (s. oben).

- **Zu 2**

Gegenwärtig sind alle Funktionseinbußen/Gesundheitsstörungen/Behinderungen, die der Betroffene:

- nicht mehr ausüben kann (Unmöglichkeit, z. B. Funktionseinbuße durch Beinverlust),
- beschwerdebedingt nicht mehr ausübt (Unzumutbarkeit, z. B. Funktionseinbuße durch schmerzhafte Kniegelenksarthrose),
- aus präventiven Gründen nicht ausüben darf (Unzulässigkeit, z. B. Funktionseinbußen durch Meidung von Menschenansammlungen infolge Infektionsrisiko des Kleinkindes nach Milzverlust oder durch Meidung kniestrapazierender Arbeitsplätze nach Kniegelenkersatz).

Selbst wenn Funktionseinbußen künftig sicher zu erwarten sind, führt das mit Ausnahme von Funktionseinbußen aus präventiven Gründen (3. Alternative) nicht zu einer Erhöhung des GdB. Vielmehr ist bei Eintritt der Verschlimmerung ein entsprechender Antrag zu stellen.

Bei wechselnden Funktionseinbußen, z. B. bei chronisch-rezidivierender Osteomyelitis, bestimmt sich der Grad der Behinderung nach der Gesundheitsstörung, die letztlich die Behinderung prägt. Welche das ist, ist nicht mit einer mathematischen Formel zu bestimmen. Es kommt darauf an, durch welche Funktionseinbußen maßgeblich die Beeinträchtigung der »Teilnahme am Leben in der Gesellschaft« bestimmt wird. Sind z. B. akute Schübe einer chronischen Osteomyelitis selten, so sind die mit dem akuten Schub verbundenen Funktionseinbußen für das Ausmaß der Behinderung nicht maßgeblich.

Eine Besonderheit ist der GdB für die Zeit der sog. Heilungsbewährung. Nach Transplantationen und nach Erkrankungen, die zu Rezidiven neigen (Tumorerkrankungen, chronische Osteomyelitis), ist bei der GdB-Einschätzung ein Zeitraum von in der Regel 5 Jahren nach Abschluss der Primärbehandlung (z. B. operativer Entfernung des Tumors oder Ausräumung der osteomyelitisch veränderten knöchernen Strukturen) abzuwarten. Bis zu diesem Zeitpunkt ist der GdB wegen des Wiedererkrankungsrisikos gegenüber dem für die Folgen der Grunderkrankung einzuschätzenden GdB erhöht.

- **Zu 3**

Nach Sicherung der individuellen Funktionsbeeinträchtigung/Gesundheitsstörung/Behinderung ist der nächste Schritt deren Zuordnung zu den Gesundheitsstörungen, die in der in den »versorgungsmedizinischen Grundsätzen« aufgeführten GdS-Tabelle (Teil B) aufgeführt sind. Die VG geben tabellarisch aufgeführte Gesundheitsstörungen vor. Es sind grundsätzlich verbindliche »Eckwerte« (VG, Teil A2.d), aus denen mittels vergleichender Betrachtung Werte für andere Gesundheitsstörungen abgeleitet werden können. Dies entspricht dem Grundsatz der Gleichbehandlung und wird in allen Rechtsgebieten, die tabellarische Vorgaben enthalten, so praktiziert. Bei atypischen Fällen empfiehlt sich die Angabe mehrerer »Eckwerte«, die der individuellen Gesundheitsstörung vergleichbar sind und von denen aus der »richtige« Wert sozusagen angepeilt wird, um so die Überlegungen des Gutachters für Dritte transparent zu machen.

Der jeweilige »Eckwert« der VG umfasst die mit der Gesundheitsstörung regelhaft verbundenen – »üblicherweise vorhandenen« (VG, Teil A2.j) – Schmerzen. Werden übermäßige Schmerzen und daraus resultierende Funktionseinbußen angegeben, müssen diese gesichert werden (Vollbeweis), um sie der Einschätzung zugrunde zu legen. Die Höhe des GdB hängt nicht vom Ausmaß der subjektiven Klagen ab. Fehlen Indizien für eine besondere Schmerzhaftigkeit, fehlt also z. B. eine signifikante Muskelminderung und/oder Minderung der Fußsohlenbeschwielung, lässt sich eine schmerzbedingte Minderbelastbarkeit nicht begründen. Das Gleiche gilt bei kräftigen Arbeitsspuren im Bereich der Hände. Wird angegeben, schmerzbedingt könne nach Amputation des Beins im Bereich des Oberschenkels keine Prothese getragen werden, zeigt der Stumpf aber Tragespuren und können bei wiederholten Überprüfungen klar umschriebene Druckschmerzen nicht ausgelöst werden, richtet sich der GdB nach einem prothesenfähigen Amputationsstumpf.

Krankheiten mit Schmerzen (die zwar gesichert sein müssen), denen kein morphologisches Substrat zugrunde liegt bzw. die sich von diesem gelöst haben, sind ein eigenständiges Krankheitsbild, das interdisziplinär unter Einbeziehung von Psychiatrie, Psychosomatik oder Psychologie zu klassifizieren und einzuschätzen ist (VG, Teil B 3.7).

Mit umfasst sind durch die »Eckwerte« auch die »regelhaften« seelischen Begleiterscheinungen, wie sie z. B. mit schweren Deformierungen oder bestimmten Erkrankungen (Verlust der weiblichen Brust, Potenzverlust) einhergehen (»VG, Teil A2.i). Nur erhebliche seelische Begleiterscheinungen (z. B. behandlungsbedürftige Depressionen), die dann als eigenständiges Krankheitsbild durch das dafür zuständige Fachgebiet (Psychiatrie, Psychosomatik) gesichert sein müssen, führen zu einer Erhöhung des GdB.

■   **Zu 4**

Sehen die VG einen Spielraum für die Einschätzung des GdB vor, z. B. Lockerung des Kniebandapparates mit der Notwendigkeit der Versorgung durch einen Stützapparat und Achsabweichungen (GdB 30–50), so ist mit Hilfe anderer »Eckwerte« der für die individuelle Funktionseinbuße maßgebliche GdB einzugrenzen. Im Beispielfall sind »Eckwerte« einmal das in günstiger Stellung fest versteifte Kniegelenk (GdB 30) und der Verlust des Beins im Kniegelenk bei guter Funktiontüchtigkeit des Stumpfes und der Gelenke (GdB 50). Diese Hilfsüberlegungen sind in das Gutachten ausdrücklich aufzunehmen, um sie dem für die Festsetzung des GdB Verantwortlichen nachvollziehbar zu vermitteln. Nach VG, Teil A1.b ist für nicht aufgeführte Gesundheitsstörungen in Analogie zu vergleichbaren Gesundheitsstörungen der GdB zu bestimmen.

■   **Zu 5**

Die ausdrückliche Erwähnung der Selbstverständlichkeit, dass der GdB ohne Hinzusetzen des Prozentzeichens (%) einzuschätzen ist, hat zum Hintergrund, dass gewohnheitsmäßig immer wieder mit Prozentzeichen eingeschätzt wird.

■   **Zu 6**

Die Vorgabe, dass der GdB zunächst für einzelne Funktionssysteme (Gehirn einschließlich Psyche usw. VG, Teil A2.e), dann insgesamt in 10er Schritten einzuschätzen ist, folgt der Systematik der »versorgungsmedizinischen Grundsätze«, die ebenfalls nur 10er Grade ausweisen, und ist für die verwaltungsmäßige und gerichtliche Feststellung gesetzlich kodifiziert (§ 69 Abs. 1. Satz 3 SGB IX).

■   **Zu 7**

Treffen mehrere Gesundheitsstörungen zusammen, ist zunächst jede Gesundheitsstörung einzeln einzuschätzen und der dafür maßgebliche GdB (Einzel-GdB) als Bewertungsgröße festzuhalten. Aus der Gesamtheit der Funktionseinbußen bzw. Teilhabestörungen ist dann der Gesamt-GdB zu bilden (§ 69 Abs. 3 Satz 1 SGB IX):

»Liegen mehrere Beeinträchtigungen der Teilhabe am Leben in der Gesellschaft vor, so wird der Grad der Behinderung nach den Auswirkungen der Beeinträchtigungen in ihrer Gesamtheit unter Berücksichtigung ihrer wechselseitigen Beziehungen festgestellt«.

Da als Behinderung im Sinne des Schwerbehindertenrechts der Gesamtzustand, also nicht die einzelne Funktionbeeinträchtigung, z. B. beim Gehen oder Stehen, gemeint ist, wird abschließend die Einschätzung der Gesamt-Behinderung erforderlich. Die einzelnen Funktionsbeeinträchtigungen sind lediglich Anhaltspunkte (VG, Teil A3.a).

Der Gesamt-GdB darf weder durch Addition noch durch andere mathematische Verfahren gebildet werden. Die Einzelbewertungen sind keine Berechnungsgrundlage (VG, Teil A3a und 3b). Maßgebend für die Bildung des Gesamt-GdB sind die Auswirkungen der einzelnen Funktionsbeeinträchtigungen in ihrer Gesamtheit und ihrer wechselseitigen Beziehung zueinander. So kann ein Gesamt-GdB von 50 nur dann angenommen werden, wenn die Gesamtauswirkungen der verschiedenen Funktionsbeeinträchtigungen so erheblich sind wie bei anderen Funktionsstörungen, die in den »versorgungsmedizinischen Grundsätzen« mit einem GdB von 50 bewertet sind, wie dies z. B. beim Verlust einer Hand oder eines Beins im Unterschenkelbereich der Fall wäre.

Funktionsbeeinträchtigungen können durch Hinzutreten weiterer Funktionseinbußen…

▬   **in Abhängigkeit voneinander verstärkt werden:** Nach Verlust des linken Beins im Unterschenkel – Einzel-GdB 50 – kommt es zum Verlust des Daumens sowie des Zeige- und Mittelfingers rechts – Einzel-GdB 30. Der Gesamt-GdB ist auf 90 einzuschätzen, da durch den Verlust der Finger rechts nicht nur Funktionseinbußen im Bereich der Hand hinzukommen, sondern die Funktionseinbußen im Bereich des linken Beins nicht mehr durch Benutzen einer Gehstütze rechts ausgeglichen werden können (VG, Teil A3.d) bb).

▬   **sich völlig unabhängig voneinander addieren:** Bei stärker behindernder Neurose – Einzel-GdB 40 – kommt es zur Versteifung eines Kniegelenkes – Einzel-GdB 30. Der Gesamt-GdB ist auf 70 einzuschätzen, da sich beide Funktionseinbußen nicht überschneiden (VG, Teil A3.d) aa).

▬   **sich überschneiden:** Der Versicherte, der an einer Lungenfunktionsstörung mittleren Grades – Einzel-GdB 50 – leidet, verliert das linke Bein im Unterschenkel – Einzel-GdB 50. Der Gesamt-GdB ist auf allenfalls 80 einzuschätzen, weil sich die Leistungseinschränkungen beider Gesundheitsstörungen überschneiden. Beide Gesundheitsstörungen haben Auswirkungen auf die Fortbewegung (VG, Teil A3.d, cc). Sinnvollerweise geht man bei der Bildung des Gesamt-

GdB von der Funktionsbeeinträchtigung mit dem höchsten Einzel-GdB aus, um dann zu prüfen, ob die weiteren Funktionsbeeinträchtigungen das Ausmaß der Behinderung noch vergrößern (VG, Teil A3.c).

- Bei einem voll versteiften Sprunggelenk mit einem Einzel-GdB von 30 wirkt sich eine zusätzliche Wadenbeinnervenlähmung auf der gleichen Seite – ebenfalls mit einem Einzel-GdB von 30 – insofern (geringfügig) als weitere Funktionsbeeinträchtigung aus, als die Großzehe aktiv nicht bewegt werden kann und zusätzlich Gefühlsstörungen bestehen. Dies kann gering erhöhend zu Buche schlagen (GdB allenfalls 40, wobei auch in Abhängigkeit von der Funktion ein GdB von 30 vertretbar sein kann).
- Bei einer gefäßbedingten Claudicatio intermittens (sog. Schaufensterkrankheit) mit einem Einzel-GdB von 30 wird eine arthrotisch bedingte Abrollstörung im Sprunggelenk mit einem Einzel-GdB von 20 allenfalls noch eine Erhöhung des Gesamt-GdB von 10 bewirken.

Von wenigen Ausnahmefällen abgesehen, führen zusätzliche leichte Funktionsbeeinträchtigungen, die nur einen GdB von 10 bedingen, neben einer schweren Funktionsbeeinträchtigung nicht zu einer Steigerung des Gesamt-GdB (VG, Teil A3.d) ee). Nach Verlust einer Hand (Einzel-GdB 50) führt eine diätpflichtige Zuckerkrankheit mit einem GdB von 10 nicht zu einer Zunahme der Gesamtbeeinträchtigung und damit nicht zu einer Erhöhung des GdB von 50. Generell gilt nach § 69 Abs. 1, Satz 5, SGB IX und nach den »versorgungsmedizinischen Grundsätzen« im Schwerbehindertenrecht, dass ein Einzel-GdB »wenigstens 20« betragen muss und ein Einzel-GdB unter 20 folglich auch nicht zu einer Erhöhung des Gesamt-GdB führt. Im Sinne einer Plausibilitätsprüfung erscheint es – insbesondere, wenn Funktionsbeeinträchtigungen auf psychiatrischem Fachgebiet vorliegen, deren Einschätzung schwieriger ist, als dies für Funktionsbeeinträchtigungen auf unfallchirurgisch-orthopädischem Fachgebiet der Fall ist – angezeigt, den Gesamt-GdB gegen die vom Probanden erfragte Teilhabe an der Gesellschaft (Tagesstruktur, ausgeübte Hobbys, private Tätigkeiten, soziales Engagement usw.) abzugleichen.

Nachteilsausgleich

Die grundlegenden Bestimmungen zum Nachteilsausgleich finden sich in den §§ 69 Abs. 4 und 126 SGB IX.

§ 69 Abs. 4 SGB IX

»Sind neben dem Vorliegen der Behinderung weitere gesundheitliche Merkmale Voraussetzung für die Inanspruchnahme von Nachteilsausgleichen, so treffen die für die Durchführung des Bundesversorgungsgesetzes zuständigen Behörden die erforderlichen Feststellungen im Verfahren nach Absatz 1.«

◻ Tab. 5.3 Nachteilsausgleiche

Merkzeichen	Behinderung
G	Erhebliche Beeinträchtigung der Bewegungsfähigkeit im Straßenverkehr
B	Berechtigung für eine ständige Begleitung
aG	außergewöhnliche Gehbehinderung
Gl	Gehörlosigkeit
H	Hilflosigkeit
Bl	Blindheit
RF	Befreiung von Rundfunkgebührenpflicht

§ 126 SGB IX

»Die Vorschriften über Hilfen für behinderte Menschen zum Ausgleich behinderungsbedingter Nachteile oder Mehraufwendungen (Nachteilsausgleich) werden so gestaltet, dass sie unabhängig von der Ursache der Behinderung der Art oder der Schwere der Behinderung Rechnung tragen.«

Im Einzelnen hat der ärztliche Gutachter vor allem die in ◻ Tab. 5.3 genannten Nachteilsausgleiche zu beurteilen, die als sog. Merkzeichen, d. h. Buchstaben, im Ausweis über die Eigenschaft als schwerbehinderter Mensch, zu vermerken sind [VG, Teil A4, 5, 6 und Teil D sowie (Rf) landesrechtliche Regelungen].

Die Voraussetzungen für »**erhebliche/außergewöhnliche Gehbehinderung**« werden im Gegensatz zu den sonstigen Merkzeichen durch das Bundesverkehrsministerium definiert.

Eine »erhebliche Gehbehinderung«, Merkzeichen G, liegt vor (VG, Teil D 1.), wenn die Bewegungsfähigkeit im Straßenverkehr beeinträchtigt ist

- durch eine Einschränkung des Gehvermögens, auch durch innere Leiden, z. B. Lungenfunktionsstörungen,
- durch Anfälle oder
- durch Sehstörungen oder Orientierungsunfähigkeit.

Des Weiteren können Wegstrecken im Ortsverkehr nicht ohne erhebliche Schwierigkeiten oder nicht ohne Gefahr für sich oder andere zurückgelegt werden, die üblicherweise zu Fuß zurückgelegt werden. Dabei werden Besonderheiten der Wege am Wohnort des behinderten Menschen (z. B. besondere Höhenunterschiede) nicht berücksichtigt. Weitere selbstverständliche Voraussetzung ist die Schwerbehinderung (GdB mindestens 50). Das Merkzeichen G ist gegeben z. B. bei einem in Kniehöhe Amputierten (GdB 50). Es ergeben sich Vorteile z. B. bei der Kfz-Steuer oder bei der Benutzung öffentlicher Verkehrsmittel.

Eine »außergewöhnliche Gehbehinderung«, Merkzeichen aG (VG, Teil D3), liegt vor bei Personen, die sich wegen der Schwere ihrer Behinderung

- nur mit fremder Hilfe oder
- nur mit großer Anstrengung außerhalb ihres Kraftfahrzeugs bewegen können (Rollstuhlfahrer, Doppeloberschenkelamputierte).

Als Vergleichsmaßstab wird dazu immer das Gehvermögen eines Doppeloberschenkelamputierten herangezogen. Entscheidend ist ausschließlich das Gehvermögen; Störungen der Orientierungsfähigkeit sind unerheblich. Der Gesamt-GdB liegt in aller Regel bei 80 und mehr. Der dann einzuräumende Nachteilsausgleich »aG« erlaubt dem Betroffenen vor allem die Benutzung der Behindertenparkplätze. Wegen der außerordentlich hoch liegenden Messlatte für diesen Nachteilsausgleich ergeben sich hieraus relativ häufig Sozialgerichtsverfahren auch bei unstreitiger GdB-Einschätzung.

Besteht die Notwendigkeit einer ständigen Begleitung des schwerbehinderten Menschen, wie dies z. B. bei einem Blinden, einem Querschnittgelähmten oder Ohnhänder zu unterstellen ist, so wird das Merkzeichen »B« zuerkannt (VG, Teil D2.). Die Begleitperson kann dann unentgeltlich die öffentlichen Verkehrsmittel benutzen.

Hilflos, Merkzeichen »H« (VG, Teil A4), ist – nach der hier relevanten Definition – eine Person, wenn sie für eine Reihe von häufigen und regelmäßig wiederkehrenden Verrichtungen zur Sicherung ihrer persönlichen Existenz im Ablauf eines jeden Tages fremder Hilfe dauernd bedarf. Diese Voraussetzungen sind auch erfüllt, wenn die Hilfe in Form von Überwachung oder einer Anleitung zu diesen Verrichtungen erforderlich ist, z. B. bei Antriebsarmut infolge psychischer Erkrankung, oder wenn die Hilfe zwar nicht dauernd geleistet werden muss, jedoch eine ständige Bereitschaft zur Hilfeleistung erforderlich ist, z. B. bei epileptischen Anfällen. Die Beurteilungskriterien weichen von den Anforderungen vor allem der gesetzlichen Unfallversicherung deutlich ab, sodass eine Übertragung dieses Merkmals von einem Rechtsgebiet auf das andere nicht möglich ist. Nach dem Rundschreiben des BMAS vom 04.05.1995 – VI 5-55463-2 können jedoch bei sachgerechter Feststellung der Pflegestufe III (Pflegeversicherung) durch die Pflegekasse nach § 15 SGB XI oder vergleichbaren Vorschriften die Voraussetzungen für H ohne weitere Prüfung angenommen werden. Dieses Merkzeichen bringt vor allem steuerliche Vorteile mit sich.

Sofern die gesundheitlichen Voraussetzungen dem schwerbehinderten Menschen allgemein nicht mehr die Teilnahme an öffentlichen Veranstaltungen jeglicher Art in nennenswertem Umfang erlauben und der Gesamt-GdB wenigstens 80 beträgt, so ist das Merkzeichen »RF« zu gewähren (Landesrecht), was zur Befreiung von Rundfunk- und Fernsehgebühren führt. Hörgeschädigten mit einem GdB von mindestens 50 wegen der Hörbehinderung und Sehbehinderte mit einem GdB von mindestens 60 wegen der Sehbehinderung steht das Merkzeichen »RF« ebenfalls zu. Auch hierbei bewirken die strengen Vorgaben relativ häufig Sozialgerichtsverfahren bei unstreitigem Gesamt-GdB.

Die Merkzeichen »Bl«, Blindheit (VG, Teil A6.), und »Gl«, Gehörlosigkeit (VG, Teil D4) führen zur Zuerkennung steuerlicher Vorteile und Vorteile bei Benutzung öffentlicher Verkehrsmittel. Das Merkzeichen »Bl« steht nicht nur bei Blindheit zu, sondern auch bei hochgradiger Sehbehinderung (z. B. Sehschärfe auf dem besseren Auge maximal 1/50 oder eine dem vergleichbare Sehbehinderung). Das Merkzeichen »Gl« steht nicht nur bei Taubheit zu, sondern auch bei an Taubheit grenzender Schwerhörigkeit beidseits, wenn daneben noch schwere Sprachstörungen (schwer verständliche Lautsprache, geringer Sprachschatz) vorliegen. In der Regel sind dies Hörbehinderte, bei denen die Schwerhörigkeit angeboren ist.

5.6.3 Soziales Entschädigungsrecht

Rechtsgrundlagen

Das soziale Entschädigungsrecht (Teil des Sozialrechts) leistet – wie der Name sagt – Entschädigung aus sozialen Gründen. Dem sozialen Entschädigungsrecht liegen Sonderopfer bzw. Aufopferungsansprüche im weitesten Sinn zugrunde, also Ansprüche, die aus Körperschäden resultieren, die durch eine Tätigkeit im Sinne der Allgemeinheit oder zum Wohle der Allgemeinheit ausgeübt wurden, oder für die die Allgemeinheit aus solidarischen Gründen einzustehen hat.

> Das soziale Entschädigungsrecht umfasst Ansprüche aus Einwirkungen, für die die Allgemeinheit eintreten muss oder will (§ 5 SGB I).

Das soziale Entschädigungsrecht ist in zahlreichen Einzelgesetzen geregelt, die jedoch im Wesentlichen auf das Bundesversorgungsgesetz (BVG) verweisen, dessen Bestimmungen nachfolgend allein zitiert und diskutiert werden. Zum sozialen Entschädigungsrecht gehören die in der ▶ Übersicht genannten Einzelgesetze.

Einzelgesetze, die zum sozialen Entschädigungsrecht gehören

- Kriegsopferversorgung: Bundesversorgungsgesetz (BVG)
- Versorgung der Soldaten: Soldatenversorgungsgesetz (SVG)

▼

- Versorgung der Zivildienstleistenden: Zivildienstgesetz (ZDG)
- Häftlingshilfegesetz (HHG)
- Rehabilitierungsgesetz (StrRehaG)
- Bundesentschädigungsgesetz für Opfer der nationalsozialistischen Verfolgung (BEG)
- Entschädigung von Impfschäden: Infektionsschutzgesetz (IfSG)
- Entschädigung von Opfern von Gewalttaten: Opferentschädigungsgesetz (OEG)
- SED-Unrechtsbereinigungsgesetz (SED-UnberG)

Anspruch auf Versorgung haben alle Personen, die durch eine militärische, militärähnliche bzw. dem früheren Zivildienst immanente Tätigkeit bzw. Verhältnisse (z. B. auch deutsche Heimatvertriebene/Flüchtlinge), als Opfer einer behördlich angeordneten oder empfohlenen Impfung oder als Opfer eines vorsätzlich rechtswidrigen Angriffs bzw. dessen berechtigter Abwehr (Notwehr) einen Unfall oder eine gesundheitliche Schädigung (ggf. nach einem Stichtag) erleiden. Zu der Frage, wer zu den geschützten Personen gehört, was also z. B. militärähnliche Dienste sind, gibt es eine umfangreiche Rechtsprechung. Diese Fragen sind aber für den ärztlichen Gutachter nicht relevant.

Das soziale Entschädigungsrecht, das als Teil des Sozialrechts grundsätzlich den für dieses Rechtsgebiet geltenden Kausalitäts- (Kausalitätstheorie der rechtlich wesentlichen Bedingung) und Beweisregeln (Vollbeweis der Tatsachen, hinreichende Wahrscheinlichkeit der Ursachenzusammenhänge) folgt, weist bei der Einschätzung des Grades der Schädigungsfolgen (GdS) gegenüber der gesetzlichen Unfallversicherung, die ebenfalls Unfälle/Erkrankungen aus dem dort geschützten Bereich entschädigt, folgende Besonderheiten auf:

- die sog. Kannversorgung (§ 1 Abs. 3, Satz 2 BVG),
- Einschätzung des GdS auf der Grundlage der »versorgungsmedizinischen Grundsätze«,
- die Einschätzung der Gesamtschädigungsfolgen.

Die sog. Kannversorgung

Ursächlich für die Kodifikation der sog. Kannversorgung war die Beobachtung, dass sich verschiedene Erkrankungen, z. B. die multiple Sklerose, eine primär entzündliche Erkrankung des zentralen Nervensystems, bei Kriegsteilnehmern vermehrt manifestierten. Ärzte, die als Ursache der multiplen Sklerose der Infektionstheorie zuneigten, sahen in den Belastungen von Krieg und Gefangenschaft einen wesentlichen Ursachenbeitrag für die Erkrankung. Ärzte, die der neuroallergischen Theorie als Ursache zuneigten, lehnten einen Zusammenhang ab. Das war für die Betroffenen unbefriedigend. Im Wege eines Härteausgleichs wurde 1964 die sog. Kannversorgung in das Bundesversorgungsgesetz aufgenommen (§ 1 Abs. 3, Satz 2 BVG).

Die neben der »normalen« Versorgung (s. oben »Rechtsgrundlagen«) stehende sog. Kannversorgung (§ 1 Abs. 3 Satz 2 BVG) ist eine für den ärztlichen Gutachter wesentliche Besonderheit des sozialen Entschädigungsrechts, die sich aus dem Aufopferungsgedanken erklärt. Während bei der »normalen« Versorgung und nach den Regeln der gesetzlichen Unfallversicherung die wesentliche Ursache (Kausalitätstheorie der wesentlichen Bedingung) aus dem geschützten Bereich hinreichend wahrscheinlich (Beweisregel: VG, Teil C Nr. 3) sein muss, kann mit Zustimmung des zuständigen Bundesministeriums »die Gesundheitsstörung als Folge einer Schädigung anerkannt werden«, wenn »die zur Anerkennung einer Gesundheitsstörung als Folge einer Schädigung erforderliche Wahrscheinlichkeit nur deshalb nicht gegeben ist, weil über die Ursache des festgestellten Leidens in der medizinischen Wissenschaft Ungewissheit besteht« (VG, Teil C 4a). Medizinische Ursachenzusammenhänge, die wissenschaftlich nicht abschließend geklärt sind und zu denen deshalb unterschiedliche wissenschaftliche Arbeitshypothesen bestehen, können so im Einzelfall anerkannt werden, obwohl der Ursachenzusammenhang nicht zu klären, also nicht hinreichend wahrscheinlich zu machen ist. Die sog. Kannversorgung ist an die in der ▶ Übersicht dargestellten Voraussetzungen geknüpft (VG, Teil C 4).

Voraussetzungen für Anwendung der sog. Kannversorgung

1. Der Gesundheitsschaden ist im Vollbeweis gesichert.
2. Der als ursächlich zu diskutierende geschützte Bereich ist im Vollbeweis gesichert.
3. Über die Ursachen des Gesundheitsschadens besteht keine durch Forschung und Erfahrung gesicherte – herrschende – Meinung. Es muss also über die Ursache Ungewissheit in der medizinischen Wissenschaft bestehen.
4. Der Ursachenzusammenhang im konkret zu begutachtenden Einzelfall steht mit einer der anerkannten wissenschaftlichen Arbeitshypothesen zur Ursache (Ätiologie) und Krankheitsentstehungsgeschichte (Pathogenese) in Übereinstimmung.

Diese Ausnahme von der Beweisregel der hinreichenden Wahrscheinlichkeit bedarf – um eine einheitliche Umsetzung durch die Verwaltungsbehörden zu gewährleisten – der Zustimmung des zuständigen Bundesministeriums, die jedoch allgemein erteilt werden kann und in den »Anhaltspunkten« [AHP 2008, RNr. 39 (7)] allgemein erteilt wurde. Im Rahmen der sog. Kannversorgung kann der Zusammenhang nachfolgender Erkrankungen mit einer Einwirkung aus dem geschützten Bereich anerkannt werden, wobei die Aufzählung nur beispielhaft ist:

- arteriosklerotische Komplikation (Apoplexie, Herzinfarkt, periphere Durchblutungsstörungen, infolge Gefäßeinengungen) bis zu einem Lebensalter von 50 Jahren,
- Sarkoidose oder Boeck-Krankheit,
- multiple Sklerose,
- spinale progressive Muskelatrophie,
- rheumatoide Arthritis.

Die Bezeichnung »Kannversorgung« vermittelt den Eindruck, als handele es sich um eine Ermessensentscheidung. Sind jedoch die Voraussetzungen (1 bis 4) erfüllt, ist der Zusammenhang in gebundener Entscheidung anzuerkennen.

Einschätzung der Gesamtschädigungsfolgen

Das soziale Entschädigungsrecht entschädigt nicht **einzelne** Unfälle, sondern das Sonderopfer aus dem geschützten Bereich. Mehrere Unfälle/Einwirkungen (z.B. Kriegsbeschädigungen, aber auch Schädigungsfolgen nach verschiedenen Gesetzen) werden als Sonderopfer aus diesem Bereich bescheidmäßig zusammengefasst. Eine kausale Zuordnung zu **einzelnen** Unfällen/Einwirkungen erfolgt nicht. Aus der Zusammenfassung aller Schädigungsfolgen in einem Bescheid folgt, dass auch nur **ein GdS** (Gesamt-GdS) festgesetzt wird und nur **eine** Entschädigungsleistung erfolgt. Folglich hat der ärztliche Gutachter auch nur einen GdS unter Berücksichtigung sämtlicher Schädigungsfolgen einzuschätzen.

Während demgegenüber in der gesetzlichen Unfallversicherung die Gesundheitsschäden eines jeden Versicherungsfalls – unter Zugrundelegung der sog. MdE-Tabellen – gesondert eingeschätzt werden und die addierten MdE-Sätze aller Versicherungsfälle über 100 v. H. erreichen können, ist – angesichts der hier zusammengefassten Einschätzung – der GdS von 100 die absolute Obergrenze für sämtliche Schädigungsfolgen aus dem Bereich des sozialen Entschädigungsrechts.

Ausfluss der Einschätzung der Gesamtschädigungsfolgen ist auch das Fehlen sog. Stützrenten (GUV). Denn der Sinn der Stützrente – das Aufleben allein nicht rentenberechtigender Funktionseinbußen beim Zusammentreffen mehrerer Unfälle bzw. von berücksichtigungsfähigen Ansätzen aus anderen Rechtsbereichen – kommt bei der Einschätzung der Gesamtschädigungsfolgen nicht zum Tragen.

Die Einschätzung der Schädigungsfolgen ist in § 30 Abs. 1 BVG geregelt, der nachfolgenden Wortlaut hat (Fassung vom 01.07.2011):

(1) Der Grad der Schädigungsfolgen ist nach den allgemeinen Auswirkungen der Funktionsbeeinträchtigungen, die durch die als Schädigungsfolge anerkannten körperlichen, geistigen oder seelischen Gesundheitsstörungen bedingt sind, in allen Lebensbereichen zu beurteilen. Der Grad der Schädigungsfolgen ist nach Zehnergraden von 10 bis 100 zu bemessen; ein bis zu fünf Grad geringerer Grad der Schädigungsfolgen wird vom höheren Zehnergrad mit umfasst. Vorübergehende Gesundheitsstörungen sind nicht zu berücksichtigen; als vorübergehend gilt ein Zeitraum von bis zu sechs Monaten. Bei beschädigten Kindern und Jugendlichen ist der Grad der Schädigungsfolgen nach dem Grad zu bemessen, der sich bei Erwachsenen mit gleicher Gesundheitsstörung ergibt, soweit damit keine Schlechterstellung der Kinder und Jugendlichen verbunden ist. Für erhebliche äußere Gesundheitsschäden können Mindestgrade festgesetzt werden.

Die maßgeblichen, in der Regel verbindlichen Tabellen mit GdS-Bewertungen für einzelne Gesundheitsstörungen – »Eckdaten« – sind teilweise in den einzelnen Gesetzen vorgegeben, teilweise sind die Werte den »versorgungsmedizinischen Grundsätzen« zu entnehmen. Zu § 30 BVG sind die sog. »erheblichen äußeren Gesundheitsschäden« in einer allgemeinen Verwaltungsvorschrift niedergelegt. Die dort aufgeführten GdS-Werte sind auf Rechtsgebiete außerhalb des sozialen Entschädigungsrechts nicht übertragbar. Sie haben ihren Ursprung in historischen Gegebenheiten.

Die Bewertungen sind insbesondere nicht übertragbar vom sozialen Entschädigungsrecht auf die gesetzliche Unfallversicherung und umgekehrt. Der Verlust einer Niere z. B. wird nach den »versorgungsmedizinischen Grundsätzen« mit einem GdB/GdS von 25 (12.1.1) bemessen, nach den »MdE-Tabellen« (MdE-Erfahrungswerte) der Gesetzlichen Unfallversicherung mit einer MdE von 20%.

Die in der ▶ Übersicht genannten Besonderheiten sind zu beachten:

Besonderheiten der GdS-Einschätzung

- Einzuschätzen ist der Grad der Schädigungsfolgen (GdS) ohne Prozentzeichen.
- Einzuschätzen ist in Sätzen, die durch 10 teilbar sind.
- Einzuschätzen sind die Gesamtschädigungsfolgen.
- Die »Eckdaten« der GdS-Einschätzung ergeben sich, wenn die entsprechenden Gesetze keine Sonderregelung vorsehen, aus den »versorgungsmedizinischen Grundsätzen«.
- Treffen mehrere Schädigungsfolgen zusammen, sind diese zunächst getrennt einzuschätzen. Ihre Auswirkungen sind dann aber in ihrer Gesamtheit unter Berücksichtigung ihrer Wechselbeziehungen einzuschätzen (Gesamt-GdS).
- Der rentenberechtigende GdS beginnt erst bei 25, d. h. aufgerundet bei 30.

Literatur

Literatur zu ▶ Abschn. 5.3

Schnabel M, Weber M, Vassiliou T, Mann D, Kirschner M, Gotzen L, Kaluza G (2004) Diagnostik und Therapie akuter Beschwerden nach »HWS-Distorsion« in Deutschland. Unfallchirurg 107: 300–306
Lembke H (2003) Die Kausalitätsbewertung in der Haftpflichtversicherung. MedSach 99: 182–185

Literatur zu ▶ Abschn. 5.5

Becher S, Ludolph E (2012) Grundlagen der ärztlichen Begutachtung, Thieme, Stuttgart New York
Hempfling H, Krenn V, Weise K (2011) Texturstörung – oder Degeneration am Bewegungsapparat. Trauma und Berufskrankheit 1: 65–72
Saternus KS et al. (1999) Typen der Bandscheibenverletzung (HWS).In: Wilke HJ, Claes LE (Hrsg) Heft 271. Hefte z. Zeitschrift Der Unfallchirurg. Springer, Heidelberg, S 65–82

Teil III
Beispielgutachten für verschiedene Rechtsbereiche

Kapitel 6 Praktische Durchführung des Gutachtens
(Aufbau und Inhalt) – 79
E. Ludolph, J.R. Rether, K. Weise, F. Schröter

Praktische Durchführung des Gutachtens (Aufbau und Inhalt)

E. Ludolph, J.R. Rether, K. Weise, F. Schröter

K. Weise, M. Schiltenwolf (Hrsg.), *Grundkurs orthopädisch-unfallchirurgische Begutachtung*,
DOI 10.1007/978-3-642-30037-0_6, © Springer-Verlag Berlin Heidelberg 2014

6.1   Gesetzliche Unfallversicherung

J.R. Rether und K. Weise

6.1.1   Erstes Rentengutachten

»Verbleiben nach dem Heilverfahren und/oder über die 26. Woche nach dem Unfall hinaus beachtliche, d. h. rentenberechtigende Funktionsstörungen, kommt es zum Rentenverfahren.«

Das 1. Rentengutachten dient dazu, Fragen am Übergang vom Heil- zum Rentenverfahren zu beantworten. Es stellt eine frei von Vorgaben aufzubauende und wegweisende Dokumentation des bisherigen Heilverlaufes dar. Gleichzeitig dient es in Teilen der Beratung des Unfallverletzten. Das Rentenverfahren wird durch eine Mitteilung des behandelnden Arztes an die Verwaltung inauguriert, wenn dieser bei Behandlungsabschluss eine MdE von mindestens 20%, bei Stützung durch Folgen eines anderen Arbeitsunfalles auch schon in Höhe von 10% annimmt. Es erfasst neben der Abfolge des in Rede stehenden Unfallgeschehens und des Ablaufs des Heilverfahrens eine Reihe weiterer Parameter. Im Einzelnen hat das 1. Rentengutachten nachstehende Aufgaben zu erfüllen:

- Korrektur fehlerhafter, unzureichender Diagnosen,
- Dokumentation wesentlicher Eckdaten des Heilverfahrens,
- Überprüfung der stattgehabten Therapie,
- Stellungnahme zu weiteren Behandlungsnotwendigkeiten,
- Relativierung der Verletzungsfolgen bei Vorschäden,
- Aufzeigen medizinischer, sozialer und beruflicher Rehabilitationsmöglichkeiten,
- Beurteilung von Fragen zur Notwendigkeit von Umsetzung/Umschulung,
- Stellungnahme zur Prognose.

Erstes Rentengutachten (Formtext A 4200)[1]

Zur Feststellung der Identität der verletzten Person nach deren Angaben vom Arzt auszufüllen:

Des/Der Versicherten
Name und Vorname:
Geburtstag:
Anschrift:
Unfalltag:
Jetziger Arbeitgeber:

Mustermann, Manfred
03.04.75
Hauptstr. 1, 98765 Neudorf
06.12.11
Fa. Schreck, Neudorf

- **A. Vorgeschichte**
- **1. Art der Verletzung (wissenschaftliche Diagnose)**
- Bezeichnung der endgültigen und korrekten Diagnose(n), der Verletzung(en).

Distale Radiusextensionfraktur rechts (Typ 23A.3 AO-Klassifikation).

- **2. Entstehung der Verletzung**

Welche Angaben machte der/die Versicherte bei der **ersten** Inanspruchnahme des Arztes über Ursache, Entstehung und Zeitpunkt der Verletzung?
- Kurze Schilderung der Unfallmodalitäten.
- Keine »detektivische« Überprüfung der aktenkundigen Hergangsschilderung.
- Allenfalls abschließende Klärung des Sachverhaltes durch kurze und fachkundige Befragung des Probanden.
- Evtl. Aufzeigen von Widersprüchen zwischen Erstangaben und späteren Einlassungen des Unfallverletzten.

Am 06.12.11 während seiner Tätigkeit als Maurer auf der Baustelle gestürzt und auf die rechte Hand gefallen. Sofortige Arbeitseinstellung, danach von einem Kollegen ins Krankenhaus Stadtstadt gebracht worden.

Falls der Versicherte hierüber bei der **ersten** Inanspruchnahme **keine** Angaben gemacht hat: An welchem späteren Tage und aus welcher Veranlassung wurden diese gemacht? Wie lauteten sie?
- Angaben über mögliche Abweichungen in den Angaben des Versicherten.

Bei der ersten Inanspruchnahme wurden exakt die unter 2. aufgeführten Angaben gemacht.

- **3. Befund**

Wann trat der/die Versicherte in Ihre Behandlung und welcher Befund wurde hierbei erhoben?
- Von untergeordneter Bedeutung, da entweder dem Gutachter bekannt (wenn gleichzeitig Erstbehandler) oder aus den Aktenunterlagen zu entnehmen.
- Bei Vorbehandlung kurze Darstellung.

Bei Erstuntersuchung am 06.12.11 um 14.30 Uhr deutliche Schwellung, Fehlstellung und schmerzhafte Bewegungseinschränkung am rechten Handgelenk; Durchblutung, Sensibilität und Motorik peripher intakt. Röntgen (rechtes Handgelenk in 2 Ebenen): Distale Radiusextensionsfraktur mit dorsaler Trümmerzone und starker Dislokation nach streckseitig.

Wurde der/die Versicherte anlässlich des Unfalles vorher schon ärztlich behandelt und von wem?
- Angabe nur, wenn eine Vorbehandlung durch anderen Arzt stattgefunden hat.

Keine Vorbehandlung durch anderen Arzt.

---

1 Die sog. Rentengutachten sind auf amtlichen Vordrucken zu erstatten, die unter www.dguv.de/formtexte/aerzte/index.jsp heruntergeladen werden können. Die folgenden Beispiele zeigen in der linken Spalte die vorgegebenen Formtextfragen, rechts die Antworten.

▪▪ 4. Bisherige Behandlung

Art, Verlauf, etwaige Zwischenfälle, insbesondere: Dauer der Bettruhe, des etwaigen Krankenhausaufenthaltes und der Arbeitsunfähigkeit:

- Kursorische Auflistung relevanter Behandlungsdaten.
- Kurz auf allfällig eingetretene Komplikationen eingehen.
- Besonderheiten der Schüler-Unfallversicherung bzw. von nicht im Erwerbsleben stehenden Personen beachten.
  - MdE ab dem Unfallfolgetag, gestaffelt nach Art der Behandlung.
  - Spezielle MdE-Sätze für stationäre Behandlung, Zeiträume von Liege- bzw. Gehgipsbehandlungen, Orthesen- bzw. Gehstützenbenutzung und Immobilisierungen.

Die Behandlung ist **beendet** seit:

- Datum der letzten ambulanten Vorstellung eintragen.

▪ B. Gegenwärtiger Zustand und Beurteilung

▪▪ 1. Klagen des/der Versicherten

- Befragung des Unfallverletzten von herausragender Bedeutung.
- Kompetenz und Erfahrung des Gutachters unbedingte Voraussetzung.
- »Lenkung« des Unfallverletzten bei der Befragung.
- Erfragen der Funktionsausfälle nach Art und Ausmaß.
- Vorteilhaft: wörtliche Rede, Ich-Form.
- Frühere Erkrankungen, Verletzungen.
- Umfang an Schwere und Problematik des Falles orientieren.

▪▪ 2. Allgemeinzustand (kurze Schilderung mit Körpergröße und Gewicht)

- Kurze Hinweise zu Alter, Größe, Gewicht, körperlicher Konstitution, psychischer und physischer Erkrankung (verständlich für Laien).
- Keine umfassende körperliche Untersuchung.

▪▪ 3. Befund der Verletzungsfolgen

Gründliche und vollständige Schilderung erforderlich, vgl. Ziffer 3.3 der Hinweise für die Erstattung von Berichten und Gutachten nach dem Abkommen mit der Kassenärztlichen Bundesvereinigung = »Hinweise«.

Grundsätzliches:

- Systematische Untersuchung des Unfallverletzten unter Verwendung von Checklisten und Messblättern.
- Fokussierung auf Verletzungsregion.
- Wenn möglich, Vergleich mit kontralateraler, gesunder Extremität.
- Beziehung zur Gesamtkonstitution herstellen.

Nach Untersuchung und Röntgenaufnahme Einrichtung des Bruches in Plexusanästhesie, Anlage eines zirkulären, gespaltenen Unterarmgipsverbandes. Nach Abschwellen am 12.12.11 stationäre Aufnahme zur operativen Versorgung durch Plattenosteosynthese. Stationärer Aufenthalt vom 12.12. bis 15.12.11, zunächst noch Gipsruhigstellung bis zur Wundheilung, danach ambulante Physiotherapie mit funktioneller Behandlung bei nur zögerlicher Verbesserung der Handgelenksbeweglichkeit. Wegen Zeichen einer posttraumatischen Dystrophie Einleitung einer erweiterten ambulanten Physiotherapie (EAP), danach berufliche Wiedereingliederung über eine 4-wöchige Belastungserprobung. Wiedereintritt der Arbeitsfähigkeit am 30.04.12. Wegen restlicher Bewegungseinschränkung im Handgelenk und bei Unterarmumwendung Einleitung eines Rentenverfahrens.

26.04.12

»Ich habe noch Schmerzen im rechten Handgelenk, vor allem unter Belastung in meiner Tätigkeit als Maurer. Beim Heben und Tragen von Lasten bin ich beeinträchtigt. Die Beweglichkeit im Handgelenk ist noch eingeschränkt, auch bei der Unterarmdrehung, gelegentlich kommt es zu Schwellungen.«

Es handelt sich um einen 37-jährigen Mann in altersentsprechend gutem Allgemein- und Ernährungszustand. Keine wesentlichen unfallunabhängigen Erkrankungen bekannt.
Körpergröße: 179 cm, Gewicht 81 kg.

Rechtes Handgelenk:

Reizlose, ca. 7 cm lange, etwas eingeschränkt verschiebliche und leicht druckschmerzhafte Narbe beugeseitig längsverlaufend über dem körperfernen Speichenende. Im Seitenvergleich geringe Restschwellung, keine auffällige Fehlstellung. Bei Palpation mäßiger Druckschmerz im Handgelenksbereich speichenseitig sowie über dem Ellenköpfchen. Endgradige Bewegungseinschränkung im Handgelenk bzw. bei Unterarmdrehung. Keine sichtbare Funktionseinschränkung im Ellbogengelenk, Nacken-, Schürzen- und Schulter-

- Unfallunabhängige Vorschäden feststellen und benennen sowie vom unfallbedingten Schaden abgrenzen.
- Objektivierung der geklagten Beschwerden anstreben.
- **Obligat:** Verwendung von Messinstrumenten und Eintragungen in die Messblätter.
- **Ziel:** Objektive und messbare Befunde herausarbeiten, unfallbedingte Funktionsbeeinträchtigung(en) in qualitativer und quantitativer Hinsicht und in für medizinische Laien verständlicher Form darstellen.

Zusätzliche **Hinweise:**
- Scheingenauigkeit von Messdaten (Messfehlerbreite).
- Uneinheitliche Einstufungen in Klassifikationen, besser: leicht, mittel, stark.
- Moderate Wortwahl anstreben.
- Korrektes und vollständiges Ausfüllen der Messbögen (nach Neutral-0-Methode).
- Röntgen
  - so wenig wie möglich, so viel wie nötig,
  - nach der körperlichen Untersuchung,
  - in Absprache mit dem Unfallverletzten,
  - wenn nötig, Vergleichsaufnahmen der kontralateralen Extremität (in den meisten Fällen erforderlich).
- Röntgenaufnahmen nicht nur vom Radiologen beurteilen lassen.
- Röntgen = wichtige Dokumentation auch für spätere Vergleiche.

Kurze Zusammenfassung der **wesentlichen** Unfallfolgen:
- Auf der Basis der objektiven Untersuchung.
- Auch ausgeheilte Verletzungszustände erwähnen.
- Einbeziehung der Diagnose, z. B. »knöchern vollständig verheilte Unterschenkelfraktur mit endgradiger Bewegungseinschränkung im oberen Sprunggelenk und leichten Blutumlaufstörungen«.

■ ■ **4. Stehen Klagen und Befund in Übereinstimmung?**
Bei vermuteter Aggravation oder Simulation (diese Bezeichnungen selbst **nicht** verwenden!) kurzer Hinweis, z. B. »keine Übereinstimmung von subjektiven Beschwerden und objektiven Befunderhebungen« oder »die subjektiven Beschwerden sind durch den erhobenen Befund nicht erklärt«.

■ ■ **5. Vom Unfall unabhängige krankhafte Veränderungen**
(Kurze, aber vollständige Aufzählung), auch Folgen anderer Unfälle, Arbeitsunfälle und Wehrdienstbeschädigungen:
- z. B. Folgen früherer Unfälle (speziell auch Arbeitsunfälle), Erkrankungen mit relevanten Dauerfolgen, Operationen etc.

gegengriff frei. Hautfarbe und -temperatur seitengleich, Radialispuls tastbar, keine venösen Abflussstörungen. Handinnenflächenbeschwielung rechts gegenüber links leicht herabgesetzt (Rechtshänder), keine trophische Störung, keine Dystrophiezeichen. Handfunktion mit Spitz-, Schlüssel- und Hakengriff intakt, Faustschluss vollständig, keine wesentliche Minderung der groben Kraft.
Bewegungsausmaße und Umfangmaße s. Messblatt für obere Gliedmaßen (■ Abb. 6.1).

Rö. rechtes Handgelenk in 2 Ebenen, linkes Handgelenk in 2 Ebenen zum Vergleich:
Knöchern fest verheilter körperferner Speichenbruch rechts mit beugeseitig angebrachter winkelstabiler Platte und korrekt einliegenden Schrauben. Im Seitenvergleich keine wesentliche Achsenfehlstellung, keine relative Verkürzung des körperfernen Speichenendes, keine Gelenkinkongruenz. Leichte Kalksalzminderung mit fleckförmiger Knochenzeichnung rechts gegenüber links, keine Gelenkspaltverschmälerung. Korrekte Position des körperfernen Ellen-Speichen-Gelenkes.

a. Knöchern in korrekter Stellung verheilter körperferner Speichenbruch rechts mit reizlos einliegender Platte.
b. Endgradige Bewegungseinschränkung im rechten Handgelenk sowie für die Unterarmdrehung.
c. Leichte Muskelminderung am rechten Ober- und Unterarm und geringe Herabsetzung der groben Kraft.
d. Geringe Verminderung des Kalksalzgehaltes der skelettbildenden Anteile im Seitenvergleich.

Ja.

Teilverlust linker Ringfinger im Endgliedbereich nach Quetschung (Arbeitsunfall 1997).

— Quantifizierung von Funktionsstörungen durch Vorschäden.

Wird oder wurde für solche Veränderungen Unfall- oder Versorgungsrente bezogen?
— Darstellung der Rentenhöhen.
Von welchen Stellen?

Minderung der Erwerbsfähigkeit durch die Verletzungsfolgen:
Bei **Fragen 6.–7.** bitte beachten:
Bei der Schätzung des Prozentsatzes der eingebüßten Erwerbsfähigkeit ist von der individuellen Erwerbsfähigkeit des Versicherten **vor** dem Unfall auszugehen. Sie ist mit 100 anzusetzen.
Eine Minderung der Erwerbsfähigkeit von weniger als 10% ist nicht wesentlich und wird daher nicht entschädigt. In diesem Fall muss die Schätzung lauten »unter 10%«.

■■ **6. Wie hoch wird die Minderung der Erwerbsfähigkeit vom Tag des Wiedereintritts der Arbeitsfähigkeit bis zum Tag vor der Untersuchung geschätzt?**
— Schätzung des Prozentsatzes bezogen auf die **individuelle Erwerbsfähigkeit** des Unfallverletzten **vor** dem Unfall (mit 100% anzusetzen).
— Im Anfangszeitraum (nach Wiedereintritt der Arbeitsfähigkeit) bis zum Untersuchungszeitraum höhere Einschätzung, ggf. auch Staffelung möglich (maximal 6 Monate).

■■ **7.1 In welchem Ausmaß wird die Erwerbsfähigkeit des Versicherten vom Tag der Untersuchung an beeinträchtigt, und wie lange wird diese Minderung der Erwerbsfähigkeit voraussichtlich noch bestehen?**
— Einschätzung zum gegenwärtigen Zeitpunkt orientiert an funktionellem Befund über einen zu definierenden Zeitraum.
— Gesamtvergütung bedeutet, dass die gesamte Rentenleistung mit einer Zahlung möglich und zu empfehlen ist, da
  — eine weitere Besserung absehbar ist,
  — die rentenfähige MdE zeitlich begrenzt werden kann,
  — weil auf Dauer keine rentenrelevante MdE zu erwarten ist.

■■ **7.2 Wie hoch wird die Minderung der Erwerbsfähigkeit aufgrund ärztlicher Erfahrung nach Ablauf des Zeitraumes zu 7.1 längstens bis zur Beendigung des 3. Jahres nach dem Unfall geschätzt?**
— Hinweis auf voraussichtlichen Zustand zum Ablauf des 3. Unfallfolgejahres.

Nein. Der Teilverlust des linken Ringfingers bedingt eine MdE unter 10%.

Vom 30.04.12 bis 26.06.12 → 20%.

Vom 27.06.12 bis 31.12.12 → 20% (6 Monate als Gesamtvergütung).

Voraussichtlich noch → 10%.

■ ■ **8. Sind zur Wiederherstellung oder Besserung der Erwerbsfähigkeit des Versicherten weitere ärztliche Maßnahmen erforderlich?**
Ja [ ]   Nein [ ]

Ja [ ]   Nein [x]

Welche Maßnahmen werden vorgeschlagen?
- Notwendige Heilmaßnahmen vorschlagen.
- Orthopädische Hilfsmittelversorgungen aufzeigen.
- Nur auf aktuelle Behandlungsnotwendigkeiten abheben.

Eine Metallentfernung ist nur bei eindeutig vom Plattenlager ausgehenden Beschwerden notwendig.

Für die Beschaffung, Erneuerung oder Änderung von Hilfsmitteln (wie orthopädische Schuhe, Plattfußeinlagen usw.) werden folgende Vorschläge gemacht:
- Detaillierte Vorschläge zu möglichen Hilfsmittelversorgungen machen und diese ggf. einleiten.

Entfällt. Bei unter schwerer körperlicher Tätigkeit auftretenden Beschwerden ist die Versorgung mit Leder-Walkmanschette nach Maß sinnvoll.

■ ■ **9.1 Zu welchen Arbeiten wird der/die Versicherte jetzt für fähig erachtet?**
- Normalerweise im Vorfeld während der medizinischen/beruflichen Rehabilitation geklärt. Hier allenfalls auf neu eingetretene Umstände oder Abweichungen vom bisherigen Vorgehen hinweisen.

Kann seine Tätigkeit als Maurer auf dem Bau mit leichten Einschränkungen auch weiterhin ausüben.

■ ■ **9.2 Kann nach Ihrer Meinung die Erwerbsfähigkeit des/der Versicherten durch geeignete Maßnahmen (z. B. Umsetzung an einen anderen Arbeitsplatz, Anlernung für eine andere Tätigkeit, Umschulung) wiederhergestellt oder gebessert werden?**
Ja [ ]   Nein [ ]

Ja [ ]   Nein [x]

Welcher Vorschlag wird ggf. gemacht?
- Wenn bestimmte Tätigkeitsmerkmale vorübergehend oder auf Dauer vom Unfallverletzten nicht mehr wettbewerbsfähig abgedeckt werden können, muss vom Gutachter auf die Möglichkeit innerbetrieblicher Umsetzung bzw. eine Umschulung hingewiesen werden. In diesem Zusammenhang sind die nicht mehr zu leistenden bzw. in Zukunft noch ausführbaren Arbeitsmöglichkeiten darzustellen (z. B. kein Begehen von Leitern und Gerüsten, keine Arbeiten in ungünstigen Positionen etc.).

Die vorübergehende Zuweisung einer leichteren Tätigkeit ist nicht erforderlich.

■ ■ **10. Sonstige Bemerkungen**
- Raum für noch nicht geäußerte Verdachtsmomente, Empfehlungen oder andersartige Erklärungen.

Eine zunehmende Befundbesserung ist durch Gebrauch des rechten Armes/der rechten Hand in naher Zukunft zu erwarten.

Tag der Untersuchung: xy
  Der/Die Versicherte erschien um × Uhr, wurde entlassen um y Uhr.
    Ort, Datum
    Institutionskennzeichen (IK)
    Unterschrift und Stempel

Tag der Untersuchung: 27.06.2012
Der Versicherte erschien um 10.00 Uhr, wurde entlassen um 12.00 Uhr.
Stadtstadt, den 29.06.12.
Institutionskennzeichen (IK)
Unterschrift und Stempel

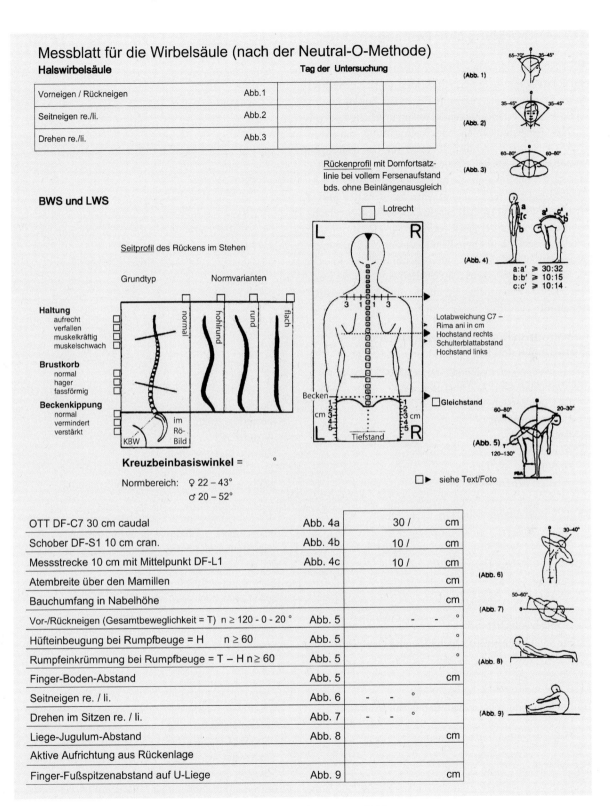

Messblatt für die Wirbelsäule (nach der Neutral-O-Methode)

Halswirbelsäule

Tag der Untersuchung

(Abb. 1)

Vorneigen / Rückneigen	Abb.1			
Seitneigen re./li.	Abb.2			
Drehen re./li.	Abb.3			

55–70° 35–45°

35–45°   35–45°

(Abb. 2)

60–80°   60–80°

(Abb. 3)

Rückenprofil mit Dornfortsatz-
linie bei vollem Fersenaufstand
bds. ohne Beinlängenausgleich

(Abb. 4)

BWS und LWS

Seitprofil des Rückens im Stehen

Lotrecht

L   R

Grundtyp   Normvarianten

normal   hohlrund   rund   flach

Haltung
aufrecht
verfallen
muskelkräftig
muskelschwach

Brustkorb
normal
hager
fassförmig

Beckenkippung
normal
vermindert
verstärkt

KBW   im
       Rö-
       Bild

3 1 1 3

Becken

cm 1
   2
   3
   4
   5

1
2
3 cm
4
5

L   Tiefstand   R

a:a′ ≥ 30:32
b:b′ ≥ 10:15
c:c′ ≥ 10:14

Lotabweichung C7 –
Rima ani in cm
Hochstand rechts
Schulterblattabstand
Hochstand links

Gleichstand

60–80°   20–30°

(Abb. 5)
120–130°

Kreuzbeinbasiswinkel = °

Normbereich: ♀ 22 – 43°
♂ 20 – 52°

siehe Text/Foto

OTT DF-C7 30 cm caudal	Abb. 4a	30 /			cm
Schober DF-S1 10 cm cran.	Abb. 4b	10 /			cm
Messstrecke 10 cm mit Mittelpunkt DF-L1	Abb. 4c	10 /			cm
Atembreite über den Mamillen					cm
Bauchumfang in Nabelhöhe					cm
Vor-/Rückneigen (Gesamtbeweglichkeit = T) n ≥ 120 - 0 - 20 °	Abb. 5	-	-		°
Hüfteinbeugung bei Rumpfbeuge = H n ≥ 60	Abb. 5				°
Rumpfeinkrümmung bei Rumpfbeuge = T – H n ≥ 60	Abb. 5				°
Finger-Boden-Abstand	Abb. 5				cm
Seitneigen re. / li.	Abb. 6	-	-	°	
Drehen im Sitzen re. / li.	Abb. 7	-	-	°	
Liege-Jugulum-Abstand	Abb. 8				cm
Aktive Aufrichtung aus Rückenlage					
Finger-Fußspitzenabstand auf U-Liege	Abb. 9				cm

(Abb. 6)

30–40°

(Abb. 7)

50–60°

(Abb. 8)

(Abb. 9)

■ **Abb. 6.1** Messblatt Manfred Mustermann, geb. 03.04.1975. Untersuchungstag: 27.06.12

6.1.2   Nachprüfung MdE-Rentengutachten

Innerhalb von 3 Jahren nach dem Versicherungsfall kann eine Rente vorläufig festgestellt werden, da sich innerhalb dieses Zeitraums die zugrunde liegenden Funktionseinschränkungen erfahrungsgemäß recht kurzfristig ändern.

Das Rentengutachten zur Nachprüfung der MdE schätzt bei einer wesentlichen Änderung der bisherigen Verhältnisse die prozentuale Minderung der Erwerbsfähigkeit neu ein. Es vergleicht hierzu mit den Verhältnissen des Bezugsgutachtens – das ist jenes, auf dem der zuletzt ergangene Rentenbescheid beruht. Dieses Bezugsgutachten muss also zum Vergleich vorliegen.

Als wesentlich gilt eine Erhöhung der MdE um mindestens 5% oder eine Verminderung um mehr als 5%. Da die MdE üblicherweise in 5%-Schritten eingeschätzt wird, beträgt eine »wesentliche« Verminderung in der Regel somit mindestens 10%.

Rentengutachten – Nachprüfung MdE (Formtext A 4510)

Zur Feststellung der Identität der verletzten Person nach deren Angaben vom Arzt auszufüllen:

Des/Der Versicherten
Name, Vorname:
Geburtstag:
Anschrift:
Unfalltag:
Jetziger Arbeitgeber:

Aktenzeichen: 33-F-17032
Musterfrau, Edith
22.10.1977
Mühlstr. 13, 99999 Steinberg
20.10.2010
Drogeriemarkt Flott, Talstr. 2, 99999 Steinberg

■■ **1. Klagen des Versicherten**

»Ich habe immer noch Schmerzen hier (zeigt auf das rechte obere Sprunggelenk), wenn ich lange gehen oder stehen muss. Auch beim Treppengehen merke ich es. Auf unebenem Boden ist es ganz schlimm. Abends ist das Gelenk oft geschwollen. Die Beweglichkeit ist auch noch nicht wie früher.«

■■ **2. Allgemeinzustand**
(Kurze Schilderung mit Körpergröße und Gewicht.)

34-jährige Frau in gutem Allgemein- und reichlichem Ernährungszustand. Körpergewicht 76 kg bei 167 cm Größe.

■■ **3. Befund der Verletzungsfolgen**
(Gründliche und vollständige Schilderung erforderlich.)

Flüssiger, raumgreifender Gang auch für die ersten Schritte nach längerem Sitzen. Es werden modische Konfektionshalbschuhe ohne Zurichtung getragen. Hilfsmittel werden nicht mitgeführt. Flüssiges Entkleiden der Beine unter wechselndem Einbeinstand. Schulter- und Beckengeradstand, regelgerechte Achsenverhältnisse der unteren Extremität bei seitengleicher Abflachung des Fußlängs- und Quergewölbes. Zehenspitzen- und Hackenstand, Fußaußen- und innenrandstand, wechselnder Einbeinstand, wechselndes Einbeinhüpfen sowie die Hockstellung werden seitengleich frei vorgeführt. Seitengleich konstitutionsnormale Bemuskelung der Beine, Umfangsmaße vgl. Messblatt (▶ Anlage; ◻ Abb. 6.2).

Rechtes oberes Sprunggelenk: Über dem körperfernen Wadenbein 12 cm lange, reizlose, verschiebliche, nicht druckschmerzhafte Hautnarbe. Keine trophischen Störungen. Geringe Umfangsvermehrung der Knöchelregion durch vermehrte Gewebswassereinlagerung, vgl. Messblatt (▶ Anlage; ◻ Abb. 6.2). Über dem gesamten Gelenk keine Druckschmerzangabe. Endgradige Einschränkung der Fußhebung bei ansonsten freier Gelenkbeweglichkeit, vgl. Messblatt (▶ Anlage; ◻ Abb. 6.2). Kein Bewegungs- oder Verwindungsschmerz der Sprunggelenke. Kein seitenvermehrtes Gelenkreiben bei geführter Bewegung. Feste Bandführung. Intakte periphere Durchblutung, Motorik und Sensibilität. Keine Zeichen venöser Blutumlaufstörung.

Röntgen – rechtes oberes Sprunggelenk in 2 Ebenen: Knöchern in achsengerechter Stellung fest durchbauter ehemaliger Außenknöchelbruch, regelgerecht einliegende Drittelrohrplatte. Normale Knochenstruktur und -dichte, normaler Kalksalzgehalt. Regelgerechte Stellung der Knöchelgabel. Keine Zeichen überaltersgemäßer verbildender Gelenkveränderungen.

Zusammenfassung der noch **bestehenden Unfallfolgen**

Knöchern in guter Stellung verheilter Außenknöchelbruch rechts. Schwellneigung der Knöchelregion. Endgradige Bewegungseinschränkung im rechten oberen Sprunggelenk. Reizlos einliegendes Implantat.

■ ■ 4. Vom Unfall unabhängige krankhafte
  Veränderungen

(Kurze, aber vollständige Aufzählung), auch Folgen anderer Unfälle, Arbeitsunfälle und Wehrdienstbeschädigungen.

Ausgedehnte Narbenareale am linken Unterarm nach Verbrühung im Kindesalter. Fettstoffwechselstörung. Hörminderung rechts.

■ ■ 5. Ist in den für die Höhe der Rente
  maßgebenden Verhältnissen eine Änderung
  eingetreten?

Ist in den für die Höhe der Rente maßgebenden Verhältnissen eine **Änderung** gegenüber dem früheren Befund (Bl. ... der Unterlagen) eingetreten, z. B. durch Änderung des objektiven Befundes, durch Verringerung der Beschwerden, durch den Gebrauch von Hilfsmitteln? Inwiefern?

Vollständige Schilderung aufgrund Vergleichs mit dem früheren Befund ist erforderlich, wobei auch die tatsächlichen Arbeitsleistungen, wie sie sich aus dem Bericht des Arbeitgebers (Bl. ... der Unterlagen) ergeben, sinngemäß zu berücksichtigen sind; auch unerheblich scheinende Abweichungen im Befund sind anzugeben.

Gegenüber den Verhältnissen des Bezugsgutachtens (Bl. xyz der Akte) ist jetzt der Außenknöchelbruch knöchern durchbaut, die Beweglichkeit des oberen Sprunggelenks erheblich gebessert, die Beweglichkeit des unteren Sprunggelenks frei und die Schwellneigung über der Knöchelregion vermindert.

Eine Änderung ist nur wesentlich, wenn sich die durch die Unfallfolgen bedingte Minderung der Erwerbsfähigkeit (MdE) um mehr als 5% ändert; bei Renten auf unbestimmte Zeit muss die Veränderung der MdE länger als 3 Monate andauern.

■ ■ **6. Wird die Erwerbsfähigkeit durch die Unfallfolgen jetzt noch wesentlich, d. h. um wenigstens 10%, herabgesetzt?**

Wenn ja, um wie viel %, wenn die Erwerbsfähigkeit vor dem Unfall = 100 gesetzt wird?

Unter 10 (zehn) %.

■ ■ **7. Ist zu erwarten, dass die durch den Unfall geminderte Erwerbsfähigkeit sich bessern wird?**

Besserung z. B. durch Änderung des objektiven Befundes, durch Verringerung der Beschwerden, durch Anpassung und Gewöhnung an die Unfallfolgen, durch ein Heilverfahren, durch den Gebrauch von Hilfsmitteln.

Wenn ja, bis wann voraussichtlich?

Nein. Aber Beschwerdebesserung nach Metallimplantatentfernung möglich.

■ ■ **8. Sind zur Wiederherstellung oder Besserung der Erwerbsfähigkeit des Versicherten weitere ärztliche Maßnahmen erforderlich?**

Nein [ ] Ja [x]

Welche Maßnahmen werden vorgeschlagen?

Metallimplantatentfernung rechter Außenknöchel.

Für die Beschaffung, Erneuerung oder Änderung von Hilfsmitteln (wie orthopädische Schuhe, Plattfußeinlagen usw.) werden folgende Vorschläge gemacht:

Entfällt.

■ ■ **9. Kann nach Ihrer Meinung die Erwerbsfähigkeit des Versicherten durch geeignete Maßnahmen (z. B. Umsetzung an einen anderen Arbeitsplatz, Anlernung für eine andere Tätigkeit, Umschulung) wiederhergestellt oder gebessert werden?**

Nein [x] Ja [ ]

■ ■ **10. Sonstige Bemerkungen**

Entfallen.

Tag der Untersuchung:

16.01.2012
Die Versicherte erschien um 10:30 Uhr, entlassen um 11:15 Uhr.

Ort, Datum
Unterschrift und Stempel

Stadtstadt, 17.01.2012
Dr. Streng

Name: Musterfrau, Edith   Aktenzeichen: 33-F-17032

Untersuchungstag: 16.01.2012

Standbein: ☒ rechts   ☐ links

Messblatt für untere Gliedmaßen   (nach der Neutral - 0 - Methode)

Hüftgelenke:	Rechts			Links		
Streckung / Beugung (Abb.1 a u. 1 b)	10	0	120	10	0	120
Abspreiz. / Anführen (Abb. 2)	50	0	20	50	0	20
Drehg. ausw. / einw. (Hüftgel. 90° gebeugt) (Abb. 3)	45	0	25	45	0	25
Drehg. ausw. / einw. (Hüftgel. gestreckt) (Abb. 4)						

Kniegelenke:						
Streckung / Beugung (Abb. 5)	5	0	140	5	0	140

Obere Sprunggelenke:						
Heben / Senken des Fußes (Abb. 6)	20	0	40	30	0	40

Untere Sprunggelenke:		
Ges.-Beweglichk. (Fußaußenr. heb. / senk.) (Abb. 7 a u. 7 b) (in Bruchteilen der normalen Beweglichkeit)	1/1	1/1

Zehengelenke: (in Bruchteilen der normalen Beweglichkeit)		
	1/1	1/1

Umfangmaße in cm:		
20 cm ob. inn. Knie-Gelenkspalt	54,5	54
10 cm ob. inn. Knie-Gelenkspalt	46	46
Kniescheibenmitte	39	39
15 cm unterh. inn. Gelenkspalt	37,5	37,5
Unterschenkel, kleinster Umfang	24,5	23
Knöchel	27,5	26
Rist über Kahnbein	25	25
Vorfußballen	26,5	26

Beinlänge in cm:		
Vord. ob. D-beinstachel - Außenknöchelsp.	89,5	89

Stumpflänge in cm:		
Sitzbein - Stumpfende		
Inn. Knie-Gelenkspalt - Stumpfende		

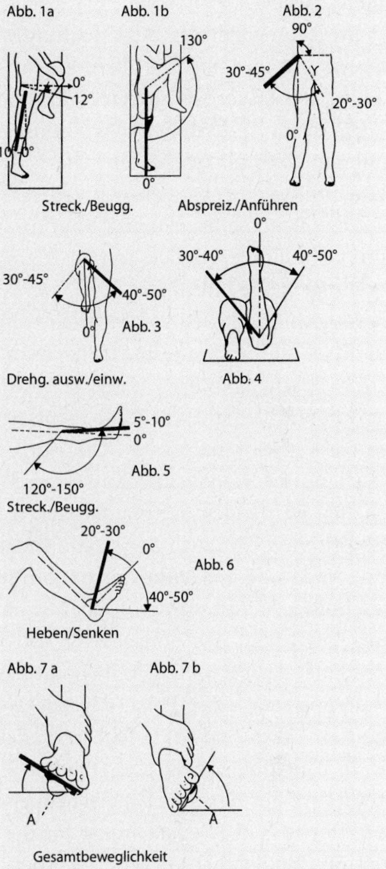

Abb. 1a   Abb. 1b   Abb. 2

Streck./Beugg.   Abspreiz./Anführen

Drehg. ausw./einw.   Abb. 3   Abb. 4

Abb. 5
120°-150°
Streck./Beugg.

Heben/Senken   Abb. 6

Abb. 7 a   Abb. 7 b

Gesamtbeweglichkeit

F 4224   0501 Messblatt untere Gliedmaßen

▣ **Abb. 6.2** Messblatt Edith Musterfrau, geb. 22.10.1977

6.1.3   Zweites Rentengutachten – Rente auf unbestimmte Zeit

Zum Ende des 3. Jahres nach Eintritt des Versicherungsfalls haben sich die Unfallfolgen meist soweit konsolidiert, dass sie für die absehbare Zukunft überschaubar sind. Daher wird zu diesem Zeitpunkt die Rente auf unbestimmte Zeit festgestellt.

Im Rahmen dieser Begutachtung ist der Unfallversicherungsträger durch frühere Feststellungen der **Minderung der Erwerbsfähigkeit (MdE)** nicht gebunden. Es bedarf keiner Änderung der Verhältnisse, um eine anderslautende MdE einzuschätzen. Die MdE muss vielmehr aktuell zutreffend eingeschätzt werden.

Der Renteneinschätzung »auf unbestimmte Zeit« kommt besondere Bedeutung zu: Zum einen wird eine vorläufige Rente mit Ablauf des 3. Jahres nach dem Versicherungsfall gesetzlich vorgeschrieben in bisheriger Höhe zur Rente auf unbestimmte Zeit, wenn sie nicht vorher durch Bescheid anders festgesetzt wurde. Das zweite Rentengutachten muss daher so rechtzeitig vorliegen, dass der vorgeschriebene Ablauf (Anhörung des Versicherten, Beschluss des Rentenausschusses etc.) fristgerecht eingehalten werden kann. Zum anderen kann die Rente auf unbestimmte Zeit auch nur nach Eintritt einer wesentlichen Änderung und **frühestens 1 Jahr nach dem letzten Bescheid** geändert werden. Dabei ist eine spätere Änderung zugunsten des Versicherten (also eine Erhöhung der Rente) der Verwaltung unbenommen, die gegenteilige Änderung setzt einen Besserungsnachweis voraus. In geeigneten Fällen und bei absehbarem, deutlich vor Ablauf des 3. Unfallfolgejahres eintretendem Endzustand (z. B. prothetisch gut versorgte Unterschenkelamputation) kann der Zeitpunkt der Begutachtung für die Rente auf unbestimmte Zeit deutlich vorverlegt werden.

Zweites Rentengutachten – Rente auf unbestimmte Zeit (Formtext A 4500)

Zur Feststellung der Identität der verletzten Person nach deren Angaben vom Arzt auszufüllen:

> **Des/Der Versicherten**
> **Name, Vorname:**
> **Geburtstag:**
> **Anschrift:**
> **Unfalltag:**

▪▪ **1. Klagen des Versicherten**

Aktenzeichen: 25/006705-a-3
Rentenmann, Hans
05.09.1956
Talstr. 5, 01010 Bergheim
24.12.2008

»Eigentlich geht es mir gut. Ich habe keine Probleme mehr mit der Hüfte. Ich bin froh, dass ich mich operieren habe lassen. Natürlich ist es nicht wie früher. Ich kann nicht mehr so weit laufen und muss mich halt schonen. Die Sprudelkisten trägt jetzt meine Frau. Aber sonst geht's.«

■ ■ **2. Allgemeinzustand (kurze Schilderung mit Körpergröße und Gewicht)**

55-jähriger Mann in gutem Allgemein- und Ernährungszustand. Körpergewicht 76 kg bei 178 cm Größe.

■ ■ **3. Befund der Verletzungsfolgen**
(Gründliche und vollständige Schilderung erforderlich)

Etwas verzögertes Erheben vom Wartezimmerstuhl nach längerem Sitzen. Unmittelbar anschließend ein leicht verkürzter Gang unter Trendelenburg-Hinken links. Es werden Konfektionsschuhe mit Sohlenerhöhung rechts um 1,0 cm getragen, weitere Hilfsmittel werden nicht getragen oder mitgeführt. Das Entkleiden bis auf die Unterwäsche geht unter Vermeiden des wechselnden Einbeinstandes im Sitzen vonstatten. Im Barfußstand Beckentiefstand um 0,5 cm rechts, Schultergeradstand. Ansonsten regelrechte Achsenverhältnisse. Jeweils vorgeführt werden der Zehenspitzen- und Hackenstand seitengleich, der wechselnde Einbeinstand mit Beckenüberhang links, das wechselnde Einbeinhüpfen links nicht, rechts konstitutionsnormal. Die Einnahme der Hockstellung wird nicht geprüft.

Linkes Bein: Außenseitig über der Hüfte und dem körpernahen Oberschenkel eine 15 cm lange, reizfreie, verschiebliche, nicht druckschmerzhafte Hautnarbe. Ansonsten regelrechte Hautbeschaffenheit, -farbe und -temperatur. Muskelumfangsminderung am Ober- und Unterschenkel gemäß Messblatt (▶ Anlage; ◻ Abb. 6.3). Bei ansonsten freier Gelenkbeweglichkeit konzentrische Bewegungseinschränkung im Hüftgelenk gemäß Messblatt (▶ Anlage; ◻ Abb. 6.3). Bei geführten Bewegungen der Gelenke keine Schnapp- oder Reibeempfindungen. Kein Zug- oder Stauchungsschmerz. Intakte periphere Qualitäten der Durchblutung, Motorik und Sensibilität. Keine Zeichen venöser Blutumlaufstörungen. Sohlenbeschwielung gering linksvermindert.

Röntgen: Beckenübersicht im Stehen, linkes Hüftgelenk mit angrenzendem Oberschenkel in 2 Ebenen: Regelrecht einliegende, zementfrei implantierte Hüfttotalendoprothese links. Beckentiefstand rechts um 0,5 cm. Kalksalzminderung links.

Zusammenfassung der noch bestehenden Unfallfolgen.

Regelrecht einliegendes Hüftkunstgelenk links mit konzentrischer Bewegungseinschränkung der linken Hüfte, Muskel- und Kraftminderung am linken Bein, Beinverlängerung links um 0,5 cm.

■ ■ **4. Vom Unfall unabhängige krankhafte Veränderungen**
Kurze, aber vollständige Aufzählung, auch Folgen anderer Unfälle, Arbeitsunfälle und Wehrdienstbeschädigungen.

Bluthochdruck, Verlust linker Daumen nach privatem Unfall im Jahr 1983.

■ ■ 5. Wird die Erwerbsfähigkeit durch die
       Unfallfolgen jetzt noch wesentlich,
       d. h. um wenigstens 10% herabgesetzt?

Wenn ja, um wie viel %, wenn die Erwerbsfähigkeit vor
dem Unfall = 100 gesetzt wird?

Um 20 (zwanzig)%.

■ ■ 6. Ist zu erwarten, dass die durch den
       Unfall geminderte Erwerbsfähigkeit sich
       bessern wird?

(z. B. durch Änderung des objektiven Befundes, durch
Verringerung der Beschwerden durch Anpassung und
Gewöhnung an die Unfallfolgen, durch ein Heilverfahren,
durch den Gebrauch von Hilfsmitteln)
       Wenn ja, bis wann voraussichtlich?

Nein.

■ ■ 7. Sind zur Wiederherstellung oder Besserung
       der Erwerbsfähigkeit des Versicherten
       weitere ärztliche Maßnahmen erforderlich?

Welche Maßnahmen werden vorgeschlagen?

Für die Beschaffung, Erneuerung oder Änderung von
Hilfsmitteln (wie orthopädische Schuhe, Plattfußeinlagen
usw.) werden folgende Vorschläge gemacht:

[x] Nein [ ] Ja

Entfällt.

■ ■ 8. Kann nach Ihrer Meinung die Erwerbsfähig-
       keit des Versicherten durch geeignete Maßnahmen
       (z. B. Umsetzung an einen anderen Arbeitsplatz,
       Anlernung für eine andere Tätigkeit, Umschulung)
       wiederhergestellt oder gebessert werden?
Welcher Vorschlag wird ggf. gemacht?

[x] Nein [ ] Ja

■ ■ 9. Sonstige Bemerkungen

Entfallen.

Tag der Untersuchung

16.09.2011
Der Versicherte erschien um 08:30 Uhr, entlassen um
09:15 Uhr.

Ort, Datum
Unterschrift und Stempel

Stadtstadt, 20.09.2011
Dr. Fröhlich

Name: Rentenmann, Hans   Aktenzeichen: 25/006705-a-3

Untersuchungstag: 16.09.2011

Standbein: ☒ rechts   ☐ links

Messblatt für untere Gliedmaßen   (nach der Neutral - 0 - Methode)

Hüftgelenke:	Rechts			Links		
Streckung / Beugung (Abb.1 a u. 1 b)	5	0	140	0	0	100
Abspreiz. / Anführen (Abb. 2)	40	0	20	20	0	10
Drehg. ausw. / einw. (Hüftgel. 90° gebeugt) (Abb. 3)	45	0	15	20	0	5
Drehg. ausw. / einw. (Hüftgel. gestreckt) (Abb. 4)	50	0	30	30	0	10

Kniegelenke:						
Streckung / Beugung (Abb. 5)	5	0	140	0	0	135

Obere Sprunggelenke:						
Heben / Senken des Fußes (Abb. 6)	30	0	40	30	0	40

Untere Sprunggelenke:	Rechts	Links
Ges.-Beweglichk. (Fußaußenr. heb. / senk.) (Abb. 7 a u. 7 b) (in Bruchteilen der normalen Beweglichkeit)	1/1	1/1

Zehengelenke:		
(in Bruchteilen der normalen Beweglichkeit)	1/1	1/1

Umfangmaße in cm:	Rechts	Links
20 cm ob. inn. Knie-Gelenkspalt	54	51,5
10 cm ob. inn. Knie-Gelenkspalt	47	45
Kniescheibenmitte	39	40
15 cm unterh. inn. Gelenkspalt	37,5	35,5
Unterschenkel, kleinster Umfang	23,5	24
Knöchel	26,5	27
Rist über Kahnbein	25	25
Vorfußballen	24,5	24

Beinlänge in cm:		
Vord. ob. D-beinstachel - Außen-knöchelsp.	91	91,5

Stumpflänge in cm:		
Sitzbein - Stumpfende		
Inn. Knie-Gelenkspalt - Stumpfende		

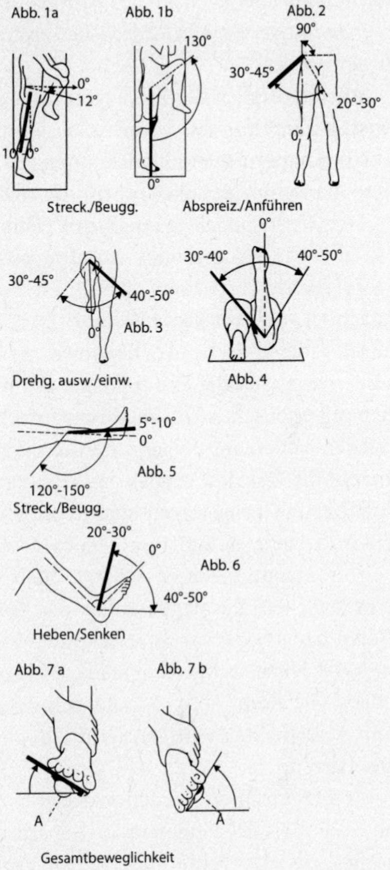

Abb. 1a   Abb. 1b   Abb. 2

Streck./Beugg.   Abspreiz./Anführen

Drehg. ausw./einw.   Abb. 4   Abb. 3

Abb. 5   Streck./Beugg.

Abb. 6   Heben/Senken

Abb. 7 a   Abb. 7 b   Gesamtbeweglichkeit

F 4224   0501 Messblatt untere Gliedmaßen

◘ **Abb. 6.3** Messblatt Hans Rentenmann

6.1.4 Zusatzgutachten[2]

Verletzungsfolgen auf mehreren medizinischen Fachgebieten erfordern die jeweils fachbezogene Zusatzbegutachtung. In der Regel ergeht der Haupt-Gutachtenauftrag an das Fachgebiet mit den dominierenden Verletzungsfolgen, er kann aber auch an die Orthopädie/Unfallchirurgie ergehen mit der Bitte, erforderliche Zusatzgutachten selbst zu veranlassen.

Auch bezüglich der Zusatzgutachter soll der Proband zwischen »mehreren«, somit also zwischen mindestens drei Gutachtern auswählen können. Es empfiehlt sich, diese Auswahlmöglichkeit schriftlich zu dokumentieren.

Der Zusatzgutachter erhält den Haupt-Gutachtenauftrag in Kopie, ein gesondertes Auftragsschreiben mit den erforderlichen Hinweisen und ggf. Zielfragen, das Hauptgutachten, ggf. relevante weitere Zusatzgutachten und die relevante bildgebende Diagnostik. Er bestellt den Probanden selbstständig ein, führt die erforderlichen Untersuchungen durch, stellt im Zusatzgutachten die fachbezogenen Verletzungsfolgen und die daraus resultierende **Einzel-MdE** fest und sendet das Zusatzgutachten an den Unfallversicherungsträger, eine Kopie an den Hauptgutachter.

Der Hauptgutachter schätzt nach Vorliegen aller erforderlichen Zusatzgutachten die **Gesamt-MdE** ein. Hierzu bedarf es einer integrierenden Wertung der Einzel-MdE. Nicht sachgerecht sind arithmetische Verknüpfungen wie Addition o. Ä., allerdings wird man die Gesamt-MdE nicht niedriger als die höchste Einzel-MdE einschätzen.

Zusatzgutachten werden in freier Form erstellt. Das folgende Beispiel zeigt ein orthopädisch-unfallchirurgisches Zusatzgutachten über einen Probanden, der als dominierende Verletzung ein schweres Schädel-Hirn-Trauma und zusätzlich eine Kompressionsfraktur LWK 1 erlitten hat:

— **Einleitungstext** mit Angabe des Anforderungschreibens, des vorliegenden Befundmaterials und der Fremdgutachten.

Bau-Berufsgenossenschaft
22222 D-burg
Aktenzeichen: 12-3342-05/St
Kunze, Heinrich
25.10.1964
Veilchengasse 5, 99999 Steinberg
Unfall vom 1.10.2010

Aufgrund Ihrer Anforderung vom 13.04.2012 und auf Ersuchen des Hauptgutachters Prof. Dr. X erstatte ich in o. g. Unfallsache ein **orthopädisch-unfallchirurgisches Zusatzgutachten,** gestützt auf die Unfallakte (AS 1 – 234), das neurologisch-psychiatrische Gutachten vom 27.03.2012, die vorgelegten auswärtigen Röntgenbilder sowie auf eine eingehende klinische und radiologische Untersuchung es Herrn K. in der Y-Klinik Z-stadt am 26.04.2012, 09:30 bis 11:15 Uhr.

---

2 Zusatzgutachten werden frei erstattet. Im folgenden Beispiel enthält die rechte Spalte den Gutachtentext, die linke jeweils Erläuterungen.

- Kursorische Angabe der relevanten Anamnese. Besonderheiten bzw. Komplikationen des Verlaufs kurz erwähnen. Der sachliche und zeitliche Ablauf sollte sich auch Lesern ohne Aktenkenntnis erschließen.

- Möglichst wörtliche, bei eingeschränkten Sprachkenntnissen sinngemäße Wiedergabe der Beschwerden.
- Gezieltes Erfragen relevanter Funktionsstörungen.

- Vorhandene Hilfsmittel erwähnen.
- Relevante Alltagsfunktionen prüfen.
- Spezielle Organbefunde ausführlich, entsprechend den relevanten Verletzungsfolgen.

Spezielle Krankengeschichte

Während Bauarbeiten als Maurer Sturz vom Gerüst aus ca. 8 m Höhe. Erstversorgung in der Neurochirurgischen Klinik B-Stadt mit den Diagnosen eines schweren gedeckten Schädel-Hirn-Traumas und einer Kompressionsfraktur LWK 1 ohne Hinterkantenbeteiligung (AS 12). Operative Behandlung des SHT (vgl. Hauptgutachten), konservative Behandlung der Wirbelfraktur, seitens derer keine neurologischen Ausfälle bestanden. Nach neuropsychologischer Rehabilitation und Wiedereingliederung über Belastungserprobung trat Arbeitsfähigkeit wieder ein am 13.02.2012.

Allgemeine Krankengeschichte

Folgenlos ausgeheilte Fraktur des 5. Mittelhandknochens rechts 1983, auf Befragen werden weitere Unfälle bzw. Erkrankungen verneint.

Klagen des Untersuchten

»Wenn ich ein paar Stunden gearbeitet habe, bekomme ich Rückenschmerzen hier (zeigt auf die Gegend des BWS-LWS-Überganges). Ich kann mich schlecht bücken und auch nicht mehr so schwer heben wie früher. Nach der Arbeit lege ich mich meistens gleich hin. Das kommt aber auch vom Kopf, der macht mir sowieso die meisten Probleme.« Auf Befragen: »Schwäche oder Gefühlsstörungen in den Beinen habe ich nicht. Stuhlgang und Wasserlassen geht normal.«

Klinischer Untersuchungsbefund

47-jähriger Mann in gutem Allgemein- und Ernährungszustand, Körpergewicht 82 kg bei 178 cm Körperlänge. Etwas verzögertes Erheben vom Wartezimmerstuhl nach längerem Sitzen, flüssiger und hinkfreier Gang auch für die ersten Schritte. Es werden Konfektionshalbschuhe ohne Zurichtung getragen, Hilfsmittel werden nicht getragen oder mitgeführt. Flüssiges Entkleiden bis auf die Unterhose mit wechselndem Einbeinstand. Schulter- und Beckengeradstand, regelrechte Achsenverhältnisse der Extremitäten. Zehenspitzen- und Hackenstand, Fußaußen- und Innenrandstand, wechselnder Einbeinstand, wechselndes Einbeinhüpfen sowie die Hockstellung werden seitengleich unbehindert vorgeführt.

Die gesamte Wirbelsäule bei direkter Betrachtung achsengerecht, bei seitlicher Betrachtung Abflachung der physiologischen Krümmung an Brust- und Lendenwirbelsäule. Die Rückenmuskulatur symmetrisch etwas verschmächtigt, auf Höhe des BWS-LWS-Überganges beidseits vermehrt gespannt mit Druckschmerzangabe. Die Muskulatur des Beckengürtels und der Beine

6

- Präzise Angabe der fachbezogenen
  Verletzungsfolge(n).
- Es muss klar zum Ausdruck kommen, auf welchen
  Verletzungsfolgen die eingeschätzte MdE beruht.
- Behandlungsbedürftigkeit bzw. Reha-Erfordernis
  angeben.
- Kurze Prognose und ggf. Erfordernis künftiger
  Begutachtung angeben.

seitengleich kräftig. Bei ansonsten freier Beweglichkeit der WS eingeschränkte Entfaltung des BWS-LWS-Übergangs unter Rumpfvorneige (▶ Anlage; ◻ Abb. 6.4). Der Wechsel vom Stand zu flacher Rückenlage auf der Untersuchungsliege und zurück geschieht zügig und ohne Ausweichbewegung. Das Aufrichten aus flacher Rückenlage zum Langsitz ist ohne Armhilfe möglich. Unter Rumpfvorneigung im Langsitz harmonische Ausrundung der Wirbelsäule. Normale Gelenkbeweglichkeit der unteren Extremität. Klopfschmerzangabe über den Dornfortsätzen des BWS-LWS-Übergangs. Intakte periphere Qualitäten der Durchblutung, Motorik und Sensibilität. Keine Zeichen venöser Blutumlaufstörung. Seitengleiche Beschwielung der Fußsohlen.

Röntgenbefund

LWS mit unterer BWS im direkten und seitlichen Strahlengang: Achsengerechter Aufbau im direkten, Abflachung im seitlichen Strahlengang. 5-gliedriger Aufbau der LWS. An LWK 1 muldenförmige Einsenkung der Deckplatte und eine keilförmige vordere Höhenminderung um 16 mm bei erhaltener Hinterkantenhöhe. Normale Konfiguration der übrigen dargestellten Wirbelkörper. Normale Knochenstruktur und -dichte, geringe Kalksalzminderung. Mit Ausnahme der Deckplatte LWK 1 sind alle dargestellten Grund- und Deckplatten glatt begrenzt und ohne Randwulstbildung. Höhenminderung des Zwischenwirbelraums BWK 12/LWK 1 bei regelrechter Höhe der übrigen. Harmonische Stellung der Wirbelkörperhinterkanten. Der (nach hinten offene) Kyphosewinkel zwischen den Deckplatten an BWK 12 und LWK 2 misst 10 Grad.

Zusammenfassung und Beurteilung

Seitens des orthopädisch-unfallchirurgischen Fachgebietes besteht als Folge des o. g. Unfalls ein unter keilförmiger vorderer Höhenminderung und muldenförmiger Einsenkung der Deckplatte knöchern verheilter Kompressionsbruch an LWK 1 mit Bewegungseinschränkung im Brust-Lendenwirbelsäulen-Übergang und Verschmächtigung der Rückenmuskulatur. Die daraus resultierende Minderung der Erwerbsfähigkeit wird mit **10 (zehn) vom Hundert** eingeschätzt. Besondere weitere Behandlungsmaßnahmen oder Berufshilfe sind derzeit wegen dieser Verletzungsfolge nicht erforderlich. Längerfristig sind verbildende Veränderungen der Wirbelsäule als Unfallfolge denkbar, Nachuntersuchung bei Verschlimmerungsantrag.
Z-stadt, 27.04.2012

Dr. Früh, Arzt für Orthopädie und Unfallchirurgie

Az.: 12-3342-05/St, Name: Kunze, Heinrich

Messblatt Wirbelsäule
(nach der Neutral-0-Methode)

Größe in cm: Gewicht in kg:

HWS

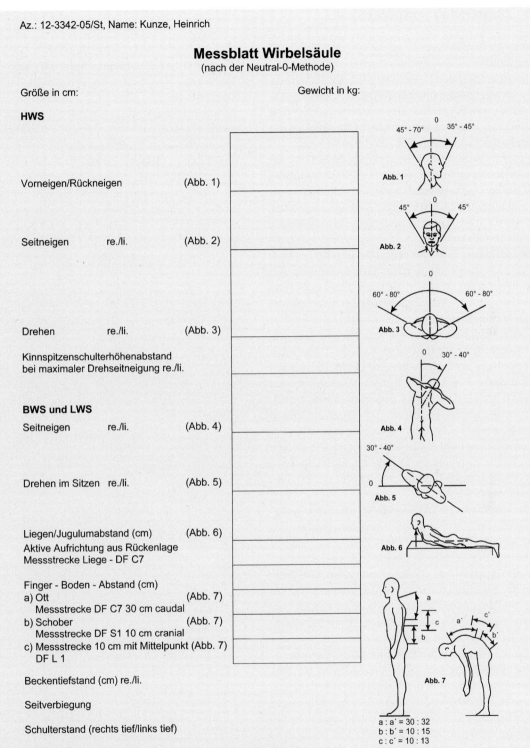

Vorneigen/Rückneigen   (Abb. 1)

Seitneigen   re./li.   (Abb. 2)

Drehen   re./li.   (Abb. 3)

Kinnspitzenschulterhöhenabstand
bei maximaler Drehseitneigung re./li.

BWS und LWS

Seitneigen   re./li.   (Abb. 4)

Drehen im Sitzen   re./li.   (Abb. 5)

Liegen/Jugulumabstand (cm)   (Abb. 6)
Aktive Aufrichtung aus Rückenlage
Messstrecke Liege - DF C7

Finger - Boden - Abstand (cm)
a) Ott   (Abb. 7)
   Messstrecke DF C7 30 cm caudal
b) Schober   (Abb. 7)
   Messstrecke DF S1 10 cm cranial
c) Messstrecke 10 cm mit Mittelpunkt (Abb. 7)
   DF L 1

Beckentiefstand (cm) re./li.

Seitverbiegung

Schulterstand (rechts tief/links tief)

Sagittale Verbiegung (kyphotische oder lordotische Fehlform):

◻ **Abb. 6.4** Messblatt Heinrich Kunze

6.1.5 Zusammenhangsgutachten

Bei strittiger oder unklarer Kausalität zwischen Unfall und Körperschaden, somit also bei Zweifeln bezüglich der **haftungsausfüllenden Kausalität,** wird der Unfallversicherungsträger ein **Zusammenhangsgutachten** einholen. Damit soll geklärt werden, ob die versicherte Tätigkeit bzw. der Unfall als **rechtlich wesentliche Bedingung** für den Gesundheitsschaden anzusehen ist oder nicht.

Zusammenhangsgutachten werden in freier Form angefordert und erstattet. Der schriftliche **Gutachtenauftrag** sollte eine kurze Zusammenfassung des Sachverhaltes geben und die gutachtlich relevanten **Zielfragen** enthalten. Zusammen mit dem Gutachtenauftrag werden regelmäßig auch die **Unfallakten** oder Aktenauszüge übersandt. Sie sollen Aufschluss geben über den Unfallhergang, den Erstgesundheitsschaden, die durchgeführte Diagnostik und Behandlung sowie über den weiteren Krankheits- und Behandlungsverlauf. Eine Paginierung der Akten erleichtert die notwendigen Zitate im Gutachten.

Gelegentlich kommt dem genauen **Unfallablauf** zentrale Bedeutung zu, dann ist dieser vom UV-Träger möglichst präzise zu ermitteln, z. B. mit Hilfe des Technischen Aufsichtsdienstes, und dem Gutachter vorzugeben. Werden anlässlich späterer Befragung widersprüchliche Unfallschilderungen angegeben, hat der UV-Träger denjenigen Hergang vorzugeben, der einer Beurteilung zugrundegelegt werden soll. Es ist nicht Aufgabe des Gutachters, in solchen Fällen eigene Ermittlungen anzustellen. Vielmehr empfiehlt es sich dann, den Auftrag mit der Bitte um Präzisierung zurückzureichen.

Der **unfallbedingte Erstgesundheitsschaden** soll möglichst genau bekannt und dokumentiert sein. Ergeben sich hierzu aus dem Durchgangsarztbericht oder aus anderen unfallnahen Befunden keine hinreichenden Erkenntnisse, sollte der Gutachter dem UV-Träger empfehlen, beim Erstbehandler Ergänzungsberichte nachzufordern. Bleibt der Erstgesundheitsschaden letztlich unklar, sollte dies im Gutachten explizit zum Ausdruck kommen. Häufig nicht sachgerecht ist dagegen der Rückschluss aus aktuellen Befunden auf eine länger zurückliegende mutmaßliche Verletzung.

Zur Abgrenzung relevanter Vorschäden ist ein **Vorerkrankungsverzeichnis** der Krankenversicherung des Probanden hilfreich, welches vom UV-Träger beigezogen werden kann. Es kann sich auf Erkrankungen z. B. des Bewegungsapparates beschränken, sollte aber mindestens die letzten drei Jahre vor dem Unfall abdecken.

Nicht selten ist die spätere ärztliche **Berichterstattung im Behandlungsverlauf** derart lückenhaft, dass der Gutachter dem UV-Träger entsprechende Nachermittlungen empfehlen muss. Oft vermittelt dann die Lektüre von Operationsberichten, Histologiebefunden, Entlassberichten der Reha-Klinik etc. wegweisende Anknüpfungstatsachen.

Nordwestliche Bau-Berufsgenossenschaft
Mauerweg 2
00001 Hausen
Schulterschmerz, Ernst
geb. 13.12.1975
wh. Akazienweg 9, 00002 Bundheim
Unfall vom 15.10.2009
Az.: 003/02247

Hierzu gehört auch die bildgebende Diagnostik, deren eigene Beurteilung wertvoller ist als die alleinige Kenntnis ihrer schriftlichen Befunde.

Sobald der Gutachter nach Aktenlage ein hinreichend klares Bild vom Sachverhalt und der Fragestellung gewonnen hat, wird er den Probanden zur **Untersuchung** einbestellen. Der Untersuchungsgang wird umso gezielter und effizienter ablaufen, je besser der Informationsstand nach Aktenlage ist. Bei sprachunkundigen Personen empfiehlt sich die Zuziehung eines professionellen Dolmetschers mit Genehmigung und auf Kosten des UV-Trägers weit mehr als die sprachliche Vermittlung durch Freunde oder Angehörige des Probanden, deren gutgemeinte Ausgestaltungstendenz den Sachverhalt verfälschen kann.

Die **schriftliche Ausarbeitung** des Gutachtens beginnt mit einer Darstellung der unfallbezogenen Vorgeschichte unter Berücksichtigung und Zitat sämtlicher relevanter Anknüpfungstatsachen. Die allgemeine Krankheitsvorgeschichte erwähnt die nachgewiesenen unfallunabhängigen Vor- und Begleiterkrankungen von konkretem Belang. In Abhängigkeit von der Fragestellung werden Details zur Arbeitsvorgeschichte, sozialen Vorgeschichte bzw. Sportausübung erwähnt. Die Klagen werden möglichst wörtlich wiedergegeben, danach folgt eine ausführliche Darstellung des klinischen und ggf. bildgebenden Untersuchungsbefundes. Abschließend werden die im Gutachtenauftrag formulierten Zielfragen beantwortet.

Das **Honorar** für ein freies Zusammenhangsgutachten bemisst sich meist nach Ziffer 161, in Ausnahmefällen nach Ziffer 165 der UV-Gebührenordnung (UV-GOÄ Stand 2007) mit einem Gebührenrahmen je nach Schwierigkeitsgrad und Umfang des Gutachtens. Üblicherweise bezeichnet der Auftraggeber die von ihm für angemessen gehaltene Gebührenziffer im Auftragsschreiben, bei Unklarheiten oder Meinungsverschiedenheiten ist die Klärung vor Inangriffnahme des Gutachtens ratsam.

Das folgende Beispielgutachten behandelt eine Zusammenhangstrennung der Rotatorenmanschette, zu deren gutachtlicher Beurteilung u. a. auf ▶ Abschn. 7.2 verwiesen wird.

Im nachfolgenden Beispielgutachten ist in der rechten Spalte der Text enthalten, in der linken Spalte stehen entsprechende Erläuterungen.

■ ■ Einleitungstext

Aufgrund Ihres Schreibens vom 11.04.2011 erstatte ich in o. g. Unfallsache ein **unfallchirurgisch-orthopädisches Gutachten zur Zusammenhangsfrage**, basierend auf der Kenntnis der Unfallakte obigen Aktenzeichens (AS 1–106), auf der Auswertung der vorgelegten auswärtigen Röntgen- und MRT-Bilder sowie auf einer eingehenden klinischen und radiologischen Untersuchung des Herrn Sch. in der B.-Klinik Doberhall am 03.05.2011, 09:30 bis 11:15 Uhr.

■ ■ **Spezielle Krankengeschichte**

– Schilderung des Unfallhergangs nach Aktenlage, basierend auf dem Durchgangsarztbericht und der Unfallmeldung des Arbeitgebers.

– Schilderung des Unfallhergangs aufgrund der Angaben des Probanden anlässlich der Begutachtung.

– Möglichst präzise Wiedergabe des Erstbefundes nach Aktenlage.

– Röntgenbilder der Schulter in 2 Ebenen können die Aufnahme a.-p. bei angelegtem und abduziertem Arm bedeuten. Die axiale Aufnahme vermag u. a. eine ventrale oder dorsale Luxation aufzudecken. Die genaue Benennung der Ebenen ist daher empfehlenswert.

– Kursorische Darstellung der Erst- und Weiterbehandlung.

Spezielle Krankengeschichte: Herr Sch. sei am 11.10.2010 während seiner Tätigkeit als Lagerarbeiter im Baustofflager beim Herabgehen einer Treppe gestolpert und habe sich den rechten Arm verdreht, weil er sich im Fallen am Geländer festgehalten habe (AS 5, 29).

Auf mein Befragen schildert Herr Sch., er sei mit einem ca. 15 kg schweren Bohrhammer in der linken Hand eine steile Metalltreppe herabgestiegen, wobei er sich mit der rechten Hand am Treppengeländer festgehalten habe. Er habe nicht bemerkt, dass manche Stufen ölverschmiert waren. Plötzlich sei er von einer Stufe abgerutscht und erst auf der übernächsten wieder aufgekommen. Um nicht ganz hinabzustürzen und auch, um den Bohrhammer nicht aufzuschlagen, habe er sich mit der rechten Hand krampfhaft am Geländer festgehalten und dadurch im Fallen den Arm in der Schulter irgendwie verdreht, er glaube, nach hinten. Er habe sogleich Schmerzen in der rechten Schulter verspürt und den Arm nicht mehr heben können. Er sei von einem Arbeitskollegen per PKW ins P.-Krankenhaus L. gefahren worden.

Gemäß DAB vom Unfalltag (AS 5) fanden sich als Erstbefund keine äußerlich sichtbaren Verletzungszeichen, eine schmerzhaft eingeschränkte Beweglichkeit im rechten Schultergelenk, Kraftlosigkeit für die Vorwärts- und Seitwärtshebung des Armes, intakte periphere Durchblutung, Motorik und Sensibilität.

Röntgenaufnahmen des rechten Schultergelenkes im direkten und axialen Strahlengang vom Unfalltag liegen mir vor, sie zeigen eine korrekte Artikulation und keine frischen knöchernen Verletzungszeichen, jedoch eine herdförmige kalkdichte Verschattung in Projektion auf den Sehnenansatz am großen Oberarmhöcker.
Als Erstbehandlung erfolgten Salbeneinreibung der Schulter und Ruhigstellung im Gilchrist-Verband, Einleitung allgemeiner Heilbehandlung (AS 5).

Bei anhaltenden Schmerzen habe Herr Sch. seinen Hausarzt Dr. M. in B. am 19.10.2009 und danach noch einige Male aufgesucht, dieser habe den Gilchrist-Verband entfernt und Schonung empfohlen. Befunde über diese Behandlungsphase liegen nicht vor. Dr. M. habe ihn schließlich in die U.-Klinik L. überwiesen.

— Wörtliches Aktenzitat bedeutsamer Verlaufsbefunde mit Angabe der Fundstelle.

Gemäß dortigem Befund vom 17.11.2009 »eine schmerzhafte Bewegungseinschränkung der rechten Schulter auf jeweils 80 Grad Vorwärts- und Seitwärtshebung, pos. Impingementzeichen, die Funktionstests der Rotatorenmanschette durchgehend schmerzbedingt abgeschwächt. Druckschmerz über der Bizepssehne im Sulkus.« Sonographisch »Gelenkerguss, V. a. Ruptur der Supraspinatussehne«. Es wurde eine Kernspintomographie terminiert (AS 17–18).

Letztere erfolgte am 30.11.2009, »Gelenkerguss, Ruptur der Supraspinatussehne ohne wesentliche Retraktion, V. a. Teilruptur der Subskapularissehne« (AS 19).

Am 08.12.2009 arthroskopische Operation der rechten Schulter in der U.-Klinik (AS 23–25, 31), man beschreibt »blutiger Gelenkerguss, Einblutung in die Bursa subacromialis, komplette Ruptur der Supraspinatussehne Grad 3 nach Bateman glattrandig, Retraktion Grad I, übrige Rotatorenmanschette und lange Bizepssehne intakt …«. Es erfolgte »die arthroskopische subakromiale Dekompression und mini-open-repair der Supraspinatussehne«. Eine Gewebsentnahme zur feingeweblichen Untersuchung wurde nicht durchgeführt (AS 25).

— Angaben über Behandlungsabschluss und Wiedereintritt der Arbeitsfähigkeit.

Unter 4-wöchiger Ruhigstellung des Armes in Ultrasling und begleitender Physiotherapie dann zunächst zeitgerechter Heilungsverlauf (AS 37, 39, 40, 45) bei letztlich verzögerter und eingeschränkter Besserung der Bewegungseinschränkung (AS 51), Behandlungsabschluss am 28.06.2010 mit Empfehlung der Zusammenhangsbegutachtung (AS 58).

Wiedereintritt der Arbeitsfähigkeit am 05.07.2010 (AS 59).

■ ■ Allgemeine Krankengeschichte

— Angaben zu relevanten Vor- und Begleiterkrankungen.

Allgemeine Krankengeschichte: Auf Befragen angegeben ein funktionell ausgeheilter Speichenbruch rechts bei Arbeitsunfall 1996. Meniskusoperation links 1999, beschwerdefrei. Bluthochdruck. Frühere Beschwerden bzw. Funktionseinschränkungen der Schultern werden verneint. Medikamenteneinnahme »bei Bedarf« Diclofenac 100 mg, ca. 2-mal pro Woche. Nikotinkonsum verneint, Alkohol »abends ein Bier«.

— Zitat aus dem Vorerkrankungsverzeichnis.

Das Vorerkrankungsverzeichnis (AS 72) seit Januar 2007 ohne relevante Einträge.

■ ■ **Soziale Vorgeschichte**
— Angaben zur Ausbildung, Arbeitsvorgeschichte und aktuellen Tätigkeit.
— Angaben zu Antrag oder Bezug von Renten oder sonstigen Versorgungsleistungen.

■ ■ **Klagen des Untersuchten**
— Möglichst wörtliche Wiedergabe der Beschwerden.

■ ■ **Klinischer Untersuchungsbefund**
— Kurzer Allgemeinbefund.
— Erwähnung von Hilfsmitteln.
— Eingehende Darstellung des Untersuchungsbefundes an der oberen Extremität.
— Funktionsuntersuchung der Schultergelenke im Seitenvergleich.

Soziale Vorgeschichte: Nach Abschluss der Hauptschule Maurerlehre mit Gesellenprüfung, danach Tätigkeit als Maurer bei verschiedenen Arbeitgebern bis Ende 1999. Arbeitslos bis März 2002, seither durchgehend Tätigkeit als Lagerarbeiter bei der Fa. F. bis zum Unfalltag. Er habe Material und Werkzeug ausgegeben mit Heben und Tragen von Lasten bis 50 kg. Seit 15.02.2012 arbeite er »eingeschränkt« wieder als Lagerarbeiter. Der Chef kenne ihn schon lange, deshalb habe er leichtere Arbeit bekommen, hauptsächlich fahre er jetzt Gabelstapler. Verheiratet, 3 erwachsene Kinder, kein Renten- oder GdB-Antrag.

Sportliche Vorgeschichte: Früher Fußball, seit vielen Jahren keine sportliche Betätigung mehr.

Klagen des Untersuchten: »Ich kann die Schulter immer noch nicht voll bewegen und habe auch nicht die volle Kraft im Arm wie vorher. Bei bestimmten Bewegungen, z. B. wenn ich etwas aus einem Regal heben soll, bekomme ich Schmerzen in der Schulter. Über Kopf kann ich gar nicht arbeiten mit dem Arm. Nachts kann ich nicht auf der rechten Seite liegen, sonst bekomme ich Schmerzen in der Schulter.«

Klinischer Untersuchungsbefund: 35-jähriger Mann in gutem Allgemein- und reichlichem Ernährungszustand, Körpergewicht 93 kg bei 181 cm Körperlänge. Orientierend klinisch kein krankhafter Allgemeinbefund. Regelrechtes Gangbild. Hilfsmittel werden nicht getragen oder mitgeführt. Das Entkleiden des Oberkörpers etwas verzögert mit Bewegungseinschränkung im rechten Schultergelenk. Im Barfußstand Beckengeradstand, Schultertiefstand rechts um 2 cm, ansonsten regelrechte Skelettachsenverhältnisse.
Nackengriff rechts unvollständig vorgeführt, links frei. Schürzengriff rechts bis Höhe Sakrum vorgeführt, links bis Höhe Th 8. Verschmächtigung des Deltoideus- und Supraspinatusmuskels rechts. Bei angegebener Rechtshändigkeit keine nennenswerte Muskelumfangsdifferenz zwischen beiden Armen (vgl. Messblatt ► Anlage 11.5; ◘ Abb. 6.5). Auf Höhe des vorderen und rückseitigen Schultergelenkspaltes rechts je 2 punktförmige, reizfreie, verschiebliche, nicht druckschmerzhafte Hautnarben. Im Übrigen regelrechte Weichteilverhältnisse am Schultergürtel und der oberen Extremität. Durchgehend normale Gelenkkonturen.
Konzentrische aktive Bewegungseinschränkung im rechten Schultergelenk gemäß Messblatt (► Anlage 11.5; ◘ Abb. 6.5), bei passiver Beweglichkeits-

prüfung wird im selben Endbereich unter Schmerzangabe aktiv gegengespannt. Beugeeinschränkung im rechten Ellbogengelenk mit weichem Anschlag ohne Schmerzangabe (vgl. Messblatt ▶ Anlage 11.5; ◨ Abb. 6.5). Im Übrigen regelrechte aktive Gelenkbeweglichkeit der Arme und Hände, regelrechte Fingermotorik.

Intakte periphere Durchblutung, Motorik und Sensibilität. Druckschmerzangabe über dem großen Oberarmhöcker und der Bizepssehnenrinne am rechten Oberarmkopf, nicht über den sonstigen Gelenkabschnitten. Sämtliche Funktionstests der Rotatorenmanschette werden rechts teilweise unter Schmerzangabe minderkräftig, links ohne Schmerzangabe frei vorgeführt. Beidseitig stabile Führung des Schultergelenkes. Yergason-Test beidseitig schmerzfrei, Palm-up-Test rechts nicht valide prüfbar. Beidseitig regelrechte Stellung und Stabilität des Schultereckgelenkes. Bewegungen des Armes im Schultergelenk gegen Widerstand werden rechts mit KG 4, in allen übrigen Gelenken der oberen Extremität mit konstitutionsnormaler Kraft vorgeführt.

Bildgebende Diagnostik: Sonographie des rechten Schultergelenkes, links zum Vergleich:
7,5-MHz-Linear-Schallkopf, 6Standard-Schnittebenen.
Rechts: Normale ossäre Konturen. Gelenkerguss. Inhomogenes Echomuster der langen Bizepssehne im Sulkus ohne Konturunterbrechung. Echoreiches, 2 × 1 cm großes Areal im Ansatzbereich der Supraspinatussehne. Inhomogenes Echo mit Konturunterbrechung der SSP-Sehne unterhalb des Schulterdaches. Erweiterung des Gelenkraums zwischen Schulterdach und Oberarmkopf. Links: Altersnormales Echomuster.

1. Welcher klinische und röntgenologische Befund liegt vor?

Nach arthroskopisch gestützter Naht einer kompletten Zusammenhangstrennung der Supraspinatussehne und nach operativer Erweiterung des subakromialen Raums rechts bestehen eine Muskel- und Kraftminderung sowie eine Bewegungseinschränkung des rechten Schultergelenks, radiologisch eine herdförmige Verkalkung im Bereich des Sehnenansatzes am großen Oberarmhöcker des Oberarmkopfes. Endgradige Beugeeinschränkung im rechten Ellbogengelenk.

2. Welche Beschwerden werden vom Verletzten vorgebracht?

Die Beschwerden sind oben wiedergegeben.

■ ■ Bildgebende Diagnostik

— Durchführung und Befundung der zweckmäßigen bildgebenden Diagnostik, hier mindestens Sonographie beider Schultergelenke. Nativröntgenaufnahmen a.-p. und axial im Seitenvergleich sind wünschenswert, müssen aber unter Gesichtspunkten des Strahlenschutzes erwogen werden, da keine therapeutische Konsequenz erwächst. Ggf. sollten ausreichend aktuelle frühere Aufnahmen beigezogen werden. Vor aufwendigen Untersuchungen wie CT, MRT empfiehlt sich die Abstimmung mit dem UV-Träger wegen Kostenübernahme.

■ Beantwortung der Gutachtenfragen

— Die Zielfragen werden im Gutachtenauftrag vorgegeben. Sie werden an dieser Stelle wörtlich wiederholt und unter Beschränkung auf die Frage beantwortet.

— Ein »regelwidriger« körpereigener Zustand ohne Beschwerden und Funktionseinschränkungen gilt nicht als Vorerkrankung, sondern als Schadensanlage (vgl. ► Abschn. 5.1).

— Wertende Beurteilung der Kausalität des Ereignisses für den Körperschaden aufgrund **nachgewiesener** Anknüpfungstatsachen. Mögliche, aber nicht nachgewiesene Umstände können als solche erwähnt werden. Auf alleiniger Vermutung oder auf ungesicherten Umkehrschlüssen beruhende Erwägungen sollten entfallen.

— **Die sorgfältige und fachkompetente Beantwortung dieser Frage ist eine Kernleistung des Zusammenhangsgutachtens.**

— **Wertende Kausalitätsbeurteilung** gegenüber einem Vorschaden bzw. einer Schadensanlage, **die weitere Kernleistung.**

3. Welche Vorerkrankungen waren an dem verletzten Körperteil nachweisbar?

Im engeren Sinne keine, da weder vorbestehende Beschwerden noch Funktionseinschränkungen nachweisbar sind. Nativradiologisch nachgewiesen ist eine vorbestehende Verkalkung am Sehnenansatz des großen Oberarmhöckers als Hinweis auf verbildende Veränderung, jedoch ohne Nachweis eines Krankheitswertes.

4. Für welche Erkrankungen besteht mit hinreichender Wahrscheinlichkeit ein Zusammenhang mit dem Ereignis vom 15.10.2009?

Für die Zusammenhangstrennung der Supraspinatussehne rechts. Zur Begründung: Die als Unfallablauf angegebene gewaltsame passive äußere Krafteinleitung in ein muskulär stabilisiertes Gelenk ist grundsätzlich geeignet, eine Zerreißung der willkürlich angespannten Sehnenabschnitte herbeizuführen. Nähere Erkenntnisse zur konkreten Lokalisation etwa betroffener Sehnenanteile liegen hier allerdings nicht vor. Die Angaben bzw. Befunde einer sofortigen schmerzhaften Kraftlosigkeit für die Schulterbewegung, der blutige Gelenkerguss sowie die Zusammenhangstrennung der Sehne ohne wesentliche Verkürzung ihres Muskels sprechen für eine unfallbedingte Sehnenzerreißung.

5. Inwieweit kam es zu einem Zusammentreffen mit einem Vorschaden?

Ein Vorschaden ist nicht nachgewiesen. Als Schadensanlage nachgewiesen sind verbildende Veränderungen (Verkalkung) am Sehnenansatz. Es ist jedoch nicht ersichtlich, dass dadurch die Zerreißung auch durch eine Einwirkung des täglichen Lebens bzw. in naher Zukunft eingetreten wäre.

6. Liegt eine unfallbedingte Verschlimmerung eines Vorschadens vor?

Nein, denn ein Vorschaden ist nicht nachgewiesen.

- Welche Behandlung und Arbeitsunfähigkeit sind durch den unfallkausalen Körperschaden alleine, nicht durch unfallfremde Schäden bedingt?

7. Für welchen Zeitraum bestand unfallbedingte Arbeitsunfähigkeit und Behandlungsbedürftigkeit?
Für den aktenkundigen Zeitraum.

8. In welcher Höhe und für welchen Zeitraum bestand bzw. besteht eine Minderung der Erwerbsfähigkeit (MdE) in rentenberechtigendem Grade?
Um 30 (dreißig) vom Hundert seit Wiedereintritt der Arbeitsfähigkeit bis auf weiteres.

9. Ist bei den Unfallfolgen ein Dauerzustand eingetreten, oder ist mit einer Besserung/Verschlimmerung zu rechnen?
Eine durchgreifende Besserung ist derzeit nicht schlüssig zu prognostizieren, eine Verschlimmerung ist nicht zu erwarten.

Empfehlung zur Weiterbehandlung bei Verbesserungsmöglichkeit.

10. Sind zur Wiederherstellung oder Besserung der Unfallfolgen weitere medizinische Maßnahmen erforderlich?
Ja. Die Beweglichkeit des verletzten Schultergelenkes ist nicht zufriedenstellend. Ich empfehle ein stationäres Heilverfahren.

Die Dokumentation des Akten- und Bildversands ist ratsam.

Die vorgelegten Röntgenbilder wurden den jeweiligen Herstellern wieder zurückgesandt.
Unterschrift

Name: Schulterschmerz, Ernst   Aktenzeichen: 003/02247

Untersuchungstag: 03.05.2011

☒ Rechtshänder   ☐ Linkshänder

Messblatt für obere Gliedmaßen   (nach der Neutral - 0 - Methode)

Schultergelenke:

	Rechts			Links		
Arm seitw. / körperw. (Abb. 1)	70	0	10	170	0	20
Arm rückw. / vorw. (Abb. 2)	10	0	80	30	0	170
Arm ausw. / einw. drehen (Oberarm anliegend) (Abb. 3)	20	0	70	40	0	95
Arm ausw. / einw. (Oberarm 90° seitw. abgeh.) (Abb. 4)	-	-	-	60	0	70

Ellenbogengelenke:

Streckung / Beugung (Abb. 5)	0	0	130	5	0	145

Unterarmdrehung:

ausw. / einw. (Abb. 6)	75	0	70	80	0	80

Handgelenke:

handrückenw. / hohlhandw. (Abb. 7)	60	0	50	60	0	60
speichenw. / ellenw. (Abb. 8)	15	0	20	20	0	30

Fingergelenke:
Abstände in cm:

	II	III	IV	V	II	III	IV	V
Nagelrand / quere Hohlhandfalte (Abb. 9)	0	0	0	0	0	0	0	0
Nagelrand / verl. Handrückenebene (Abb. 10)	0	0	0	0	0	1	3,5	3

Daumengelenke:
Streckung/Beugung:

Grundgelenk	0	0	40	0	0	40
Endgelenk	5	0	70	5	0	70

Abspreizung (Winkel zwischen 1. und 2. Mittelhandknochen)

In der Handebene (Abb. 11)	0	0	30	0	0	30
Rechtwinklig zur Handebene (Abb. 12)	0	0	20	0	0	20

	II	III	IV	V	II	III	IV	V
Ankreuzen, welche Langfingerkuppen mit der Daumenspitze erreicht werden können	x	x	x	x	x	x	x	x

Handspanne:
Größter Abstand in cm zwischen Daumen- und Kleinfingerkuppe

22	19

Umfangmaße in cm:
(Hängender Arm)

15 cm ob. äußerem Oberarmknorren	38	38
Ellenbogengelenk	32	32
10 cm unt. äußerem Oberarmknorren	31,5	30
Handgelenk	20,5	19
Mittelhand (ohne Daumen)	21	20

Armlänge in cm:

Schulterhöhe / Speichenende	stgl.	stgl.

Stumpflängen in cm:

Schulterhöhe / Stumpfende		
Äuß. Oberarmknorren / Stumpfende		

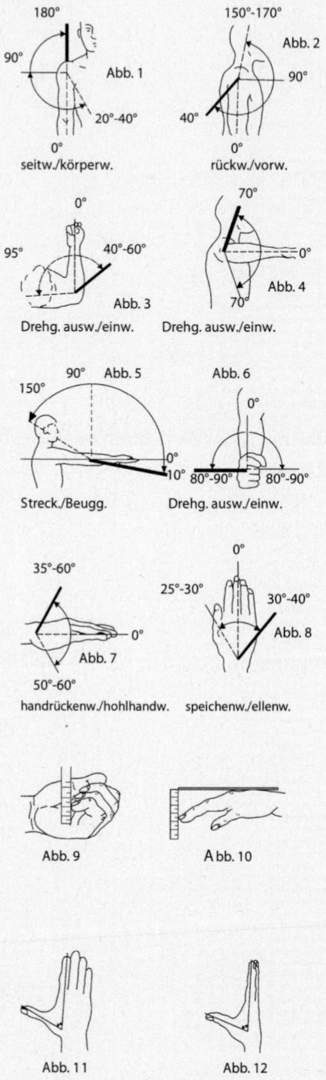

F 4222   0204 Messblatt obere Gliedmaßen

Abb. 6.5 Messblatt Ernst Schulterschmerz

6.2 Beispielgutachten in der Privaten Unfallversicherung und der Haftpflichtversicherung

E. Ludolph

6.2.1 Private Unfallversicherung

Sachverhalt

Bei einem Unfallereignis am 07.12.2009 erlitt der Versicherte eine inkomplette Unterarmamputation rechts. Erforderlich wurde die primäre offene Unterarmamputation rechts. Im weiteren Verlauf waren mehrere operative Stumpfrevisionen erforderlich und schließlich eine Spalthautdeckung.

Nach sicherer Abheilung des Stumpfes wurde der Versicherte sofort mit einer myoelektrischen Unterarmprothese versorgt.

Nach dem Attest des Arztes für Allgemeinmedizin M. D. vom 10.01.2012 steht der Versicherte dort seit 2009 in ambulanter Behandlung. Unfallbedingt haben sich nach der Unterarmamputation rechts aufgrund der einseitigen Belastung ein sog. Schulterengesyndrom, umformende Veränderungen der Schultereckgelenke sowie degenerative Veränderungen der Wirbelsäule, besonders der Halswirbelsäule, entwickelt mit einer Drehverbiegung (Skoliose).

Durchgeführt wurde eine ambulante Therapie, über die Einzelheiten nicht vorliegen. Eine Seitenbezeichnung (rechts/links) ergibt sich zu den attestierten Beschwerden/Veränderungen im Bereich der Schulter nicht.

Nach dem Bericht aus der BG-Klinik D. vom 15.03.2012 klagte der Versicherte anlässlich einer ambulanten Untersuchung am 13.03.2012 über Beschwerden im Bereich des linken Schultergelenkes. Die Vorwärts- und Seitwärtshebung des linken Arms im Schultergelenk wurde bis 90 Grad vorgeführt. Der Schürzen- und Nackengriff wurden auf der linken Seite demonstriert. Das Rückwärtsführen des linken Arms im Schultergelenk erfolgte bis 30 Grad. Lokale Druckschmerzen im Bereich der linken Schulter wurden nicht geklagt. Ein Unfallzusammenhang der vom Versicherten geklagten Beschwerden und zur Diskussion stehenden Veränderungen im Bereich der linken Schulter und der Halswirbelsäule mit dem Unfallereignis am 07.12.2009 wurde nicht gesehen.

Jetzige Klagen

»Seit ca. 2 Jahren habe ich ständig, Tag und Nacht, Schmerzen im Bereich der linken Schulter sowie Schmerzen im Bereich der Hals- und Lendenwirbelsäule, wobei die Schmerzen im Bereich der Wirbelsäule wechselnd sind«.

Auf Befragen werden Beschwerden im Bereich der rechten Schulter, des rechten Ellbogengelenks und des Unterarmstumpfs rechts verneint. Auf informatives Befragen gibt der Versicherte an, dass er die myoelektrische Unterarmprothese rechts ständig getragen hat. Wegen der Beschwerden im Bereich der linken Schulter seien Injektionen verabreicht und Krankengymnastik verordnet worden.

Im Jahr 2010 sei er zum Kaufmann umgeschult worden. Er habe in diesem Beruf jedoch nicht gearbeitet. Seit ca. 1 Jahr sei er arbeitslos gemeldet.

Befund

53-jähriger, etwas übergewichtiger Mann in sehr gutem Allgemein- und Kräftezustand.

Körperlänge 185 cm, Gewicht 90 kg – jeweils nach eigenen Angaben.

Der Versicherte war nach eigenen Angaben Rechtshänder und ist seit dem Unfall am 07.12.2009 Linkshänder.

Der Versicherte erscheint zur Untersuchung mit angelegter myoelektrischer Unterarmprothese rechts.

Während der Unterhaltung im Sitzen sowie während der Untersuchung im Stehen, Gehen und Sitzen werden Rumpf, Oberkörper, Kopf und Arme unauffällig gehalten bzw. bewegt.

Haut und sichtbare Schleimhäute sind unauffällig durchblutet.

Das Aufrichten aus sitzender Position erfolgt ohne Zuhilfenahme der Hände. Das Freimachen des Oberkörpers erfolgt ohne verwertbaren Einsatz des rechten Armes.

Beim aufrechten Stand, gleichmäßiger Belastung beider Beine und lose herabhängenden Armen stehen – mit angelegter myoelektrischer Unterarmprothese rechts – beide Beckenkämme und Schultern klinisch auf gleicher Höhe. Nach Abnahme des Unterarmprothese rechts ändert sich der Schultergleichstand nicht.

Die Muskulatur im Bereich des rechten Schultergürtels und des rechten Oberarms ist im Vergleich zur linken Seite deutlich verschmächtigt.

Die Durchblutung des linken Arms ist klinisch unauffällig. Der Speichenpuls auf der linken Seite ist gut zu tasten. Die Schweißsekretion der Hohlhand zeigt keine Auffälligkeiten. Beschwielung und Arbeitsspuren der linken Hohlhand sind gering ausgeprägt. Die grobe Kraft der linken Hand wird kräftig demonstriert. Weichteilschwellungen sind zum Untersuchungszeitpunkt (8.00 Uhr) nicht vorhanden.

Die Durchblutung des rechten Arms, insbesondere des Unterarmstumpfes, ist unauffällig. Der Unterarmstumpf auf der rechten Seite fühlt sich regelrecht warm an. Der Stumpf misst – gemessen vom äußeren Oberarmknorren bis zur Stumpfspitze – ca. 13 cm. Der Stumpf ist konisch konturiert. Die Weichteildeckung an der unmittelbaren Stumpfspitze ist gering. Die Weichteile sind reizlos, im Bereich der unmittelbaren Stumpfspitze auf der Unterlage jedoch nicht verschieblich. Das ca. 8 × 11 cm große, flächenhafte, unregelmäßig gestaltete Narbengebiet an der Beugeinnenseite des rechten Unterarmstumpfes ist reizlos, auf der Unterlage jedoch nur eingeschränkt verschieblich. Aufbruchsneigungen bestehen nicht. Abschnittsweise finden sich kleine Weichteilfalten.

An der Außenseite des rechten Ellbogengelenks finden sich 2 kleine, reizlose, etwas pigmentierte Prothesendruckstellen, die vom Versicherten nicht als druck- und/oder berührungsempfindlich geklagt werden. Druck- und/oder Berührungsschmerzen werden auch im Bereich des gesamten Unterarmstumpfes rechts vom Versicherten nicht angegeben.

Die Beweglichkeit im rechten Schultergelenk und im rechten Ellbogengelenk wird uneingeschränkt frei vorgeführt. Eine verwertbare Drehung des Unterarmstumpfes rechts ist nicht vorhanden.

Die Unterarmdrehung links wird regelrecht demonstriert. Im linken Ellbogengelenk, im linken Handgelenk und in den Fingergelenken links finden sich keine Bewegungsdefizite.

Die Beweglichkeit im linken Schultergelenk wird in Bezug auf die Vorwärts- und Seitwärtshebung des Armes aktiv bis 100 Grad demonstriert, während das Rückwärtsführen des linken Arms im Schultergelenk seitengleich regelrecht vorgeführt wird und auch die Innen- und Außendrehung im linken Schultergelenk bei angelegtem Oberarm im Normbereich liegen. Bei wiederholter geführter Überprüfung der Vorwärts- und Seitwärtshebung des linken Arms im Schultergelenk werden praktisch seitengleiche Bewegungsausschläge erreicht. Der Versicherte äußert dabei jedoch Schmerzen und spannt muskulär etwas gegen.

Die kombinierten Handgriffe (Nackengriff, Hinterhauptsgriff, Gesäß- und Schürzengriff) werden auf der linken Seite vorgeführt – allerdings verlangsamt und unter Angabe von Schmerzen.

Regelrecht demonstriert werden der Faustschluss links, der Spitzgriff des Daumens links mit sämtlichen Langfingern, das Gegenüberstellen des Daumens links sowie das Spreizen und Heranführen der Finger auf der linken Seite.

Hinweise für Nervenversorgungsstörungen liegen nicht vor.

Beim Durchbewegen des Schultergelenkes hört und fühlt man keine reibenden und/oder knackenden Geräusche. Isolierte Druckempfindlichkeiten werden nicht geklagt. Die Konturen aller vorhandenen Gelenke der oberen Gliedmaßen sind regelrecht. Die Weichteile sind an keiner Stelle gerötet und/oder überwärmt.

Bei der Funktionsprüfung der Bizepsmuskulatur und der Rotatorenmanschettenmuskulatur finden sich Kraftdefizite auf der rechten Seite.

Die Wirbelsäule zeigt bei Betrachtung von hinten und von der Seite klinisch einen achsengerechten Aufbau. Die

Tab. 6.1 Messdaten für obere Gliedmaßen (Neutral-0-Methode)

Umfangsmaße in cm	Rechts	Links
15 cm oberhalb des äußeren Oberarmknorrens	28,5	32
Ellbogengelenk	27,5	29
10 cm unterhalb des äußeren Oberarmknorrens	20,5	31
Handgelenk	–	19
Mittelhand (ohne Daumen)	–	23

Symmetrieverhältnisse sind regelrecht – auch beim wechselseitig durchgeführten Einbeinstand. Die Taillendreiecke sind seitengleich ausgeprägt.

Die Nackenmuskulatur und die Rückenstreckmuskulatur sind klinisch seitengleich ausgeprägt. Es finden sich keine umschriebenen Weichteilverhärtungen und/oder Weichteilverspannungen. Druck- und/oder Berührungsschmerzen im Weichteilbereich werden nicht geklagt. Auch über den knöchernen Strukturen (Hinterhaupt, Dornfortsätze, Querfortsätze, Gelenkfacetten) werden vom Versicherten keine Druck- und/oder Berührungsschmerzen angegeben.

Beim Abklopfen der Dornfortsätze werden keine Schmerzen geklagt. Ein Stauchungsschmerz der Gesamtwirbelsäule in axialer Richtung wird – geringfügig – im Bereich der Lendenwirbelsäule angegeben. Beim Fall von den Zehenballen auf die Fersen wird im Bereich der Lendenwirbelsäule ein geringer Erschütterungsschmerz geklagt.

Kopf und Halswirbelsäule werden in allen Freiheitsgraden alters- und konstitutionsentsprechend bewegt. Beim Vorwärtsneigen des Kopfes und der Halswirbelsäule erreicht das Kinn die Drosselgrube. Beim Rückwärtsneigen beträgt dieser Abstand ca. 22 cm. Die Drehung des Kopfes und der Halswirbelsäule zur rechten und linken Seite erfolgt bis jeweils ca. 65 Grad, die Seitwärtsneigung bis jeweils 35 Grad – aus der Neutral-0-Position heraus.

Rumpfvorwärtsneigen mit durchgestreckten Kniegelenken erfolgt bis zu einem Fingerspitzen-Fußboden-Abstand von ca. 48 cm. Dabei kommt es zu einer geringfügigen harmonischen Zunahme der Brustkyphose und zu einem weitgehenden Ausgleich der Lendenlordose. Das Rückenprofil ist beim Vornüberneigen in Bezug auf die Wirbelsäule symmetrisch. Das Aufrichten erfolgt langsam, unter Angaben von Schmerzen im Bereich der Lendenwirbelsäule, jedoch ohne Zuhilfenahme der Arme und ohne Ausweichbewegungen.

Die Seitwärtsbewegungen der Brust- und Lendenwirbelsäule sowie die Drehbewegungen der Brust- und Len-

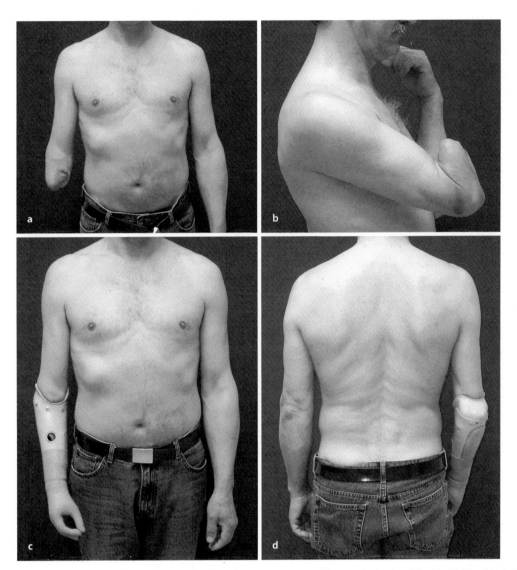

◘ **Abb. 6.6a–d** 53-jähriger Mann. Unfallbedingter Verlust des echten Unterarms im ellbogengelenknahen Drittel (**a, b**). Myoelektrische Prothese (**c, d**)

denwirbelsäule im Stehen und im Sitzen erfolgen seitengleich und regelrecht.

Die Entfaltbarkeit der Brustwirbelsäule (Ott-Zeichen) beträgt 30/31,5 cm, die der Lendenwirbelsäule (Schober-Zeichen) 10/12 cm.

Nervendehnungsschmerzen werden nicht geklagt.

Am linken Oberschenkel findet sich ein reizloses oberflächliches Narbengebiet nach Spalthautentnahme.

■ **Messdaten für obere Gliedmaßen (Neutral-0-Methode)**

◘ Tab. 6.1.

Betreff weiterer Informationen darf auf die klinischen Fotos verwiesen werden (◘ Abb. 6.6 und ◘ Abb. 6.7).

■ **Röntgenaufnahmen**

■ ■ **Halswirbelsäule in 4 Ebenen**

Es findet sich ein 7-gliedriger Aufbau der Halswirbelsäule mit achsengerechten Verhältnissen in Aufsicht und einer – haltungsbedingten – diskreten harmonischen Kyphose im seitlichen Strahlengang. Es finden sich keine Hinweise für eine stattgehabte knöcherne Verletzung und keine Hinweise für eine stattgehabte und/oder bestehende segmentale Instabilität. Allseits verschmälert zur Darstellung kommen die Zwischenwirbelräume zwischen dem 5. und 7. Halswirbelkörper mit knöchernen Reaktionen an den Grund- und Deckplatten sowie an den vorderen und hinteren Segmentbegrenzungen, während die übrigen Zwischenwirbelräume der Halswirbelsäule regelrecht weit abgelichtet sind ohne jegliche vorzeitige Veränderungen.

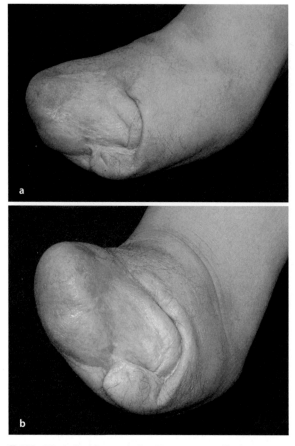

☐ Abb. 6.7a, b Spalthautgedeckter Unterarmstumpf rechts

Die Zwischenwirbellöcher sind weder auf der rechten noch auf der linken Seite relevant eingeengt.

■■ **Schultergürtel in Aufsicht (Panoramaaufnahme)**
ohne und mit jeweils 5 kg Gewichtsbelastung
sowie linkes und rechtes Schultergelenk axial

Beiderseits findet sich kein Hinweis für eine erlittene Verletzung. Beiderseits resultiert ein regelrechter Knochen- und Gelenkbefund im Bereich des Schulterhauptgelenkes und des Schultereckgelenkes ohne vorzeitige Veränderungen. Es finden sich keine Weichteilverknöcherungen und keine Weichteilverkalkungen. Der Kalksalzgehalt auf der rechten Seite ist im Vergleich zur linken Seite leicht diffus herabgesetzt.

■■ **Rechtes Ellbogengelenk mit Unterarmstumpf**
in 2 Ebenen, linkes Ellbogengelenk mit Unterarm-
anteil zum Vergleich

Auf der linken Seite findet sich kein Hinweis für eine erlittene Verletzung. Es resultiert ein regelrechter Knochen- und Gelenkbefund ohne umformende Veränderungen.

Auf der rechten Seite Verlust des Unterarms am Übergang vom mittleren zum ellbogengelenknahen Drittel. Die

Stumpflänge von Elle und Speiche beträgt bildtechnisch jeweils 10,5 cm – gemessen in Aufsicht von der Mitte des Ellbogengelenks aus. Die knöchernen Stumpfspitzen sind glatt gerundet. Es finden sich keine Weichteilverknöcherungen und/oder Weichteilverkalkungen. Die Stellung des Ellbogengelenkes ist regelrecht ohne umformende Veränderungen. Der Kalksalzgehalt der dargestellten Skelettanteile zeigt im Vergleich zur linken Seite eine geringe diffuse Minderung.

Betreff weiterer Informationen darf auf das Röntgenbild verwiesen werden (☐ Abb. 6.8).

Beurteilung

Bei einem Unfallereignis am 07.12.2009 erlitt der Versicherte eine inkomplette Unterarmamputation rechts. Durchgeführt werden musste die primäre Unterarmamputation am Übergang vom mittleren zum ellbogengelenknahen Drittel. Nach anfänglichen wiederholten Stumpfrevisionen konnte ein verbliebener Weichteildefekt mit Spalthaut gedeckt werden. Der weitere Verlauf war dann störungsfrei, sodass der Versicherte umgehend mit einer myoelektrischen Unterarmprothese versorgt werden konnte, die er – nach seinen eigenen Angaben auf informatives Befragen am Untersuchungstag – regelmäßig getragen hat und trägt.

An Unfallfolgen fanden sich bei der am 15.05.2012 durchgeführten klinischen und röntgenologischen Untersuchung noch:

━ Verlust des rechten Unterarms am Übergang vom mittleren zum ellbogengelenknahen Drittel mit einem flächenhaften, unregelmäßig konturierten und asymmetrischen Narbengebiet im Bereich des Unterarmstumpfes rechts,

━ eine deutliche Verschmächtigung der Schultergürtelmuskulatur rechts sowie der Ober- und Unterarmmuskulatur rechts,

━ eine diffuse Kalksalzminderung im Bereich des rechten Schultergelenkes, des rechten Oberarms, des rechten Ellbogengelenkes und des verbliebenen rechten Unterarmanteils,

━ eine reizlose oberflächliche Narbe am linken Oberschenkel nach Spalthautentnahme sowie

━ eine gut sitzende und funktionierende myoelektrische Unterarmprothese rechts.

Die vom Versicherten – offensichtlich seit mehreren Jahren – geklagten Beschwerden im Bereich des linken Schultergelenks sowie im Bereich des Achsenorgans stehen mit den Folgen des Unfallereignisses am 07.12.2009 nicht in ursächlichem Zusammenhang. Ursächlich dürften die – bildtechnisch objektivierten – vorzeitigen Veränderungen im Bereich der beiden unteren Halswirbelsäulensegmente (C5–C7) sein, während im Bereich des linken Schulter-

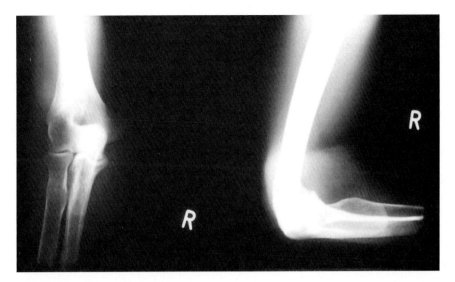

■ **Abb. 6.8** Röntgenbefund zu ■ Abb. 6.6 und ■ Abb. 6.7

gelenkes sowie im Bereich der Brust- und Lendenwirbelsäule bildtechnisch keinerlei vorzeitige Veränderungen vorhanden sind und die nativ-röntgenologischen Befunde vielmehr völlig regelhaft und eher besser sind, als dies dem Alter des Versicherten entspricht.

Objektive Funktionseinbußen konnten bei der am 15.05.2012 durchgeführten Untersuchung des Versicherten im Bereich der linken Schulter und im Bereich der Lendenwirbelsäule nicht festgestellt werden, sodass die vom Versicherten geklagten Beschwerden im Bereich der linken Schulter und im Bereich der Lendenwirbelsäule aufgrund der erhobenen klinischen und röntgenologischen Befunde nicht erklärt sind.

Irgendwelche Achsabweichungen der Wirbelsäule liegen nicht vor. Irgendwelche statischen und dynamischen Auswirkungen durch den unfallbedingten Verlust des rechten Unterarms auf das Achsenorgan liegen nicht vor und sind auch nicht zu erwarten, da der Versicherte die myoelektrische Unterarmprothese ständig und regelmäßig getragen hat.

Irgendwelche Überlastungsschäden/Überlastungsbeschwerden des linken Arms sind deswegen nicht zu diskutieren, da alle Strukturen des linken Arms bestimmungsgemäß, also physiologisch, eingesetzt wurden und werden, wobei die linke Hand und der linke Arm selbstverständlich im Vergleich zur rechten oberen Gliedmaße mehr eingesetzt wurden und werden. Die Belastung/Beanspruchung entsprach und entspricht jedoch dem Bauplan aller Strukturen des Arms, sodass von daher keinerlei negative Auswirkungen aufgetreten sind und auch in Zukunft nicht auftreten werden.

Insgesamt sind die zur Diskussion stehenden Beschwerden und Veränderungen im Bereich des Achsenorgans und der linken Schulter unfallfremd.

In den Unfallfolgen liegt definitiv ein Endzustand vor. Die unfallbedingte Funktionsbeeinträchtigung des rechten Arms (Invalidität) ist – entsprechend den AUB (allgemeine Unfallversicherungsbedingungen) – derzeit und auf Dauer mit

6/7 (sechs Siebtel)

zu bemessen (Verlust eines Armes unterhalb des Ellbogengelenkes, vgl. »Gliedertaxe«) – entsprechend 60% der Versicherungssumme.

Datum, Unterschrift

6.2.2 Haftpflichtversicherung

Der Aufbau des Gutachtens für die Haftpflichtversicherung ist mit demjenigen für die private Unfallversicherung deckungsgleich. Lediglich der Begriff »Versicherter« ist zu ersetzen durch »Herr X«. Die Beurteilung ist jedoch eine andere. Die Einschätzung der Unfallfolgen hat sich nach den vom Auftraggeber gestellten Fragen zu richten, wobei immer der konkrete unfallbedingte Schaden erfragt wird.

Ist die konkrete Behinderung als Hausfrau oder als Hausmann erfragt, so richtet sich Einschätzung nach dem »Münchner Modell« (veröffentlicht z. B. in Ludolph et al. 2009). Im vorliegenden Beispielfall beträgt die unfallbedingte konkrete Behinderung als Hausmann derzeit und voraussichtlich auf Dauer

45% (fünfundvierzig v. H.).

6.3 Beispielgutachten in der Gesetzlichen Rentenversicherung

E. Ludolph

6.3.1 Vorbemerkung

Das »Werkzeug« zur Erstellung eines Gutachtens für die gesetzliche Rentenversicherung ist wie folgt erhältlich:

Das Gutachtenformular nebst Einführung in die rechtlichen Grundlagen, einer Anleitung zur Erstellung eines Gutachtens, einer Definition der in der gesetzlichen Rentenversicherung gebräuchlichen Begriffe, einer Qualitätsanalyse, ausgewählter Paragraphen und ausgewählter Literatur sind abzufragen im Internet unter http://www.deutsche-rentenversicherung de.

Der »einheitliche Diagnoseschlüssel der Rentenversicherung« wird von der Bundesanstalt für Arbeit herausgegeben und ist bei den Rentenversicherungsträgern erhältlich.

6.3.2 Beispielgutachten

Das Gutachten beginnt mit dem Deckblatt, in dem die persönlichen Daten des Versicherten erfasst werden.

Anamnese

Der Versicherte gibt im Fragebogen vom 24.02.2005 an, erstmals im Jahre 1999 Wirbelsäulenbeschwerden gehabt zu haben – und zwar anfänglich gelegentlich und seit 2002 regelmäßig im Bereich der Lendenwirbelsäule.

Mit den Eintragungen im Vorerkrankungsverzeichnis steht diese Angabe des Versicherten nicht in Übereinstimmung. Danach war der Versicherte wegen Beschwerden/Affektionen im Bereich des Achsenorgans wie folgt arbeitsunfähig krank:

- in der Zeit vom 29.11.1989 bis 22.12.1989 mit der Diagnose »Lumboischialgie«,
- in der Zeit vom 25.05.1992 bis 19.06.1992 u.a. mit der Diagnose »Rückenschmerzen«,
- am 30.06.1994 mit der Diagnose »Wirbelsäulensyndrom«,
- in der Zeit vom 28.02.1996 bis 22.03.1996 u. a. mit der Diagnose »Lumboischialgie«,
- in der Zeit vom 14.05.1997 bis 30.05.1997 mit der Diagnose »Lumbago«,
- in der Zeit vom 24.03.1998 bis 24.04.1998 mit der Diagnose »Wirbelsäulen-Syndrom, Lumbago«,
- in der Zeit vom 11.06.2001 bis 08.07.2001 u. a. mit der Diagnose »Krankheit der Wirbelsäule«,
- in der Zeit vom 30.10.2001 bis 07.11.2001 mit der Diagnose »Kreuzschmerz« und

- in der Zeit vom 08.08.2002 bis 05.01.2004 u. a. mit der Diagnose »Lumboischialgie, Spinalstenose, Läsion des Nervus ischiadicus«.

Eine am 27.08.2002 durchgeführte kernspintomographische Untersuchung der Lendenwirbelsäule wurde von fachradiologischer Seite aus befundet mit einem Bandscheibenvorfall in den Segmenten L4 bis S1.

In der Zeit vom 11.09.2002 bis 20.09.2002 wurde der Versicherte stationär in der Abteilung für Neurologie und klinische Neurophysiologie des St. Josef-Krankenhauses M. behandelt – u. a. mit den Diagnosen einer therapieresistenten Lumboischialgie bei vorzeitigen Lendenwirbelsäulenveränderungen. Nervenversorgungsstörungen fanden sich nicht. Die durchgeführte Röntgenuntersuchung der Lendenwirbelsäule in 2 Ebenen wurde befundet mit einer deutlichen Verengung der Zwischenwirbelräume L4 bis S1. Die angefertigten Funktionsaufnahmen ergaben keine zusätzlichen Informationen. Vordere knöcherne Randanbauten wurden in den Segmenten L2 bis L5 befundet. Umformende Veränderungen der Wirbelgelenke fanden sich in den Segmenten L4 bis S1.

In der Zeit vom 30.09.2002 bis 19.10.2002 befand sich der Versicherte in Kur. Im ärztlichen Entlassungsbericht vom 29.10.2002 wurden die zuvor im Bereich der Lendenwirbelsäule gestellten Diagnosen bestätigt.

Während eines stationären Aufenthaltes des Versicherten in der Zeit vom 17.03.2003 bis 04.04.2003 wurde am 18.03.2003 eine Bandscheibenoperation in den Segmenten L4 bis S1 durchgeführt.

Der Versicherte war als Tiefbauarbeiter tätig. Die Firma, bei der er seit 1985 tätig war, hat zum 31.12.2001 geschlossen. Seitdem ist der Versicherte arbeitslos bzw. arbeitsunfähig krank.

Jetzige Klagen

»Tag und Nacht habe ich Schmerzen im Rücken, die in beide Beine ausstrahlen. Ich kann nicht mehr lange stehen, nicht mehr lange gehen und nicht mehr lange sitzen«.

Untersuchungsbefunde

- **Klinische Untersuchungsbefunde**

54-jähriger Mann in gutem Ernährungs-, Allgemein- und Kräftezustand. Körperlänge 174 cm, Gewicht 78 kg – jeweils nach eigenen Angaben.

Der Versicherte ist nach eigenen Angaben Rechtshänder. Er erscheint zur Untersuchung in Konfektionshalbschuhen.

Während der Unterhaltung im Sitzen sowie während der Untersuchung im Stehen, Gehen, Sitzen und Liegen werden Rumpf und Oberkörper aufrecht gehalten und insgesamt nur wenig bewegt, Kopf und Arme werden unauffällig gehalten und bewegt.

Haut und sichtbare Schleimhäute sind unauffällig durchblutet. Der Visus ist durch eine Brille korrigiert. Zum Aufrichten aus sitzender Position stützt sich der Versicherte mit beiden Händen an den Stuhllehnen ab.

Der Gang mit Schuhwerk auf ebenem Boden wird – ebenso wie der Gang ohne Schuhwerk – langsam, kleinschrittig, jedoch nicht eigentlich hinkend vorgeführt. Die differenzierten Stand- und Gangarten (Einbeinstand, Zehenballenstand, Zehenballengang, Hackenstand, Hackengang, Fußinnenkantengang und Fußaußenkantengang) werden seitengleich demonstriert. Das Freimachen des Oberkörpers erfolgt unter seitengleichem Einsatz beider Arme, jedoch unter verminderten Rumpfbewegungen. Das Freimachen der unteren Gliedmaßen erfolgt im Stehen.

Beim aufrechten Stand, gleichmäßiger Belastung beider Beine und lose herabhängenden Armen stehen beide Beckenkämme und Schultern klinisch auf gleicher Höhe. Die Muskulatur im Bereich des Schultergürtels und der Arme ist klinisch seitengleich entwickelt. Bei der körperlichen Untersuchung der oberen Gliedmaßen kann kein krankhafter Befund erhoben werden. Insbesondere werden sämtliche Gelenke der oberen Gliedmaßen seitengleich und regelrecht frei bewegt. Dies gilt auch für die kombinierten Handgriffe (Nackengriff, Hinterhauptsgriff, Gesäß- und Schürzengriff) sowie für den Faustschluss, den Spitzgriff des Daumens mit sämtlichen Langfingern, das Gegenüberstellen des Daumens sowie das Spreizen und Heranführen der Finger.

Hinweise für Nervenversorgungsstörungen liegen nicht vor.

Die Wirbelsäule zeigt bei Betrachtung von hinten eine diskrete S-förmige Achsabweichung. Im seitlichen Profil ist die Lendenlordose abgeflacht.

Die Symmetrieverhältnisse sind regelrecht – auch beim wechselseitig durchgeführten Einbeinstand. Die Taillendreiecke sind seitengleich ausgeprägt. Seitengleich ausgeprägt und klinisch auf gleicher Höhe stehend sind auch die Weichteilfalten im Flankenbereich, die Weichteilgrübchen über den hinteren oberen Darmbeinstacheln und die Gesäßfalten. Insuffizienzzeichen der Gesäßmuskulatur liegen nicht vor.

Die Nackenmuskulatur, die Schulterblattmuskulatur, die Rückenstreckmuskulatur und die Gesäßmuskulatur sind klinisch seitengleich entwickelt. Es finden sich keine umschriebenen Weichteilverhärtungen und/oder Weichteilverspannungen. Im Bereich der Lendenwirbelsäule ist die Rückenstreckmuskulatur beiderseits diffus leicht verspannt/verhärtet.

Über den Dornfortsätzen der mittleren und unteren Lendenwirbelsäule und dem oberen Anteil des Kreuzbeins verläuft längs eine ca. 14 cm lange, reizlose und auf der Unterlage etwas eingeschränkt verschiebliche Operationsnarbe.

Beim Abklopfen der Dornfortsätze werden vom Versicherten Schmerzen im gesamten Lendenwirbelsäulenbereich angegeben. Ein Stauchungsschmerz der Gesamtwirbelsäule wird im Bereich der Lendenwirbelsäule geklagt. Beim Fall von den Zehenballen auf die Fersen wird im Bereich der Lendenwirbelsäule ein Erschütterungsschmerz geklagt.

Kopf und Halswirbelsäule werden in Bezug auf die Drehung und die Seitwärtsneigung etwas eingeschränkt bewegt. Beim Vorwärtsneigen des Kopfes und der Halswirbelsäule erreicht das Kinn die Drosselgrube. Beim Rückwärtsneigen beträgt dieser Abstand ca. 19 cm. Die Drehung des Kopfes und der Halswirbelsäule zur rechten Seite erfolgt bis ca. 50 Grad, zur linken Seite bis ca. 60 Grad. Die Seitwärtsneigung des Kopfes und der Halswirbelsäule zur rechten Seite wird bis ca. 20 Grad vorgeführt und zur linken Seite bis ca. 35 Grad – jeweils aus der Neutral-0-Position heraus.

Rumpfvorwärtsneigen wird insgesamt nur angedeutet demonstriert. Es verbleibt ein Fingerspitzen-Fußboden-Abstand von ca. 48 cm. Dabei kommt es zu einer geringfügigen harmonischen Vermehrung der Brustkyphose, während die Lendenwirbelsäule insgesamt steil gestellt bleibt Das Aufrichten erfolgt langsam, unter Zuhilfenahme der Hände und unter Ausweichbewegungen. Dabei äußert der Versicherte Schmerzen im Bereich der Lendenwirbelsäule.

Die Entfaltbarkeit der Brustwirbelsäule (Ott-Zeichen) beträgt 30/31 cm, die der Lendenwirbelsäule (Schober-Zeichen) 10/11 cm.

Die Seitwärtsbewegungen der Brust- und Lendenwirbelsäule sowie die Drehbewegungen der Brust- und Lendenwirbelsäule im Stehen und im Sitzen erfolgen seitengleich eingeschränkt.

Beide Beine sind klinisch gerade aufgebaut. Die Muskulatur im Bereich der unteren Gliedmaßen ist klinisch seitengleich entwickelt. Die Knie-Hüft-Beuge wird vollständig eingenommen. Dabei stützt sich der Versicherte mit der linken Hand an der Untersuchungsliege ab. Das Einnehmen der Hocke und das Wiederaufrichten erfolgen langsam und unter Angabe von Rückenschmerzen.

Im Liegen auf der Untersuchungsliege ist bei entspannter Muskulatur die Rotationsstellung beider Beine klinisch seitengleich. Beide Kniekehlen liegen der Unterlage voll auf. Die Beweglichkeit in sämtlichen Gelenken der unteren Gliedmaßen wird altersentsprechend demonstriert. Nervendehnungsschmerzen werden weder im Sitzen noch im Liegen geklagt.

Der Langsitz aus liegender Position wird nicht eingenommen.

In Bauchlage wird über allen Segmenten der Lendenwirbelsäule ein deutlicher Federungsschmerz geklagt. Klopfempfindlichkeiten im Bereich der Kreuz-Darmbein-Fugen werden verneint. Ein Überstreckungsschmerz der Hüftgelenke wird nicht geklagt. Druckempfindlichkeiten im Verlauf des Hüftnervs werden verneint. Bei fixiertem Becken wird der Oberkörper ca. 15 cm von der Unterlage angehoben unter seitengleicher Anspannung der Rückenstreckmuskulatur und der Gesäßmuskulatur.

Hinweise für Nervenversorgungsstörungen liegen nicht vor.

- **Bildtechnische Untersuchungsbefunde**
- **Halswirbelsäule in 2 Ebenen und Funktionsaufnahmen der Halswirbelsäule seitlich in aktiver Beugung und aktiver Streckung**

Die zur Einsicht vorgelegten Röntgenaufnahmen der Halswirbelsäule in 2 Ebenen sowie der Funktionsaufnahmen der Halswirbelsäule seitlich in aktiver Beugung und aktiver Streckung (angefertigt am 28.03.2003) zeigen einen 7-gliedrigen Aufbau der Halswirbelsäule mit weitestgehend achsengerechten Verhältnissen in beiden Ebenen. Es finden sich keine Hinweise für eine stattgehabte knöcherne Verletzung und keine Hinweise für eine stattgehabte und/oder bestehende segmentale Instabilität. Allseits leicht verschmälert zur Darstellung kommen die Zwischenwirbelräume zwischen dem 5. und 7. Halswirbelkörper mit vorderen und hinteren knöchernen Randanbauten und mit umformenden Veränderungen der Hakenfortsätze. Die Funktionsaufnahmen zeigen im Wesentlichen eine jeweils homogene Krümmung des dargestellten Skelettanteils.

- **Lendenwirbelsäule in 2 Ebenen und Funktionsaufnahmen der Lendenwirbelsäule seitlich in aktiver Beugung und aktiver Streckung**

Die zur Einsicht vorgelegten Röntgenaufnahmen der Lendenwirbelsäule in 2 Ebenen (angefertigt am 02.11.2001 und am 17.09.2002) sowie der Funktionsaufnahmen der Lendenwirbelsäule seitlich in aktiver Beugung und aktiver Streckung (angefertigt am 17.09.2002 und am 03.02.2003) zeigen einen 5-gliedrigen Aufbau der Lendenwirbelsäule mit achsengerechten Verhältnissen in Aufsicht und einer abgeflachten bzw. aufgehobenen Lordose im seitlichen Strahlengang. Die Zwischenwirbelräume zwischen dem 4. Lendenwirbelkörper und dem Kreuzbein kommen verschmälert zur Darstellung. Grund- und Deckplatten dieser Segmente sind verdichtet, und an den vorderen Segmentbegrenzungen finden sich knöcherne Randanbauten. Die übrigen Zwischenwirbelräume der Lendenwirbelsäule und der unteren Brustwirbelsäule kommen regelhaft abgelichtet zur Darstellung mit diskreten vorderen spondylotischen Randanbauten in den Segmenten L2 bis L4.

- **Halswirbelsäule in 4 Ebenen**

Die am 19.12.2005 angefertigten Röntgenaufnahmen der Halswirbelsäule in 4 Ebenen zeigen gegenüber der Vorkontrolle keinerlei Befundänderung. Unverändert sind die Achsenverhältnisse der Halswirbelsäule in Aufsicht regel-

recht. Im seitlichen Strahlengang ist die Lordose haltungsbedingt abgeflacht. Es finden sich keine Hinweise für eine stattgehabte knöcherne Verletzung und keine Hinweise für eine stattgehabte und/oder bestehende segmentale Instabilität. Allseits leicht verschmälert zur Darstellung kommen die Zwischenwirbelräume zwischen dem 5. und 7. Halswirbelkörper mit vorderen und hinteren knöchernen Randanbauten, während die übrigen Segmente der Halswirbelsäule altersentsprechend abgelichtet sind. Umformende Veränderungen der Hakenfortsätze finden sich im Bereich der mittleren und unteren Halswirbelsäulensegmente mit einer dadurch bedingten geringen unregelmäßigen knöchernen Einengung der Zwischenwirbellöcher beiderseits.

- **Brustwirbelsäule in 2 Ebenen**

Die am 19.12.2005 angefertigten Röntgenaufnahmen der Brustwirbelsäule in 2 Ebenen zeigen einen 12-gliedrigen Aufbau der Brustwirbelsäule mit einer diskreten S-förmigen Achsabweichung in Aufsicht und einer weitgehend regelrechten Kyphose im seitlichen Strahlengang. Es finden sich keine Hinweise für eine stattgehabte knöcherne Verletzung. Die Zwischenwirbelräume kommen in allen Segmenten regelrecht weit zur Darstellung. An den vorderen und seitlichen Segmentbegrenzungen finden sich – rechtsbetont – teils komplette, teils inkomplette knöcherne Überbrückungen der Segmente.

- **Lendenwirbelsäule in 4 Ebenen**

Die am 19.12.2005 angefertigten Röntgenaufnahmen der Lendenwirbelsäule in 4 Ebenen zeigen einen 5-gliedrigen Aufbau der Lendenwirbelsäule mit achsengerechten Verhältnissen in Aufsicht und eine abgeflachte und tiefsitzende Lordose im seitlichen Strahlengang. Es finden sich keine Hinweise für eine stattgehabte knöcherne Verletzung. Nach Bandscheibenoperationen in den Segmenten L4 bis S1 ist in den Zwischenwirbelräumen zwischen dem 4. und 5. Lendenwirbelkörper sowie zwischen dem 5. Lendenwirbelkörper und dem Kreuzbein jeweils ein Cage eingebracht. Grund- und Deckplatten der Segmente sind verdichtet. An den vorderen Segmentbegrenzungen finden sich geringe knöcherne Randanbauten. Alle übrigen Segmente der Lendenwirbelsäule sind regelrecht abgelichtet mit geringen seitlichen und vorderen knöchernen Randanbauten.

Diagnose

	Diagnoseschlüssel ICD-10			Zusatz	Sicherheit
Intervertebrale Diskopathie (Nukleotomie L4/L5 und L5/S1) mit belastungsabhängigen Schmerzen	M	5	1	5	0

Epikrise

Der Versicherte leidet an einer bandscheibenbedingten Erkrankung im Bereich von 2 Segmenten der Lendenwirbelsäule. Die Beweglichkeit der Lendenwirbelsäule und – beschwerdebedingt – auch der Brustwirbelsäule ist deutlich eingeschränkt. Die Erkrankung ist nicht mit Nervenversorgungsstörungen verbunden. Sonstige gesundheitliche Einbußen sind nicht gesichert.

Sozialmedizinische Leistungsbeurteilung

Der Versicherte hat am 20.07.2003 einen Antrag auf Erwerbsminderungsrente gestellt. Der Versicherte arbeitet seit dem 02.01.2002 nicht mehr. Der Versicherte ist jedoch noch in der Lage, 6 Stunden und mehr täglich auf dem allgemeinen Arbeitsmarkt beruflich tätig zu sein. Zuzumuten ist dem Versicherten eine Tätigkeit im Stehen, Gehen und Sitzen ohne Heben und/oder Tragen schwerer Lasten (Gewichte über 15 kg) bzw. eine Tätigkeit im Sitzen ohne Haltungskonstanz, in der der Versicherte selbstbestimmt gelegentlich auch aufstehen und einige Schritte gehen kann.

Nicht gesichert sind die Angaben des Versicherten, er könne nur noch kurze Strecken gehen. Dafür fanden sich bei der klinischen Untersuchung keine Anhaltspunkte. Insbesondere fanden sich keine Anhaltspunkte für Nervenversorgungsstörungen. Nicht gesichert sind auch die extremen Schmerzangaben. Denn deutliche muskuläre Verspannungen fanden sich im Bereich der Wirbelsäule nicht. Gesichert ist demgegenüber eine erhebliche Bewegungseinschränkung durch Versteifung von zwei Segmenten.

Zusammengefasst ist der Versicherte noch in der Lage, leichte bis gelegentlich mittelschwere Tätigkeiten ohne Haltungskonstanz 6 Stunden und mehr zu verrichten.

6.4 Beispielgutachten in der Privaten Berufsunfähigkeitsversicherung (BUV)

F. Schröter

Auf Veranlassung der privaten Berufsunfähigkeitsversicherung vom 15.01.2001 wird das nachfolgende orthopädische Gutachten erstellt. Das Gutachten stützt sich auf die Auswertung der mitübersandten Unterlagen sowie die Befragung und Untersuchung von Mäxchen Meier am 29.02.2001 in Irgendwo. Die vorliegenden Röntgenfremdaufnahmen werden nachbefundet und im Ergebnis mitberücksichtigt. Mit dem Gutachten soll geklärt werden, welche krankheitsrelevanten Veränderungen am Haltungs- und Bewegungsapparat vorliegen und wie sich diese Leiden auf das berufliche Leistungsvermögen auswirken.

6.4.1 Aktenkundiger Sachverhalt

Beantragt wurden Leistungen aus der Berufsunfähigkeitszusatzversicherung, hierzu liegen ärztliche Berichte vor:

27.02.2000	Orthopädischer Befundbericht: Nach Heben einer Getränkekiste heftige Lumbalgie, zeitweilig Ausstrahlung in die linke Gesäßhälfte, leichte Lendenstreckseteife, ischiokruraler Dehnungsschmerz, kein neurogenes Defizit. Röntgenanatomisch diskrete asymmetrische lumbosakrale Übergangsstörung, Einleitung einer konservativen Behandlung.
03.03.2000	Radiologischer Befundbericht (Computertomographie), danach breitbasige Protrusion der Bandscheibe L4/5, möglicher Kontakt zur Nervenwurzel rechts.
16.5.2000	Neurochirurgischer Befundbericht, als Ultima ratio elektive OP-Indikation, zunächst Fortführung der konservativen Behandlung.
05.06.2000	Urologischer Befundbericht: Dysurische Beschwerden bei Harnwegsinfekt, keine neurogene Blasenentleerungsstörung.
26.07.2000	Hausärztlicher Befundbericht: »therapieresistente Lumboischialgie, zu 100% berufsunfähig«.

Biographische Daten

Hauptschulabschluss 1987, Lehre zum Einzelhandelskaufmann mit Abschluss 1990, danach Grundwehrdienst, anschließend Verkäufer in einem Autozubehörbetrieb bis 1996, Wechsel in eine Versicherungsagentur, nach einem Jahr Beendigung der Tätigkeit, 4 Monate arbeitslos, dann Auslieferungsfahrer in einer Arzneimittelgroßhandlung. 1999 Gründung einer Handelsfirma für Verpackungsmaterial gemeinsam mit dem, mehr kaufmännisch orientierten, Bruder, keine weiteren Angestellten.

Tätigkeitsstruktur in der eigenen Firma

- 60% Kundenbetreuung mit Auslieferungsfahrten,
- 30% Lagerarbeiten,
- 10% Bürotätigkeit.

Hausärztliche Krankschreibung seit Jahresbeginn 2000 (private Krankenversicherung, nicht gutachtlich hinterfragt).

Mit dem vorliegenden Gutachten soll geklärt werden, ob nach den gesundheitlichen Verhältnissen die vertraglichen Vereinbarungen erfüllt sind.

6.4.2 Befragung und Untersuchung

Im einleitenden Gespräch werden die aktenkundigen altanamnestischen Daten bestätigt. Relevante Ergänzungen oder Korrekturen werden hierzu nicht vorgebracht. Auch die Angaben zur alltäglichen Gestaltung der beruflichen Tätigkeiten decken sich mit den Ermittlungsergebnissen der auftraggebenden Versicherungsgesellschaft. Er sei weiterhin hausärztlich krankgeschrieben. Seine Aufgaben würden zurzeit vom Bruder mit übernommen unter häufiger Inanspruchnahme einer Hilfskraft (Rentner).

Aktuelle Beschwerden

»Das ist hier irgendwo so hier unten im Rücken, wenn ich mich so bewege … weiß auch nicht, wie ich das so beschreiben soll … geht auch so ins linke Bein rein, so bis hier hin (rückwärtiger Oberschenkel). So lange sitzen kann ich nicht, dann muss ich mal aufstehen und umhergehen. Mit dem Bücken ist das so 'ne Sache, und nachts weiß ich auch nicht, wie ich liegen soll. Mein Hausarzt weiß auch nicht, wie das weitergehen soll.«

Befragt zu eventuellen Beschwerden beim Husten, Niesen oder Pressen: »Ja, mit den Bronchien habe ich es manchmal auch …«.

- **Derzeitige Therapie:** Ibuprofen 400 bei Bedarf, ansonsten derzeit keine Behandlung.
- Befragt zur derzeitigen **kontinuierlichen Tagesgestaltung:** Ausweichende Antworten, er könne eigentlich »gar nichts mehr« machen.
- Befragt zur sonstigen **Lebenssituation:** Kürzlich geschieden, zwei schul- und unterhaltspflichtige Kinder, Ex-Ehefrau halbtags berufstätig. Keine neue Lebenspartnerschaft.

Befund

Der Allgemein- und Kräftezustand des Untersuchten entspricht durchschnittlichen altersphysiologischen Verhältnissen. Es besteht ein mäßiges Übergewicht (BMI 29,3), auffällige Nikotinspuren rechts betont an den Fingern, ansonsten kein auffälliger allgemeinpathologischer Befund.

Lebensalter	30 Jahre
Körpergröße	172 cm
Körpergewicht	86 kg (halbbekleidet)

Im Gespräch wirkt der Proband ruhig, im Vorbringen langsam und bedächtig, sichtlich krankheitsbetont mit Schwierigkeiten bei der Verbalisierung der Beschwerden. Bei der klinisch-funktionellen Untersuchung im Wesentlichen genügende Mitarbeit, gelegentlich erkennbare Inkongruenzen (s. unten).

- **Arme**

Herr M. ist nach eigenen Angaben Rechtshänder. Gebrauch der Arme und Hände beim eigentätigen Entkleiden unbehindert, keine erkennbaren Störungen der Feinmotorik, z. B. beim Knöpfen.

Symmetrisch gebauter Schultergürtel und achsengerechte Verhältnisse der Arme, annähernd seitenidentisch entwickelte Schultergürtel- und Armmuskulatur ohne einseitige Defizite der Kraftentfaltung. Am Hautmantel beidseitig reguläre Trophik, keine auffälligen Narben oder Entzündungszeichen.

Schultergürtel und Schultergelenke frei beweglich, Nacken- und Schürzengriff beidseitig durchführbar. Die Ellbogengelenke inklusive der Unterarmdrehung als auch die Handgelenke zeigen beidseitig ein altersphysiologisches Bewegungsspiel. Nach klinischen Verhältnissen somit an den Armen keine krankhaften Veränderungen, Messblattdokumentation somit nicht sinnvoll.

An den Händen äußerlich keine Auffälligkeiten, sämtliche Greifformen beidseitig mit genügender Kraftentwicklung ungestört durchführbar. Sensibilität, Durchblutung und Verschwielungsmuster beidseitig regelrecht, Quantität der Verschwielung relativ kräftig.

- **Wirbelsäule**

Bewegungsspiel des Kopfes und Rumpfes beim eigentätigen Entkleiden ohne auffällige Beeinträchtigungen, die Einkrümmung des Rumpfes zum Ablegen der Beinbekleidung kann im genügenden Ausmaß durchgeführt werden.

Die Rumpfkonturen wirken durch die vermehrten subkutanen Fettschichten (Adipositas) verstrichen. Hierdurch erschwerte optische Beurteilbarkeit der Beckenstatik und des Lotaufbaus der Wirbelsäule. Erkennbar wird jedoch ein diskreter rechts abfallender Beckenschiefstand, nach Einmessung mit der Beckenwasserwaage und Brettchenunterlage Beinlängendifferenz von gut 1 cm, keine auffälligen Auswirkungen auf den Lotaufbau der Wirbelsäule.

Im Seitprofil wirken die Rückenrundungen inklusive der ventralen Beckenkippung harmonisch, keine pathologischen Krümmungen oder Kontrakturen.

Die paravertebrale Muskulatur wirkt symmetrisch kräftig entwickelt und gut tonisiert. Palpatorisch finden sich keine Hinweise auf krankheitsrelevante Verspannungen.

Halswirbelsäule Die Halswirbelsäule zeigt mit dem umgebenden muskulären Weichteilmantel optisch einen regelhaften Aufbau über dem Brustkorb und Schultergürtel, altersgenügende Bewegungsausschläge in der Kopfvor- und -rückneigung sowie symmetrische Funktionsverhältnisse bei Prüfung der Seitneigung und Kopfrotation.

Weder anamnestisch noch klinisch-funktionell ergeben sich Hinweise auf eine segmentale dysfunktionelle Störung im HWS-Bereich und/oder eine zervikale Nervenwurzelreizung.

Die Brustwirbelsäule kann aktiv genügend aufgerichtet werden. Nach Aufforderung zum »Katzenbuckel« altersphysiologisch genügend ergiebige Zunahme der Rückenrundung. Atembeweglichkeit des Brustkorbes symmetrisch ohne erkennbare Einengungen.

Lendenwirbelsäule Die Lendenwirbelsäule zeigt in der Reklination eine regelhafte Zunahme der Lordose, die sich in der Rumpfbeuge frei entfaltet mit harmonischer C-förmiger Rundung des gesamten Rückens. Bei nunmehr jedoch sehr begrenzter Mitanwinklung des Beckens in den Hüftgelenken, anders als beim Auskleiden zu beobachten, verbleibt ein erheblicher Finger-Boden-Abstand.

Die im Sitzen geprüfte Seitneigung und Rotation des Rumpfes ergibt jeweils altersphysiologisch genügende Gesamtbewegungsausschläge ohne erkennbare Teilkontrakturen, also mit harmonischem Bewegungsfluss über alle Rumpfabschnitte hinweg.

Die Funktionsprüfungen auf der Untersuchungsliege ergeben in der Bauchlage eine genügende Kraftentfaltung der Rumpfmuskulatur zum Anheben des Kopfes und Brustkorbes aus der Bauchlage heraus ohne Zuhilfenahme der Arme. Auch die Rumpfaufrichtung aus der Rückenlage zum Langsitz gelingt mit erkennbar genügender Kraftentfaltung der Bauchmuskulatur und fast kompletter Annäherung der Fingerspitzen an die Fußspitzen.

Die Funktionsparameter (nach der Neutral-0-Methode) finden sich dokumentiert im zugehörigen Messblatt (s. Anlage; ◻ Abb. 6.9).

Die Wirbelsäule erscheint in allen Abschnitten reizfrei: Keine Klopfschmerzhaftigkeit, kein Stauchungsschmerz auslösbar, keine Druckdolenzen an den Dornfortsätzen, keine Hinweise auf segmentale Gefügelockerungen oder Dysfunktionen. Eine auch unter Ablenkung reproduzierbare Druckdolenz findet sich am oberen Pol des linken Kreuzdarmbeingelenks, Mennell-Zeichen schwach positiv.

Die orthopädisch-neurologische Untersuchung ergibt keine sicheren Zeichen für eine Nervenwurzelreizung im Rumpfbereich. Lasègue- und Bragard-Phänomen beidseitig negativ, hierbei lediglich übliche Dehnungsmissempfindungen der ischiokruralen Muskulatur beidseitig. Motorik und Kraftentwicklung an beiden Beinen, Füßen und Zehen sowie auch Muskeldehnungsreflexe seitengleich regelrecht, Fußspitzen- und Hackengang beidseitig durchführbar. Auf gezieltes Befragen werden relevante, typisch segmentale Sensibilitätsstörungen verneint.

- **Beine**

Sowohl mit Schuhen als auch barfuß symmetrisches und genügend raumgreifendes Gehen ohne Hinken mit harmonisch-koordiniert wirkenden Bewegungen der großen Beingelenke und beidseitig ungestörter Fußabrollung. Gang- und Standvarianten rechts wie links durchführbar, Kniehockstand möglich. Beinachsen rechts wie links innerhalb physiologischer Normvarianten.

Am Hautmantel beidseitig reguläre Trophik, keine auffälligen Narbenbildungen oder Entzündungszeichen. Keine Hinweise auf eine krankheitsrelevante Varikosis

oder chronisch-venöse Insuffizienz, arterieller Pulsstatus regelrecht.

Genügend kräftige Entwicklung und Tonisierung der Becken-Bein-Muskulatur ohne einseitige Defizite der Kraftentfaltung.

Altersphysiologisch seitengleich freie Beweglichkeit der Hüftgelenke, beidseitig negatives Drehmann-Zeichen. An den Kniegelenken seitengleich freie Beuge- und Streckfähigkeit, keine arthrotischen Geräuschentwicklungen, keine Kapselschwellung. Meniskuszeichen negativ, keine instabilitätsrelevanten Bandlockerungen. Sprunggelenke in beiden Kammern genügend beweglich. Klinisch somit insgesamt keine Hinweise auf krankhafte Gelenkveränderungen an den Beinen; Messblattdokumentation somit nicht sinnvoll.

Gewölbekonstruktion der Füße unter Körperlast altersphysiologisch leicht abgeflacht, keine Kontrakturen der Rückfuß-, Mittelfuß- und Zehengelenke. Fußsohlenbeschwielung im Verteilungsmuster seitengleich regelrecht.

Röntgenfremdaufnahmen

- **LWS in 2 Ebenen (Dr. Durchblick, 27.02.2000)**

Im a.-p.-Bild diskreter rechts abfallender Beckenschiefstand (ohne Angabe zur Fertigung der Aufnahme im Stehen oder Liegen), gegensinnige leichte Asymmetrie am 5. LWK, dadurch fast exakt lotrechter Aufbau der LWS, oberhalb L 5 nur angedeutete Rechtsverziehung in nicht messbarem Ausmaß, keine Torsionskomponente, kein Anhaltspunkt für Drehgleiten, keine seitliche Spondylose, betonte Sklerosierung der Gelenkportion L 5/S 1 links, auch im Seitbild erkennbar.

Im seitlichen Strahlengang betonte ventrale Beckenkippung mit Kreuzbeinbasiswinkel von 55 Grad, hierdurch knickförmige Anordnung des lumbosakralen Scharniers bei tendenziell flach anmutender, harmonischer Lordose. Regelhafte Kastenformen sämtlicher Wirbelkörper, fraglich initiale Höhenminderung im Bandscheibenraum L 4/5, keine vermehrte Sklerosierung der Abschlussplatten, keine Spondylose. Homogen dichte Knochenfeinstrukturen, kein Hinweis auf Kalksalzminderung.

Röntgenneuaufnahmen

- **Beckenübersicht a.-p. im Stehen (5040), 29.02.2001**

Rechts abfallender Beckenschiefstand, nach den Höheneinstellungen der Pfannendächer infolge einer Beinverkürzung rechts von 14-Bild-mm, symmetrische Darstellung des Beckenringes, unauffällige Darstellung beider Kreuz-Darmbein-Fugen mit glatten Grenzlamellen und regulärer Gelenkspaltweite, Symphyse ohne Besonderheiten. Beide Hüften zeigen eine regelhafte anatomische Ausformung und Gelenkspaltweite ohne Arthrosezeichen.

Es bestätigt sich die Beobachtung des rechts abfallenden Wirbelsäulenaufstandes auf dem Kreuzbein, auf der

Stehaufnahme des Beckens eine Spur akzentuierter als auf dem eingesehenen a.-p.-Bild der Lendenwirbelsäule.

6.4.3 Diagnosen (nach ICD-10)

1. [M21.7] Beinlängendifferenz um gut 1 cm mit Beinverkürzung rechts (bisher nicht ausgeglichen).
2. [M53.3] Dysfunktionelle Störung im linken Kreuz-Darmbein-Gelenk mit Reizerscheinungen (bisher nicht behandelt).
3. [M51.9] Diskrete asymmetrische lumbosakrale Übergangsstörung mit sekundärer links betonter Spondylarthrose bei L 5/S 1 und initiale Diskose L 4/5.
4. [E66.0] Übergewicht (BMI 29,3).
5. [F45.4] Hinweise auf somatoforme Schmerzstörung.

6.4.4 Beurteilung

Die von dem zwischenzeitlich 30-jährigen selbstständigen Kaufmann/Lager- und Auslieferungsfahrer, Herrn Mäxchen Meier, vorgetragenen Beschwerden lassen sich in ihrer Qualität in Einklang bringen mit den objektivierbaren klinisch-funktionellen Befundverhältnissen, nicht hingegen in ihrer quantitativen Darstellung und den bisher daraus abgeleiteten sozialmedizinischen Konsequenzen (andauernde Krankschreibung).

Zu den aufgelisteten diagnostischen Feststellungen sind hinsichtlich ihrer Auswirkungen auf die berufliche Leistungsbreite folgende Überlegungen vorzutragen:

- **ad 1**

Bei dem Probanden besteht eine bisher nicht, auch nicht versuchsweise, ausgeglichene Beinlängendifferenz in einer realen Größenordnung von etwa 12 mm, die für sich genommen keinen Krankheitswert beinhaltet, sodass allein hieraus auch keine berufliche Leistungseingrenzungen abgeleitet werden können.

- **ad 2**

Möglicherweise in Verbindung mit der Beinlängendifferenz besteht eine dysfunktionelle Störung im linken Kreuz-Darmbein-Gelenk, wie sie im klinischen Bild erkennbar wurde und in typischer Weise, besonders unter körperlicher Belastung, pseudoradikuläre Beschwerdeprojektionen in das linke Gesäß und den rückwärtigen linken Oberschenkel bewirkt. Eine zielgerichtete Behandlung, zu der probeweise auch ein Beinlängenausgleich hinzugehören sollte, erfolgte bisher nicht. Behandlungsmaßnahmen dieser Art sind zumutbar, damit mitwirkungspflichtig, und bieten gute Erfolgsaussichten. Selbst bei fortbestehenden, sicherlich lästigen Beschwerden dieser Art ergeben sich

hieraus **derzeit** nur begrenzte Auswirkungen auf die berufliche Leistungsbreite. Der administrative Tätigkeitsanteil, z. B. im Büro, ist dadurch höchstens mit 10% beeinträchtigt, die Lagerarbeiten, sofern gehäuft die vom Probanden angegebenen schwereren Gebinde von 20 kg und mehr bewegt werden müssen, mit ca. 60%. Diese Bewertung ergibt sich daraus, dass entsprechend den Ermittlungen zu der alltäglichen Arbeitsgestaltung knapp die Hälfte der zu bewegenden Lasten unterhalb von 10 kg liegt.

Die Außendiensttätigkeiten, etwa hälftig als Fahrer, die weitere Hälfte mit Be- und Entladen, sind dementsprechend nach den **derzeitigen** Befundverhältnissen nur zu ca. 30% beeinträchtigt.

- **ad 3**

Am lumbosakralen Übergang des Probanden besteht eine der Beinlängendifferenz gegensinnige leichte Asymmetrie am 5. LWK, die als körpereigene Teilkorrektur der Beinlängendifferenz aufzufassen ist und trotz der Beinlängendifferenz auch zu einem fast lotrechten Aufbau des Achsenorgans geführt hat. Sekundär ist hierdurch eine linksbetonte Spondylarthrose L 5/S 1 entstanden, möglicherweise hierdurch mit beeinflusst auch eine beginnende Bandscheibenerweichung L 4/5 mit dem CT-Bild einer zirkumferenten Protrusion. Ein positiver Segmentbefund ließ sich am heutigen Tage nicht erheben, sodass trotz der Bildbefunde eine beschwerdeauslösende Hypermobilität des Segmentes offenkundig nicht vorliegt, ebenso wenig eine Neurologie, wie sie bei Tangierung der rechtsseitigen Nervenwurzel L 4/5 (bildtechnisch) hätte erwartet werden können. Die Beschwerden liegen jedoch linksseitig und haben somit keinen Bezug zu diesem rechtsseitigen Bildbefund.

Die von diesen Befundverhältnissen ausgehenden Einengungen der körperlichen Leistungsbreite sind derzeit als gering einzuschätzen und können in der Beurteilung unter Ziffer 2 als miterfasst angesehen werden. Ein wirbelsäulenbezogener therapeutischer Handlungsbedarf ist nicht zu erkennen.

- **ad 4**

Die Adipositas hält sich noch in Grenzen, ist anscheinend auch durch den relativ günstigen Muskelhabitus des Probanden genügend kompensiert, sodass sich hieraus keine weitere Leistungseinschränkung ergibt. Eine Gewichtsreduktion wäre dennoch ratsam, da dies erfahrungsgemäß dysfunktionelle Störungen an den Kreuz-Darmbein-Gelenken günstig beeinflussen kann.

- **ad 5**

Zur Problematik der fehlenden Kongruenz zwischen subjektivem Ausmaß der Beschwerden und objektiven Befunden findet sich in jüngerer Zeit im angelsächsischen Schrifttum eine Abkehr von der im ICD-10 mit F 45.4 kodierten

Messblatt für die Wirbelsäule (nach der Neutral-O-Methode)

Halswirbelsäule

Tag der Untersuchung 29.02.2001

Vorneigen / Rückneigen	Abb.1	50	0	45
Seitneigen re./li.	Abb.2	35	0	35
Drehen re./li.	Abb.3	70	0	70

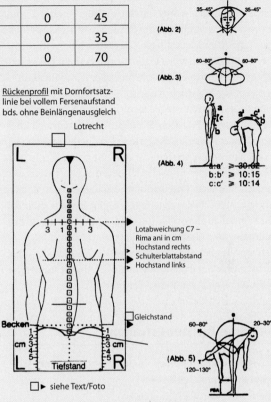

Rückenprofil mit Dornfortsatz-
linie bei vollem Fersenaufstand
bds. ohne Beinlängenausgleich

Lotrecht

Lotabweichung C7 –
Rima ani in cm
Hochstand rechts
Schulterblattabstand
Hochstand links

Gleichstand

□▶ siehe Text/Foto

BWS und LWS

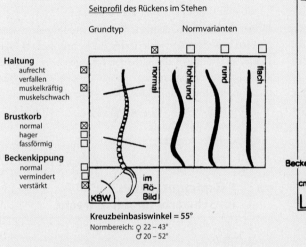

Seitprofil des Rückens im Stehen

Grundtyp   Normvarianten

Haltung
  aufrecht
  verfallen
  muskelkräftig
  muskelschwach

Brustkorb
  normal
  hager
  fassförmig

Beckenkippung
  normal
  vermindert
  verstärkt

Kreuzbeinbasiswinkel = 55°
Normbereich: ♀ 22 – 43°
              ♂ 20 – 52°

(Abb. 1)
(Abb. 2)
(Abb. 3)
(Abb. 4)   a:a′ ≥ 30.02
            b:b′ ≥ 10:15
            c:c′ ≥ 10:14

(Abb. 5)
120–130°

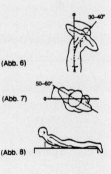

(Abb. 6)

(Abb. 7)

(Abb. 8)

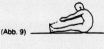

(Abb. 9)

OTT DF-C7 30 cm caudal	Abb. 4a	30 / 34,5 cm
Schober DF-S1 10 cm cran.	Abb. 4b	10 / 15 cm
Messstrecke 10 cm mit Mittelpunkt DF-L1	Abb. 4c	10 / 14 cm
Atembreite über den Mamillen		104/109 cm
Bauchumfang in Nabelhöhe		102 cm
Vor-/Rückneigen (Gesamtbeweglichkeit = T) n 120 - 0 - 20 °	Abb. 5	105 - 0 - 30°
Hüfteinbeugung bei Rumpfbeuge = H n 60	Abb. 5	30 °
Rumpfeinkrümmung bei Rumpfbeuge = T – H n 60	Abb. 5	75 °
Finger-Boden-Abstand	Abb. 5	ca. 40 cm
Seitneigen re. / li.	Abb. 6	30 - 0 - 30°
Drehen im Sitzen re. / li.	Abb. 7	50 - 0 - 50°
Liege-Jugulum-Abstand	Abb. 8	10 cm
Aktive Aufrichtung aus Rückenlage Messstrecke Liege - DF-C7		komplett
Finger-Fußspitzenabstand auf U-liege	Abb. 9	5 cm

◻ **Abb. 6.9** Messblatt Mäxchen Meier

»anhaltenden somatoformen Schmerzstörung«, ersetzt durch den Begriff der »medically unexplaind symptoms«, dies vor dem Hintergrund eines Wandels in der psychoanalytischen Auffassung, dass solche Beschwerden entweder bewusst tendenzgerichtet erlebnismäßig generiert und/oder verstärkt werden oder das Resultat von ins Körperliche verdrängte Affektspannungen ungelöster lebensgeschichtlicher Konflikte darstellen im Sinne einer erheblich verzerrten Eigenwahrnehmung (»somatosensory amplification« = interozeptiver Wahrnehmungsstil). Mit dieser veränderten Nomenklatur wurde wieder mehr in Erinnerung gebracht, dass eine gewisse Nähe zur Simulation – mit den sich überschneidenden Diagnosekriterien – zu bedenken ist, wie dies auch im deutschen Sprachraum seit vielen Jahren (z. B. Wölk 1994; Widder u. Aschoff 1995) diskutiert wird. Wie ebenfalls in vielen Publikationen nachzulesen, z. B. auch von Hausotter (2004) vorgetragen, ergibt sich aus einer solchen Konstellation in aller Regel **keine** nennenswerte Einschränkung der Gestaltungsfähigkeit und damit auch der Leistungsfähigkeit im Berufsleben. Das Ausmaß der angetroffenen Hohlhandverschwielungen ist hierfür im konkreten Einzelfall auch ein indizieller Hinweis.

6.4.5 Begutachtungsfragen

- **1. Welche krankhaften Veränderungen liegen bei dem Versicherten vor?**

Siehe ▶ Abschn. 6.4.3 (»Diagnosen«).

- **2. Welche krankhaften Veränderungen haben einen direkten und messbaren Einfluss auf die berufliche Leistungsbreite als selbstständiger Kaufmann/Auslieferungsfahrer?**

Im Wesentlichen nur die Diagnose zu 2.

- **3. In welcher prozentualen Größenordnung besteht eine Beeinträchtigung der beruflichen Leistungsbreite?**

Auslieferungsfahrten (60% der gesamten Tätigkeit)	ca. 30%
Lagerarbeiten (ca. 30% der gesamten Tätigkeit)	ca. 60%
Bürotätigkeiten etc. (ca. 10% der gesamten Tätigkeit)	max. 10%

- **4. In welcher Größenordnung bewegt die Gesamtleistungsminderung bezogen auf alle berufliche Belange aus ärztlicher Sicht?**
- Derzeit: zwischen 30 und 40%.
- Nach suffizienter Behandlung: unter 20%.

- **5. Welche Hilfsmittel können den Grad der Beeinträchtigung mindern?**

Ratsam wäre die zumindest probeweise Versorgung mit einem Längenausgleich vom linken Schuh.

- **6. Welche anderweitigen Heilmaßnahmen könnten bestehende berufliche Beeinträchtigung mindern?**

Zielgerichtete konservative Therapie der dysfunktionellen Störung am linken Kreuz-Darmbein-Gelenk.

Diese Behandlungsmaßnahmen sind zumutbar und damit mitwirkungspflichtig.

- **7. Welche Prognose stellen Sie (besonders für den Fall eines BU-Grades von 50% und mehr)?**

Bei adäquater Therapie ist mit einer Verminderung der Beschwerden und Verbesserung der beruflichen Leistungsbreite zu rechnen (s. oben).

- **8. Können wir das Gutachten dem Versicherten aushändigen, wenn er dies wünscht?**

Es bestehen keine Bedenken, diese Beurteilung dem Versicherten bzw. dem Rechtsvertreter zur Kenntnis zu bringen. Die Bestimmungen des Urheberrechtsgesetzes (s. unten) sind dabei zu beachten.

Untersuchungstag: 29.02.2001
00900 Irgendwo, den 15.03.2001
Dr. med. Otto Schlau
Arzt für Orthopädie

6.5   Beispielgutachten im Schwerbehindertenrecht

E. Ludolph

Sozialgericht Düsseldorf
8. Kammer
Ludwig-Erhard-Allee 21
40227 Düsseldorf

Betrifft	N. N.	Geb.:	1960
Ihr Zeichen:	N. N.		»Grad der Behinderung«
Unser Zeichen:	05- (bitte stets angeben)		
Datum:	03.05.2012	Untersucht am:	27.4.2012

Auf Veranlassung der 8. Kammer des Sozialgerichts Düsseldorf erstatte ich in dem Rechtsstreit

N.N./Land Nordrhein-Westfalen

nach Kenntnis der Gerichtsakten und der Beweisanordnung vom 05.04.2012, der Beiakten sowie aufgrund einer ambulant am 27.04.2012 durchgeführten klinischen und röntgenologischen Untersuchung des Klägers das nachfolgende

Fachärztliche Gutachten.

6.5.1 Krankengeschichte (nach Angaben des Klägers und nach dem Akteninhalt)

- 1960 Schienbeinbruch rechts (konservative Behandlung).
- Ca. 1963 Mandeloperation.
- Juni 1965 Oberschenkelschaftbruch links und Schienbeinschaftbruch rechts (konservative Behandlung).
- 1966 operative Korrektur des rechten Unterschenkels.
- Ca. 1973 Blinddarmoperation.
- Ca. 1985 Leistenbruchoperation rechts.
- Seit ca. 1985 asthmatische Beschwerden (medikamentöse Therapie).
- 2000 zweimaliger Hörsturz rechts.
- 30.03.2007 Bandscheibenoperation im Segment L 5/S 1.
- Dezember 2007 wiederholte Augenoperationen wegen Netzhautablösung und Linsentrübung rechts.

6.5.2 Jetzige Klagen

»Gelegentlich habe ich Schwindelgefühle und Gleichgewichtsstörungen. Das Hörvermögen auf dem rechten Ohr ist herabgesetzt. Die Sehkraft des rechten Auges ist deutlich herabgesetzt. Auf dem linken Auge bin ich kurzsichtig. Im Bereich des linken Oberschenkels habe ich beim Gehen und beim Laufen Beschwerden. Erhebliche Bewegungseinschränkungen bestehen seitens der Brust- und Lendenwirbelsäule. Die Schmerzen strahlen mitunter bis zu den Schulterblättern und bis zur Halswirbelsäule aus. Das Heben und Tragen von Lasten ist mit Rückenschmerzen verbunden. Ständig habe ich ein Taubheitsgefühl im rechten Fuß, welches abhängig von Belastungen und Erschütterungen ist.«

6.5.3 Befund

- **Klinische Untersuchung**

52-jähriger Mann in gutem Ernährungs-, Allgemein- und Kräftezustand.

Körperlänge 186 cm, Gewicht 82 kg – jeweils nach eigenen Angaben.

Der Kläger ist nach eigenen Angaben Rechtshänder.

Er erscheint zur Untersuchung in Konfektionshalbschuhen. Beiderseits trägt er Einlagen. Am linken Schuh findet sich eine Absatzerhöhung von 1 cm.

Während der Unterhaltung im Sitzen sowie während der Untersuchung im Stehen, Gehen, Sitzen und Liegen werden Rumpf, Oberkörper, Kopf und Arme unauffällig gehalten bzw. bewegt.

Haut und sichtbare Schleimhäute sind unauffällig durchblutet. Der Kläger trägt Kontaktlinsen.

Zum Aufrichten aus sitzender Position stützt sich der Kläger geringfügig mit beiden Händen an den Stuhllehnen ab.

Der Gang mit Schuhwerk auf ebenem Boden wird, ebenso wie der Gang ohne Schuhwerk, kleinschrittig, etwas vorsichtig, jedoch sicher und nicht merklich hinkend vorgeführt. Die differenzierten Stand- und Gangarten (Einbeinstand, Zehenballenstand, Zehenballengang, Hackenstand, Hackengang, Fußinnenkantengang und Fußaußenkantengang) werden seitengleich demonstriert.

Das Freimachen des Oberkörpers erfolgt unter seitengleichem Einsatz beider Arme und unter den üblichen Rumpf- und Kopfbewegungen. Das Freimachen der unteren Gliedmaßen erfolgt angelehnt an die Untersuchungsliege.

Beim aufrechten Stand, gleichmäßiger Belastung beider Beine und lose herabhängenden Armen steht der linke Beckenkamm etwas tiefer als der rechte, während die linke Schulter angedeutet höher als die rechte steht. Nach Brettchenunterlage von 1 cm Stärke unter den linken Fuß ist klinisch annähernd Beckengeradstand erreicht. Der Stand wird vom Kläger als bequem angegeben.

Die Muskulatur des Schultergürtels und der Arme ist klinisch seitengleich entwickelt. Die Durchblutung beider Arme ist klinisch seitengleich unauffällig. Beide Hände fühlen sich gleich warm an. Der Speichenpuls ist beiderseits zu tasten. Die Schweißsekretion der Hohlhandflächen zeigt keine Seitenunterschiede. Beschwielung und Arbeitsspuren beider Hohlhände sind seitengleich gering ausgeprägt. Die grobe Kraft – wiederholt geprüft mit gekreuztem Händedruck – wird annähernd seitengleich demonstriert. Weichteilschwellungen sind zum Untersuchungszeitpunkt (8:50 Uhr) nicht vorhanden.

Die Konturen sämtlicher Gelenke der oberen Gliedmaßen sind klinisch seitengleich und regelrecht. Die Weichteile sind an keiner Stelle gerötet und/oder überwärmt. Isolierte Druckempfindlichkeiten werden nicht geklagt.

Hautfarbe, Behaarung, Venenzeichnung, Hautfältelungen und Sehnenrelief im Bereich beider oberer Gliedmaßen sind klinisch seitengleich und ohne krankhafte Auffälligkeiten. Die Kapillardurchblutung zeigt keine Seitenunterschiede. Das Nagelwachstum ist seitengleich ungestört.

In sämtlichen Gelenken der oberen Gliedmaßen wird seitengleich und regelrecht frei bewegt. Dies gilt auch für die kombinierten Handgriffe (Nackengriff, Hinterhauptsgriff, Gesäß- und Schürzengriff) sowie für den Faustschluss, den Spitzgriff des Daumens mit sämtlichen Langfingern, das Gegenüberstellen des Daumens sowie das Spreizen und Heranführen der Finger.

Die Wirbelsäule zeigt bei Betrachtung von hinten eine diskrete, großbogige, linkskonvexe Seitauslenkung in Höhe der Lendenwirbelsäule bei klinisch achsengerechten Verhältnissen im Bereich der Hals- und Brustwirbelsäule in Aufsicht von hinten sowie bei insgesamt regelrechten Verhältnissen im seitlichen Profil. Die Symmetrieverhältnisse sind nicht regelrecht – auch nicht nach Verkürzungsausgleich von 1 cm Stärke unter dem linken Fuß. Das linke Taillendreieck bleibt im Vergleich zum rechten abgeflacht. Auch die Weichteilfalten im Flankenbereich sind nicht völlig identisch ausgeprägt, während die Weichteilgrübchen über den hinteren oberen Darmbeinstacheln und die Gesäßfalten klinisch seitengleich entwickelt sind.

Die Nackenmuskulatur, die Schulterblattmuskulatur, die Rückenstreckmuskulatur und die Gesäßmuskulatur sind klinisch seitengleich ausgeprägt. Es finden sich keine umschriebenen Weichteilverhärtungen und/oder Weichteilverspannungen. Druck- und/oder Berührungsschmerzen im Weichteilbereich werden verneint. Auch über den knöchernen Strukturen (Hinterhaupt, Dornfortsätze, Querfortsätze, Gelenkfacetten, Kreuz-Darmbein-Fugen) werden vom Kläger keine Druck- und/oder Berührungsschmerzen geklagt.

Beim Abklopfen der Dornfortsätze werden Schmerzen im Bereich der Hals- und Lendenwirbelsäule angegeben. Ein Stauchungsschmerz der Gesamtwirbelsäule in axialer Richtung wird im Bereich der Hals- und Lendenwirbelsäule geklagt. Ein Erschütterungsschmerz beim Fall von den Zehenballen auf die Fersen wird im Bereich der Lendenwirbelsäule angegeben.

Kopf und Halswirbelsäule werden in allen Freiheitsgraden altersentsprechend frei bewegt. Beim Vorwärtsneigen des Kopfes und der Halswirbelsäule erreicht das Kinn die Drosselgrube. Beim Rückwärtsneigen beträgt dieser Abstand ca. 19 cm.

Die Drehung des Kopfes und der Halswirbelsäule zur rechten und linken Seite erfolgt bis jeweils ca. 65 Grad, die Seitwärtsneigung bis jeweils ca. 35 Grad – aus der Neutral-0-Position heraus.

Rumpfvorwärtsneigen mit durchgestreckten Kniegelenken erfolgt bis zu einem Fingerspitzen-Fußboden-Abstand von ca. 19 cm. Dabei kommt es zu einer harmonischen Vermehrung der Brustkyphose und zu einem Ausgleich der Lendenlordose. Das Rückenprofil bleibt beim Vornüberneigen in Bezug auf die Wirbelsäule symmetrisch. Das Aufrichten erfolgt langsam und unter geringfügigem Abstützen mit der rechten Hand.

Die Seitwärtsbewegungen der Brust- und Lendenwirbelsäule sowie die Drehbewegungen der Brust- und Lendenwirbelsäule im Stehen und im Sitzen werden seitengleich und regelrecht demonstriert.

Nervendehnungsschmerze werden weder im Sitzen noch im Liegen geklagt.

Beide Beine sind klinisch gerade aufgebaut. Die Muskulatur im Bereich des rechten Oberschenkels ist im Vergleich zur linken Seite diskret verschmächtigt, während die Wadenmuskulatur klinisch seitengleich entwickelt ist.

Hautfarbe, Behaarung und Venenzeichnung im Bereich beider unterer Gliedmaßen sind klinisch seitengleich und ohne krankhafte Auffälligkeiten. Die Achillessehnengruben sind seitengleich gezeichnet. Beiderseits resultiert ein geringer Knickfuß. Die Fußgewölbe sind seitengleich gering abgeflacht. Im Stand kommt es nicht zu einer lividen Verfärbung der Füße und/oder Unterschenkel.

Die Knie-Hüft-Beuge wird fast vollständig eingenommen. Dabei stützt sich der Kläger vorübergehend etwas mit den Händen ab.

Im Liegen auf der Untersuchungsliege ist bei entspannter Muskulatur die Rotationsstellung beider Beine klinisch seitengleich. Beide Kniekehlen liegen der Unterlage auf. Beide Kniegelenke lassen sich passiv nicht überstrecken.

Die Durchblutung beider Beine ist klinisch seitengleich unauffällig. Beide Füße fühlen sich gleich warm an. Die Fußpulse sind beiderseits zu tasten. Die Schweißsekretion zeigt keine Seitenunterschiede. Die Beschwielung beider Fußsohlen ist seitengleich. Weichteilschwellungen sind zum Untersuchungszeitpunkt (9:15 Uhr) nicht vorhanden.

Die Konturen sämtlicher Gelenke der unteren Gliedmaßen sind klinisch seitengleich und regelrecht (◻ Tab. 6.2). Die Weichteile sind an keiner Stelle gerötet und/oder überwärmt. Isolierte Druckempfindlichkeiten werden nicht geklagt.

Im Bereich der Kniegelenke findet sich kein Gelenkerguss. Das Kniescheibenspiel ist seitengleich frei. Ein passiver Anpress- bzw. Verschiebeschmerz der Kniescheiben wird verneint. Meniskuszeichen sind nicht vorhanden. Der Kapsel-Band-Apparat ist seitengleich stabil.

An der Streckinnenseite des rechten Unterschenkels verläuft längs eine ca. 27 cm lange, reizlose, feine und auf der Unterlage verschiebliche Operationsnarbe.

In sämtlichen Gelenken der unteren Gliedmaßen wird seitengleich und regelrecht frei bewegt.

■ **Messdaten für untere Gliedmaßen (Neutral-0-Methode)**
◻ Tab. 6.2

■ **Röntgenaufnahmen**
■■ **Halswirbelsäule in 4 Ebenen**
Es findet sich ein 7-gliedriger Aufbau der Halswirbelsäule mit achsengerechten Verhältnissen in Aufsicht und einer – haltungsbedingten – Steilstellung der oberen Halswirbelsäulensegmente. Es finden sich keine Hinweise für eine stattgehabte knöcherne Verletzung und keine Hinweise für eine stattgehabte und/oder bestehende segmentale Insta-

◻ Tab. 6.2 Messdaten für untere Gliedmaßen nach der Neutral-0-Methode

	Umfangsmaße rechts (cm)	Umfangsmaße links (cm)
20 cm oberhalb innerem Kniegelenkspalt	45,5	46,5
10 cm oberhalb innerem Kniegelenkspalt	38,5	39
Kniescheibenmitte	39,5	39,5
15 cm unterhalb innerem Kniegelenkspalt	36,5	36
Unterschenkel, kleinster Umfang	21	21
Knöchel	27,5	27,5
Rist über Kahnbein	26	26
Vorfußballen	26,5	26,5

bilität. Die Zwischenwirbelräume zwischen dem 4. Halswirbelkörper und dem 7. Halswirbelkörper kommen im hinteren Anteil jeweils leicht verschmälert zur Darstellung. Es finden sich in diesen Segmenten auch geringe hintere knöcherne Randanbauten (Spondylose). Umformende Veränderungen der Hakenfortsätze kommen im Bereich der mittleren und unteren Halswirbelsäulensegmente zur Darstellung mit dadurch bedingten geringen unregelmäßigen knöchernen Einengungen der Zwischenwirbellöcher beiderseits.

■ ■ Brustwirbelsäule in 2 Ebenen
Es findet sich ein 12-gliedriger Aufbau der Brustwirbelsäule mit weitestgehend achsengerechten Verhältnissen in Aufsicht. Es finden sich keine Hinweise für eine stattgehabte knöcherne Verletzung, und es kommen keine vorzeitigen Veränderungen zur Darstellung.

■ ■ Lendenwirbelsäule in 4 Ebenen
Es findet sich ein 5-gliedriger Aufbau der Lendenwirbelsäule mit einer ganz diskreten, großbogigen, linkskonvexen Seitauslenkung in Aufsicht und einer insgesamt etwas abgeflachten Lordose im seitlichen Strahlengang. Es finden sich keine Hinweise für eine stattgehabte knöcherne Verletzung, keine Hinweise für eine stattgehabte und/oder bestehende segmentale Instabilität und keine Hinweise für eine anlagebedingte und/oder erworbene knöcherne Spaltbildung. Allseits verschmälert zur Darstellung kommt der Zwischenwirbelraum zwischen dem 5. Lendenwirbelkörper und dem Kreuzbein mit knöchernen Reaktionen an der Grund- und Deckplatte in Form von Knochenver-

dickungen und Knochenverdichtungen sowie mit diskreten vorderen und hinteren knöchernen Randanbauten. Die übrigen Zwischenwirbelräume der Lendenwirbelsäule und der unteren Brustwirbelsäule kommen regelrecht weit zur Darstellung ohne jegliche vorzeitige Veränderungen. Die Röntgennativaufnahmen geben Hinweise für einen insgesamt gering herabgesetzten Kalksalzgehalt (Osteoporose).

■ ■ Rechter und linker Oberschenkel mit Hüft- und Kniegelenk in 2 Ebenen
Auf der rechten Seite findet sich kein Hinweis für eine erlittene Verletzung. Es resultiert ein regelrechter Knochen- und Gelenkbefund ohne umformende Veränderungen.

Auf der linken Seite ist der stattgehabte Oberschenkelschaftbruch im mittleren Drittel in weitestgehend achsengerechter Stellung fest zur Ausheilung gekommen. Der ehemalige Verletzungsbereich ist an einer spindelförmigen, homogenen Knochennarbe noch erkennbar. Die Markhöhle ist rekanalisiert. Die Gelenkstellung im Bereich des Hüftgelenkes und des Kniegelenkes ist regelrecht. Es finden sich keine umformenden Veränderungen. Bildtechnisch ist der linke Oberschenkel im Vergleich zum rechten um 3,5 cm verkürzt. Der Kalksalzgehalt der dargestellten Skelettanteile zeigt keine Seitenunterschiede.

■ ■ Rechter und linker Unterschenkel mit Knie- und Sprunggelenk in 2 Ebenen
Auf der linken Seite findet sich kein Hinweis für eine erlittene Verletzung. Es resultiert ein regelrechter Knochen- und Gelenkbefund im Bereich des Kniegelenkes und des oberen Sprunggelenkes ohne umformende Veränderungen.

Auf der rechten Seite ist der stattgehabte Schienbeinschaftbruch im mittleren Drittel in achsengerechter Stellung fest zur Ausheilung gekommen. Der ehemalige Verletzungsbereich ist an einer umschriebenen spindelförmigen Knochennarbe noch erkennbar. Die Markhöhle ist rekanalisiert. Der stattgehabte Wadenbeinschaftbruch im mittleren Drittel ist ebenfalls in achsengerechter Stellung fest zur Ausheilung gekommen mit einer spindelförmigen Knochennarbe. Die Gelenkstellung im Bereich des Knie- und Sprunggelenkes ist regelrecht. Es finden sich keine umformenden Veränderungen. Bildtechnisch ist der linke Unterschenkel um 6 mm länger als der rechte. Der Kalksalzgehalt der dargestellten Skelettanteile zeigt keine Seitenunterschiede.

■ ■ Rechter und linker Fuß in Aufsicht in einem Strahlengang, rechter und linker Fuß seitlich
Beiderseits findet sich kein Hinweis für eine erlittene Verletzung.

Anlagebedingt besteht auf der linken Seite eine Verkürzung des 4. Mittelfußknochens, im Vergleich zur rechten Seite bildtechnisch um ca. 2 cm. Der übrige Knochen- und Gelenkbefund im Bereich der Sprunggelenke, der Fußwurzelgelenke und der Zehengelenke ist regelrecht. Es finden sich keine umformenden Veränderungen.

Das Fußgewölbe ist seitengleich ausgeprägt und beiderseits diskret abgeflacht. Der Kalksalzgehalt der dargestellten Skelettanteile zeigt keine Seitenunterschiede.

Betreffs weiterer Befunde darf auf das als Anlage beigefügte neurologisch-psychiatrische Gutachten verwiesen werden.

6.5.4 Beurteilung

Die in der Beweisanordnung vom 05.04.2012 gestellten Beweisfragen beantworte ich wie folgt:

1. Aufgrund der am 27.04.2012 durchgeführten klinischen und röntgenologischen Untersuchung bestehen beim Kläger seit November 2010 (Datum der Antragstellung) folgende gesundheitliche Regelwidrigkeiten:
    - Geringe, bildtechnisch objektivierte, vorzeitige Texturstörungen der Bandscheiben im Bereich der mittleren und unteren Halswirbelsäulensegmente (C4–C7) mit hinteren knöchernen Randanbauten ohne Funktionseinbußen.
    - Vorzeitige Texturstörungen der Bandscheibe im untersten Segment der Lendenwirbelsäule (L 5/S 1) mit knöchernen Reaktionen an der Grund- und Deckplatte dieses Segmentes sowie an den vorderen und hinteren Segmentbegrenzungen nach durchgeführter Bandscheibenoperation in diesem Segment Ende März 2008 mit einer reizlosen Narbe über den Dornfortsätzen der unteren Lendenwirbelsäule und einer herabgesetzten statischen und dynamischen Belastbarkeit der unteren Lendenwirbelsäule.
    - Eine Beinverkürzung links von ca. 2,5 cm mit der Notwendigkeit, einen Verkürzungsausgleich auf der linken Seite tragen zu müssen.
    - Eine reizlose Operationsnarbe an der Streckseite des rechten Unterschenkels ohne Funktionseinbußen.
    - Ein leichter Knick-Senk-Fuß beiderseits ohne fassbare Funktionseinbußen.
    - Eine anlagebedingte Verkürzung des 4. Mittelfußknochens links um ca. 2 cm ohne fassbare Funktionseinbußen.
2. Der Grad der Behinderung (GdB) wegen der Funktionsbeeinträchtigung der Lendenwirbelsäule wird seit November 2010 (ab Antragstellung) nach den Vorgaben der versorgungsmedizinischen Grundsätze vorgeschlagen mit einem Einzel-GdB von 20

(Zwanzig) (Nr. 18.09 der versorgungsmedizinischen Grundsätze).

Wegen der übrigen unter 1. aufgelisteten gesundheitlichen Regelwidrigkeiten resultiert jeweils ein Einzel-GdB von 0 (Null) bzw. von unter 10 (unter Zehn).

Der GdB für das Funktionssystem »Wirbelsäule« beträgt seit November 2010 20 (Zwanzig),

der GdB für das Funktionssystem »Augen« beträgt nach Blatt 39 der Gerichtsakten seit November 2010 30 (Dreißig) und

der GdB für das Funktionssystem »Ohren« beträgt seit November 2010 entsprechend Blatt 37 der Gerichtsakten 10 (Zehn).

3. Der Gesamt-GdB ist beim Kläger seit November 2010 mit **40 (Vierzig)** einzuschätzen.
4. In den gesundheitlichen Verhältnissen des Klägers ist es im Vergleich zu den Feststellungen im Bescheid vom 28.02.1996 (Blatt 5 der Beiakten) zu einer wesentlichen Änderung im Sinne einer Verschlimmerung gekommen.
    - Es liegen beim Kläger zwischenzeitlich deutliche vorzeitige Bandscheibenveränderungen im untersten Segment der Lendenwirbelsäule (L 5/S 1) vor mit knöchernen Reaktionen in diesem Segment bei durchgeführter Bandscheibenoperation mit einer dadurch herabgesetzten statischen und dynamischen Belastbarkeit der unteren Lendenwirbelsäule.
    - Darüber hinaus bestehen beim Kläger zwischenzeitlich gesundheitliche Regelwidrigkeiten auf HNO-ärztlichem Gebiet (s. Blatt 37 der Gerichtsakten).
5. Dem Gutachten des Versorgungsamtes Düsseldorf vom 27.09.2011 (Blatt 36–42 der Beiakten) ist zuzustimmen. Mit diesem Gutachten besteht Übereinstimmung.

    Dem Befundbericht des Arztes für Orthopädie Dr. med. N.N., Neuss, vom 22.02.2012 (Blatt 28–30 der Gerichtsakten) kann nicht zugestimmt werden. Beim Kläger liegt keine »3-Etagen-Erkrankung der Wirbelsäule mit jeweils schweren bzw. mittelschweren Funktionsbeeinträchtigungen« vor. Funktionsbeeinträchtigungen bestehen beim Kläger »lediglich« im Bereich der unteren Lendenwirbelsäule.

    Auf nervenärztlichem Gebiet (s. nervenärztliches Zusatzgutachten) liegt beim Kläger kein zusätzlicher Grad der Behinderung vor, sodass die unter 2., 3. und 4. abgegebene Beurteilung der Gesamtbeurteilung entspricht.

Literatur

Literatur zu ▶ Abschn. 6.1

Mehrtens G Valentin H Schönberger A (2010) Arbeitsunfall und Berufskrankheit. Rechtliche und medizinische Grundlagen für Gutachter, Sozialverwaltung, Berater und Gerichte, 8. Aufl. Erich Schmitt-Verlag, Ottobrunn b. München

Literatur zu ▶ Abschn. 6.2

Ludolph E, Schürmann J, Gaidzik PW (Hrsg) (2009) Kursbuch der ärztlichen Begutachtung. 13. Erg.-Lfg. 3/2009. Ecomed, Landsberg
Reichenbach M, Ludolph E (2009) Schadenersatz bei verletzungsbedingtem Ausfall der Hausfrau – das »Münchner Modell«. In: Ludolph E, Schürmann J, Gaidzik PW (Hrsg) Kursbuch der ärztlichen Begutachtung. 13. Erg.-Lfg. 3/2009. Ecomed, Landsberg

Literatur zu ▶ Abschn. 6.4

Hausotter W (2004) Begutachtung somatoformer und funktioneller Störungen, 2. Aufl. Urban & Fischer, München
Widder B, Aschoff JC (1995) Somatoforme Störung und Rentenantrag. Erstellen einer Indizienliste zur qualitativen Beurteilung des beruflichen Leistungsvermögens. Med Sach 91: 14–20
Wölk W (1994) Krankheitsbild – versus pseudosyndrombezogene Medizin. Vers Med 46, 1: 20–22

Teil IV
Spezielle Begutachtung bei definierten klinischen Fragestellungen

Sehnenschäden

M. Rickert

K. Weise, M. Schiltenwolf (Hrsg.), *Grundkurs orthopädisch-unfallchirurgische Begutachtung*,
DOI 10.1007/978-3-642-30037-0_7, © Springer-Verlag Berlin Heidelberg 2014

7.1   Kausalitätsprüfung bei einem Sehnenschaden

1. Auf der ersten Ebene der Kausalitätsprüfung (naturwissenschaftlich-philosophische Kausalität) wird geprüft, ob das Ereignis die geschädigte Sehne überhaupt erreicht, z. B. durch Zugbelastung getroffen hat. Ist dies nicht der Fall, ist die Kausalitätsdiskussion an dieser Stelle beendet. Ist das Unfallereignis schwer zu rekonstruieren und zu bewerten und liegen gleichzeitig degenerative Veränderungen vor, ist ein **Abwägungsprozess** vorzunehmen, bei welchem nicht die Frage zu beantworten ist, ob eine gesunde Sehne in der angesprochenen Situation reißen würde. Vielmehr ist zu prüfen, ob degenerative Veränderungen (als Schadensanlagen oder bereits als Vorschaden) im Vollbeweis nachgewiesen sind und ob sie den wesentlichen Anteil bei der Entstehung des Schadens nach dem Unfall einnehmen.
2. Wenn die Frage auf der ersten Ebene bejaht werden kann, so wird in der GUV auf der zweiten Ebene gefragt,
   a. ob es sich bei der Einwirkung um einen mehr als lebensalltagsüblichen Belastungsvorgang handelte;
   b. bei erneuter Bejahung wird abschließend gefragt, ob ohne das Ereignis etwa im gleichen Zeitraum mit der im Vollbeweis gesicherten Sehnenschädigung zu rechnen war. Kann diese Frage verneint werden, so ist der Zusammenhang zwischen Ereignis und Sehnenschaden wahrscheinlich. Dieser Abwägungsprozess in der Kausalitätsprüfung ist immer nur dann notwendig, wenn zwei miteinander konkurrierende Ursachenmomente (z. B. Unfallereignis als versicherte Tätigkeit und Sehnendegeneration als innere Ursache) zur Diskussion stehen. Für die Anerkennung des Leistungsfalls muss das Unfallereignis die wesentliche (Teil-)Ursache darstellen, für die Ablehnung müssen sonstige (konkurrierende) Ursachen wesentlich sein.
   Beweisrechtliche Probleme ergeben sich, wenn keine histologische Untersuchung vorgenommen wurde. In dieser Situation ist ausnahmsweise ein indirekter »indizieller« Nachweis der Schadensanlage möglich, wenngleich hierzu nur medizinisch bewiesene Erkenntnisse herangezogen werden können (fortschreitende Sehnendegeneration mit dem Alter, vorzeitige Degeneration durch wiederholte Überlastungsvorgänge etc.) (nach Schröter 2004).

In der PUV bleibt zu berücksichtigen, dass auch eine »erhöhte Kraftanstrengung« den Leistungsfall begründen kann, wenn durch sie ein Sehnenschaden verursacht wurde. Weiterhin wird in der PUV die Invalidität um den prozentualen Umfang gemindert, in welchem unfallfremde Krankheiten oder Gebrechen an dem Schaden mitgewirkt haben, soweit diese zumindest 25% des Schadens verursachen (partielle Kausalität).

Die Vorinvalidität – also die Funktionsbeeinträchtigung des geschädigten Körperteils oder Sinnesorgans – muss bei der Gesamtinvalidität berücksichtigt werden.

In Haftungsfragen muss auch der Zusammenhang im Vollbeweis gesichert sein.

> »Bei der Begutachtung dieser Sehnenrisse gilt es zunächst einmal, sich von dem Postulat, eine gesunde Sehne reißt nicht, freizumachen. Der Gutachter muss sich vielmehr mit allen Kriterien, die für die versicherungsmedizinische Beurteilung entsprechend den verschiedenen Versicherungszweigen rechtserheblich sind, auseinandersetzen und seine Beurteilung dementsprechend begründet abgeben.« (Reichenbach 1985)

7.2   Rotatorenmanschette

Die Besprechung der Rotatorenmanschettendefekte bedarf einer ausführlichen Vorgehensweise, da die Unterscheidung zwischen alten und frischen Läsionen beweisrechtliche Probleme bereiten kann und daher oft nur indirekt oder indiziell geführt werden kann [Unfallmechanismus schwer rekonstruierbar, fehlende ereignisnahe Bildgebung (MRT), fehlende Histologie].

7.2.1 Vorgeschichte

Die Vorgeschichte kann wichtige Hinweise zu behandlungsbedürftigen Befunden vor dem Ereignis liefern und sollte sich auf ein Vorerkrankungsverzeichnis stützen. Ist eine entsprechende Funktionsstörung nicht eindeutig dokumentiert, so kann bei den meisten Diagnosen im Vorerkrankungsverzeichnis allenfalls von einer Schadensanlage ausgegangen werden.

Schulterschmerzen

Ein Eintrag im Vorerkrankungsverzeichnis über Schulterschmerzen, welche durch konservative Maßnahmen kurzfristig behoben werden konnten, ist ohne die Nennung möglicher funktioneller Einschränkungen bzw. die Zuordnung zu anatomischen Strukturen (Subakromialraum, Rotatorenmanschette, Schultereckgelenk) nicht geeignet, einen Vorschaden zu sichern. Im Gegensatz hierzu ist ein Zustand nach bereits durchgeführter operativer Intervention mit Nennung pathologisch veränderter anatomischer Strukturen sowie möglicherweise daraus hervorgehenden Funktionsbeeinträchtigungen als gesicherter Vorschaden zu werten.

7.2.2 Unfallmechanismus

Prinzipiell erscheinen zwei Mechanismen für die Verursachung einer frischen Rotatorenmanschettenläsion geeignet:
1. Das Abscheren des Sehnenansatzes von innen, sobald der maximal zulässige Rotationswinkel überschritten ist und der Sehnenansatz mit dem Pfannenrand in Kontakt gerät; z. B. bei der Schulterluxation.

Schulterluxation

Die zum Unfallzeitpunkt 58-jährige Versicherte beschreibt den Unfallhergang in der Weise, dass sie beim Verlassen der Arbeitsstätte eine Treppe hinabstieg, hierbei ausrutschte und versuchte, sich am Treppengeländer festzuhalten. Hierbei kam es zu einer Luxation der rechten Schulter, welche nach Einlieferung in das nächstgelegene Unfallkrankenhaus in Kurznarkose eingerenkt werden musste.

2. Die zusätzliche exzentrische Belastung vorgespannter Anteile der Rotatorenmanschette, die über eine unphysiologische Dehnung zum Abriss von der knöchernen Verankerung oder zum Riss der Sehne in ihrer kritischen Zone führt.

Abrupter Zug am erhobenen Arm

Der zum Unfallzeitpunkt 56-jährige Versicherte gibt an, dass er sich auf dem Nachhauseweg in einem Bus an einer Griffschlaufe festhielt. Als der Bus plötzlich bremsen musste, kam es durch die Beschleunigung des Körpers des Versicherten zu einem abrupten Zug am erhobenen Arm, woraufhin sich unmittelbar heftigste Schmerzen im Bereich des rechten Schultergelenkes einstellten.

Im Gegensatz zu den oben genannten Abläufen sind einfache Stürze nach vorn oder seitlich auf den ausgestreckten Arm ohne zusätzliche starke Verdrehung des Armes oder abrupten Zug nicht geeignet, die Rotatorenmanschette unphysiologisch zu belasten. Hierzu zählen auch die forcierte Adduktion des Armes sowie die Stauchung des Humeruskopfes gegen die Akromionunterfläche oder gegen die Gelenkpfanne.

Des Weiteren ist eine direkte Anprallverletzung im Bereich der Schulterhöhe, sei es, dass sie von oben oder seitlich erfolgte, einschließlich einer alleinigen aktiven Kraftanstrengung nicht dazu geeignet, eine frische Rotatorenmanschettenläsion zu verursachen.

Unfallmechanismen

- Herr W. beschreibt den Unfall derart, dass er beim Aussteigen aus einem Skilift seitlich an der linken Schulter von einem Schleppanker getroffen wurde und auf die rechte Körperhälfte stürzte.
- Herr M. erinnert sich an den Unfall in der Weise, dass er von einem herabfallenden Ast direkt von oben an der Schulter getroffen wurde.
- Herr K. schildert den Unfall als ein Ereignis, bei welchem er versuchte, einen 50 kg schweren Zementsack von einer Ladefläche herunterzuheben. Unmittelbar anschließend seien starke Schmerzen im Bereich der rechten Schulter aufgetreten.

In der PUV sind bei der Kraftanstrengung gegen Widerstand die besonderen Voraussetzungen in den AUB zu berücksichtigen (s. oben).

7.2.3 Funktionsstörung im zeitlichen Verlauf

Die Entwicklung der Funktionsstörungen nach einer frischen Rotatorenmanschettenläsion verläuft oft phasenhaft:
3. Für die akute Phase (0–3 Tage) sind sofortige Schmerzen sowie ein unmittelbar nach dem Unfallereignis eingetretener Kraft- und Funktionsverlust zu fordern. Handelt es sich um ausgedehnte Befunde, ist die vorübergehende Unfähigkeit, den Arm aktiv anheben

Tab. 7.1 Pro- und Kontrakriterien, klinische Untersuchung	
Klinische Zeichen, die für eine frische RM-Läsion sprechen	Klinische Zeichen, die gegen eine frische RM-Läsion sprechen
Arbeitseinstellung und Arztbesuch am Unfalltag	Arbeitseinstellung und Arztbesuch nach mehreren Tagen
Sofortiges Schmerzmaximum mit positivem Drop-Arm-Zeichen	Langsam zunehmende Schulterschmerzen
Langsam abklingende Beschwerden mit persistierendem Kraftdefizit in der aktiven Schulterfunktion	Äußerliche Prellmerkmale auf Schulterhöhe
	Muskelatrophie der Mm. supra- und infraspinatus zum Unfallzeitpunkt
	Präexistierende Ruptur der langen Bizepssehne

Tab. 7.2 Pro- und Kontrakriterien, Bildgebung (Abb. 7.1 bis Abb. 7.3)	
Bildgebende Befunde, die für eine frische RM-Läsion sprechen	Bildgebende Befunde, die gegen eine frische RM-Läsion sprechen
Röntgen	
– Unauffälliges Röntgenbild	– Osteophyten der Akromionunterkante und des Schultereckgelenkes
	– Enthesiopathiezeichen im Bereich des Tuberculum majus (Sklerosen, Zysten)
	– Humeruskopfhochstand; Rotatorenmanschettendefektarthropathie
Sonographie	
	– Intakte Rotatorenmanschette
Kernspintomographie	
– Sehnendefekt ohne Retraktion	– Retrahierter Sehnendefekt u. U. mit fettiger Degeneration der Muskulatur
– Hämarthros/Hämatobursa	– Fehlender Kontusionsherd
– Knöcherner Kontusionsherd (»bone bruise« im Bereich des Humeruskopfes)	

zu können, typisch. Dieser Zustand wird als sog. Pseudoparalyse bezeichnet; die Unfähigkeit, den vom Untersucher seitwärts angehobenen Arm aktiv zu halten, als sog. Drop-Arm-Zeichen. Differenzialdiagnostisch hiervon zu trennen sind, besonders nach Schulterluxationen, unfallbedingte N.-axillaris- bzw. untere Armplexusläsionen mit entsprechender neurologischer Störung von Motorik und Sensibilität.

4. Die subakute Phase (4–14 Tage) ist durch eine unverändert schmerzhafte und kraftgeminderte Bewegungseinschränkung einschließlich Nachtschmerzen geprägt. Diese Phase ist nicht sehr spezifisch (wie in der akuten Phase).
5. Am Übergang in die postakute Phase (14 Tage bis 6 Wochen) kann es zu einer Reduktion der Schmerzen sowie zu einer Verbesserung der Schultergelenksbeweglichkeit kommen, welche durch Reservemechanismen wie intakte Rotatorenmanschettenanteile und den Deltamuskel ermöglicht wird.

Der geschilderte phasenhafte Schmerzverlauf nach frischen Rotatorenmanschettenschäden hat einen eher abnehmenden Charakter (Decrescendo), wohingegen die Schmerzen bei degenerativen Rotatorenmanschettendefekten im zeitlichen Verlauf eher zunehmen (Crescendo).

Von den geschilderten Befunden insbesondere der akuten Phase sind einfache Schulterprellungen sowie vorbestehende Massendefekte der Rotatorenmanschette abzugrenzen, die in der in ▶ Abschn. 7.2.4 beschriebenen klinischen und bildgebenden Diagnostik selten Probleme bereiten.

Ein zeitlicher Zusammenhang zwischen dem Schadensereignis, dem Auftreten von Funktionsstörungen und der Erstvorstellung beim Arzt ist zu fordern. Es ist anzunehmen, dass ein Patient mit einer frischen Rotatorenmanschettenverletzung aufgrund seiner akuten Beschwerden binnen 72 Stunden einen Arzt konsultiert, wobei Zeitpunkt und Ort der Verletzung, Selbstmedikation und individuelle Schmerztoleranz sowie die unmittelbare Verfügbarkeit des Arztes zu berücksichtigen sind.

Ein Fortsetzen der Arbeit nach dem Unfallereignis schließt eine traumatische Schädigung der Rotatorenmanschette nicht aus, da leichte körperliche Arbeiten und Bürotätigkeiten noch verrichtet werden können.

7.2.4 Befunde

Erstschadensbefund

Der vollständig und ausführlich erhobene Untersuchungsbefund zeitnah zum Unfallereignis erleichtert die Kausalitätsprüfung zwischen angeschuldigtem Ereignis und Schaden (Tab. 7.1.)

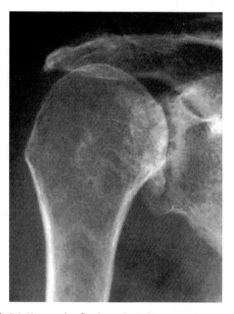

Abb. 7.1 Humeruskopfhochstand mit degenerativen Veränderungen im Bereich der Gelenkkörper, Rotatorenmanschettendefekt-arthropathie (**Abb. 7.3**)

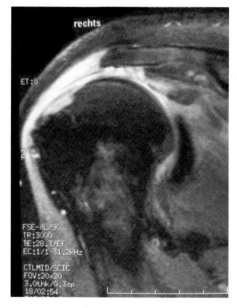

Abb. 7.3 Deutlich retrahierter Rotatorenmanschettendefekt mit Zeichen der Muskelatrophie im Bereich der Fossa supraspinata 1 Woche nach Anpralltrauma beim Skifahren

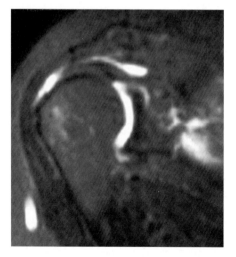

Abb. 7.2 Die Kernspintomographie der rechten Schulter zeigt einen wenig retrahierten Supraspinatussehnendefekt. 65-jährige Patientin 3 Wochen nach traumatischer Erstluxation mit Fremdreposition in Kurznarkose

■ Apparative und invasive Diagnostik

Röntgenaufnahmen im Rahmen der Erstuntersuchung (Schulter a.-p., axial, Supraspinatustunnelaufnahme) können indirekte Hinweise zum Zustand der Rotatorenmanschette enthalten und knöcherne Verletzungen ausschließen (**Tab. 7.2** sowie **Abb. 7.1** bis **Abb. 7.3**).

Die Sonographie ist eine sensitive und spezifische Untersuchungstechnik zum Nachweis von Rotatorenmanschettendefekten. Als verwertbarer Befund gilt der sichere Nachweis einer intakten Rotatorenmanschette. Der Nachweis eines Gelenkergusses und von Flüssigkeit in der Bursa subacromialis ist zusammen mit sonographisch nachgewiesenen Rotatorenmanschettendefekten als unspezifisch und somit gutachtlich mit Zurückhaltung zu bewerten (**Tab. 7.2**).

Bei therapieresistenten Beschwerden und weiterhin unklarer Diagnose ist spätestens 6 Wochen nach dem Unfallereignis eine Kernspintomographie zu fordern (**Tab. 7.2**).

■■ Operationsbefunde

Hämarthros und blutiger Bursaerguss weisen innerhalb der ersten Wochen nach dem Ereignis auf eine frische Verletzung hin. Abgerundete und zurückgezogene Sehnenränder deuten bis zu 6 Wochen nach dem Unfallereignis eher auf einen vorbestehenden Defekt hin. Ab diesem Zeitpunkt wird der Übergang zwischen frischen und degenerativen Sehnenverletzungen fließend, und die Unterscheidungsmerkmale werden zunehmend unsicher.

■■ Histologie

Auch die feingeweblichen Befunde verändern sich im zeitlichen Verlauf, sodass der histologische Befund nur bis längstens 3 Monate nach dem Unfallereignis als Hinweis für das Vorliegen einer frischen Sehnenverletzung herangezogen werden kann.

Hierbei sprechen Hämorrhagien mit Fibrinexsudation und neutrophile Granulozyten sowie ein junges Granulationsgewebe mit einsprossenden Kapillaren und lymphohistozytären Infiltraten für eine frische Rotatorenman-

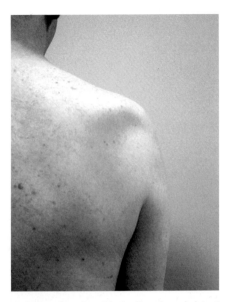

Abb. 7.4 Ausgeprägte Atrophie der Skapulamuskulatur im Bereich der Fossa infraspinata als Hinweis auf einen ausgedehnten und lange vorbestehenden Rotatorenmanschettendefekt, rechte Schulter, Betrachtung von hinten

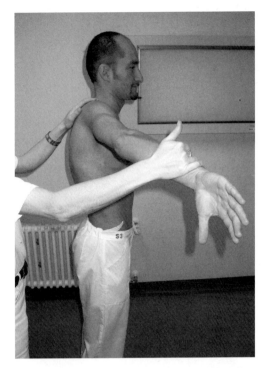

Abb. 7.5 Klinische Untersuchung: Supraspinatus-Stress-Test

schettenläsion, Sehnengewebe mit rein degenerativen und metaplastischen Veränderungen (z. B. mukoide Degeneration oder chondroide Metaplasie) gegen eine frische Sehnenverletzung.

- **Befunderhebung bei der gutachtlichen Untersuchung**

Die gutachtliche Befunderhebung nach Monaten oder Jahren kann für sich genommen nicht zwischen einer Unfallfolge und einer unfallfremden Schädigung unterscheiden (■ Abb. 7.4).

Bei der Funktionsprüfung des betroffenen Schultergelenks ist eine detaillierte Untersuchung der einzelnen Rotatorenmanschettenanteile erforderlich, um klinisch eine Vorstellung über die Größe und funktionelle Auswirkung des Sehnendefektes zu erlangen:

- Supraspinatus: Supraspinatus-Stress-Test nach Jobe (■ Abb. 7.5).
- Subskapularis: Lift-off-Test nach Gerber (■ Abb. 7.6).
- Infraspinatus: isometrische Außendrehung bei anliegendem und im Ellbogengelenk 90 Grad gebeugtem Arm (■ Abb. 7.7).
- Lange Bizepssehne: Palm-up-Test, Yergason-Test.

Hierzu zählt auch die genaue Dokumentation des aktiven sowie des passiven Bewegungsausmaßes in sämtlichen Bewegungsrichtungen nach der Neutral-0-Methode. Es empfiehlt sich die Verwendung zweier getrennter Messblätter für die obere Gliedmaße der gesetzlichen Unfallversicherung (Formblatt A 4222).

Es sollte in jedem Fall angestrebt werden, dass die Röntgenaufnahmen vom Unfalltag sowie die weitere Bildgebung im Rahmen der Begutachtung vorliegen.

7.2.5 Einschätzung

Unter Berücksichtigung der unterschiedlichen versicherungsrechtlichen Prämissen sollen abschließend Vorschläge zur Bewertung der Minderung der Erwerbsfähigkeit (MdE) und der Beeinträchtigung nach Gliedertaxe gemacht werden.

- **MdE 10% – Gliedertaxe 1/10 Armwert**

Beweglichkeit bis 120–120–0° (Flexion, Abduktion, Außenrotation).

Diagnosen: z. B. kleine RM-Läsion, postoperative Residuen.

- **MdE 20% – Gliedertaxe 2/10 Armwert**

Beweglichkeit bis 90–90–0° (Flexion, Abduktion, Außenrotation).

Diagnosen: z. B. große RM-Läsion ohne Defektarthropathie, RM-Rekonstruktion mit ungünstigem Verlauf.

- **Gliedertaxe 3/10 Armwert**

Beweglichkeit bis 60–60–0° (Flexion, Abduktion, Außenrotation).

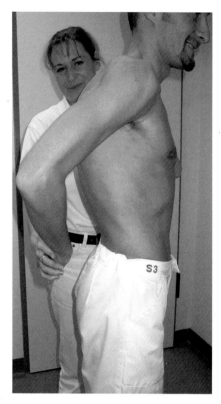

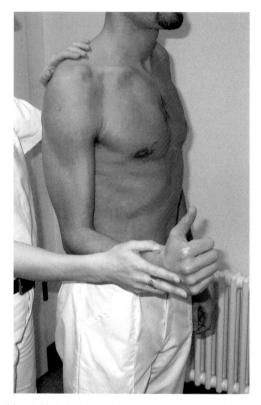

▣ **Abb. 7.6** Klinische Untersuchung: Lift-off-Test nach Gerber (Subskapularissehne, Innendrehung)

▣ **Abb. 7.7** Klinische Untersuchung: Isometrische Außendrehung des im Ellbogen 90 Grad gebeugten Armes (Infraspinatussehne)

Diagnosen: z. B. große RM-Läsion mit Defektarthropathie, RM-Rekonstruktion mit ungünstigem Verlauf.

- **MdE 30% – Gliedertaxe 4/10 Armwert**

Diagnosen: z. B. ungünstiger Verlauf nach Endoprothese mit Rotatorenmanschettenläsion und Humeruskopfhochstand oder Instabilität, Arthrodese in gebrauchsgünstiger Einstellung mit gut erhaltener Restbeweglichkeit des Schultergürtels.

7.3   Bizepssehne

Von klinischer und gutachtlicher Relevanz sind Schäden der langen Bizepssehne im Sulcus bicipitalis sowie distale Bizepssehnenrupturen an der Tuberositas radii.

Die Entstehung der Ruptur der langen Bizepssehne ist in der überwiegenden Mehrzahl der Fälle als nicht unfallbedingt anzusehen. Ursächlich ist die wiederholte mechanische Belastung im Sulcus intertubercularis mit und ohne begleitende Pathologie im Bereich der Rotatorenmanschette. Oftmals sind es alltägliche Handgriffe mit aktiver Beugung im Ellbogengelenk, die den Sehnenschaden im Sinne einer Gelegenheitsursache auslösen.

Als geeigneter Unfallmechanismus ist z. B. das Auffangen eines schweren Gegenstandes bei gebeugtem Ellbogengelenk zu fordern. Funktionell ist bei überwiegend konservativer Therapie selten mit Einschränkungen zu rechnen, da die Synergisten den Leistungsausfall nach kurzer Trainingszeit kompensieren.

Die distale Bizepssehnenruptur ist seltener, resultiert jedoch meistens aus einer überproportionalen Dehnungsbelastung des gebeugten Ellbogengelenkes bei muskulärer Vorspannung und führt in der Regel zur Anerkennung. Schadensanlagen und Vorschäden sind aufgrund der physiologischen Gegebenheiten möglich.

- **Behandlung und MdE**

Die Therapie der distalen Bizepssehnenruptur sollte operativ erfolgen. Funktionelle Einschränkungen können eine MdE von 10 oder 20% begründen (Großstück 2002).

7.4   Epikondylitis

► Abschn. 7.8 sowie ► Kap. 13.

7.5   »Repetitive Strain Injury«

► Abschn. 7.8 sowie ► Kap. 13.

7.6   Quadrizeps- und Patellarsehne

Quadrizeps- und Patellarsehne bilden zusammen mit der Oberschenkelmuskulatur und der Patella den Streckapparat des Kniegelenkes und unterliegen gleichen Schädigungsmöglichkeiten.

Als geeigneter Unfallmechanismus für einen Riss dieser Sehnen ist ein drohendes Sturzereignis beim Bergab- oder Treppensteigen zu fordern oder Stabilisierungsversuche des Gewichthebers unter maximaler gestoßener oder gerissener Last bei noch gebeugtem Kniegelenk, wodurch eine reflektorische maximale Anspannung der Quadrizepsmuskulatur ausgelöst wird. Der Unterschenkel wirkt hierbei als Hebelarm, durch den die Sehne maximal vorgespannt wird (Schröter 2004). Die Patellarsehnenruptur kann mit Verrenkungen der Patella und einer Zerreißung des Reservestreckapparates vergesellschaftet sein.

■ **Behandlung und MdE**

Die Behandlung dieser Schäden erfolgt operativ und kann zu einer bleibenden MdE von 10% (leichtes Beugedefizit) bis 20% (Schwäche des Streckapparates, fehlende Stabilisierung der Beinachse) führen.

Die gutachtliche Bewertung reicht in der aktuellen Fachliteratur von der »Spontanzerreißung im Rahmen eines Gelegenheitsanlasses« (Schoenberger 2003) bis hin zum indirekten Trauma als Ursache für die Entstehung dieser Sehnenschäden (Markgraf u. Mohr 2001). Schröter (2004) fordert, diese Schädigungen unter Berücksichtigung der oben gemachten beweisrechtlichen Vorgaben in der gesetzlichen Unfallversicherung fast ausnahmslos anzuerkennen.

7.7   Achillessehne

Die jährliche Inzidenz der Achillessehnenruptur liegt bei ca. 15.000–20.000 mit steigender Tendenz, vornehmlich während sportlicher Belastungen (ca. 70% aller Risse im Zusammenhang mit sportlicher Betätigung; Majewski et al. 2002). Als weitere Risikofaktoren gelten:
- die lokale oder systemische Steroidbehandlung,
- die längerfristige Einnahme von Immunsuppressiva (z. B. nach Organtransplantation) und
- wiederholte Mikrotraumen.

In ca. 75% der histologisch untersuchten Fälle finden sich degenerative Veränderungen, die in der Begutachtung gemäß den oben genannten Vorgaben zu bewerten sind. Wenngleich die degenerativen Veränderungen bis zum Unfallzeitpunkt oft klinisch stumm bleiben (Schadensanlage), ist zur vollständigen Ausbildung der Achillessehnenruptur eine Zugbelastung notwendig. Sogenannte »Spontanrupturen« existieren nicht (Thermann 1999).

Neben der scharfen Durchtrennung und dem direkten Anprall oder Schlag auf die vorgespannte Sehne überwiegen indirekte Unfallmechanismen. Am häufigsten handelt es sich um Abstoßbewegungen beim Sport oder um das ruckartige Anschieben eines Gegenstandes. Auch die plötzliche Dorsalextension bei vorgespannter Wade (Aufkommen nach einem Sprung) oder fixiertem Fuß (Tritt in ein Erdloch) zählen zu diesen Mechanismen.

Die **klinische Diagnose** bereitet selten Probleme (tastbare und oft sichtbare Delle oberhalb des Fersenbeins, aufgehobener Zehenspitzenstand, positiver Thompson-Test) und kann durch die Sonographie sinnvoll ergänzt werden.

■ **Behandlung und MdE**

Die zumeist operative Therapie führt in der Regel zu guten und sehr guten funktionellen Ergebnissen. Leichte Bewegungseinschränkungen und Muskelminderungen können eine MdE von 10% bedingen.

Übersehene Achillessehnenrupturen oder komplizierte Verläufe mit Infektionen, Kontrakturen oder persistierenden Sehnendefekten können eine MdE im Bereich von 20–30% begründen.

7.8   Berufskrankheit Nr. 2101

Bei dieser Berufskrankheit handelt es sich um Erkrankungen der Sehnenscheiden oder des Sehnengleitgewebes sowie der Sehnen- oder Muskelansätze, die zur Unterlassung aller Tätigkeiten gezwungen haben, die für die Entstehung, die Verschlimmerung oder das Wiederaufleben der Krankheit ursächlich waren oder sein können.

7.8.1   Berufliche Verursachung (Prüfung der haftungsbegründenden Kausalität)

Wesentlich gekennzeichnet sind berufliche Tätigkeiten mit dem Risiko einer Erkrankung im Sinne der BK 2101 durch:
- immer wiederkehrende (repetitive) und monotone Bewegungsabläufe teils gegen erhöhte Widerstände:
  - Packarbeiten,
  - Verputzen/Gipsen,

- ══ Montierarbeiten,
- ══ Bau- und Transportarbeiten,
- ══ Tischler,
- ══ Büglerin,
- ══ Schneiderin.
- ══ teils hochfrequent gegen geringe Widerstände:
  - ══ Frisöre.

In der Regel müssen die Tätigkeiten nicht nur über Monate, sondern über mehrere Jahre ausgeführt werden.

Inwieweit die im Einzelfall ausgeführte Tätigkeit tatsächlich geeignet ist, eine Berufskrankheit der Sehnen zu verursachen, bedarf einer Überprüfung der arbeitstechnischen Voraussetzungen (haftungsbegründende Kausalität). Diese Einschätzung wird durch eine genaue Arbeitsbeschreibung durch den Antragsteller und dessen Arbeitgeber, ggf. auch durch Zeugenbefragung und durch eine Arbeitsplatz- und Tätigkeitsanalyse des Technischen Aufsichtsdienstes (TAD) der zuständigen Berufsgenossenschaft gesichert.

❯ Wesentliche Voraussetzung für eine Anerkennung einer Berufskrankheit im Sinne der BK 2101 ist aber, dass die belastende Tätigkeit aufgegeben wurde. Anderenfalls sind im Rahmen der Prävention berufsfördernde Maßnahmen durch die zuständige Berufsgenossenschaft zu ergreifen.

7.8.2 Klinisches Bild (Prüfung der haftungsausfüllenden Kausalität)

Betroffen sind vorwiegend die Sehnen der Arme, insbesondere der Unterarme. Morphologisch handelt es sich um Tendovaginitiden oder ursprungsnahe Sehnenerkrankungen (z. B. Epikondylitis, Styloiditis).

Die Diagnose der Sehnenerkrankung ist durch den Nachweis typischer Schmerzen im Verlauf der Sehne (Druck- und Bewegungsschmerzen, Schwellungen, Rötungen sowie Knirschen), Schmerzzunahme unter Dehnung und Belastung (z. B. Finkelstein-Test) sowie ein Funktionsdefizit nach bereits eingetretener Sehnenruptur, ggf. mit histologischer Bestätigung nach Operation, im Vollbeweis zu sichern.

Von der beruflichen Verursachung sind Vorschäden und konkurrierende Ursachen abzugrenzen. Hierzu zählen einerseits Sehnenerkrankungen durch Sport- und Freizeitaktivitäten, entzündlich-rheumatische Erkrankungen, toxische oder infektiöse Ursachen, andererseits durch andere (nicht berufliche) mechanische oder innere Ursachen, wie z. B. die Ruptur des langen Daumenstreckers auf Höhe des Tuberculum Listeri oder der degenerative Rotatorenmanschettendefekt bei nachgewiesenem mechanischem Outlet-Impingement.

☐ **Tab. 7.3** Statistik BK 2101

	Anzeigen	Bestätigt	Anerkannt	Neue BK-Renten
2008	806	18	11	5
2009	726	23	18	5
2010	741	33	21	5

Quelle: Hauptverband der gewerblichen Berufsgenossenschaften [http://www.dguv.de/inhalt/zahlen/bk/index.jsp]

Auszuschließen sind Faktoren im psychosozialen Umfeld des Versicherten, die ein erhöhtes Risiko zur Chronifizierung der Beschwerden tragen (s. Begutachtung von Schmerzen; ▶ Kap. 13) sowie Erkrankungen außerhalb des Sehnengewebes, wie Myopathien, myofasziale Schmerzen mit Triggerpunkten und pseudoradikulären Schmerzen, Radikulopathien und Nervenengpasssyndrome.

❯ In der abschließenden Zusammenhangsprüfung ist zu klären, inwieweit die berufliche Tätigkeit die wesentliche (Teil-)Ursache für die Entstehung der Sehnenerkrankung darstellt.

7.8.3 Statistik

Die Übersicht der Deutschen Gesetzlichen Unfallversicherung (DGUV) der Jahre 2008–2010 (☐ Tab. 7.3) zeigt, dass es lediglich in ca. 1–3% der gemeldeten Fälle zu einer Anerkennung kam und dass in einem noch geringeren Prozentsatz (ca. 0,6%) eine Rente gewährt wurde.

7.9 Fallbeispiele

Beispiel 1

Es handelt sich um den Fall einer zum Unfallzeitpunkt 53-jährigen Frau, die am Unfalltag von einem ca. 10 kg schweren Pappkarton, welcher von einem Stapel herabstürzte, von oben an der rechten Schulter getroffen wurde.

Vorgeschichte Aus der Vorgeschichte der Verletzten geht hervor, dass sie sich bereits 1 Jahr vor dem angeschuldigten Ereignis in orthopädischer Behandlung befand. Das Vorerkrankungsverzeichnis der gesetzlichen Krankenversicherung weist eine Tendinitis der Rotatorenmanschette auf. Es wurden seinerzeit konservative Maßnahmen vorgenommen. Zusätzlich wurden Röntgenaufnahmen angefertigt, welche zu diesem Zeitpunkt degenerative Veränderungen im Bereich des Tuberculum majus der rechten Schulter (subchondrale Zystenbildung) nachweisen konnten.

Unfallmechanismus Anhand der Schilderung der Verletzen selbst sowie anhand der Schilderungen aus dem Durchgangsarztbericht, der am Folgetag erstellt wurde, ist davon auszugehen, dass die Verletzte von einem ca. 10 kg schweren Gegenstand, welcher von einem Stapel herunterfiel, von oben an der Schulter im Sinne eines direkten Anpralls getroffen wurde.

Funktionsstörung im zeitlichen Verlauf Im Durchgangsarztbericht vom Tag nach dem Unfallereignis ist festgehalten, dass die Patientin eine Schwellung im Bereich der rechten Schulterhöhe aufwies. Hier konnten seinerzeit Druckschmerzen direkt über dem Schulterdach sowie dem Schultereckgelenk ausgelöst werden. Die Bewegungsprüfung der rechten Schulter ergab Schmerzen in endgradiger Seithebung und Vorhebung des Armes. Der Schürzengriff war endgradig eingeschränkt. Es zeigte sich eine schmerzhafte Einschränkung der isometrischen Außendrehung und Abspreizung des Armes. Ein Drop-Arm-Zeichen lag nicht vor.

Aktiv war die Patientin in der Lage, den Arm bis auf ca. 90 Grad anzuheben und abzuspreizen.

Nach anfänglicher Ruhigstellung im Gilchrist-Verband und durch die Verordnung von oralen Schmerzmitteln ließen sich die akuten Schmerzen im Verlauf der folgenden 2 Wochen bessern. Bei anhaltenden Schmerzen im Schulterbereich wurde unten genannte Bildgebung eingeleitet.

Befunde Die Röntgenaufnahmen im Rahmen der Erstvorstellung zeigten die bereits bekannten degenerativen Veränderungen im Bereich des Tuberculum majus, im Sinne einer subchondralen Sklerosierung und einer Geröllzystenbildung.

Eine Kernspintomographie 2 Wochen nach dem Unfallereignis zeigte einen ausgedehnten Rotatorenmanschettendefekt unter Einbeziehung der Supra- und Infraspinatussehne.

Die Sehnenränder waren bis auf ca. Glenoidrandhöhe retrahiert. Es zeigten sich bereits fettige Infiltrationen im Bereich der Fossa supra- und infraspinata. Kernspintomographisch ließen sich die oben genannten Geröllzysten im Bereich des Tuberculum majus bestätigen.

Etwa 1 Monat nach dem angeschuldigten Unfallereignis erfolgte eine operative Versorgung des Rotatorenmanschettendefektes. Vom Operateur wird der Sehnenrand als weit retrahiert, in sich verfestigt und abgerundet beschrieben.

Es wird eine transossäre Refixation unter Medialisierung des Sehnenansatzes und unter Verwendung von Fadenankern durchgeführt.

Die histologische Aufarbeitung einer Gewebeprobe aus dem freien Sehnenrand ergab degenerative und länger vorbestehende Sehnenveränderungen im Sinne einer vermehrten Fibrosierung sowie der Ausbildung knorpeliger Metaplasien.

Einschätzung Unter Würdigung der oben genannten Einzelpunkte handelt es sich im vorliegenden Fall um eine Prellung des rechten Schultergelenkes. Das Unfallereignis war nicht dazu geeignet, weder im Sinne einer unphysiologischen Zugbelastung noch im Sinne einer möglichen Verrenkung des Schultergelenkes, zu einer frischen Sehnenverletzung zu führen. Die Untersuchungsbefunde zeitnah zum Unfallereignis sowie im zeitlichen Verlauf sprechen eindeutig für eine Schulterprellung bei vorbestehendem Rotatorenmanschettendefekt.

Diese Einschätzung wird durch die bildgebenden Befunde, welche zweifelsfrei für einen länger vorbestehenden Rotatorenmanschettendefekt sprechen, erhärtet. Hierzu zählen u. a. die degenerativen Veränderungen bei positivem Vorerkrankungsverzeichnis 1 Jahr vor dem Unfallereignis, die fettige Infiltration weiter Teile der Rotatorenmuskeln sowie der weit zurückgezogene und in sich verhärtete Sehnenrand 4 Wochen nach dem Unfall.

Beispiel 2

Bei diesem 2. Fallbeispiel handelt es sich um einen 56-jährigen Mann, der auf glattem Untergrund ausrutschte und nach hinten auf den linken Arm fiel. Hierbei versuchte er, sich mit der linken Hand sowie mit dem linken Ellbogen aufzustützen und verspürte unmittelbar nach dem Aufprall heftigste Schmerzen im Bereich der linken Schulterregion.

Vorgeschichte Die Vorgeschichte des Verletzten einschließlich Vorerkrankungsverzeichnis der GKV ist bezüglich der linken Schulter leer.

Unfallmechanismus Es handelt sich um ein Sturzereignis mit direktem Aufprall auf den linken Arm. Es wurde versucht, den Sturz durch die linke Hand sowie durch den linken Ellbogen aufzufangen. Hierbei war der Arm nach hinten überstreckt.

Funktionsstörungen im zeitlichen Verlauf Der Verletzte klagte unmittelbar nach dem Sturzereignis über heftigste Schmerzen im Bereich des gesamten linken Armes, besonders jedoch im Bereich der linken Schulter. Er war nicht mehr in der Lage, den Arm aktiv einzusetzen bzw. am Unfalltag weiterzuarbeiten, sodass zeitnah ein Unfallarzt aufgesucht wurde.

Befunde Im Rahmen der Erstvorstellung des Verletzten am Unfalltag wurden Schmerzen im Bereich der linken Hand, des linken Ellbogens sowie des linken Schultergelenks diagnostiziert.

Im Bereich der linken Schulter fiel eine ausgeprägte Druckschmerzhaftigkeit über den vorderen Schulterpartien auf. Der Verletzte war nicht in der Lage, den Arm seitlich bzw. vorwärts anzuheben. Der Schürzengriff sowie der Nackengriff waren nicht untersuchbar. Klinisch imponierte das Bild einer sog. Pseudoparalyse.

Es erfolgten Röntgenaufnahmen der linken Hand, des linken Ellbogengelenks und des linken Schultergelenks. Frische knöcherne Verletzungen konnten ausgeschlossen werden. Speziell im Bereich der linken Schulter fanden sich weder von Seiten des Subakromialraums noch des Schultereckgelenks noch von seiten der korrespondierenden Gelenkkörper degenerative Veränderungen.

Bei anhaltender Beschwerdehaftigkeit 10 Tage nach dem Sturzereigniss mit nachhaltigen Druckschmerzen über den vorderen Schulterabschnitten, der Unmöglichkeit, den Arm abzuspreizen bzw. vorwärts anzuheben, sowie einer aufgehobenen Innendrehfähigkeit im Schürzengriff erfolgte eine kernspintomographische Abklärung.

Diese ergab den Befund einer sog. Rotatorenmanschettenintervallläsion unter Einbeziehung der vorderen Anteile der Supraspinatussehne und der Subskapularissehne und der langen Bizepssehne. Es fanden sich frische Verletzungen im Bereich der Subskapularissehne, welche gänzlich vom Tuberculum majus abgelöst war. Hierdurch war es zu einer Luxation der langen Bizepssehne nach medial gekommen.

Aufgrund der anhaltenden Beschwerdehaftigkeit und der aktuell zugrunde liegenden Bildgebung wurde eine operative Revision vorgenommen. Hierbei zeigte sich eine vollständig vom Tuberculum minus abgelöste Subskapularissehne sowie die nach medial luxierte lange Bizepssehne. Zusätzlich fanden sich Einrisse in den ventralen Anteilen der Supraspinatussehne mit Rissbildungen im Sehnenverlauf.

Es wurde eine Rotatorenmanschettenrekonstruktion mittels transossärer Refixation der Subskapularissehne und der vorderen Anteile der Supraspinatussehne durchgeführt. Zusätzlich erfolgte eine Tenodese der langen Bizepssehne im Sulcus intertubercularis.

Die freien Sehnenränder wurden als aufgefasert beschrieben. Eine wesentliche Retraktion lag nicht vor, sodass die Sehnen spannungsfrei reponiert werden konnten.

Einschätzung Der vorliegende Fall beschreibt ein Sturzereignis nach hinten mit Überstreckung des linken Armes. Anhand der akut auftretenden Beschwerden mit Pseudoparalyse des linken Armes und der Funktionseinschränkungen im Bereich der Rotatorenmanschette ist klinisch von einer Verletzung der Rotatorensehnen auszugehen. Dies drückt sich in erster Linie durch die ausgeprägten Druckschmerzen in den vorderen Schulteranteilen sowie die aufgehobene Innendrehung aus. Die Kernspintomo-

graphie war in der Lage, die klinische Verdachtsdiagnose einer Verletzung im Bereich der vorderen und oberen Rotatorenmanschettenanteile zu erhärten. Die intraoperativ gewonnenen Befunde decken sich mit der klinischen sowie der bildgebenden Diagnostik.

Die Tatsache, dass die Sehnenränder aufgesplissen wirkten, nicht retrahiert waren und problemlos reponiert werden konnten, sprechen in Einklang mit den Informationen zum Unfallhergang, der akuten klinischen Beschwerdesymptomatik sowie der zeitnah erhaltenen Bildgebung für ein frisches Zustandekommen dieser Rotatorenmanschettenläsion.

Literatur

Großstück R (2002) Bizepssehnenruptur. Trauma Berufskrankh 4: 59–64

Hauptverband der gewerblichen Berufsgenossenschaften – DGUV [http://www.dguv.de/inhalt/zahlen/bk/index.jps]

Majewski M, Rickert M, Steinbrück K. (2000) Die frische Achillessehnenruptur – eine prospektive Untersuchung zur Beurteilung verschiedener Therapiemöglickeiten. Der Orthopäde 29: 670–676

Markgraf E, Mohr S (2001) Quadrizepssehnenruptur. BG-Schriftenreihe 104: 117–119

Meilinger A, Müller JE, Weise K (1999) Unterschiedliche Bewertung des Vorschadens in der gesetzlichen bzw. der privaten Unfallversicherung. Trauma Berufskrankh 1: 281–283

Reichenbach M (1995) Fragen der Begutachtung bei Sehnenrupturen der oberen Extremität aus der Sicht der privaten und gesetzlichen Versicherung. Prakt Orthop 15: 111–118

Rompe G, Erlenkämper A, Schiltenwolf M, Hollo DF (2009) Begutachtung der Haltungs- und Bewegungsorgane, 5. Aufl. Thieme, Stuttgart

Schoenberger A, Mehrtens G, Valentin H (2009) Arbeitsunfall und Berufskrankheit, rechtliche und medizinische Grundlagen für Gutachter, Sozialverwaltung und Gerichte, 8. Aufl. Erich Schmidt-Verlag, Berlin

Schröter F (2004) Sehnenerkrankungen und Verletzungen. IMB Kassel

Thermann H (1999) Die Behandlung der Achillessehnenruptur. Orthopäde 28: 82–97

Weichgewebsschäden

J. Lehmann

K. Weise, M. Schiltenwolf (Hrsg.), *Grundkurs orthopädisch-unfallchirurgische Begutachtung*, DOI 10.1007/978-3-642-30037-0_8, © Springer-Verlag Berlin Heidelberg 2014

8.1 Definition

Zu den Weichgeweben des Körpers zählen:

- äußere Haut (Integumentum commune). Sie baut sich aus drei Schichten auf:
  - der Oberhaut (Epidermis),
  - der Lederhaut (Corium oder Dermis),
  - dem Unterhautbinde- und -fettgewebe (Tela subcutanea),
- Muskelgewebe,
- Nervengewebe.

Abgehandelt werden sollen im Nachfolgenden Schäden der Schichten der äußeren Haut und ihrer Anhangsgebilde, der Muskeln und ihrer Faszien sowie der hier gelegenen Schleimbeutel.

8.2 Mögliche Schädigungsmechanismen

Mechanismen, die zu Weichgewebsschäden führen können:

- Stumpfe, umschriebene Einwirkungen auf den Weichteilmantel ohne Eröffnung der Haut (Prellungen, Kontusionen).
- Penetrierende Einwirkungen (Stich-, Schnitt-, Schuss-, Fremdkörperverletzungen).
- Zerreißende/scherende Einwirkungen (Riss-, Schürf-, Quetschverletzungen; Décollement der Haut ohne oder mit Beteiligung des Unterhautgewebes).
- Biss- und Kratzeinwirkungen durch Tier oder Mensch (Kombination von penetrierenden und zerreißenden/scherenden Einwirkungen).
- Einwirkung durch äußeren, längerfristigen oder ständigen Druck (Dekubitus, chronische Schleimbeutelentzündung).
- Thermische Einwirkungen (Verbrennung/Verbrühung, lokale Erfrierung).
- Chemische Einwirkung (Verätzung durch Säuren oder Laugen).

8.3 Schadensbilder

Das Ausmaß von Folgeschäden nach Weichgewebsverletzungen ist abhängig vom anfänglichen Schweregrad, vom therapeutischen Management (konservativ/operativ), von Komplikationen im nachfolgenden Verlauf (primäre/ sekundäre Infektion, Kompartmentsyndrom).

Ein großer Bluterguss nach Prellung/Kontusion, z. B. in der Gesäßmuskulatur, kann in eine konservativ nicht zu behebende Serombildung einmünden.

Das Schadensbild nach penetrierenden Verletzungen lässt sich in seinem Ausmaß häufig erst durch eine ausgedehnte Wundrevision ermessen, z. B. die Fremdkörperausbreitung in den Weichteilen nach Spritzpistolenverletzung an der Hand.

Ein Décollement der Haut nach Quetschverletzungen unterbricht die Blutzufuhr zum losgelösten Hautareal und bedarf ggf. einer großzügigen Ausschneidung mit nachfolgender sekundärer Deckung.

Gutachtenrelevante Beispiele sind im Folgenden aufgeführt.

8.3.1 Schleimbeutelverletzungen

Einblutungen in den Schleimbeutel nach stumpfen Traumen (z. B. an der Kniescheibenoberfläche oder am Ellenhaken) können in einen chronischen Reizzustand mit rezidivierenden Ergussbildungen übergehen. Konsequente konservative oder operative therapeutische Maßnahmen führen in der Regel zur Ausheilung. Dennoch gibt es hin und wieder fließende Übergänge in eine chronische Schleimbeutelerkrankung. Hier ist eine Abgrenzung zwischen Folgeschaden einer Verletzung einerseits und reaktiver Entzündung aufgrund ständig sich wiederholender Druckeinwirkung andererseits notwendig (s. auch ▶ Abschn. 8.4.1).

Hautverletzungen an den genannten Lokalisationen mit Schleimbeuteleröffnung und nachfolgender eitriger Entzündung hinterlassen gelegentlich funktionsstörende Narben, insbesondere, wenn wegen Fistelbildung ausgedehnteres operatives Vorgehen erforderlich wurde.

Sind Narben adhärent (z. B. vor der Kniescheibe) oder/und ist es (z. B. aufgrund der Schnittführung) zu Läsionen von Hautnerven gekommen, können dauerhafte Belastungsstörungen des betroffenen Hautareals in Form einer mechanischen Allodynie (Überempfindlichkeit auf Druck) oder einer Verletzungsgefährdung wegen des Gefühlsverlustes resultieren.

Kasuistik (eigene Beobachtung): Schleimbeutelverletzung

Ein 38-jähriger kaufmännischer Angestellter zieht sich bei der Arbeit eine Prellung am rechten Ellbogen zu. Nachfolgend Auftreten eines blutigen Schleimbeutelergusses. Nach mehrfachen Punktionen kommt es zu einer eitrigen Infektion der Bursa mit Fistelbildung.

Einige Wochen später Arztwechsel. Operative Maßnahmen werden von dem Betroffenen abgelehnt. Daraufhin Gipsruhigstellung des Gelenks mit Fensterung im Fistelbereich. Tägliche Wundpflege, Einbringen von antibiotikahaltigen Kegeln in die Wundhöhle. Innerhalb von 2 Wochen klingen die Entzündungsvorgänge ab, die Fistel verschließt sich dauerhaft. Nach einigen Monaten weitgehende Rückbildung auch der schwieligen Wandverdickung an der Bursa und Wiederherstellung der vorübergehend leicht eingeschränkten Ellbogengelenksbeweglichkeit. Messbare Dauerfolgen sind nicht verblieben.

8.3.2 Kompartmentsyndrom der Skelettmuskulatur (KS)

Man unterscheidet das traumatische vom funktionellen KS.

Ursache für das **traumatische KS** ist eine Änderung des Volumens in der betroffenen Muskelloge, z. B. durch Blutung/Ödem nach Kontusion oder Fraktur.

Es gibt zwei Entwicklungsstufen beim traumatischen KS:

- das drohende KS
- das manifeste KS.

Das **drohende KS** ist durch einen starken Schmerz einerseits, aber fehlende oder nur dezente neurologische Defizite (Gefühlsstörungen) andererseits gekennzeichnet. Dagegen ist das KS **manifest**, wenn voll ausgeprägte neurologische Störungen bis hin zu Lähmungserscheinungen vorliegen.

Apparativ zu sichern ist die Diagnose eines KS durch Druckmessung innerhalb der Muskelloge unter der Faszie. Nähert sich der gemessene subfasziale Druck in der Muskelloge dem diastolischen Blutdruck oder genauer: unterschreitet die Differenz zwischen den beiden Messwerten 20 mm Hg, dann liegt ein manifestes KS vor, welches zu aktivem Eingreifen zwingt (Spaltung der Haut

und Muskelfaszie: Dermatofasziotomie), um einer bleibenden Schädigung des betroffenen Muskels vorzubeugen.

Das **funktionelle KS** entsteht auf dem Boden einer Muskelischämie während und nach ungewohnter/übermäßiger Beanspruchung des Muskels (langer Marsch/Laufsport). Es tritt entweder akut oder in chronischer Form auf.

Das **akute funktionelle KS** nach ungewohnt starker Beanspruchung, z. B. des vorderen Schienbeinmuskels, kann, nicht rechtzeitig erkannt oder unzureichend behandelt, ähnlich wie das traumatische KS zu einer **dauerhaften Schädigung des Muskels** führen.

Dagegen sind beim **chronischen KS keine Spätschäden** zu erwarten. Es wird vorwiegend bei Leistungssportlern (Langstreckenläufern, Wettkampfgehern) beobachtet. Die Schmerzen treten während der Lauf- bzw. Gehbelastung auf und steigern sich bis zur Unerträglichkeit, sodass die Belastung abgebrochen werden muss, danach klingen sie wieder ab. Sie zwingen den Betroffenen zur Einschränkung der sportlichen Betätigung bis hin zur völligen Aufgabe. Geholfen werden kann den Sportlern häufig durch ein individuell auf das Krankheitsbild abgestimmtes Trainingskonzept.

Wird ein manifestes KS an den Extremitäten nicht rechtzeitig operativ entlastet, kann durch die eintretende Muskelischämie eine Kaskade pathophysiologischer Vorgänge ausgelöst werden, welche lokal zu einer Nekrose des betroffenen Muskels/der betroffenen Muskelgruppe mit nachfolgender Kontraktur (»Volkmann-Kontraktur«), im ungünstigeren Fall zum Extremitätenverlust oder im Extremfall zum Multiorganversagen mit Todesfolge führt.

Spätschäden in Form von Kontrakturen des nach der Nekrose bindegewebig umgewandelten Muskelgewebes sieht man am häufigsten am Unterschenkel und Fuß, weniger häufig am Unterarm und der Hand.

An der oberen Extremität reichen die Schadensbilder von Beugekontrakturen einzelner oder aller Finger über zusätzliche Kontrakturen der handgelenksbewegenden Muskulatur bis hin zur fixierten Einwärtsdrehung des Unterarms mit Beugestellung des Ellbogengelenks. Mitgeschädigt ist hier häufig die Funktion des Mittel- und des Ellennervs.

An der unteren Extremität kann u. a. ein Ballenhohlfuß mit kontrakten Krallenzehen resultieren.

Da von der Ischämie auch die durch die betroffenen Muskellogen verlaufenden Nerven erfasst werden (Schienbeinnerv, tiefer/oberflächlicher Ast des Wadenbeinnervs), bleibt auch deren Funktion gestört – es kommt zu Lähmungen und einem Gefühlsverlust.

Kasuistik: Traumatisches KS (aus Schmickal 1998)

Bagatellunfall eines 44-jährigen Eisenbinderpoliers durch Sturz aus 1 m Höhe von einem Gerüst und Aufprall auf den Rücken. Anschließend Fortsetzung der Arbeit, da sich subjektiv keine wesentliche Verletzung bemerkbar machte. Am Abend des arbeitsfreien Folgetages zunehmende Eintrübung des Unfallverletzten. Einweisung durch den ärztlichen Notfalldienst ins nächst gelegene Krankenhaus unter der Verdachtsdianose »akutes Nierenversagen«. Bei der Aufnahme des somnolenten Patienten fand sich als Zeichen einer abgelaufenen Verletzung lediglich eine leichte Hämatomverfärbung am linken Oberschenkel rückseitig. Laborchemisch Bestätigung des akuten Nierenversagens. Als Ursache wurde eine Rhabdomyolyse aufgrund eines KS am linken Bein angenommen. Die Weiterbehandlung erfolgte in einem nahe gelegenen Zentrum. Dort Bestätigung des KS und unmittelbare Faszienspaltung am Ober- und Unterschenkel. Zweiwöchige Dialyse. Mehrwöchige Intensivbehandlung. Insgesamt dauerte die Heilbehandlung 11 Monate. Es verblieben deutliche sensomotorische Defizite am linken Bein, und es wurde eine berufliche Umschulung erforderlich. Mit einer MdE in Höhe von 30–40% auf Dauer war zu rechnen.

Tab. 8.1 Einteilung der Schwere des Verbrennungsschadens

Schwere-grad	Betroffene Gewebsschicht	Symptome
I	Oberhaut (Epidermis)	Rötung, Schwellung, Schmerz (Beispiel: Sonnenbrand)
IIa	Oberhaut und obere Schichten der Lederhaut (Corium)	Blasenbildung, Rötung, Schmerz
IIb	Oberhaut und tiefe Schichten der Lederhaut	Blasenbildung, Blässe, Schmerz
III	Oberhaut, Lederhaut, Unterhaut (Subkutis)	Grau-schwarzverfärbte Nekrosen, wenig oder kein Schmerz
IV	Gesamte Haut und darunter liegende Strukturen	Verkohlung aller Strukturen bis auf den Knochen (Beispiel: Starkstromverbrennung)

8.3.3 Verbrennung, Verbrühung

Hitzeeinwirkung kann mehr oder weniger tief reichende Schäden am Weichteilmantel herbeiführen. Die Heilungsprognose wird bestimmt:
- von der Ausdehnung des Verbrennungsschadens an der Körperoberfläche,
- vom Schweregrad des Gewebsschadens, d. h. der Verbrennungstiefe,
- vom Lebensalter des Betroffenen.

Die **Ausdehnung der Verbrennung in Prozent der Körperoberfläche** wird nach der »Neuner-Regel« bestimmt (Abb. 8.1).

Die **Schwere des Verbrennungsschadens** wird üblicherweise in Grade eingeteilt (Tab. 8.1).

Zur Erläuterung In der Schmerzhaftigkeit nehmen Brandverletzungen unter allen Verletzungen eine Spitzenposition ein. Zudem hinterlassen sie nach dem Abheilen häufig bleibende körperliche Veränderungen. Verantwortlich dafür ist nicht zuletzt die Infektion der Verbrennungswunde.

Entscheidend für das therapeutische Vorgehen sind das Ausmaß und die Tiefe der Verbrennung. Wenige Probleme bei der Beurteilung des Schweregrades bereiten erst- und viertgradige Brandverletzungen. Schwierig abzugrenzen sind dagegen nicht selten tiefer reichende zweitgradige und drittgradige Verbrennungen.

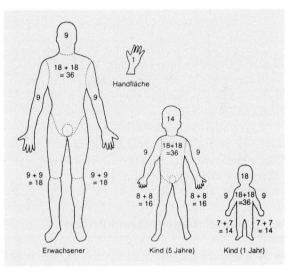

Abb. 8.1 Neuner-Regel nach Wallace – Prozent verbrannte Körperoberfläche. (Aus Mollowitz 1998)

Erstgradige und oberflächlich zweitgradige Brandverletzungen können konservativ behandelt werden – solange sie nicht infiziert sind. Tiefer reichende zweitgradige und drittgradige Verbrennungen bedürfen – abgesehen von viertgradigen Brandverletzungen – einer operativen Behandlung, um die zwangsläufig eintretende starke Vernarbung zu verhindern.

8.4   Zusammenhangsklärung

Die grundsätzlichen Schritte zur Kausalitätsbestimmung eines Gesundheitsschadens sind in ▶ Abschn. 5.1–5.3 abgehandelt.

Bei einer Reihe von Folgeschäden am Weichteilmantel nach einer traumatischen Einwirkung muss an die Beteiligung unfallfremder (Teil-)Ursachen gedacht werden:

- **Systemische Gesundheitsstörungen**, z. B. Diabetes mellitus, arterielle und/oder venöse Gefäßkrankheiten, Erkrankungen des Lymphsystems, Erkrankungen des rheumatischen Formenkreises.
- **Systemische oder lokale Auswirkungen von Medikamenten**, unter deren Einfluss die betroffene Person steht, z. B. Antikoagulanzien, Kortikosteroide.

Im Gefolge des Diabetes und der damit verbundenen Angiopathie und Neuropathie wie auch bei eigenständigen Gefäßerkrankungen (arterielle Verschlusskrankheit, variköser Symptomenkomplex) kann es schon nach Bagatellverletzungen zu Wundheilungsstörungen mit schwerwiegenden Folgen kommen, z. B. Ausbildung eines Ulcus cruris nach oberflächlicher Schürfverletzung, eines plantaren Ulkus nach Fußsohlenstichverletzung oder einer Zehengangrän nach prellungsbedingtem subungualem Hämatom.

Eine vermehrte Blutungsneigung bei offenen wie gedeckten (Bagatell-)Verletzungen am Weichteilmantel ist unter der Wirkung von Antikoagulanzien (Marcumar) ebenso wie bei anlagebedingten Gerinnungsstörungen (Hämophilie) zu erwarten.

Von Nebenwirkungen einer länger dauernden lokalen oder systemischen Glukokortikoidtherapie wird u. a. die Haut betroffen (Atrophie mit leichter Verletzbarkeit, verzögerte Wundheilung, Hautblutungen).

8.4.1   Schleimbeutelerkrankungen

Nicht selten werden chronische Schleimbeutelentzündungen von dem Betroffenen mit einem vorausgegangenen Bagatelltrauma in Zusammenhang gebracht. Hier ist nach unfallfremden Ursachen zu forschen. Häufig sich wiederholende Druckbelastung kann eine chronische Schleimbeutelentzündung hervorrufen und unterhalten.

Eine chronifizierte bakterielle Schleimbeutelentzündung führt in der Regel zu einer Fistel. Es ist anamnestisch zu klären, auf welchem Wege die Entzündung eingetreten ist – von außen (infizierte Hautverletzung, infizierte Punktionsstelle, eitrige Pustel), oder lag bereits eine druckbedingte chronische Schleimbeutelentzündung vor, welche sekundär infiziert wurde?

Gelegentlich ist eine rheumatoide Arthritis oder eine Urikopathie Ursache für eine chronische Bursitis.

Schließlich können Fibroostosen, z. B. auf der Kniescheibenoberfläche oder an der Olekranonspitze, Ursache für eine anhaltende Schleimbeutelreizung sein.

8.4.2   Kompartmentsyndrom

Geht man von der mechanistischen Definition des KS aus, nach welcher durch erhöhten Gewebedruck innerhalb eines geschlossenen Raums die Zirkulation und die Gewebefunktion in diesem Raum behindert wird, lässt sich über eine Vielzahl von Ursachen diskutieren.

Für den unfallchirurgischen und orthopädischen Gutachter steht die Frage nach einem Unfall als primärer und der mit der Verletzung zusammenhängenden Behandlung als sekundärer Ursache im Vordergrund.

Es gibt Verletzungen, die mit einem **hohen Risiko für die Auslösung eines KS** einhergehen. Dazu gehören:

- an den Extremitäten Gefäßverletzungen mit peripherer Ischämie,
- geschlossene Frakturen mit zweit- und drittgradigem Weichteilschaden,
- Mehretagenbrüche des Schienbeins nach Stoßstangenanprall.

Aber auch nach scheinbar banalen Vorgängen kann ein KS in Erscheinung treten.

Das KS kann sich in einem Zeitraum von wenigen Minuten bis zu einigen Tagen nach dem schädigenden Ereignis manifestieren. Unabdingbar ist in allen Fällen die Verlaufsbeobachtung nach der stationären Aufnahme.

Im Rahmen der Behandlung des Verletzten ist mit dem Auftreten eines sekundären, behandlungsinduzierten KS zu rechnen. Ursachen dafür können sein:

- Patientenlagerung,
- Infusionen,
- gefäßchirurgische Eingriffe,
- externe Kompression der Extremität durch Verbände,
- Osteosynthese,
- Distraktion der Extremität,
- operativer Verschluss eines Fasziendefektes.

Kasuistik: Funktionelles KS (aus Schmickal et al. 1998)
Bäumer und Golling beobachteten in ihrem Patientengut 5 Fälle eines funktionellen Kompartmentsyndroms bei Freizeitkeglern. Es handelte sich um junge Männer im Alter zwischen 25 und 36 Jahren. Betroffen waren bei allen 5 (rechtshändigen) Patienten die linken Tibialis-anterior-Logen. Die sportliche Belastung hatte nach Angabe der Betroffenen 4–8 Stunden gedauert, und die Schmerzsymp-
▼

tomatik sei 4–36 Stunden nach der Belastung aufgetreten. Bei allen Patienten war die Motorik schmerzhaft reduziert, in 3 Fällen zeigte sich eine Schädigung des N. peronaeus profundus. Bei 4 Patienten wurde eine sofortige Fasziotomie durchgeführt, ein Fall konnte konservativ behandelt werden. Zum Entlassungszeitpunkt waren alle Patienten funktionell wiederhergestellt, lediglich einer klagte noch über Gefühlsstörungen im Versorgungsbereich des N. peronaeus profundus.

8.4.3 Verbrennung

Bei der Zusammenhangsklärung von Verbrennungsfolgen kommt es auf eine systematische Erfassung der Schäden an der Haut, ihren Anhangsgebilden und den betroffenen Unterhautschichten an. Die Beschreibung der Narben (Ausdehnung, Aussehen, Qualität) ist, wenn möglich, zeichnerisch oder besser photographisch zu dokumentieren.

Funktionsbeeinträchtigungen werden durch eine erhöhte Verletzungsanfälligkeit von Narbenarealen an der Körperoberfläche bei äußeren Einwirkungen, durch den Verlust der Berührungsempfindlichkeit, durch Einschränkung der Gelenkbeweglichkeit aufgrund von Narbenkontrakturen und durch Störung der Temperaturregulation unterhalten.

In die Bewertung mit einzubeziehen sind ggf. vegetative Störungen wie chronischer Juckreiz, Überempfindlichkeit der Narben gegenüber Wärme und/oder Kälte, Schweißneigung oder Trockenheit der Haut.

8.5 Gutachtliche Einschätzung in der gesetzlichen Unfallversicherung (GUV) und in der privaten Unfallversicherung (PUV)

8.5.1 Schleimbeutelverletzungen

Folgen von Schleimbeutelverletzungen können sich als chronische abakterielle/bakterielle Bursitis oder, nach operativer Behandlung, in Form von störenden Narben manifestieren (▶ Abschn. 8.3.1).

Rezidivierende Ergussbildungen bei chronischen Bursitiden (Hygrom) sind einer operativen Sanierung zugänglich. Die trockene Verschwielung eines Schleimbeutels (z. B. am Ellenhaken oder vor dem Knie) schlägt sich in äußeren Formveränderungen nieder und bereitet möglicherweise kosmetische Probleme.

Letztlich ist kaum zu erwarten, dass Funktionsstörungen, welche nach Ausheilung einer Schleimbeutelverletzung verbleiben, sei sie nun konservativ oder operativ behandelt worden, ein entschädigungspflichtiges Ausmaß annehmen. Denkbar wäre allenfalls eine verbleibende Bewegungseinschränkung am Ellbogengelenk nach länger dauernder Gipsruhigstellung wegen einer eitrigen Bursitis. Steht der Infekt unstrittig in Zusammenhang mit der Verletzung des Schleimbeutels, ist die Bewegungseinschränkung des Ellbogengelenkes nach den gängigen Richtlinien für Gelenkschäden zu bewerten, z. B.:

Beispiele (nach Bursitis am Ellbogen)
Streckung/Beugung 0–30–90 Grad:
- GUV: MdE 20%.
- PUV: 2/10 Armwert.
- Streckung/Beugung 0–30–120 Grad:
- GUV: MdE 10%.
- PUV: 1/10 Armwert.

8.5.2 Kompartmentsyndrom

Spätschäden nach einem Kompartmentsyndrom der Skelettmuskulatur an den Extremitäten treten in ausgeprägter Variabilität auf (▶ Abschn. 8.3.2). Grundlage für die Einschätzung des Schadens an der **oberen Extremität** ist die Einsatzfähigkeit der Hand als Greif- und Tastorgan.

Aus der narbigen Schrumpfung der Beugemuskulatur am Unterarm und/oder der Handbinnenmuskulatur resultiert eine Beeinträchtigung der Greiffunktion an der Hand bis hin zum völligen Verlust derselben.

In der **GUV** ist der isolierte Verlust des Spitzgriffes/Feingriffes ebenso wie der isolierte Verlust des Umfassungsgriffes/Grobgriffes mit einer MdE in Höhe von jeweils 30% einzuschätzen. Sind beide Greifformen ausgefallen und nur noch ein schwacher Klemmgriff und/oder Hakengriff erhalten, ist die Einschätzung in Höhe von 40–50% gerechtfertigt. Liegen gleichzeitig Funktionsstörungen/-ausfälle des N. medianus und N. ulnaris vor (»Schwurhand«/»Krallenhand«), kann die MdE die Höhe erreichen, welche dem Verlust der Hand gleichkommt (MdE 60%).

In der **PUV** ist der Schadensbemessung die Gliedertaxe zugrunde zu legen.

Je nachdem, welcher Gliedmaßenanteil von der Funktionsbeeinträchtigung betroffen ist (Finger/Hand/Arm), ist der Schaden in Bruchteilen von dessen Funktionsminderung (1/20 bis 1/1 Finger-/Hand-/Armwert) zu bemessen.

Auf Muskelnekrosen zurückzuführen Kontrakturen einzelner oder aller Finger werden ausschließlich nach dem Fingerwert beurteilt. Ist zusätzlich das Handgelenk in Fehlstellung kontrakt, gilt der Handwert. Haben nennenswerte Kontrakturen auch die Unterarmdrehung und/oder das Ellbogengelenk erfasst, gilt der Armwert.

◘ Tab. 8.2 Bewertung von Spätschäden nach KS an der unteren Extremität

Folgen des KS	GUV (MdE)	PUV (Gliedertaxe)
Versteifung aller Zehen an einem Fuß in Krallstellung	10–20%	Bis 6/10 Einzelzehenwert
Kontrakter Spitzfuß	Bis 30%	Bis 3/10 Beinwert
Kontrakter Hohlfuß	Bis 30%	Keine Bemessungsempfehlung in der gängigen Literatur
Kontrakter Klumpfuß	Bis 40%	Keine Bemessungsempfehlung in der gängigen Literatur

◘ Tab. 8.3 Beispiel für die Schadensbemessung in der PUV

Folgen der KS	Gliedertaxe
Kontrakte Krallenstellung aller Zehen nach bindegewebiger Umwandlung der Zehenbeuger	4/10 Großzehenwert zzgl. 6/10 Zehenwert (D2 bis D5)
zuzüglich	per Addition hinzufügen
Teilschädigung des Schienbeinnervs (N. tibialis) mit Gefühlsstörung an der Fußsohle und an den Zehen	bis 3/10 Fußwert

Sowohl in der gesetzlichen wie auch in der privaten Unfallversicherung hat man als Eckwert für die Einschätzung/Bemessung des Schadens stets den Verlust des betroffenen Gliedmaßenabschnittes oder der gesamten Gliedmaße als obere Grenze im Auge zu behalten.

❯ Ein kompletter Funktionsausfall an der (erhaltenen) Hand durch Kontrakturen der Finger und des Handgelenkes mit Gefühlsverlust im Versorgungsbereich des Mittel- und des Ellennervs kann nicht höher bewertet werden als deren Verlust:
  - ▬ MdE in der GUV 60%,
  - ▬ Invalidität in der PUV 55%.

Mehrheitlich betreffen Spätschäden nach einem KS die **unteren Extremitäten** und hier v. a. die vier Faszienlogen des Unterschenkels. Die Folgen manifestieren sich, je nachdem, welche Loge von der Ischämie erfasst wurde, in kontrakten Zehenfehlstellungen (Krallenzehen) und/oder Fußfehlstellungen (Spitzfuß, Hohlfuß, Klumpfuß), darüber hinaus auch in Funktionsstörungen der durch die Muskellogen verlaufenden Nerven (N. tibialis, N. peronaeus profundus/superficialis, N. suralis).

Die gutachtliche Bemessung des Schadens nach den Richtlinien der GUV einerseits und der PUV andererseits ist, wie an der oberen Extremität, auf die dauerhaften Funktionseinbußen auszurichten (◘ Tab. 8.2).

Zusätzliche Funktionsstörungen der betroffenen Nerven sind gesondert zu bewerten und auf dem Gebiet der **GUV** in die Einschätzung der MdE durch Subsumtion einzubeziehen – nicht per Addition hinzuzurechnen.

In der **PUV** ist eine Addition der isoliert nach der Gliedertaxe vorgenommenen Bemessung der Nervenläsion zu den sonstigen in Bruchteilen bemessenen Folgeschäden an der Gliedmaße möglich (◘ Tab. 8.3).

Daraus ergibt sich ein Gesamtinvaliditätsgrad von bis zu 18,8% (Invaliditätsgrad bei Verlust oder Funktionsunfähigkeit einer Großzehe 5%, einer anderen Zehe 2%, eines Fußes im Fußgelenk 40%).

8.5.3 Verbrennung

Gutachtlich zu erfassende Folgeschäden nach Verbrennung/Verbrühung/Verätzung sind:
- ▬ Narben (Ausdehnung, Lokalisation, Qualität, Elastizität, Gleitfähigkeit) und in Verbindung damit
  - ▬ Änderung der Körperkonturen/Texturveränderungen der Hautoberfläche,
  - ▬ Pigmentierungsstörung,
  - ▬ Änderung des Hautgefühls,
  - ▬ Änderung der Temperaturregulation von Haut und Unterhaut,
  - ▬ Bewegungseinschränkung an Gelenken und/oder Wirbelsäule (◘ Abb. 8.2),
  - ▬ psychovegetative und/oder psychische Störungen,
- ▬ Funktionsstörungen der Atemwege (Inhalationstrauma),
- ▬ Beeinträchtigung von Sinnesorganen (Auge, Gehör, Geruch),
- ▬ Sekundärschäden nach Intensivtherapie (Tracheomalazie, Thrombose, Infektion durch Blutkonserven).

Gegebenenfalls sind Zusatzgutachten auf den entsprechenden Fachgebieten einzuholen. Anhaltspunkte für die Einschätzung der MdE in der GUV bietet das das Schema in ◘ Abb. 8.3.

Das Punktesystem unter [B] und [C] des Schemas (◘ Abb. 8.3) fasst den subjektiven Eindruck des Gutachters vom Lokalbefund der Narben (= Faktor Q) und vom Leidensdruck des Betroffenen in Zahlenwerte, mit denen der Ermessensspielraum begrenzt wird.

Narbenbedingte Bewegungseinschränkungen an den Extremitäten und/oder der Wirbelsäule, Abschnitt [A] des Schemas, sind wie Traumafolgen anderer Herkunft (Frakturen, Luxationen) zu bewerten.

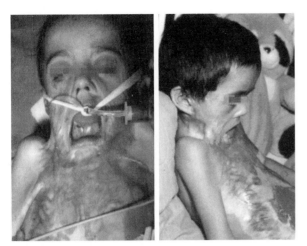

◻ Abb. 8.2 Groteske mentosternale Kontraktur nach unbehandelter großflächiger drittgradiger Brandverletzung. (Aus Jostkleigrewe 2005)

Punkte	MDE
<20	0%
20–40	10%
41–70	20%
71–100	30%
>100	40%

Gesamt-MdE aus [A] + [B] + [C]: 80%.

Die Schadensbemessung in der PUV weicht insofern von der Einschätzung in der GUV ab, als sie abstrakt auf die dauernde Beeinträchtigung der körperlichen oder geistigen Leistungsfähigkeit abzustellen ist. Die Bewertung von dauerhaften Verletzungsfolgen an den Extremitäten hat nach den Maßstäben der Gliedertaxe zu erfolgen (▶ Abschn. 5.2). Narben, welche allein die Kosmetik beeinträchtigen, rechtfertigen in der Regel keinen Leistungsanspruch aus der PUV z. B. Pigment- und Texturveränderungen. Unterhalten sie aber eine Funktionsbeeinträchtigung im Sinne der Gliedertaxe oder eine Leistungsbeeinträchtigung außerhalb der Gliedertaxe, wird eine Invaliditätsleistung durch die Versicherung fällig. Auch psychische Gesundheitsstörungen, die sich bewiesenermaßen aus den kosmetischen Beeinträchtigungen (aber nicht primär aus dem Unfall selbst) ergeben, begründen Invaliditätsleistungen.

Beispiel Bestimmung der MdE für Brandverletzte

[A] MdE aus narben- oder amputationsbedingten Funktionseinschränkungen an den Bewegungsorganen 40%

[B] Narbenareale (in Prozent der Körperoberfläche – KOF):

- ohne Pigment- und wesentliche Texturveränderungen 36% KOF × 1,0 = 36,0 Punkte
- ohne Pigment-, mit Texturveränderungen (Meshgraft) 27% KOF × 1,5 = 40,5 Punkte
- ohne Pigmentveränderung, mit Narbenzügen 2% KOF × 2,0 = 4,0 Punkte
- mit Pigmentveränderung, Instabilität, Hyperthrophie 1% KOF × 3,0 = 3,0 Punkte
- Narben am Gesicht und an den Händen Summe 4,5% KOF × 5,0 = 22,5 Punkte
- Narben an den Armen Summe 18% KOF × 2,0 = 36,0 Punkte
- Summe: 142,0 Punkte
- [C] Somatische und psychovegetative Beschwerden:
- Kälteempfindlichkeit
- Wärmeempfindlichkeit
- Gelenk-, Gliederschmerzen
- Juckreiz
- Hauttrockenheit
- Spannungsgefühl
- Heißhunger/Durstgefühl
- Gewichtsverlust
- chronische Müdigkeit

Zahl der Nennungen aus der Liste: 4 = 10 Punkte.
(1 – 2 = 5 Punkte; 3 – 5 = 10 Punkte; >5 = 20 Punkte;
◻ Abb. 8.3)
Summe der Punkte aus [B] und [C] = 152

Invaliditätsleistungen durch die Versicherung

Invaliditätsleistungen durch die Versicherung werden fällig bei:

- Verlust/Teilverlust des Tastsinns an den Fingern
- Bewegungseinschränkung an Gelenken oder Wirbelsäule
- Aufbruchneigung/Instabilität der Narben
- Stauungen an den Extremitäten durch zirkuläre Narben
- Vernarbung der Augenlider
- Verformung/Verlust der Ohrmuschel
- Behinderung des Mundschlusses oder der Mundöffnung

Zur Schadensbemessung bei Störungen des Tastsinnes an den Fingern und bei Bewegungseinschränkungen an den Gelenken sei auf die Einschätzungsempfehlungen in der Gutachtenliteratur verwiesen (Ludolph et al. 2009, Rompe et al. 2009).

Die Verletzungsanfälligkeit/Aufbruchneigung oder Druckempfindlichkeit von Narben kann das Tragen bestimmter Kleidungsstücke, v. a. gewichtiger und sperriger Schutzkleidung (z. B. Arbeitsschuhe/Arbeitshandschuhe, Motorradhelme, Ledermonturen) einschränken oder unmöglich machen.

Derart funktionsstörende Narbenareale an den Extremitäten nach Verbrennungen von 9–18% der Körperoberfläche können mit 1/20 bis 1/10 Armwert/Beinwert bemessen werden.

MdE für Brandverletzte		
[A]	MdE aus Funktionseinschränkungen (Neutral-0-Methode)	....
[B]	Bewertung des Lokalbefundes	
	Narbenareale	
	- ohne Pigment- und wesentliche Texturveränderungen	% KOF × 1 × Q =
	- ohne Pigmentveränderungen, mit Texturveränderungen (z. B. durch Meshgraft)	% KOF × 1,5 × Q =
	- ohne Pigmentveränderung, mit Narbensträngen	% KOF × 2 × Q =
	- mit Pigmentveränderung, Instabilität oder Hypertrophie	% KOF × 3 × Q =
		Summe [B] = ...
	Der Faktor Q gewichtet die Qualität der Narbenareale. Bei Narbenarealen im Gesicht und an den Händen wird die Summe mit dem Faktor 5–10, bei Narbenarealen an Brust und Armen mit dem Faktor 2 multipliziert.	Punkte aus [B]: ....
[C]	Fragen nach somatischen und vegetativen Beschwerden	
	- Hauttrockenheit	
	- Schweißneigung	
	- Empfindlichkeit gegen Kälte	
	- Empfindlichkeit gegen Wärme	
	- Verletzungstendenz der Haut	
	- Taubheitsgefühl	
	- Gelenkschmerzen, Gliederschmerzen	
	- Spannungsgefühl	
	- Juckreiz	
	Zahl der Nennungen:	
	1–2 Nennungen	5 Punkte
	3–5 Nennungen	10 Punkte
	>5 Nennungen	20 Punkte	Punkte aus [C]: ....
Auswertung		
Summe der Punkte aus [B] und [C]:		....

Punkte	<20	20–40	>40–70	>70–100	>100
MdE [B] + [C]	0%	10%	20%	30%	40%

MdE aus [A] + MdE aus [B] + [C]	....

◨ **Abb. 8.3** Bestimmung der MdE für Brandverletzte (KOF = Körperoberfläche). (Mod. nach Donnersmarck u. Hörbrand 1995)

8.6 Berufskrankheit Nr. 2105

Berufskrankheit Nr. 2105
»Chronische Erkrankungen der Schleimbeutel durch ständigen Druck«.

Die Liste der Berufskrankheiten ist Bestandteil der Berufskrankheitenverordnung (aktueller Stand 11.06.2009). In der Liste sind die aufgeführten Erkrankungen in 6 Gruppen unterteilt. Die 2. Gruppe umfasst die durch physikalische Einwirkung verursachten Krankheiten. Sie enthält in der Untergruppe 21 die Erkrankungen durch mechanische Einwirkungen.

8.6.1 Berufliche Voraussetzungen

Im Merkblatt für die ärztliche Untersuchung zur BK Nr. 2105 sind die Personengruppen aufgeführt, die beruflich im Hinblick auf eine derartige Erkrankung gefährdet sind. Allgemein handelt es sich um Personen, die bei ihrer Tätigkeit häufig Druckbelastungen im Bereich der Knie-, Ellbogen- und Schultergelenke ausgesetzt sind. Speziell werden benannt: Bergleute, Bodenleger und -abzieher, Fliesenleger, Straßenbauer, Steinsetzer, Reinigungspersonal, Glas- und Steinschleifer sowie Lastenträger.

8.6.2 Medizinische Voraussetzungen

Bei Schleimbeuteln (Bursae synoviales) handelt es sich um spaltartige, mit Gelenkschmiere (Synovia) versehene Hohlräume an besonders druckbelasteten Stellen zwischen Knochen und Muskeln oder Sehnen, zwischen Gelenkkapseln und Sehnen, zwischen Haut und Sehnen oder Knochenoberflächen. Sie sorgen für eine gleichmäßige Druckverteilung und für das Übereinandergleiten der Schichten, zwischen denen sie liegen.

Die Reaktion des Organismus, an Stellen ständiger Druckbelastung Hornschwielenbildungen in der Haut hervorzurufen, ist physiologisch (Fußsohle, Innenhand). Das gilt auch für derbe, verschwielte Hautverhältnisse streckseitig an Ellbogen und Knien bei Personen, welche diese Bereiche häufig unter Druckbelastung setzen. Damit verbunden ist nicht selten eine reaktive reizlose Verdickung der hier befindlichen subkutanen Schleimbeutel. Auch das ist physiologisch.

Krankhaft wird der Vorgang erst, wenn sich ein chronischer abakterieller Reizzustand am Schleimbeutel einstellt, der schließlich über eine rückfällige Ergussbildung in ein Hygrom, d. h. in eine ein- oder mehrkammerige flüssigkeitsgefüllte Ausweitung des Schleimbeutels mit fibrösen Wänden, oder in eine trockene, derbe Verschwielung einmündet.

Die **chronische Schleimbeutelentzündung** im Sinne der BK Nr. 2105 ist gekennzeichnet durch einen allmählichen Beginn und eine langsame Steigerung der Symptome bei ständig sich wiederholender Druckeinwirkung, also durch eine lange Krankheitsdauer. Ihr Verlauf wird durch vorübergehende Remissionen markiert, aber auch durch spontane Einblutungen oder sekundäre Infektionen. Beendet werden kann sie häufig nur durch eine operative Entfernung des erkrankten Schleimbeutels.

Der Begriff »ständiger Druck« ist nicht an eine genaue zeitliche Festlegung gebunden, und damit ist nicht die Ausübung eines Dauerdruckes gemeint. Erfüllt sind die Voraussetzungen dann, wenn die betroffenen Schleimbeutel arbeitsüblich oder gewohnheitsmäßig über einen längeren Zeitraum von Wochen, Monaten oder Jahren kurz- oder längerfristigen, aber ständig wiederholten Druckbelastungen ausgesetzt waren.

8.6.3 Zusammenhangserklärung

Siehe dazu auch ► Abschn. 8.4.1 »Schleimbeutelerkrankungen«.

Steht die Frage einer beruflich bedingten Schleimbeutelerkrankung im Raum, sind konkurrierende Ursachen auszuschließen:

- Eine vorausgehende Verletzung (► Abschn. 8.3.1 »Schleimbeutelverletzungen«).
- Verbildungen der Knochenoberfläche (z. B. Olekranonsporn, Fibroostosen an der Kniescheibe, starkes Heraustreten der Schienbeinrauhigkeit nach Schlatter-Erkrankung).
- Rheumatoide Arthritis, Gicht.

Falls konkurrierende Ursachen in die Kausalitätsbetrachtungen mit einzubeziehen sind, ist eine Gewichtung im Sinne der Ursachenabwägung vorzunehmen (wesentliche vs. nicht wesentliche Teilursache).

> **Die Anerkennung der beruflichen Verursachung einer Schleimbeutelerkrankung erfordert den Nachweis des »ständigen Druckes« während der versicherten Tätigkeit einerseits (haftungsbegründende Kausalität) und der Chronizität der Erkrankung andererseits (haftungsausfüllende Kausalität).**

8.6.4 Gutachtliche Einschätzung

Die Bedeutung der BK Nr. 2105 ist, gemessen an der Anzahl der Rentengewährungen pro Jahr durch die gesetzlichen Unfallversicherungsträger, unerheblich (◘ Tab. 8.4). Dies ergibt sich nicht zuletzt aus dem Umstand, dass erfolgreiche therapeutische Optionen zur Beseitigung der Schleimbeutelentzündung zur Verfügung stehen und eingesetzt werden können.

> Der ärztliche Gutachter hat bei der MdE-Einschätzung zu beachten, welcher Anteil des Arbeitsmarktes dem Versicherten verschlossen ist.

Maßgeblich hierfür sind
- die erkrankungsbedingte Funktionsbeeinträchtigung (z. B. die Unmöglichkeit zu knien),
- das tätigkeitsbedingte Auslösen von Beschwerden (z. B. beim Tragen von Lasten auf der Schulter) und
- die Gefährdung durch eine tätigkeitsbedingte Verschlimmerung der Erkrankung.

So sind z. B. für den Versicherten mit einer chronischen Schleimbeutelerkrankung am Knie auf dem Arbeitsmarkt Tätigkeiten verschlossen, die mit häufigem Knien verbunden sind.

Hinweis
Der weniger erfahrene Gutachter kann sich die MdE-Einschätzung dadurch erleichtern, dass er die Bewertung von vergleichbaren Gesundheitsstörungen heranzieht, die in den gängigen MdE-Tabellen verzeichnet sind (Mehrhoff et al. 2010; Mollowitz 1998; Rompe et al. 2009; Schönberger et al. 2010).

So ist z. B. vorstellbar, dass eine Kniescheibenpseudarthrose ohne Funktionsbehinderung des Streckapparates die Druckbelastung der Kniescheibe ähnlich beeinträchtigt wie eine chronische Bursitis an der Streckseite des Kniegelenks.

In den genannten MdE-Tabellen wird die Kniescheibenpseudarthrose mit intaktem Streckapparat mit einer MdE in Höhe von 10–20% bemessen.

Im Zeitraum zwischen 2008 und 2010 lag der Schweregrad der anerkannten Fälle einer BK nach Nr. 2105 nur in wenigen Fällen in rentenberechtigender Höhe, also bei einer MdE von 20% oder mehr.

Kasuistik
Ein 31-jähriger Motorenschlosser suchte am 7.12.1993 wegen linksseitiger Kniebeschwerden eine Durchgangsärztin auf. Er gab an, dass er seit 3 Wochen täglich ca. 3 Stunden kniend tätig sei. Am 30.11.1993 habe er eine Schwellung des linken Kniegelenkes bemerkt. Die Durchgangsärztin ▼

◘ **Tab. 8.4** BK 2105 Schleimbeutel. (Deutsche Gesetzliche Unfallversicherung – DGU [www.dguv.de/inhalt/zahlen/bk/])

	Anzeigen	Bestätigt	anerkannt	Neue BK-Renten
2008	440	117	117	2
2009	397	85	85	1
2010	381	72	72	1

diagnostizierte eine »traumatische Bursitis praepatellaris«. Mangels eines adäquaten Hergangs wurde der Gesundheitsschaden nicht als unfallbedingt anerkannt.

Am 6.5.1994 stellte der Versicherte sich erneut mit einer Schwellung und Rötung im Kniescheibenbereich links bei der Durchgangsärztin vor. Es wurde wieder eine »traumatische Bursitis« angenommen und – nachdem konservative Maßnahmen keine Besserung herbeiführten – ambulant eine operative Entfernung des Schleimbeutels vorgenommen. Das entnommene Gewebe wurde einer histologischen Untersuchung unterzogen. Der Befund des Pathologen lautete: »Chronisch-granulierende Bursitis praepatellaris mit zirkulär fortgeschrittener Fibrose und Vernarbung der Bursawand. Diskrete histiozytäre Ablagerungen von Hämosiderin. Das histologische Bild ist vereinbar mit einer chronisch-traumatischen Gewebsläsion.«

Vom Beratungsarzt der Berufsgenossenschaft wurde eine traumatische Entstehung der Bursitis nicht anerkannt, da ein entsprechendes Ereignis nicht nachgewiesen sei und die Schwellung nach mehreren Arbeitsschichten aufgetreten sei. Im Rahmen einer Untersuchung der Arbeitsplatzsituation des Versicherten durch den technischen Aufsichtsdienst der Berufsgenossenschaft stellte sich heraus, dass der Versicherte – besonders in der Sommersaison – damit beschäftigt wurde, Sportboote zu reparieren. Hierbei war er gezwungen, in beengten Raumverhältnissen häufig und langdauernd zu knien.

Die arbeitstechnischen Voraussetzungen für die Anerkennung einer BK nach Nr. 2105 der Berufsgenossenschaftsverordnung wurden schließlich als erfüllt angesehen.

Die Berufsgenossenschaft veranlasste darufhin eine fachärztliche Begutachtung. Bei der Untersuchung am 9.1.1996 klagte der Versicherte u. a. darüber, dass die Kniescheibenoberfläche links nach der vor 2 Jahren durchgeführten Operation druckempfindlich geblieben sei. Der Gutachter fand neben einer beidseitigen O-Bein-Deformität eine reizlose Operationsnarbe in der Haut über der linken Kniescheibe und beim Seitenvergleich eine leichte Verdickung des unteren Rezessus am linken Knie. Eine erneute Schwellung oder Verdickung der Bursa praepatellaris wurde von ihm ▼

nicht beschrieben. Die Beweglichkeit des Kniegelenkes war frei. Zum Ausschluss einer Kristallsynovitis oder zumindest der Neigung dazu nahm der Gutachter eine Bestimmung des Harnsäurespiegels im Blut vor. Der Wert lag am 9.1.1996 im pathologischen, 4 Wochen später am 9.2.1996 im Normbereich.

In der zusammenfassenden Beurteilung kommt der Gutachter unter Berücksichtigung der dokumentierten und der von ihm selbst erhobenen Vorgeschichte und seines Untersuchungsbefundes zu dem Schluss, dass 1993/1994 eine BK nach Nr. 2105 vorgelegen habe. Bei der Ursachenabwägung stehe die ständige Druckbelastung an der Streckseite des linken Kniegelenkes im Vordergrund. Die möglicherweise vorliegende latente Hyperurikämie habe nach seiner Ansicht bei der Schleimbeutelentzündung keine Rolle gespielt. Nach der operativen Entfernung der Bursa hätten sich die Verhältnisse wieder normalisiert. Eine BK 2105 liege gegenwärtig nicht mehr vor. Zur Vermeidung von Rückfällen sollten bei der Arbeit Knieschoner getragen werden.

Literatur

Deutsche Gesetzliche Unfallversicherung – DGUV [www.dguv.de/inhalt/zahlen/bk/]

Donnersmarck GH, Hörbrand F (1995) Jahrbuch der Versicherungsmedizin. Gesamtverband der Deutschen Versicherungswirtschaft e. V. – GDV, Berlin

Echtermeyer V, Horst P (1997) Das Kompartmentsyndrom. Unfallchirurg 12: 924–937

Gewerbeaufsicht des Landes Bremen (2008) Persönliche Mitteilung des Landesgewerbearztes Dr. Hittmann

Jostkleigrewe F (2005) Die Behandlungsstrategien bei Brandverletzungen. Trauma Berufskrankh 7: 185–193

Ludolph E, Schürmann J, Gaidzik PW (2009) J Kursbuch der ärztlichen Begutachtung in Ergänzungslieferungen. Ecomed, Landsberg

Mehrhoff F, Meindl RC, Muhr G (2010) Unfallbegutachtung 12. Aufl. Walter de Gruyter Berlin

Möller M, Bisgwa F, Partecke BD (2005) Elektrotrauma, Trauma Berufskrankh 7: 310–313

Mollowitz GG (1998) Der Unfallmann 12. Auflage, Springer, Berlin Heidelberg New York

Pschyrembel W. (2004) Medizinisches Wörterburch 260. Aufl. Walter de Gruyter, Berlin

Rompe G, Erlenkämper A., Schiltenwolf M, Hollo DF (2009) Begutachtung der Haltungs und Bewegungsorgane, 5. Aufl. Thieme, Stuttgart

Schmickal T et al. (1998) In: Willy C, Sterk J (Hrsg) Das Kompartment-Syndrom. Hefte zur Zeitschrift Der Unfallchirurg. Heft 267. Springer, Berlin

Scholz JF, Wittgens H (1992) Arbeitsmedizinische Berufskunde, 2. Aufl. Gentner, Stuttgart

Schönberger A., Mehrtens G, Valentin H (2010) Arbeitsunfall und Berufskrankheit, 8. Aufl. Erich Schmidt-Verlag, Berlin

Wirbelsäulenschäden

F. Schröter

K. Weise, M. Schiltenwolf (Hrsg.), *Grundkurs orthopädisch-unfallchirurgische Begutachtung*,
DOI 10.1007/978-3-642-30037-0_9, © Springer-Verlag Berlin Heidelberg 2014

Der Wirbelsäule, ihren Krankheiten, aber auch ihren Verletzungsfolgen haftet in den Vorstellungen nicht nur von Laien, sondern auch von Ärzten häufig etwas Irrationales an. Manche archaischen Vorstellungen dürften auf der Phylogenese des »Vertebraten« beruhen, aber auch der Nähe der Wirbelsäulenkrankheiten zum zentralen Nervensystem und nicht zuletzt zur Psyche.

Bei rationaler Betrachtungsweise lassen sich die **knöchernen** Wirbelsäulenerkrankungen, z. B. die Osteoporose, gut abgrenzen von den Erkrankungen des Bewegungssegmentes, welches erst im Verlauf des vorigen Jahrhunderts in den Mittelpunkt der Betrachtungen gerückt wurde. Besonders Junghanns mahnte in zahlreichen Publikationen, sowohl bei den Erkrankungen wie auch bei den Unfallfolgen das »Segmentum mobilitatis intervertebrale« mit **allen** seinen zugehörigen Strukturen zu betrachten und die Zentrierung des Denkens auf die Bandscheibe, wenngleich das wichtigste Element des Bewegungssegmentes, zu verlassen. Er wies insbesondere darauf hin, dass eine ungestörte Segmentfunktion auch abhängig ist von einer suffizienten Muskulatur, deren Insuffizienz automatisch Lockerungen im Gefüge der Bewegungssegmente mit sich bringen müsse. Von Junghanss (1986) wurde der Leitsatz geprägt: »Erst die Gesamtheit der Segmente ergibt das Organsystem ›Bewegungssegment‹, das der Gliederkette Wirbelsäule die für ihre zentrale Stellung notwendige modulationsreiche Bewegungsfähigkeit ermöglicht.«

Somit muss auch das Bewegungssegment im Zentrum der gutachtlichen Überlegungen stehen. Die knöchernen Erkrankungen sind im gutachtlichen Bereich von nachrangiger Bedeutung und werden daher auch in diesem Beitrag nur punktuell (z. B. Osteoporose) abgehandelt.

Auch in der Begutachtung nach Unfalleinwirkungen gilt nachfolgend der knöchernen Heilung der Frakturschäden die Aufmerksamkeit des Sachverständigen dem »Organsystem – Bewegungssegment«, das somit im Zentrum der Diagnostik und der Bewertung der Unfallfolgen zu stehen hat.

9.1   Klinische und radiologische Befunde

Zur Wirbelsäulendiagnostik gehört das Ohr des Untersuchers, da sich aus der Beschwerdeschilderung fast regelhaft bereits klare Hinweise auf die Ursachenmomente ergeben, insbesondere dann, wenn z. B. im Rahmen einer Depression das psychische Beschwerdeerleben dominiert, somit Vielfalt und Lokalisation der angegeben Beschwerden, auch die fehlende Verknüpfung mit Bewegung und Belastung, nicht in Kongruenz mit gesicherten anatomischen und pathophysiologischen Erkenntnissen stehen. Nicht zuletzt die »Erleuchtung« am Bildschirm bei Betrachtung der Produkte moderner bildgebender Verfahren birgt die Gefahr, dass klinische Untersuchungstechniken vernachlässigt werden, obwohl die Spezifität der Bildbefunde zur Erklärung von Schmerzsyndromen gering ist.

Die klinische Wirbelsäulenuntersuchung mit Prüfung der im Folgenden genannten Fragen ist unverzichtbar:
- **Statik:** Seitbiegung oder Achsenknick?
- **Dynamik:** Bewegungsfluss/Entfaltungsstörung?
- **Muskulatur:** Suffizient? Tonisierung?
- **Neurologie:** Sensibles/motorisches Defizit?

Bewährt hat sich für diese Standarddiagnostik die Nutzung eines Messblattes der Wirbelsäule (◘ Abb. 9.1).

Weitere Erläuterungen zur Handhabung des Messblattes wurden vom Verfasser bereits 1984 (MedSach, Schröter 1984) vorgestellt.

Bei diesen Basisprüfungen ist stets zu bedenken, dass es **keine** Standardwerte für diese Messungen gibt, sondern eine von Variablen wie z. B. dem Lebensalter und der Körpergröße abhängige Normvarianz. So ist auch ein Beckenschiefstand keineswegs automatisch »pathologisch«, sondern **könnte** in Verbindung mit entsprechenden Strukturauffälligkeiten am lumbosakralen Übergang eine subjektiv wahrgenommene Symptomatik **mit** verursachen. Dies muss in jedem Einzelfall sehr differenziert anhand des klinischen **und** radiologischen sowie auch segmentalen und neurologischen Befundes geprüft werden.

Auch leichtere Asymmetrien im Bewegungsmuster – häufig bei älteren Menschen im HWS-Bereich zu beobach-

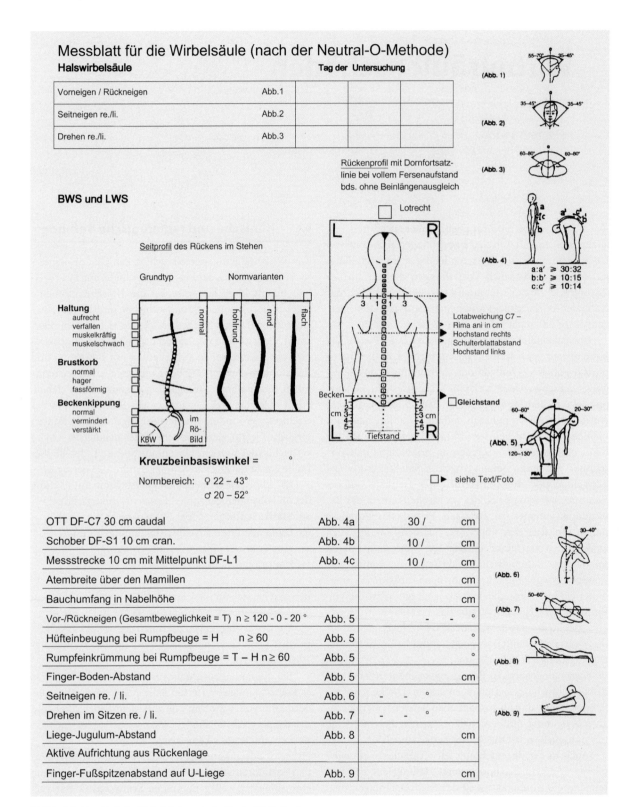

Abb. 9.1 Messblatt der Wirbelsäule nach der Neutral-0-Methode

ten – sind per se nicht Ausdruck einer Wirbelsäulen- bzw. Segmenterkrankung oder gar einer Unfallfolge. Dies **kann** im Einzelfall so sein, jedoch nur im Kontext mit weiteren Hinweisen und Einzelbefunden, die in ihrer Gesamtheit ein stimmiges Bild ergeben sollten.

In vielen Gutachten fehlen ganz einfache klinische Überprüfungen, obwohl z. B. der Stauchungsschmerz beim Fersenfall aus dem Fußspitzenstand eine segmentale Gefügelockerung bis hin zur Instabilität zu signalisieren vermag. Zur segmentalen Höhe dieser Störung gibt das Ergebnis der segmentalen Stoß- und Federungspalpation Auskunft. Diese Überprüfungen sind in einer gutachtlichen Untersuchung der Wirbelsäule **unverzichtbar**! Anders als die unspezifische Klopfschmerzhaftigkeit der Wirbelsäule – positiv auch beim besonders schmerzempfindsamen, aber wirbelsäulengesunden Personen – erlauben diese einfachen Untersuchungen die Feststellung, dass ein Bewegungssegment an der Schmerzentstehung beteiligt ist.

Speziell bei der Begutachtung von Unfallfolgen signalisiert der ausbleibende axiale Stauchungsschmerz, dass eine komplette Restabilisierung des thorakolumbalen Übergangs eingetreten ist, deckt zudem gleichzeitig die Beschwerdeursächlichkeit am lumbosakralen Scharnier auf, dies regelhaft dann auch korrelierend mit bildtechnisch erfassbaren Verschleißveränderungen.

Zumindest in der Hand des sehr Erfahrenen mag auch eine manualmedizinische Befunderhebung weitere Befunddetails zu liefern. Eine **allein** hierauf gestützte gutachtliche Beurteilung ist jedoch unzulässig. Manualmedizinisch erhobene Befunde sind hinsichtlich ihrer Reliabilität stets kritisch zu sehen, was auch seitens der Protagonisten dieser Methode eingestanden wird. So wurde von Fritsche (1997) vorgetragen:

- Die Befunderkennung ist abhängig von der Sensibilität und Erfahrung des Untersuchers, driftet also ziemlich stark auseinander.
- Die Befunddokumentation ist sehr schwierig, stark subjektiv gefärbt, insofern selbst unter Manualmedizinern nur beschränkt austauschbar.
- Der Vergleich verschiedener Patienten ist nur beschränkt möglich, ebenso der Vergleich zwischen verschiedenen Untersuchern bzw. Behandlern und der Vergleich unterschiedlicher Methoden.
- Verlaufskontrollen sind wegen dieser Dokumentationsschwierigkeiten nur unvollkommen möglich.
- Für Außenstehende sind manuelle Befunde kaum vermittelbar und erst recht nicht nachprüfbar.

So wundert es nicht, dass selbst erfahrene Protagonisten der Manualmedizin vor Bewertungen solcher – isolierten – Befunde im Sinne einer »Unfallfolge« warnen (z. B. Pszcolla 1997).

Die **radiologische** Überprüfung der segmentalen Hypermobilität bis hin zur Instabilität ist nach wie vor ein ungelöstes Problem, da die bildtechnische Darstellung des Verlustes der »neutralen Zone« kaum möglich ist. Von Panjabi (1992) wurde sie definiert als »… signifikante Abnahme in der Möglichkeit des stabilisierenden Systems der Wirbelsäule, die neutrale Zone des Bewegungssegmentes in ihrem physiologischen Bereich zu halten, sodass es zu keiner neurologischen Dysfunktion, keiner größeren Deformation und keinen behindernden Schmerzen kommt«.

Der radiologische Nachweis scheitert aus mehreren Gründen:
- Fehlende allgemeinverbindliche Normwerte zum Ausmaß der physiologischen Segmentbeweglichkeit.
- Nur translatorische Verschiebungen der Wirbel nach ventral bzw. dorsal – bis zu 4 mm noch normal (Bogduk 2000) – sind bildtechnisch nachweisbar, nicht jedoch die übrigen Instabilitätsrichtungen.
- Technische Schwierigkeiten bei Fertigung solcher Funktionsaufnahmen speziell im LWS-Bereich und daraus resultierenden projektionsbedingten Abbildungsfehlern, somit fehlende Reproduzierbarkeit.

Eine Übersicht zur Problematik der bildtechnischen Instabilitätsdiagnostik findet sich bei Bogduk (2000). Die Entwicklung segmentaler »traction spurs«, nicht unähnlich einer Spondylose, gilt als relativ sicheres Zeichen einer – dann aber schon längerfristig bestehenden – segmentalen Instabilität (MacNab 1971). Auch eine Funktionsmyelographie mit Darstellung der Entwicklung einer stenotischen Komponente besonders in der Reklination erlaubt bildtechnisch – jedoch mit einem gutachtlich unvertretbaren Aufwand – die Diagnose einer segmentalen Instabilität. Grundsätzlich ist im Einzelfall zu beurteilen, ob es sich um eine einfache, z. B. durch einen Bandscheibenverschleiß, herbeigeführte Hypermobilität ohne relevante therapeutische Konsequenzen oder eine echte therapiebedürftige Instabilität handelt.

Nicht aus jedem segmental verursachten Schmerzempfinden darf auf eine Instabilität geschlossen werden. Führt die Höhenminderung im Bandscheibenraum zu dem radiologischen Denkmalsbefund einer »Osteochondrose und Spondylose«, die ihrerseits die narbige diskogene Restabilisierung signalisieren, so ist als Schmerzursache an eine hinzutretende Spondylarthrose **ohne** Instabilität zu denken! Beide Schmerzursachen haben aber eines gemeinsam: Sie sind an eine noch vorhandene Segmentbeweglichkeit gebunden. Fällt das Bewegungssegment, sei es durch eine spontane überbrückende Spondylose, sei es durch eine Spondylodese, in der Bewegung aus, kann bewegungs- und belastungsbedingt in diesem Einzelsegment keine Schmerzentstehung mehr erfolgen.

Bei der Analyse des Rückenschmerzes gilt es grundsätzlich zu bedenken, dass diese bis zu 80% unspezifisch, also entweder **myostatisch** oder/und **psychosomatisch** bedingt sind (Waddell 2004). Deshalb dürfen die bei allen erwachsenen Personen zu findenden, mehr oder weniger ausgeprägten bildtechnischen Befundauffälligkeiten keine **automatische** Verknüpfung mit den subjektiven Schmerzempfindungen des Probanden erfahren. Der klinische, segmentale und neurologische Befund ist stets in die differenzialdiagnostischen Überlegungen einzubeziehen. Dies gilt in ganz besonderem Maße für die gutachtliche Wirbelsäulendiagnostik.

9.2   Diagnostische Begriffe

In der Begutachtung sollten grundsätzlich **Syndromdiagnosen** gemieden werden. Der Begriff »Lumbalsyndrom« gibt lediglich die patientenseitigen Beschwerden wieder und besagt überhaupt nichts zur Ursächlichkeit. Gutachtlich ist stets anzustreben, die anatomische Lokalisation und die Art der gestörten Physiologie zu benennen. Ein **Lumbalsyndrom**, resultierend aus einer nachgewiesenen diskogenen Instabilität, führt zu völlig anderen Konsequenzen sowohl im therapeutischen Handeln als auch in der Beurteilung des eingeschränkten Leistungsvermögens, als eine unspezifische myostatische Verursachungskomponente infolge eines mangelnden muskulären Trainingszustandes. Letzteres bedarf geradezu der Empfehlung zu einem Mehr an Bewegung und Belastung, während eine Segmentinstabilität die körperliche Belastbarkeit reduziert, insbesondere die Bück-, Hebe- und Tragebelastbarkeit vermindert, zumindest solange, bis die wohltuende Segmenteinsteifung im Rahmen der nachfolgenden narbigen Umwandlung der Bandscheibe einsetzt. Dieses Beispiel mag verdeutlichen, dass zumindest im gutachtlichen Bereich eine sehr differenzierte Diagnostik unverzichtbar ist, eigentlich auch den kurativen Alltag bestimmen sollte.

Eine solche Diagnostik lässt sich unschwer umsetzen unter Nutzung der ICD-10-Diagnosen, die eine Wirbelsäulenerkrankung auch mehrdimensional beschreiben, dabei die Symptomatik verknüpfen mit der – vorhandenen oder auch nicht vorhandenen – Pathologie (z. B. »Rückenschmerzen ohne Radikulopathie« = M 54). Soweit sich aus dem klinischen und radiologischen Befund erkennen lässt, dass eine Organpathologie der Symptomatik zugrunde liegt, sollte sich dies auch in der Begrifflichkeit der diagnostischen Formulierung widerspiegeln.

Somit kann auch der diagnostische Begriff eines »Postdiskotomiesyndroms« nicht zufrieden stellen, da sich dahinter die unterschiedlichsten Störungen, beginnend mit der fehlindizierten Operation über die Spondylarthrose, die segmentale Hypermobilität/Instabilität mit Stenose bis hin zur rein psychogen-depressiven Symptombildung verbergen können. Insoweit ist auch der Medikamentenverbrauch beim sog. »Postdiskotomiesyndrom« **kein** verwertbarer Parameter zur Bestimmung des Schweregrades, nicht zuletzt vor dem Hintergrund des weit verbreiteten Missbrauchsverhaltens und den – bedauerlichen – undifferenzierten Verordnungsgepflogenheiten in der kurativen Schmerzmedizin.

9.3   Leistungsfähigkeit der Wirbelsäule

Fragen zur Bemessung der Leistungsbreite können aus den verschiedensten Bereichen an den Sachverständigen herangetragen werden:

- **Rentenversicherung:** Erwerbsminderung gegeben?
- **Berufsunfähigkeitsversicherung:** Im zuletzt ausgeübten Beruf noch einsetzbar?
- **Arbeitsamt:** Beabsichtigte Vermittlung vertretbar?
- **Bundeswehr:** Wehrdiensttauglichkeit gegeben?
- **Polizei:** Polizeidiensttauglichkeit gegeben?
- **Schwerbehindertenrecht:** Grad der Behinderung.

Die Grundlagen für die Begutachtung im Rentenversicherungsrecht (▶ Abschn. 5.4) und im Bereich der Berufsunfähigkeitsversicherung (▶ Abschn. 5.5) sowie auch im Schwerbehindertenrecht (▶ Abschn. 5.6) sind dem jeweiligen Buchbeitrag zu entnehmen.

Die Kernfrage im Rentenrecht läuft darauf hinaus, ob bei dem Versicherten eine **quantitative,** also zeitliche Leistungseingrenzung plausibel begründet werden kann. Logischerweise kann dies nur gelingen, wenn eine **konditionelle** Störung mit einer im Berufsalltag rasch eintretenden muskulären Erschöpfung anhand reliabler Befunddaten beweiskräftig belegbar ist. Eine solche Feststellung ist wirbelsäulenbezogen nur selten möglich. Selbst bei erheblichen Einschränkungen in der Beschreibung der Arbeitsplatzmerkmale, z. B. keine Bückbelastung etc., und bei der Arbeitsschwere sind regelhaft zumindest für leichtere Tätigkeiten zeitliche Leistungseingrenzungen **nicht** begründbar, allenfalls dann, wenn sich im Abgleich mit dem vom Gutachter stets zu hinterfragenden Funktionsniveau im Lebensalltag Hinweise für ein wirbelsäulenbezogenes konditionelles Defizit ergeben, das auch pathophysiologisch **plausibel** erscheint. Allein der Wunsch einer nicht mehr so gut belastbaren 60-jährigen Probandin, sich mittags gerne einmal hinzulegen, reicht zur Begründung hierfür **nicht** aus.

Somit gilt im orthopädischen Bereich grundsätzlich, dass eine zeitliche Leistungseingrenzung einer ganz besonderen, insbesondere **plausiblen** Begründung bedarf, die einer kritischen Überprüfung von dritter Seite standhält. Allein die Behauptung einer zeitlichen Leistungseingrenzung, wie sie in manchen Gutachten nachzulesen ist, vermag eine solche Überzeugungsbildung **nicht** zu begründen. Auch der Hinweis auf einen bildtechnisch nachgewiesenen Bandscheibenvorfall ist keine Begründung für eine zeitliche Leistungsminderung, schon gar nicht, wenn dem kein genügender klinischer Befund gegenübersteht.

Die wesentliche Aufgabe des orthopädischen Gutachters liegt darin, das **negative** und **positive** Leistungsbild hinsichtlich der **qualitativen** Arbeitsplatzmerkmale sorgfältig herauszuarbeiten. Der Bildbefund der Bandscheibe, z. B. ein Prolaps, ohne Neurologie, besagt auch hierbei gar nichts. Besteht bei dem Probanden eine relevante Segmenterkrankung, z. B. eine fortgeschrittene Spondylarthrose mit rezidivierender Beschwerdeauslösung, sind gehäufte Bückbelastungen besonders unter zusätzlicher Körperlast, aber auch Zwangshaltungen mit dem Rumpf (Montagetätigkeiten) oder auch nur andauernde sitzende und/oder stehende Belastungen mit den dann zu erwartenden dumpf-tiefsitzenden Kreuzschmerzen beschwerdebedingt nicht mehr zumutbar.

Besteht eine segmentale Gefügelockerung, ist Derartiges in der Regel muskulär kompensierbar, der muskuläre Trainingseffekt durch Ausübung einer beruflichen Tätigkeit sogar therapeutisch nutzbringend. Eine gröbere Lockerung im Sinne einer Instabilität, die nicht nur einem Bildbefund entnommen werden darf, sondern sich im klinischen Segmentbefund mit einer entsprechenden segmentalen Beschwerdeprovokation widerspiegeln muss, bedarf einer Reduktion der am Arbeitsplatz abgeforderten körperlichen Belastung zumindest auf die Ebene von mittelschweren Tätigkeiten, die keine forcierten und insbesondere ruckhaften Bewegungsabläufe abverlangen, auch keine tiefen Bückbelastungen mit Heben und Tragen von schweren Lasten.

Die Beispiele lassen erkennen, dass rational anhand der Analyse des pathologischen Geschehens an der Wirbelsäule eine plausibel begründete Empfehlung möglich ist. Gelegentlich ergibt sich aber eine Einengung in einem noch offenen beruflichen Bereich, wenn aufgrund von fachfremden Erkrankungen andere Bereiche schon verschlossen sind. Dann wird man u. U. fachübergreifend ein wirtschaftlich verwertbares Leistungsvermögen zu verneinen haben, sodass sich auch dann die Frage nach der zeitlichen (quantitativen) Leistungsbreite nicht mehr stellt.

9.4 Kausalitätsgutachten

Wirbelsäulenbezogene Kausalitätsfragen stehen mit ihrer Häufigkeit nach dem Knie und Schultergelenk an dritter Stelle. Bezieht man die sehr zahlreichen Zusammenhangsgutachten zur Klärung einer eventuellen Wirbelsäulen-Berufskrankheit (BK 2108–2110) mit ein, so steht die Wir-

belsäule an erster Stelle. Diese spezielle Problematik wird am Schluss dieses Kapitels gesondert abgehandelt.

Wirbelsäulenbezogene Kausalitätsfragen sind vielfältiger Natur, berühren die knöchernen wie die diskoligamentären Strukturen, aber auch einfach nur die Frage, ob die Wirbelsäule überhaupt von einer äußeren Einwirkung betroffen wurde (z. B. sog. »Verhebetrauma«). Bei verspätet einsetzender Diagnostik ist nicht selten zu klären, ob die Verformung eines Wirbelkörpers einem, wie auch immer gearteten, Altbestand oder dem Ergebnis eines noch relativ jungen Ereignisses entspricht. Abgrenzungsfragen sind zu klären, z. B. zwischen osteoporotischer Sinterung und unfallbedingter Fraktur, ggf. auch einer gemeinsam verursachten Wirbelkörperverformung, die mit ihren Ursachenanteilen zu differenzieren ist (private Unfallversicherung).

Auch bei den Unfall**folgen** schwebt fast regelhaft die – unausgesprochene – Kausalitätsfrage im Raum, ob die beklagten Rückenbeschwerden nun eine Folge der Schädigung oder schicksalhafter Veränderungen darstellen. Selbst Kuriositäten sind dem Sachverständigen nicht fremd.

Beispiel

So war in einem ungewöhnlichen Fall die Frage zu klären, ob ein haftpflichtrechtlicher Zurechnungszusammenhang zwischen Unfall und Rückführung in das Berufsleben bestand: Ein 51-jähriger Lehrer, vorzeitig wegen einer chronisch rezidivierenden Lumboischialgie pensioniert, zieht sich durch einen Sturz auf das Gesäß (Fremdhaftung wegen nicht gestreutem Bürgersteig) eine harmlose Kompressionsfraktur am 2. LWK zu, die rasch zur Abheilung gelangt. Da seit dem Sturz die zuvor chronisch-rezidivierende Lumboischialgie komplett zum Abklingen kam und dieser Heilerfolg dem Unfall angelastet wurde, beanspruchte der Lehrer ein Schmerzensgeld vom Unfallverursacher für die Rückführung in den Beruf durch seinen Dienstherrn.

Mit langsam, aber stetig steigender Frequenz gilt es auch im Arzthaftpflichtprozess, die rechtfertigende Indikation zum operativen Vorgehen, z. B. Diskotomie, zu hinterfragen. Somit begegnet man einer Fülle an gutachtlichen Themen, die ein hohes Maß an Fachkompetenz, aber auch an intellektueller Beweglichkeit und Belesenheit in der wissenschaftlichen Literatur abverlangen.

9.4.1 Kausalitätsfragen beim Frakturschaden

Wie jeder erfahrene Orthopäde und Unfallchirurg weiß, ist nicht jeder Röntgenbefund eindeutig. Selbst die CT führt nicht immer zu einer eindeutigen Entscheidung, ob nun eine Deckplattenimpression eingetreten ist oder ein vorbestehendes Schmorl-Knötchen die frische Verletzung vortäuscht. Eher weiterhelfen kann die Kernspintomographie mit Nachweis einer »bone bruise«. In solchen Fallgestaltungen ist in einer retrospektiven Betrachtungsweise stets der **gesamte** Heilverlauf, insbesondere die chronologische Entwicklung der Bildbefunde zu berücksichtigen.

> ❯ Treten belegbare knöcherne Heilungsreaktionen ein und zeigt sich im klinischen Bild der zu erwartende unfalltypische Decrescendo-Verlauf, so ist in aller Regel eine Entscheidung möglich, ebenso bei Ausbleiben der Bildveränderungen und Chronizität oder gar Progredienz typischer schicksalhafter Beschwerdebilder.

Wenn erst Monate nach einem Unfall – meist mit Mehrfachverletzung, Kopfbeteiligung und temporärer intensivmedizinischer Betreuung – eine Formveränderung an einen Wirbelkörper festgestellt wird, weil der Proband erst in der Remobilisierungsphase nachhaltig über Beschwerden geklagt hat, kann die Beurteilung problematisch werden. Ist die Fraktur schon knöchern voll zur Ausheilung gekommen, liegt schon eine restabilisierende Spondylose vor, so ist es sehr schwierig, noch nachträglich den notwendigen **Vollbeweis** des Erstschadensbildes – der ehemals zum besagten Zeitpunkt **frischen** Frakturschädigung – zu führen.

Im Vorfeld der eigentlichen Begutachtung sollte dabei stets vom Auftraggeber (Versicherung, Gericht etc.) die Altanamnese ausgeleuchtet worden sein, um auszuschließen, dass eine frühere Einwirkung ursächlich in Betracht kommt. Lässt sich dies nicht ausschließen, wird eine gutachtliche Klärung kaum noch zu einer plausiblen Lösung des Problems führen können.

Der Sachverständige sollte in einem ersten Prüfungsschritt klären, ob die Verformung des Wirbelkörpers **eindeutig** auf eine äußere Einwirkung zurückzuführen ist. Indizien hierfür sind verbliebene Stufenbildungen an der Abschlussplatte, eine vorversetzte Wirbelkörpervorderkante, die kallös-spongiöse Verdichtung in der ehemaligen Frakturzone, die »Spondylosis circumscripta deformans« nur in diesem betroffenen Segment, ggf. weitere Indizien, gewonnen aus der Kernspintomographie. Die Veränderungen der Spongiosaarchitektur im Kernspintomogramm, das »andere« Bild als ein typisches Schmorl-Knötchen etc. helfen gelegentlich weiter.

Ist die Veränderung als **Unfallfolge** eindeutig identifiziert, beruht der nachträgliche Vollbeweis des Erstschadensbildes auf einer Indizienkette, die dann allerdings auch lückenlos geschlossen werden muss:

1. Es gilt zu klären, ob die angeschuldigte Einwirkung die prinzipielle **Möglichkeit** zur Verursachung dieser Verletzung beinhaltete. Hierbei handelt es sich um den ersten Schritt **jeder** Kausalitätsprüfung im naturwissenschaftlich-philosophischen Sinne.

2. Die Gründe für das Nicht-Erkennen, z. B. längerfristiges künstliches Koma, Bettimmobilisierung etc., sollten offenkundig und plausibel erscheinen.

3. Typische Brückensymptome, z. B. bei der Umlagerung im Bett und bei der Remobilisierung, sollten sich aus den Verlaufsberichten heraus erkennen lassen.

4. Ein sog. **Nachschaden** – eingetreten nach dem angeschuldigten Ereignis – sollte auszuschließen sein.

Da der medizinische Vollbeweis durchaus auch restliche Zweifel zulässt, denen aber die Plausibilität der Argumentation Schweigen gebietet, reicht auch der Rechtsprechung eine solche Beweisführung aus. Gefahr – für den Sachverständigen – droht nur dann, wenn mangels genügender objektiver Kriterien eine Beurteilung »pro aegroto« hingebogen wird, bis es passt. Bei der heutigen Überprüfungsmentalität so gut wie aller Versicherer ist dann die Chance groß, dass dies – und damit auch die Verletzung der Sorgfaltspflicht des Sachverständigen – offenbar wird.

Nicht selten wird die scheinbar ganz einfache Frage gestellt, ob das Ereignis – bei **unstreitig** eingetretener Wirbelkörperverletzung – zur Herbeiführung des Schadensbildes »geeignet« war. Diese Zweifel haben regelhaft folgende Gründe:

━ Das angeschuldigte Ereignis erscheint nicht sonderlich eindrucksvoll, zumindest dem medizinischen Laien geradezu **ungeeignet** zur Verursachung eines solchen Frakturschadens.

━ Problematische Lehrsätze in der Medizin, beispielsweise dahingehend, die willentliche Muskelkraftentfaltung, z. B. bei Anheben einer Last, könnte keinen Frakturschaden bewirken. Richtig angewandt, nämlich beschränkt auf **normale** Hebevorgänge, ist dieser Lehrsatz akzeptant. Werden jedoch aus einer Rumpfbeugehaltung heraus alle nur möglichen Körperkräfte im »Hau-Ruck-Verfahren« aktiviert, z. B. um mit aller Macht einen PKW anzuheben zwecks Bergung eines darunter liegenden Kindes, so ist auf diesem Wege eine Kompressionsfraktur an der Wirbelsäule möglich. Jeder Nothelfer steht dann jedoch unter Versicherungsschutz bei der für das Bundesland zuständigen Unfallkasse! Eine apodiktisch-verneinende Argumentation nach dem Prinzip, dass nicht sein kann, was nicht sein darf, sollte keinen Platz in der Begutachtung haben.

━ Die gedankliche Einengung des Vorganges auf eine zuvor **gesunde** und somit hoch belastbare Wirbelkörperstruktur, die doch einen Schadenseintritt bei einem weniger eindrucksvollen Ereignis gar nicht zulassen würde. In keinem einzigen Versicherungsbereich stellt sich aber die Frage, wie sich denn nun eine völlig gesunde Wirbelsäule bei einer definierten Einwirkung verhalten hätte. Das mag theoretisch interessant sein, trifft aber nicht den Kern der Frage, der dahingehend lautet, ob die betroffene Person in ihrem Ist-Zustand zum Zeitpunkt der Einwirkung, also ggf. unter **Mitwirkung** einer erhöhten Schadensgeneigtheit, diesen speziellen Gesundheitsschaden entwickeln konnte.

Alle drei Argumentationslinien begründen Zweifel, können jedoch die Entscheidung über die Kausalitätsfrage nicht präjudizieren.

Im Haftpflichtfall gilt grundsätzlich, dass kein Schädiger das Anrecht hat, so behandelt zu werden, als habe er einen Wirbelsäulengesunden geschädigt. Selbst bei hochgradiger Osteoporose steht die dann ereignisbedingte Kompressionsfraktur im kausalen Zurechnungszusammenhang (▶ Abschn. 5.3).

Im Bereich der gesetzlichen Unfallversicherung ist die **Wesentlichkeit** der Einwirkung im Verhältnis zur Ausprägung der Schadensgeneigtheit abzuprüfen. Nur bei geringer Einwirkung und so hochgradiger Schadensgeneigtheit, dass ohnehin in etwa dem gleichen Zeitraum mit dem gleichen Wirbelkörperschaden zu rechnen war, entbehrt die Einwirkung ihrer Wesentlichkeit. Ansonsten ist ohne Wenn und Aber der gesamte eingetretene Gesundheitsschaden als versicherte Unfallfolge aufzufassen.

Zur Klärung einer solchen Kausalitätsfrage erweist sich ein **strukturierter Ablauf des Prüfungsverfahrens** stets als hilfreich:

1. In der **Einstiegsebene** der naturwissenschaftlich-philosophischen Kausalität ist die Frage zu beantworten, ob die Wirbelsäule insgesamt von der äußeren Einwirkung erreicht werden konnte. Ist dies zu verneinen, ist bereits das Prüfungsverfahren abgeschlossen.
2. In der **Realisierungsebene** ist nunmehr zu hinterfragen, ob das sog. »Erstschadensbild« auch tatsächlich im notwendigen Vollbeweis belegt ist. Bei Wirbelkörperschäden dürfte dies bei dem Stand der heute erreichten Bildtechnik unproblematisch sein. Gelegentlich ist jedoch z. B. zu differenzieren zwischen Residuen einer Scheuermann-Erkrankung und einer frischen Deckplattenimpressionsfraktur, sodass in einem weiteren Schritt Kriterien abzuprüfen sind, die für eine **frische** Verletzung, alternativ für einen **alten** vorbestehenden Befund sprechen. Auch bei dieser Fragestellung haben die bildgebenden Verfahren, insbesondere die Kernspintomographie, z. B. mit Nachweis des sog. »bone bruise«, eine herausragende Bedeutung. Gelegentlich hilft auch die Frage weiter, ob eine Beteiligung sog. »schützender Strukturen« nachzuweisen ist. Dies spielt bei der Kausalitätsbeurteilung von Bandscheibenschäden eine bedeutende Rolle, da eine Bandscheibenverletzung ohne knöcherne und ligamentäre Beteiligung kaum vorstellbar ist.

3. In der **Prüfungsebene** im sog. »Schutzbereich der versicherungsrechtlichen Norm« stellen sich letztendlich zwei entscheidende Fragen, die zumindest im berufsgenossenschaftlichen Bereich in der Regel zu einem plausiblen Ergebnis führen:
   - Hat es sich bei der Einwirkung um **mehr** als einen lebensalltagsüblichen Belastungsvorgang gehandelt? Nur wenn diese Frage mit ja zu beantworten ist, stellt sich die abschließende Frage:
   - War in etwa dem gleichen Zeitraum ohne das Ereignis aufgrund einer vorbestehenden Schadensanlage mit der gleichen diagnostisch gesicherten Gesundheitsstörung zu rechnen? Wenn diese Frage mit ja zu beantworten ist, muss dies zur Verneinung einer Kausalitätsbeziehung führen. Konnte jedoch ohne jede Einwirkung in den nachfolgenden Tagen/Wochen nicht mit der spontanen Entstehung des Gesundheitsschadens gerechnet werden, so steht die Anerkennung ins Haus.

Speziell bei der Beantwortung dieser beiden letzten Fragestellungen, aber auch der Prüfung der Frage, ob das Erstschadensbild einer frischen Verletzung entsprach, kann ein Fragenkatalog weiterhelfen:
- Bestanden Rückenprobleme in der Vorgeschichte?
- Stehen frühere Bildbefunde zur Verfügung?
- Welche Verletzungserwartung ergibt sich aus Art, Richtung und Größe der einwirkenden Kräfte?
- War ein sog. »beschwerdefreies Intervall« im Spiel, welches mit einer frischen strukturellen Läsion kaum vereinbar erscheint?
- Enthält der Erstbefund Hinweise auf eine frische Verletzung?
- Welche Aussagekraft haben die bildgebenden Befunde?
- Welche Rückschlüsse erlauben die ergänzenden Befunderhebungen im Zeitraum nach der Erstuntersuchung?
- Welche Symptomentwicklung – auch auf der Zeitschiene – wurde dokumentiert?
- War der Heilverlauf mit sukzessiver rückläufiger Symptomatik (»Decrescendo«) typisch für eine Unfallverletzung?
- Oder entwickelte sich bei blander oder fehlender Anfangssymptomatik sukzessive ein ausgeweitetes Beschwerdebild typisch für eine schicksalhafte Erkrankung (»Crescendo«)?
- Entspricht das erreichte Ausheilungsergebnis einem Regelverlauf nach Verletzung oder dem typischen Bild einer schicksalhaften Erkrankung?

Sofern es sich um eine Kausalitätsbetrachtung bei Bandscheibenschäden handelt, sind weitere Kriterien nutzbar:

☐ Tab. 9.1 Unfallfremde Mitwirkung nach dem Z-Score-Wert der DXA (Dual-Energy-X-Ray-Absorptiometrie)

Ohne vorbestehende WK-Fraktur Z-Score	–1,5 bis –2,0	–2,1 bis –2,5	–2,6 bis –3,0	–3,1 bis –3,5	>–3,5
– Trauma leichtgradig	25%	35%	40%	45%	50%
– Trauma mittelschwer	20%	30%	35%	40%	45%
– Trauma schwer	15%	25%	30%	35%	40%
Vorbestehend mit					
– Sinterung eines Wirbelkörpers	Mindestens/ zuzüglich	30%	In allen Kategorien		
– Sinterung mehrerer Wirbelkörper		40%			

Z-Score 0 = alterskorrigierte Norm.
Unfallfremde Mitwirkung bei Z-Score unter –1,5 nur relevant bei vorbestehender WK-Sinterung.

▬ Welche Indizien für eine **frische** Schädigung findet man in der Kernspintomographie (perifokales Ödem, Einblutung, »bone bruise«, frische Destruktion etc.)?

▬ Welche Rückschlüsse erlaubt die Beschreibung des Operationssitus?

▬ Welche Rückschlüsse erlaubt die histologische Untersuchung des entfernten Bandscheibenmaterials?

Die Kausalitätsfrage sollte grundsätzlich nicht mit einem oder zwei Indizien eine Beantwortung finden. Wird dieser Katalog an Fragestellungen abgearbeitet und sinnvoll in das beschriebene Prüfungsschema eingebracht, entsteht regelhaft ein hohes Maß an Plausibilität der Beurteilung, die zudem vom Mediziner fachspezifisch überprüft werden kann und beim medizinischen Laien Überzeugungen vermittelt.

Im privaten Unfallversicherungsbereich (PUV) ist der Wägungsprozess notwendig, da die unfallfremde Mitwirkung, z. B. durch eine Osteoporose, prozentual beziffert werden muss (☐ Tab. 9.1).

9.4.2 Kausalitätsfragen bei Bandscheibenschäden

Bandscheibenvorfälle werden überaus häufig bildtechnisch nachgewiesen, nachdem eine entsprechende Symptomatik nachfolgend eines Hebevorgangs aufgetreten ist, sodass im Bereich der gesetzlichen Unfallversicherung diese Fragestellung eine nicht unerhebliche Rolle spielt. Sehr viel seltener stellt sich die Frage nach Fremdeinwirkungen (Haftpflichtversicherung), meist in Verbindung mit anderen Unfallverletzungen, denen im weiteren Verlauf eine Bandscheibenerkrankung als »Sekundärfolge« angelastet wird.

Im berufsgenossenschaftlichen Bereich ist häufig die Rede vom sog. »Verhebetrauma« welches jedoch im Grunde gar nicht möglich ist, da im abgestimmten biologischen System im Regelfall die mögliche Muskelkraftentwicklung, wie sie zum Anheben einer Last benötigt wird, schwerlich eine Eigenschädigung herbeizuführen vermag. Als Gegenargument wird jedoch stets vorgetragen, dass ein vorbestehender Bandscheibenverschleiß verletzungsfördernd mit im Spiel war und das Ereignis nach den Regeln der Kausalitätsbeurteilung, wie bereits beschrieben, als rechtlich-wesentlich aufgefasst werden könne. Unter Nutzung der hierzu vorliegenden wissenschaftlichen Erkenntnisse, resultierend aus biomechanischen Untersuchungen, ergibt sich hierzu jedoch ein völlig anderes Bild:

» Wird ein Bewegungssegment, bestehend aus zwei Wirbeln und einer Zwischenwirbelscheibe, mit einer hohen axialen Kraft belastet, bricht zuerst die Deckplatte ein ohne sichtbare Schädigung des Discus (Brown). Der degenerierte Discus zeigt in seinem Verhalten keinen Unterschied zum normalen Discus unter axialer Belastung. Farfan fand, dass im Gegenteil der degenerierte Discus unter Kompressionsbelastung straffer ist als der normale. Auch ein Discusprolaps konnte unter axialer Belastung nicht erzeugt werden, selbst wenn an der typischen Herniationsstelle der postero-laterale Anulus fibrosus inzidiert wurde (Hirsch) (zitiert nach Wörsdörfer u. Magerl 1980).

In Anlehnung an die Übersicht von Brinkmann (2002) sind die in der ► Übersicht genannten Orientierungen für die gutachtliche Tätigkeit möglich.

Orientierungen für die gutachtliche Tätigkeit

- Eine axiale Kompressionskraft (Heben und Tragen etc.) gefährdet weder die gesunde noch die osteochondrotische Bandscheibe, ab einer bestimmten Größenordnung viel eher die knöcherne Substanz (Kompressionsfraktur).
- Eine **isolierte** Bandscheibenschädigung im Rumpfbereich durch äußere Einwirkung ist auch bei vorbestehender Osteochondrose kaum vorstellbar.
- Eine einwirkungsbedingte Bandscheiben**schädigung** ist – zumindest kernspintomographisch – identifizierbar und entspricht **nicht** dem Bild eines Bandscheiben**vorfalls**.
- Die Bandscheibenprotrusion oder gar der Bandscheibenvorfall sind stets Produkt einer mehrzeitigen osteochondrotischen Entwicklung.
- Die von Lob (1973) publizierten fünf Kriterien zur Kausalitätsklärung beim Bandscheiben**prolaps** können daher nicht mehr zur Anwendung gelangen.

Zu klären ist vielmehr die Frage, ob die einsetzende, subjektiv wahrgenommene Symptomatik bei einem bis dato klinisch stumm gebliebenen osteochondrotischen Segmentschaden, z. B. einhergehend mit einem Bandscheibenvorfall, ereignisbedingt symptomatisch geworden ist, also dem Ereignis eine symptombezogene Ursachenbedeutung zukommt. Dem kann zugestimmt werden bei sofortigem oder zeitnahem Einsetzen der Symptomatik nach dem angeschuldigten Vorgang. Andererseits kann eine verschleißbedingte Segmenterkrankung bei allen möglichen Gelegenheiten des alltäglichen Lebens symptomatisch werden, selbst einfach nur beim morgendlichen schwungvollen Aufstehen aus dem Bett, sodass Derartiges im Bereich der gesetzlichen Unfallversicherung stets den Charakter einer **nicht** rechtlich wesentlichen Bedingung haben muss (sog. »Gelegenheitsursache«).

Im Bereich der privaten Unfallversicherung ist für eine eventuell in Betracht kommende Tagegeldleistung von vornherein ein sehr hoher unfallfremder Mitwirkungsfaktor – nach der gängigen Rechtsprechung 80% – in Ansatz zu bringen, dies aber nur temporär und mit einer sukzessiven Steigerung auf 100%, da eine einmalige und kurzzeitige »funktionelle« Noxe logischerweise nur **vorübergehend** an der Symptomentstehung mitwirken kann. Eine hieraus resultierende bleibende Gesundheitsschädigung im Sinne einer Unfallfolge entbehrt hingegen jeglicher Plausibilität, auch dann, wenn die nach einem solchen Ereignis auftretende Symptomatik zur alsbaldigen Operation verleitet, ohne den normalen Heilverlauf abzuwarten,

nicht selten mit unerfreulichen Ergebnissen. Letztere können grundsätzlich **nicht** der angeschuldigten Einwirkung angelastet werden.

Gleiches gilt im Haftpflichtbereich, da lediglich eine **funktionelle** Störung im Bereich eines reaktionsbereiten vorbestehenden krankhaften Körperschadens unterstellt werden kann. Hier greift dann das Konstrukt der **konkurrierenden** oder, im weiteren Verlauf, der **überholenden** Kausalität (s. dazu ▶ Abschn. 5.3), da die einmalige Noxe zwar beschwerdeauslösend war, aber strukturell nichts verändert haben kann. Was bleibt, ist der schicksalhafte verschleißbedingte Segmentschaden mit potenzieller Eignung zur Prolongierung dieses Symptombildes, was man einer kurzen einmaligen **funktionellen** Einwirkung nicht plausibel anlasten kann.

Aus diesen Gründen ist auch zu dem häufigen gutachtlichen Thema »Verhebetrauma« festzustellen, dass damit verknüpfte Rückenbeschwerden allenfalls einmal temporär – wegen dadurch ausgelöster subjektiv wahrgenommener Symptome, nicht aber wegen der Bildbefunde – den Versicherungsschutz begründen können, jedoch **immer** zeitlich limitiert auf Tage bis allenfalls wenige Wochen bis zum Übergang in den weiteren allein schicksalhaft begründeten Verlauf (private Unfallversicherung). Die gesetzliche Unfallversicherung wird regelhaft von vornherein ihre Zuständigkeit unter Hinweis auf die austauschbare »Gelegenheitsursache« zu verneinen haben.

Zu den Bandscheibenschäden im Halswirbelsäulenbereich – hier ist eine isolierte Bandscheiben**schädigung** vorstellbar, jedoch wiederum mit einem anderen Bild als beim verschleißbedingten Bandscheibenvorfall – darf auf ▶ Abschn. 13.2 verwiesen werden.

9.5   MdE- und Invaliditätsbemessung

Überschaut man nach mehr als 25-jähriger gutachtlicher Tätigkeit Tausende von Renten- und Invaliditätsgutachten, so erscheint die Feststellung gerechtfertigt, dass im Wirbelsäulenbereich Kausalitätsfragen – orientiert man sich an **gesicherten** wissenschaftlichen Erkenntnissen – leichter und sicherer zu klären sind, als der gutachtlichen Aufgabe einer angemessenen MdE- und Invaliditätsbemessung gerecht zu werden.

Für die MdE-/Invaliditätseinschätzung sind folgende Fragen zu stellen:

- **Stabilität:** Knöchern stabil ausgeheilt? Segmentstabilität?
- **Statik:** Seitliche Achsenabweichung? Kyphotische Knickung?
- **Beweglichkeit:** Entfaltungsdefizit verblieben?
- **Muskulatur:** Rückkehr zur dynamischen Suffizienz?
- **Neurologie:** Defizit verblieben?

Zu den einzelnen Kriterien und ihrer Bedeutung für die MdE-/Invaliditätsbemessung sind folgende Überlegungen anzustellen:

Stabilität Bedingt durch die relativ gute Durchblutung der Strukturen der Wirbelsäule pflegen dortige knöcherne Läsionen relativ rasch knöchern auszuheilen. Ausnahmen bestätigen die Regel, sodass man gelegentlich z. B. infolge des imprimierten Bandscheibenmaterials noch Monate nach dem Unfallereignis ein weiteres Nachsintern einer noch nicht knöchern stabilisierten Fraktur beobachten kann. In diesen Fällen muss mit der Begutachtung zugewartet werden. Man wird von einer noch bestehenden Arbeitsunfähigkeit, ggf. sogar von einer elektiven Indikation zur operativen Aufrichtung und Stabilisierung auszugehen haben.

Die Feststellung der **segmentalen** Stabilität lässt sich radiologisch so gut wie nie bewältigen, bedarf somit der besonders sorgfältigen Durchführung einer **klinischen** Segmentdiagnostik, wie sie bereits beschrieben wurde (▶ Abschn. 9.1). Die korrekte Wertung der dabei erhobenen Befunde setzt ein hohes Maß an fachärztlicher Erfahrung, aber auch kritischer Wertung bei der ärztlichen Interpretation der klinischen Befunde voraus.

Statik Auch wenn dieses Kriterium nur anhand der Röntgenanatomie geprüft, sogar relativ genau eingemessen werden kann, sollte der klinische Eindruck nicht in Vergessenheit geraten. Eine gut ausbalancierte, röntgenanatomisch dennoch eindrucksvolle Fehlstatik ohne Auslösung von Beschwerden und Entwicklungen von Kontrakturen reicht nicht zur Begründung einer hohen MdE aus! Ansonsten würde das Prinzip der funktionellen Unfallbegutachtung unterlaufen.

Bei vorliegenden Seitverbiegungen ist grundsätzlich zu hinterfragen, ob sie überhaupt unfallbedingt entstanden sind. Hierzu gibt in der Regel der röntgenanatomische Verlauf eine sichere Auskunft, besonders bei vorhandenen Aufnahmen gefertigt vor dem Ereignis. Es ist auch zu hinterfragen, ob hiermit verknüpft bereits sekundäre spondylarthrotische Veränderungen hinzugetreten sind; wenn ja, in welchem Segment und in welchem Ausmaß. Anschließend gilt es zu prüfen, ob die beklagte Symptomatik nach ihrer Art und Auslösung mit der Spondylarthrose in Verknüpfung zu sehen ist.

Zur Beweglichkeit Die in den diversen Messblättern vorgegebenen Entfaltungsparameter sollten mit Anzeichnung der Messpunkte möglichst genau eingemessen werden. Bei den häufigen Verletzungen am thorakolumbalen Übergang hat sich die Einmessung der sog. »Messstrecke« – in ▣ Abb. 9.1 erläutert – bewährt. Bei der Bestimmung der Winkelgrade sollte nicht auf die Nutzung des sehr leicht zu

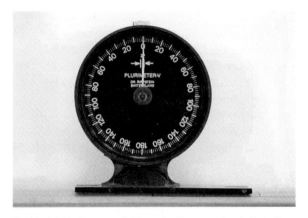

▣ **Abb. 9.2** Plurimeter nach Rippstein. (Bezugsnachweis: Fa Jurtin Orthopädietechnik GmbH, Kirchgasse 28, A-9560 Feldkirchen)

handhabenden Plurimeters nach Rippstein (▣ Abb. 9.2) verzichtet werden. Hiermit ist eine höhere Messgenauigkeit möglich als bei den Winkelmessungen der Gelenke mit einem Standard-Winkelmesser.

Bei den Funktionsprüfungen muss sich der Gutachter auch einen Eindruck über die Reliabilität und Validität seiner Befunde machen, nämlich durch Beobachtung und Gegenprüfungen:
- Erwies sich die Rumpfeinbeugung nach vorne beim Auskleiden ähnlich unergiebig wie bei der gezielten Prüfung?
- Ist der Befund reproduzierbar mit der Aufrichtung aus der Rückenlage zum Langsitz?

Auch die Beobachtung des Bewegungsflusses bei Prüfung der Seitneigung und Rotation im Sitzen im Verlauf der Dornfortsatzspitzen gibt wertvolle Hinweise auf das Vorliegen einer eventuellen Kontraktur eines Wirbelsäulenabschnittes. Hierbei provozierbare Schmerzempfindungen, die der Proband in Höhe der Verletzungszone lokalisieren kann, geben indirekte Hinweise auf eine segmentale Hypermobilität.

Bei der Bewertung der Beweglichkeit ist zu bedenken, dass ein monosegmentaler Bewegungsverlust in der vielgliedrigen Bewegungskette der Wirbelsäule zumindest beim Jüngeren problemlos kompensiert werden kann. Eine sog. »Anschlussinstabilität« ist eher selten und steht auch dann erst zur Diskussion, wenn sie tatsächlich eingetreten ist. Eine hierauf abgestellte hohe prozentuale Bemessung erscheint grundsätzlich problematisch.

Muskulatur Die dynamische Suffizienz der Rückenmuskulatur ist schwierig zu beurteilen. Der palpatorische Befund ist im hohen Maße von der subjektiven Interpretation des Untersuchers abhängig. Ein objektives Messinstrumentarium gibt es leider nicht. Ein Spiegelbild der muskulären dynamischen Suffizienz ergibt sich jedoch aus

MdE	Befunddefinition
0%	Asymptomatischer Röntgenbefund
<10%	Belastungsabhängige Restbeschwerden bei anatomisch gutem und stabilem Ausheilungsergebnis
10%	Achsenknickung >10° mit pseudoradikulären Beschwerden Alternativ: Segmentale Hypermobilität mit Beschwerden bei maximalen Bewegungen
20%	Leichte Instabilität mit Schmerzauslösung bei mittleren Bewegungsausschlägen, reflektorische Entfaltungsstörung
30%	Manifeste Instabilität mit Schmerzauslösung schon bei geringen Bewegungen mit Lendenstreckssteife
Aufschlag	Je nach Ausmaß zusätzlicher neurologischer Defizite

Tab. 9.2 MdE nach klinischem Ausheilungsbefund

den Lebensgewohnheiten des Betroffenen, insbesondere seiner Freizeitgestaltung, die man ganz beiläufig hinterfragen sollte. Die Wiederaufnahme von Gartenarbeiten, des Tennissports oder des Golfspielens ist ohne eine genügende Wiederherstellung der muskulären und dynamischen Suffizienz nicht vorstellbar!

Neurologie Jeder Orthopäde/Unfallchirurg sollte eine neurologische Basisdiagnostik beherrschen. Finden sich Merkmale für ein neurogenes Defizit, sollte grundsätzlich eine neurologische Zusatzbegutachtung empfohlen, aber nicht ohne Zustimmung des Versicherungsträgers/Gerichts durchgeführt werden.

Der Sachverständige sollte sich **nicht** beeindrucken lassen von verbliebenen Metallimplantaten im Röntgenbild und/oder einer bizarren hypertrophen Knochenneubildung, auch nicht von gröberen Fehlformen der Wirbelkörper selbst. Die gutachtliche Erfahrung lehrt, dass selbst bei bizarrsten röntgenanatomischen Auffälligkeiten eine vollkommene Beschwerdefreiheit bestehen kann mit Rückkehr in körperlich belastende Berufe. Der Grund dafür ist, dass die überschießende Knochenneubildung die Tragfähigkeit des Achsenorgans inklusive einer dann kompletten Schmerzfreiheit wieder hergestellt hat. Dadurch sind auch Komponenten der Achsenknickung und Seitbiegung unbedeutend geworden, und die noch intakten Segmente garantieren eine genügende Beweglichkeit. In solchen Fallgestaltungen kann die MdE – trotz auffälliger Röntgenanatomie – sogar unterhalb von 20% liegen.

Mit aller gebotenen Vorsicht und Hinweis auf eine stets bestehende Unvollkommenheit tabellarischer Be-

wertungsvorgaben dürften die in **Tab. 9.2** vorgegebenen Bewertungen eine sinnvolle Hilfestellung bei der MdE-/Invaliditätsbemessung in dem jeweiligen konkreten Einzelfall bieten.

9.5.1 Kasuistik

Beispiel
Ein zum Unfallzeitpunkt 35-jähriger Mann stürzt auf dem Weg zur Arbeit mit seinem Moped im Kreisverkehr auf Reifglätte, kann sich selbst hoch helfen und setzt die Fahrt – bereits mit Rückenschmerzen – fort.
Der Betrieb sorgt wegen der Klagen über Rückenschmerzen für eine alsbaldige D-ärztliche Untersuchung mit einem nicht eindeutigen Röntgenbefund. Bei Verletzungshinweisen im klinischen Befund – Lendenstreckssteife, erhebliche Klopfschmerzhaftigkeit im mittleren LWS-Anteil – veranlasst der Chirurg noch am Unfalltag eine Computertomographie mit Nachweis eines Kompressionsbruchs am 3. LWK. Ein weiterer Frakturverdacht im Deckplattenbereich L2 und L1 bestätigt sich CT-mäßig nicht, vielmehr hier Residuen einer Scheuermann-Erkrankung.

Nach konservativer Behandlung verbleibt:
- **röntgenanatomisch:**
  - eine leichte Keilform des 3. LWK,
  - teilweise ausgeglichen durch gegensinnige Keilformen der angrenzenden Bandscheibenräume, nur geringfügige kyphotische Komponente,
  - normale Höhen der Bandscheiben L2/3 und L3/4,
  - keine reparative Spondylose,
- **klinisch:**
  - Schober-Index 10/15 cm mit FBA 3 cm,
  - normaler Muskeltonus,
  - keine segmentale Druckdolenz, kein Federungsschmerz in den Höhen L1/L2/L3/L4,
  - kein neurologisches Defizit,
  - auffällig lediglich Federungsschmerz L5,
  - diskreter Stauchungsschmerz am lumbosakralen Scharnier.

Röntgenanatomisch zeigte sich eine anlagebedingte linksabfallende Beckenschiefstellung mit leichter Linksverziehung der LWS und diskreten Hinweisen auf eine linksbetonte Spondylarthrose L5/S1, ansonsten die stabile knöcherne Ausheilung in Keilform am 3. LWK sowie die Scheuermann-Residuen ab L2 aufwärts (**Abb. 9.3**).

Bei der Begutachtung wurden nur gelegentlich auftretende Beschwerden am lumbosakralen Scharnier angegeben, nach der bildtechnischen Situation offenkundig unfallfremder Natur.

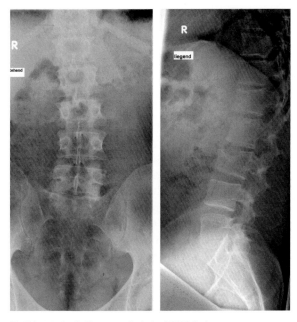

Abb. 9.3 Ausheilungsergebnis der LWK-3-Fraktur

Die MdE-Bemessung hat sich in diesem Fall an der fehlenden Symptomatik in der ehemaligen Verletzungsregion (»asymptomatischer Röntgenbefund«) zu orientieren. Eine relevante statische Störung oder Instabilität liegen nicht vor. Nur für einen vorübergehenden Zeitraum der Anpassung und Gewöhnung – auch benötigt für die muskuläre Rehabilitation – käme für ca. 3 Monate eine MdE mit 20%, für weitere 3 Monate mit 10% in Betracht. Dann jedoch ist die MdE nicht mehr messbar (»unter 10%«).

9.6   Wirbelsäulen-Berufskrankheiten

Die Berufskrankheiten an der Wirbelsäule – bandscheibenbedingte Erkrankungen an der Halswirbelsäule (BK 2109) und der Lendenwirbelsäule (BK 2108 und 2110) – wurden 1993 in die Liste der Berufskrankheiten aufgenommen und müssen seitdem gutachtlich speziell im orthopädischen, aber auch unfallchirurgischen Bereich bewältigt werden. Eine Übersicht über die wenig bekannten, aber relativ umfangreichen epidemiologischen Erkenntnisse finden sich bei Rompe (1994) und schließlich auch in den Konsensempfehlungen einer interdisziplinären Arbeitsgruppe (Bolm-Audorff et al. 2005a, b).

Voraussetzungen einer Anerkennung sind zum einen hinreichend erfüllte berufliche Anspruchsvoraussetzungen, zum anderen eine **bandscheibenbedingte** Erkrankung und deren Folgen, dies am Ort der maximalen Belastungseinwirkung, entstanden in einer plausiblen zeitlichen Abfolge zur beruflichen Belastung. Auch dann bedarf die Kausalitätsverknüpfung zwischen erfüllten beruflichen Anspruchsvoraussetzungen und anerkennungsfähigem Schadensbild noch der durch die Belastungseinwirkung entstandenen »Indizien«, um von einem letztendlich anerkennungsfähigen **belastungskonformen Schadensbild** sprechen zu können, welches zudem einen Unterlassungszwang der beruflichen Tätigkeit begründen muss. Dabei dürfen konkurrierende schicksalhafte Ursachenfaktoren nicht so dominierend sein, dass sie einer Anerkennungsempfehlung im Wege stehen oder den Unterlassungszwang begründen. Erst dann stellt sich die Frage der MdE-Bemessung für die nachgewiesenen **Folgen** einer solchen Berufskrankheit.

Mit dieser skizzierten gedanklichen Schrittfolge des Prüfungsverfahrens ist auch die Aufgabenstellung für den medizinischen Sachverständigen vorgegeben.

9.6.1   Verwaltungsverfahren

Die beruflichen Anspruchsgrundlagen – Belastungseinwirkungen im Berufsalltag, Einzelbelastung, kumulierte Arbeitsschicht- und Gesamtbelastung – sind vom technischen Aufsichtsdienst des gesetzlichen Unfallversicherungsträgers zu ermitteln. Dies ist **keine** Aufgabe des medizinischen Sachverständigen. Er muss lediglich in Grenzfällen wahrnehmen, ob gehäufte exzessive Einzelbelastungen und/oder eine sehr hohe Lebens-Gesamtbelastungsdosis weitere Indizien pro Kausalität darstellen, falls die Entscheidung ansonsten nicht eindeutig zu treffen ist.

Umgekehrt kann jedoch durch Mitwirkung des erfahrenen medizinischen Sachverständigen u. U. auf die Ermittlung der Belastungseinwirkung im Beruf verzichtet werden, nämlich dann, wenn die Befundlage im Einzelfall gar keine bandscheibenbedingte Erkrankung – und/oder deren Folgen – offenbart, also ein anerkennungsfähiges **belastungskonformes Schadensbild** nicht zur Diskussion steht. In diesen in der praktischen Begutachtung gar nicht so seltenen Fällen könnten selbst übererfüllte berufliche Anspruchsvoraussetzungen nicht zur Anerkennung führen, sodass dann der Aufwand einer solchen Belastungsermittlung sinnlos erscheint. Zahlreiche Berufsgenossenschaften machen von diesem Instrumentarium einer Vorprüfung durch einen medizinischen Sachverständigen (Schröter 1994) Gebrauch, um den Präventionsdienst ihrer Verwaltung zu entlasten. Stellt sich dann allerdings heraus, dass eine Anerkennung in Betracht kommt, muss diese Überprüfung und Ermittlung der Belastungsdaten – heute gängig nach dem Mainz-Dortmunder-Dosismodell (MDD) – nachgeholt werden.

9.6.2 Medizinische Kausalitätsprüfung

Die wichtigste Aufgabe des medizinischen Sachverständigen besteht darin, das Vorliegen einer bandscheiben**bedingten** Erkrankung und deren Folgen beweiskräftig, also objektiv zu belegen. Dazu reicht es **nicht** aus, röntgenanatomische Merkmale einer Bandscheibenerkrankung nachzuweisen:

- Höhenminderung des Bandscheibenraumes,
- Bandscheibenvorwölbung (Protrusion),
- Bandscheibenvorfall (Prolaps),
- sekundäre Osteose (Sklerosierung der Abschlussplatten),
- sekundäre Spondylose (Restabilisierung),
- sekundäre Spondylarthrose.

Nur allzu häufig handelt es sich hierbei um einen Denkmalsbefund einer **abgelaufenen** Bandscheibenerkrankung, die sich auch keineswegs zwingend symptomatisch bemerkbar gemacht haben muss. Gutachtlich wird die Beurteilung schwierig, wenn eine andere Wirbelsäulenerkrankung – möglicherweise im kurativen Bereich nicht weiter beachtet – für die klinische Symptomatik verantwortlich war und ist. Allein der **Bildbefund** einer kranken Bandscheibe hat somit keine Aussagekraft, sondern ist – bis hin zu einem Bandscheibenmassenvorfall – auch anzutreffen bei völlig beschwerdefreien Probanden (z. B. Jensen et al. 1994).

Die bandscheiben**bedingte** Erkrankung ist definiert als **klinisches** Erscheinungsbild, bei dem noch nicht einmal ein radiologisch eindrucksvoller Befund vorliegen muss. Jeder erfahrene Orthopäde und Unfallchirurg kennt den jungen Bandscheibenpatienten mit einem normalen Nativröntgenbild, dennoch aber eingetretenem Bandscheibenvorfall **mit** klinischer Symptomatik, die für die bandscheiben**bedingte** Erkrankung charakteristisch ist:

- erhöhter Muskeltonus, meist einseitig betont,
- reflektorische Entfaltungsstörung der LWS,
- provozierbarer Segmentschmerz (Stoßpalpation),
- provozierbarer Bewegungsschmerz (Rotation),
- Nervenwurzelreizung/-schädigung im gleichen Segment.

Nur wenn diese klinischen Befundvoraussetzungen erfüllt sind **und** in dem hierzu passenden Bewegungssegment ein kongruenter radiologischer Befund vorliegt, kann von einer, dann prinzipiell auch anerkennungsfähigen, bandscheiben**bedingten** Erkrankung gesprochen werden. Entfallen jedoch die klinischen Kriterien, kommt eine Anerkennung nur dann noch in Betracht, wenn die therapeutischen Maßnahmen zur Beseitigung der bandscheibenbedingten Erkrankung geführt haben, aber hieraus resultierende Folgeerscheinungen weiterhin nachteilige gesundheitliche Auswirkungen haben.

Diese Kernaufgabe der Begutachtung – die Führung dieses Vollbeweises für die anerkennungsfähige bandscheiben**bedingte** Erkrankung und deren Folgen – wird häufig vernachlässigt und durch Übernahme der Diagnosen aus dem kurativen Bereich, die allzu häufig nur eine bildtechnische Abstützung aufweisen, ersetzt (Schröter 2011).

Die Prüfung dieser entscheidenden Eingangsfrage ist besonders schwierig, wenn die berufliche Tätigkeit zum Zeitpunkt des Prüfungsverfahrens bereits Jahre zuvor aufgegeben wurde und sich durch (gelegentlich mehrfache) operative Interventionen das klinische Bild erheblich verändert hat. Dem Sachverständigen obliegt es dann, die gelegentlich kaum lösbare Frage zu prüfen, ob **vor** der ersten Operation und zeitnah zur Beendigung der beruflichen Tätigkeit von einem solchen prinzipiell anerkennungsfähigen bandscheibenbedingten Erkrankungsbild ausgegangen werden kann.

Wird diese Frage verneint, ist das Prüfungsverfahren beendet, da prinzipiell das, was nicht vorliegt, aber zur Anerkennung vorliegen müsste, logischerweise keine Anerkennungsempfehlung bewirken kann.

Allein das prinzipiell anerkennungsfähige Erkrankungsbild reicht jedoch für eine Anerkennungsempfehlung – noch – nicht aus. Im nächsten Schritt gilt es zu prüfen, ob es sich auch um ein **belastungskonformes Schadensbild** handelt.

Die **möglicherweise** anerkennungsfähige bandscheibenbedingte Erkrankung ist in der Bevölkerung, auch ohne besondere körperliche Belastung, so häufig anzutreffen, dass allein aus ihrem Vorliegen kein Rückschluss auf die berufliche Verursachung im Sinne des Prima-facie-Beweises erlaubt ist (BSG-Rechtsprechung), auch dann nicht, wenn die beruflichen Anspruchsvoraussetzungen als erfüllt zu gelten haben. Die Verknüpfung beider Tatsachen bedarf eines Wahrscheinlichkeitsbeweises. Es ist zunächst zu prüfen, ob konkurrierende Ursachen eine plausible pathophysiologische Begründung für das eingetretene Erkrankungsbild bieten, z. B.:

- außerberufliche Belastungen,
- eigenständige Wirbelsäulenerkrankung (z. B. Spondylitis ankylosans),
- stoffwechselbedingte Einflüsse (metabolisches Syndrom beim Übergewichtigen),
- genetische Faktoren (z. B. anatomische Aufbaustörung am lumbosakralen Übergang).

Die Erfahrungen aus Tausenden von Begutachtungen in den letzten Jahren haben gezeigt, dass dabei die in unendlich vielen Spielarten zu findenden lumbosakralen Übergangsstörungen schon allein eine deutlich vermehrte ventrale Beckenkippung mit dann **primär** entstehender Spondylarthrose und **sekundär** nachhinkender Diskose (Godolias u. Dustmann 1989) – bevorzugt im Segment

◘ Tab. 9.3 MdE im Anerkennungsfall einer BK 2108–2110

MdE	Beschreibung der Befundsituation
<10%	Belastungsabhängige Beschwerden ohne funktionelle oder neurogene Defizite
10%	Pseudoradikuläre Ausstrahlungen mit mäßiger Entfaltungsstörung
20%	… zusätzlich Belastungsminderung und ausgeprägtere Entfaltungsstörung
30%	… zusätzlich Nervenwurzelreizungen und neurogene Defizite
40%	… zusätzliche motorische Störungen mit Lähmungserscheinungen
50% und mehr	… zusätzlich Blasen-Mastdarm-Störungen und mehr

L4/5, aber auch L5/S1 – als ernsthafte konkurrierende Verursachungsmöglichkeiten zu bedenken sind.

Solche konkurrierenden Verursachungsmöglichkeiten schließen nicht von vornherein eine Anerkennung aus, da die Belastungseinwirkungen auch im Sinne einer rechtlich wesentlichen Bedingung – Teilursache – einen Anerkennungsanspruch begründen können. Dies kann jedoch nur dann gelingen, wenn weitere Indizien dafür sprechen, dass tatsächlich mechanische Belastungen des Achsenorganes maßgeblich (mit-)ursächlich waren für die Entstehung der bereits zuvor vollbeweislich gesicherten bandscheibenbedingten Erkrankung.

Als wichtigstes Indiz gilt die **Begleitspondylose** in den mittleren und oberen Etagen der LWS wie auch der unteren Etagen der BWS, die sich **nicht** im Rahmen einer bandscheibenbedingten Erkrankung dieser Segmente entwickelt haben. Dieses Indiz beruht auf der Beobachtung, dass hohe körperliche Belastung unter Bewegung durch Zug an dem Bandapparat diese Spondylose induziert, wie sie auch in der epidemiologischen Literatur schon in den 50er Jahren beschrieben wurde (Hult 1954; Riikimäki et al. 1989).

Steht dieses Indiz nicht zur Verfügung, können verstärkte Sklerosierungen der Abschlussplatten in den nicht erkrankten LWS-Segmenten sowie hier zu findende Schwärzungen der Bandscheiben im Kernspintomogramm (»black disc«) eine Indizwirkung pro Kausalität haben. Welche weiteren, und nur selten zu nutzenden Möglichkeiten einer Beweisführung bestehen, welche Muster-Fall-Konstellationen eine Anerkennungsempfehlung erlauben bzw. verhindern, kann in den Konsensempfehlungen (Bolm-Audorff et al. 2005a) im Einzelnen nachgelesen werden.

Prinzipiell gilt es in einer solchen Kausalitätsprüfung auch festzustellen, ob wegen der annerkennungsfähigen Berufskrankheit die Aufgabe des Berufs erforderlich war, da **nur dann** eine Anerkennung rechtlich möglich ist. Auch hierzu geben die Konsensempfehlungen (Bolm-Audorff et al. 2005b) nähere Auskünfte.

Für den Fall einer Anerkennungsempfehlung bedarf es schließlich noch einer MdE-Bemessung, wie sie mit einem sehr detaillierten Bewertungsschema ebenfalls in den Konsensempfehlungen (Teil II) nachgelesen werden kann. Mit einer erheblichen Vereinfachung dieser komplexen Vorgaben kann ◘ Tab. 9.3 Anhaltspunkte zur richtigen Größenordnung der MdE-Bemessung geben.

9.6.3 BK 2109 und BK 2110

Die bandscheibenbedingte Erkrankung der Halswirbelsäule – abgestellt auf berufliche Belastungen mit Tragen von Lasten von 50 kg und mehr auf der Schulter mit zusätzlicher Zwangshaltung des Kopfes – führt ein exotisches Schattendasein, da es diese beruflichen Anspruchsvoraussetzungen in der bundesdeutschen Arbeitswelt nicht mehr gibt. Es konnte auch bisher kein belastungskonformes Schadensbild, wie an der Lendenwirbelsäule, definiert werden. Die bisher sehr wenigen anerkannten Fälle beruhten auf zweifelhaften Fallkonstellationen. Eine plausible Hilfestellung für die gutachtliche Bearbeitung einer BK 2109 kann daher nicht angeboten werden.

Nicht viel anders verhält es sich mit der BK 2110, nämlich den bandscheibenbedingten Erkrankungen der LWS durch eine Ganzkörpervibration. Durch eine fortlaufende Verbesserung der Sitzkonstruktionen in vibrationsgefährdenden Arbeitsgeräten (Baumaschinen, Baustellen-LKWs, landwirtschaftliche Fahrzeuge, Panzer etc.) sind solche Einwirkungen kaum noch zu erwarten. Eine systematische Aufarbeitung der weltweit zur Verfügung stehenden Literatur führte zu dem Ergebnis, dass durch Ganzkörpervibration am ehesten spondylotische Reaktionen der mittleren und oberen LWS bis hin zu den unteren BWS-Etagen zu erwarten sind, eigenartigerweise aber unter Aussparung des Bandscheibenraums L5/S1 (Weber 2002). Eine bandscheibenbedingte Erkrankung ist nach dieser Untersuchung gerade nicht durch die Ganzkörpervibration zu erwarten, was im diametralen Widerspruch zu dem vom Verordnungsgeber herausgegebenen Vorgaben steht und für jeden Sachverständigen ein nicht lösbares Dilemma darstellen muss. Belastbare Anleitungen zur Begutachtung sind daher nicht möglich.

Literatur

Adams MA, Hutton WC (1982) Prolapsed intervertebral disc. A hyperflexion injury. Spine 7:184–191

Bogduk N (2000) Klinische Anatomie von Lendenwirbelsäule und Sakrum. Springer, Berlin Heidelberg New York

Bolm-Audorff U et al. (2005a) Medizinische Beurteilungskriterien zu bandscheibenbedingten Berufskrankheiten der Lendenwirbelsäule (I). Trauma Berufskrankh 7: 211–252

Bolm-Audorff U et al. (2005b) Medizinische Beurteilungskriterien zu bandscheibenbedingten Berufskrankheiten der Lendenwirbelsäule (II). Trauma Berufskrankh 7: 320–332

Brinckmann P (2002) Primär mechanische Ursache des Vorfalles lumbaler Bandscheiben – eine Übersicht des derzeitigen Kenntnisstandes. Aus: Beurteilung und Begutachtung von Wirbelsäulenschäden. Steinkopff-Verlag Darmstadt, S 1–9

Fritzsche M (1997) Dokumentation des Bewegungsablaufes bei der ergokinetischen Untersuchung. Manuelle Med 35: 136–140

Godolias G, Dustmann HO (1989): Ist die Assimilation des lumbosakralen Überganges immer von Bedeutung? Rheuma 9, 5: 238–242

Hult L (1954) Cervical, dorsal and lumbar spinal syndromes, a field investigation of an non-selected material of 1200 workers in different occupations with special reference to disc degeneration an so-called muscular rheumatism. Acta Orthop Scand Supp. 17: 1–120

Jensen MC, Brant-Zawadzki MD, Obuchowski N, Modic MT, Malkasin D, Ross JS (1994) Magnetic resonance imaging of the lumbar spine in people without back pain. N Engl J Med 331: 69–73

Junghanns H (1986) Die Wirbelsäule unter den Einflüssen des täglichen Lebens, der Freizeit, des Sportes. In: »Die Wirbelsäule in Forschung und Praxis«, Band 100. Hippokrates Verlag, Stuttgart

Lob A (1973) Begutachtung traumatischer Schäden der Wirbelsäule. In: Handbuch der Unfallbegutachtung, Band III. Enke Verlag, Stuttgart, S 492–881

MacNab I (1971) The Traction spurs. J Bone J Surg 53-A: 663–670

Panjabi MM (1992) The stabilizing system of the spine. Part II. Neutral zone and instability hypothesis. J Spinal Disord 5: 390–397

Pszcolla M (1997) In: Manuelle Medizin-Therapie (Hrsg Dvorak J Dvorak V Tritschler T). Thieme, Stuttgart

Riihimäki H u.a. (1989) Radiographically detectable lumbar degenerative changes as risk indicators of back pain: a cross-sectional epidemiologic study of concrete reinforcement workers and house painters. Scand J Work Environ Health 15: 208–285

Rompe G (1994) Begutachtung der Wirbelsäule. Aus: Orthopädie in Praxis und Klinik Bd. V/Teil 2, Kap. 5 (Hrsg Witt AN et al.). Thieme, Stuttgart

Scheibe J, Minne HW (1998) Zur Leistungsbegutachtung von Patienten mit Osteoporose. Versicherungsmedizin 50, 1: 18–21

Schröter F (1984) Begutachtung der Wirbelsäule mit Verwendung eines Meßblattes. Med Sach 80: 114–116

Schröter F (1994) Die Berufskrankheiten »Wirbelsäule« – Möglichkeiten der verwaltungsseitigen und beratungsärztlichen Vorprüfung. Die BG 8: 510–512

Schröter F (1998) Die bandscheibenbedingten BK 2108–2110 – Messung der Funktionsbeeinträchtigung. Aus: Gutachtenkolloquium 13, Hrsg.: Hierholzer H et al. Springer, Berlin Heidelberg New York, S 159–174

Schröter F (2011) Begutachtung der BK 2108 in Anwendung der Konsenskriterien. MedSach 107: 144–148

Waddell G (2004) The back pain revolution. Verlag Churchill Livingstone Weber M (2002) Die Berufskrankheit 2110 – wissenschaftliche Grundlagen, radiologisches Erscheinungsbild und Begutachtungskriterien. Z Orthop 140: 512–517

Weber M (2002) Die Berufskrankheit 2110 – wissenschaftliche Grundlagen, radiologisches Erscheinungsbild und Begutachtungskriterien. Z Orthop 140: 512–517

Wörsdörfer O, Magerl F (1980) Funktionelle Anatomie der Wirbelsäule. »Hefte zur Unfallheilkunde« 149 Thema: Verletzungen der Wirbelsäule (Hrsg Burri C Rueter A) Springer, Berlin Heidelberg New York, S 1–14

Gelenkschäden

I. Mazzotti, M. Schiltenwolf, G. Rompe

K. Weise, M. Schiltenwolf (Hrsg.), *Grundkurs orthopädisch-unfallchirurgische Begutachtung*,
DOI 10.1007/978-3-642-30037-0_10, © Springer-Verlag Berlin Heidelberg 2014

10.1   Instabilitäten

I. Mazzotti

10.1.1 Sprunggelenksinstabilität

Eine chronische Sprunggelenksinstabilität ist charakterisiert durch häufige Sprunggelenksdistorsionen, Schwierigkeiten beim Gehen und Rennen auf unebenem Gelände und ist häufig mit Schmerzen verbunden.

Eine **posttraumatische** Instabilität ist von einer **angeborenen** Bandlaxität abzugrenzen. Liegt eine posttraumatische Instabilität vor, resultiert diese in der Regel aus einer lateralen Sprunggelenksbandzerreißung bzw. einer ausbleibenden oder insuffizienten Heilung derselben. Die Sprunggelenksinstabilität kann aber auch infolge rezidivierender Traumata mit Ruptur, Teilruptur oder Überdehnungen des lateralen Kapsel-Band-Apparates (Lig. fibulo-talare anterius und posterius sowie Lig. fibulo-calcaneare und Gelenkkapsel) auftreten.

? **Gutachtliche Fragestellung**
Beruht eine chronische Sprunggelenksinstabilität auf einer insuffizient verheilten Bandverletzung aufgrund eines angeschuldigten Unfallereignisses?

Beispiel 1
17-jährige Schülerin mit rezidivierenden OSG-Distorsionen macht Ansprüche gegenüber der Unfallkasse aus einem Unfall beim Schulsport geltend.

Beispiel 2
59-jährige Frau begehrt Schmerzensgeld wegen belastungsabhängiger Sprunggelenksbeschwerden beidseits nach Verkehrsunfall als Pkw-Fahrerin.

Bei der Beurteilung sind zu prüfen:
- Vorgeschichte,
- Unfallmechanismus,
- Verlauf,
- Befunde:

- Erstschadensbefund,
- bildgebende Diagnostik,
- Operationsbefunde,
- Befunde bei der gutachtlichen Untersuchung.

- **Vorgeschichte**
Die Prüfung der Vorgeschichte anhand von Krankenunterlagen, Vorerkrankungsregister und anamnestischer Angaben gibt ggf. Aufschluss:
- ob vor dem angeschuldigten Unfallereignis bereits eine Instabilitätssymptomatik, ggf. auch beidseits, dokumentiert bzw. beklagt wurde,
- ob andere Unfälle mit Verletzung des Sprunggelenkes zu eruieren sind,
- wie sich das sportliche, weniger das berufliche Tätigkeitsprofil darstellt, um repetitive Mikrotraumata als konkurrierende Faktoren zum angeschuldigten Ereignis berücksichtigen zu können.

- **Unfallmechanismus**
Klassischer Unfallmechanismus bei der lateralen Sprunggelenksbandverletzung ist das Supinations-/Inversionstrauma.

- **Verlauf**
Hinsichtlich des Verlaufes nach dem angeschuldigten Unfallereignis ist zu prüfen:
- Wie verhält sich der Verletzte nach dem Unfall?
    - Abbruch von sportlicher Aktivität?
    - Wiederaufnahme der Arbeit?
- Wann hat der erste Arztkontakt stattgefunden?

Im Weiteren:
- Welche Therapie (konservativ/operativ) wurde durchgeführt?
- Wie hat sich unter der Therapie der Heilverlauf gestaltet?
- Wann sind die Symptomatik wie Unsicherheitsgefühl, rezidivierende Subluxationen oder Belastungsschmerz erstmalig aufgetreten?
- Sind weitere Unfallereignisse zu berücksichtigen?

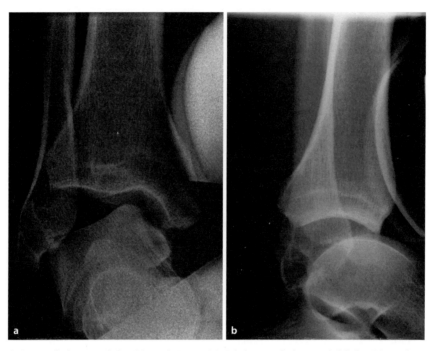

Abb. 10.1a, b Gehaltene Aufnahme a.-p. linkes OSG nach Trauma (**a**). Gehaltene Aufnahme seitlich linkes OSG nach Trauma (**b**)

Hierbei sind neben den anamnestischen Angaben insbesondere die Informationen aus den ärztlichen Dokumentationen zugrunde zu legen.

- **Befunde**

Erstschadensbefund Für eine frische Außenbandruptur oder Teilruptur am Sprunggelenk sprechen die Dokumentation von:

- einer Schwellung,
- einem Hämatom,
- einem lokalen Druckschmerz sowie Belastungs- und Bewegungsschmerzen,
- einer Schmerzverstärkung und evtl. Aufklappbarkeit bei Varusstress und ein provozierbarer Talusvorschub.

Bildgebende Diagnostik Die vorliegende Bildgebung ist zu prüfen auf:

- Eine Fraktur bzw. einen knöchernen Bandausriss auf den unfallnahen Röntgenaufnahmen des Sprunggelenkes in 2 Ebenen.
- Hinweise für vorab stattgefundene Traumata, entweder in Form von Verkalkungen im Verlauf der Kapsel-Band-Strukturen oder aber bei verschleißbedingten Veränderungen des Gelenkes als Folge rezidivierender (Mikro-)traumata bereits unfallnah. Das Bild einer Osteochondrosis dissecans am lateralen Talus, die im Gegensatz zur entsprechenden Läsion am medialen Talus in der Regel als Traumafolge gewertet wird (Witt u. Steinbeck 2001), kann eben-

falls ein Indiz auf eine vorbestehende Instabilität oder zumindest früheres Trauma gewertet werden.

- Zeichen einer Bandverletzung auf den gehaltenen Aufnahmen (a.-p.-Stressaufnahmen mit forcierter Inversionsbelastung oder seitliche Stressaufnahmen mit Talusvorschub, jeweils mit 10–15 kp durch den Untersucher oder mit Haltegerät nach Scheuba). Auf der a.-p.-Aufnahme gelten Winkel unter 5° als normal und über 25° als sicheres Zeichen der Bandverletzung. Beim hyperlaxen Sprunggelenk kann der Winkel bis 25° betragen, daher sollte die Beurteilung den Befund der Gegenseite mit einbeziehen. Bei der Bandläsion ist eine Seitendifferenz von mehr als 5° zu fordern. Als Zeichen der Verletzung des Lig. talofibulare anterius wird ein Talusvorschub von mehr als 10 mm gewertet, während ein Vorschub von unter 5 mm als normal angesehen wird (Jerosch u. Castro 2002). Häufig liegen solche Untersuchungen (**Abb. 10.1**) bei der Begutachtung allerdings nicht vor, da in den überwiegenden Fällen nach akutem Trauma auch bei deutlicher Instabilität konservativ therapiert wird und die Diagnose sich in der Regel aus dem klinischen Befund ergibt.

Operationsbefunde In den mittlerweile eher seltenen Fällen mit primär operativer Behandlung ist der unfallnahe OP-Bericht zu studieren im Hinblick auf:

- Einblutung, Hämarthros, frische Rissränder als Zeichen des akuten Traumas,

◻ Tab. 10.1 Pro- und Kontra-Kriterien der traumatischen Sprunggelenksinstabilität

Pro	Kontra
Anamnestisch und anhand der vorliegenden Unterlagen keine vorangegangenen Instabilitätsbeschwerden oder vorangegangene andere Unfälle	Hinweise für vorbestehende Instabilitätsbeschwerden oder vorangegangene Unfälle
Keine sportliche Aktivität mit möglichen repetitiven Mikrotraumata	Sportliche, eventuell auch berufliche Belastung mit resultierenden Mikrotraumata
Geeigneter Unfallmechanismus	Angeschuldigtes Unfallereignis ist nicht geeignet
Unfallnah Schwellung, Hämatom, Druckschmerz, Belastungs-/Bewegungsschmerzhaftigkeit. Positive Instabilitätszeichen einseitig	Kein Hämatom. Freie Beweglichkeit, Belastbarkeit. Vermehrte Aufklappbarkeit auch auf der Gegenseite
Unauffälliger Befund auf den röntgenologischen a.-p. und seitlichen Aufnahmen bezüglich vorbestehenden Veränderungen/Unfällen	Verknöcherungen der lateralen Kapsel-Band-Strukturen als Zeichen einer alten Kapsel-Band-Verletzung oder verschleißbedingte Veränderungen als möglicher Hinweis für repetitive Mikrotraumata in der Vorgeschichte
Pathologische Aufklappbarkeit auf gehaltenen Aufnahmen bei unauffälligem Befund der Gegenseite	Pathologische Aufklappbarkeit auch kontralateral bei Bandlaxität
Intraoperativ Zeichen der frischen Ruptur (im Falle eines intraoperativen Vorgehens): Blut, frische Rissränder	Intraoperativ Zeichen für alte chronische Instabilität: Vernarbungen
Instabilität bei lateraler Aufklappbarkeit bzw. Talusvorschub auf der betroffenen Seite bei fester Bandführung kontralateral im Rahmen der gutachtlichen Untersuchung	Beidseitige Aufklappbarkeit bzw. Talusvorschub im Rahmen einer Bandlaxität zum Zeitpunkt der gutachtlichen Untersuchung

— Reizerguss, narbige Veränderungen als Hinweis für vorbestehende Instabilität.

Befunde bei der gutachtlichen Untersuchung Augenmerk ist zu richten auf die Kapselverhältnisse, einen Gelenkerguss, eine Funktionsbeeinträchtigung von OSG und USG und die klinische Stabilitätsprüfung im Seitenvergleich.

▪ **Zusammenhangsklärung**

Neben der Befragung zur Vorgeschichte und zum Unfallereignis werden die ärztlichen Unterlagen hinsichtlich dieser Gesichtspunkte und der unfallnahen klinischen Befunde geprüft. Nach der Beurteilung von Bildgebung und der Berücksichtigung von ggf. intraoperativen Befunden sowie der bei der Begutachtung erhobenen Befunde ist der Zusammenhang zwischen Unfall und Sprunggelenksinstabilität zu beurteilen. Dabei sprechen die in ◻ Tab. 10.1 dargestellten Argumente für und gegen die unfallbedingte Instabilität.

Die eingangs angesprochenen Beispiele sind entsprechend wie folgt zu beurteilen:

Ausführungen zu Beispiel 1

17-jährige Schülerin mit chronischer Sprunggelenksinstabilität.

▼

Unfallhergang. Die 17-jährige Schülerin knickt beim BG-lich versicherten Unfall während des Schulsportes mit dem rechten Sprunggelenk um (Supinationstrauma bei Landung aus Weitsprung). Nach dem Ereignis keine weitere Teilnahme am Sportunterricht.

Vorstellung in chirurgischer Ambulanz. Hämatomschwellung, Druckschmerz am Lig. fibulo-talare anterius, Talusvorschub im Seitenvergleich, röntgenologisch (in 2 Ebenen) unauffälliger Befund.

Unter konservativer Therapie mit Aircast-Schiene für 4 Wochen anhaltende Schmerzen und Unsicherheitsgefühl, keine weitere Therapie.

Zum **Zeitpunkt der Begutachtung 3 Monate nach dem Unfall** werden rezidivierende Distorsionstraumata rechts beklagt, bei der Untersuchung Schwellung und Talusvorschub rechts im Seitenvergleich.

Bewertung. Insuffiziente und muskulär nicht kompensierte Ausheilung nach Außenbandverletzung bzw. posttraumatische Instabilität des rechten Sprunggelenkes.

Ausführungen zu Beispiel 2

59-jährige Frau mit chronischen Sprunggelenksbeschwerden.

Unfallhergang. Die 59-jährige angeschnallte Fahrerin eines Pkw erleidet eine Heckkollision. Danach **Vorstellung in chirurgischer Ambulanz** wegen Nacken-/Kopfschmerzen.

▼

Eine Sprunggelenkssymptomatik oder auffälliges Gangbild werden bei der Erstvorstellung am Unfalltag nicht dokumentiert.

Bei **Wiedervorstellung nach 1 Woche** werden, neben anhaltenden HWS-Beschwerden, Schmerzen am linken Außenknöchel beklagt. Bei der klinischen Untersuchung bis auf vermehrte Aufklappbarkeit unauffällige Befunde, nach gehaltenen Aufnahmen (links) Diagnose »Außenbandruptur« und Aircast-Schiene für 6 Wochen und anschließende krankengymnastische Behandlung.

Bei der **Begutachtung 1 Jahr nach Unfall** werden Belastungsschmerzen des Sprunggelenkes und eine Gangunsicherheit vorgetragen. Die zu Begutachtende vermutet ein Umknicken des Sprunggelenkes im Rahmen einer Vorwärtsbewegung des Körpers durch den Auffahrunfall. Klinisch und röntgenologisch (gehaltene Aufnahmen beidseits) zeigt sich ein Talusvorschub und eine vermehrte Aufklappbarkeit beidseits.

Die verkehrstechnische Analyse im Rahmen der interdisziplinären Begutachtung zur Klärung der Unfallursächlichkeit von HWS- und Sprunggelenksbeschwerden ergibt eine biomechanische Insassenbelastung im Niedriggeschwindigkeitsbereich.

Bewertung. Unter Berücksichtigung der Insassenbewegung bei der Heckkollision primär nach hinten (s. HWS-Distorsion), der ermittelten geringen biomechanischen Belastung, der unfallnahen Befunde und der Befunde bei der Begutachtung kann von einer unfallbedingten Außenbandverletzung nicht ausgegangen werden, sondern von einer unfallunabhängigen Bandlaxität beidseits.

▪ Einschätzung

In der Regel resultiert bei chronischer Sprunggelenksinstabilität infolge einer unbehandelten oder insuffizient verheilten Außenbandverletzung eine messbare Minderung der Erwerbsfähigkeit, wenn es zur Gang- und Standunsicherheit oder aufgrund von sekundär-arthrotischen Veränderungen zur Bewegungseinschränkung kommt. Abhängig vom Ausmaß kann eine MdE von 10–20% resultieren.

Bei der privaten Unfallversicherung wirft sich die Frage auf, ob nach dem Bein- oder Fußwert eingeschätzt werden soll. Die Bemessung erfolgt 3 Jahre nach dem Trauma. Dabei sind eine Standunsicherheit bei verbliebener Außenbandinstabilität (1/20 bis 3/20 F) und eine endgradige Bewegungseinschränkung nach dem Fußwert (1/10 bis 2/10 F) festzustellen; bei überwiegender und ausgeprägter Bewegungseinschränkung im Rahmen einer sich entwickelnden Arthrose wird durch ein gestörtes Abrollverhalten die Funktionalität des Beines beeinträchtigt und ist somit nach dem Beinwert (2/10 bis 3/10 B) zu bemessen (Schröter 2009).

> **❯** Eine 20%ige MdE bzw. eine Invalidität von 2/7 B ist nur bei gesicherter Arthrose zu rechtfertigen oder wenn ein solches Risiko mit Wahrscheinlichkeit anzunehmen ist.

10.1.2 Schulterinstabilität

Eine Schulterinstabilität, d. h. (Sub-)Luxation der Schulter, kann einmalig nach akutem Trauma und rezidivierend nach Trauma oder ohne vorangegangenes traumatisches Ereignis auftreten. Entsprechend wird nach der »klassischen« Einteilung unter Berücksichtigung der Ursache der Schulterinstabilität von der traumatischen Instabilität und der hieraus möglicherweise resultierenden rezidivierenden posttraumatischen Instabilität die atraumatische Instabilität abgegrenzt.

Einer **rezidivierenden posttraumatischen Instabilität** geht eine unfallbedingte Schulterluxation, in der Regel nach vorne, voraus. Das pathomorphologische Korrelat ist die Bankart-Läsion, eine Ablösung oder ein Einriss des vorderen unteren Labrums vom vorderen Pfannenrand. Infolge der Luxation kann es durch das Vorbeischeren am vorderen Pfannenrand zu einer Impression des Humeruskopfes im Bereich der hinteren außenseitigen Zirkumferenz, der sog. Hill-Sachs-Delle, kommen.

Dagegen stellt eine **anlagebedingte hyperlaxe Gelenkkapsel** das pathomorphologische Korrelat einer atraumatischen Instabillität dar. Die hyperlaxe Gelenkkapsel hat für sich allein keinen Krankheitswert, d. h. eine Instabilität kann, muss aber nicht resultieren. Bei der atraumatischen Instabilität beginnen die Luxationsereignisse ohne adäquates Trauma. Trotz multidirektionaler Hyperlaxität findet sich in den meisten Fällen eine bevorzugte Luxationsrichtung, am häufigsten nach vorne unten.

Unter Berücksichtigung der Richtung der Instabilität wurde von Neer (1980) diese Einteilung noch um die Instabilität als Folge repetitiver Mikrotraumata erweitert. Während unidirektionale Instabilitäten bei atraumatischer sowie bei posttraumatischer Instabilität und nach repetitiven Mikrotraumata auftreten, kann eine multidirektionale Instabilität nie Folge eines einzigen Unfallereignisses sein. Sie bedarf der immer wieder auftretenden Mikrotraumatisierung oder aber einer genetischen Disposition.

Als Sonderform der Schulterinstabilität ist die willkürliche Instabilität zu nennen. Hierbei resultiert die (Sub-)Luxation aus einer Kombination willkürlicher Bewegungen bei Fehlinnervation der Schultergürtelmuskulatur. Von einer willkürlichen Instabilität ist definitionsgemäß nur auszugehen, wenn die Schulter rein aufgrund des Muskelzuges (sub)luxiert werden kann (Steinbeck et al. 2005). Meist handelt es sich um unvollständige Verrenkungen.

? **Gutachtliche Fragestellung**

Ist das angeschuldigte Unfallereignis ursächlich für die bestehende Schulterinstabilität?

Beispiel 1

23-jährige Studentin mit rezidivierender rechtsseitiger Schulterluxation nach hinten stellt Schadensersatzansprüche an die gegnerische Haftpflichtversicherung nach Verkehrsunfall mit unverschuldetem Sturz vom Fahrrad.

Beispiel 2

38-jähriger Elektriker mit rechtsseitiger rezidivierender Schulterluxation nach vorne macht Ansprüche gegenüber der privaten Unfallversicherung nach Skiunfall geltend.

Bei der Beurteilung sind zu prüfen:
- Vorgeschichte,
- Unfallmechanismus,
- Verlauf,
- Befunde:
  - Erstschadensbefund,
  - bildgebende Diagnostik,
  - Operationsbefunde,
  - Befunde bei der gutachtlichen Untersuchung.

▪ Vorgeschichte

Abzuklären sind anhand Anamnese und ärztlicher Unterlagen, ggf. Vorerkrankungsregister und einer vor dem angeschuldigten Unfallereignis bereits erstellten Bildgebung folgende Aspekte:

- Wurde über Luxationsereignisse bereits vor dem angeschuldigten Unfallereignis, ggf. sogar beide Schultern betreffend, berichtet?
- Hat das angeschuldigte Unfallereignis auf eine bereits vorbestehende, d. h. aus einem früheren Unfall resultierende posttraumatische Schulterinstabilität eingewirkt? Finden sich Zeichen einer bereits stattgehabten Luxation mit Bankart-Läsion oder aber einer Hill-Sachs-Delle?
- Wie stellt sich das individuelle sportliche und berufliche Aktivitätsniveau dar? Ergeben sich hieraus Hinweise für repetitive Mikrotraumata mit chronischer Überlastung des capsulo-labro-ligamentären Komplexes als konkurrierende Faktoren?

▪ Unfallmechanismus

Das angeschuldigte Unfallereignis ist dahingehend zu prüfen, ob es geeignet war, eine Schulterluxation überhaupt hervorzurufen. Der typische Unfallmechanismus für die vordere Schulterluxation, die in der Regel der posttraumatischen Instabilität vorausgeht, ist die Schulterabduktion bis 90° mit zusätzlich von außen einwirkender Außenrotationskraft (Steinbeck et al. 2005).

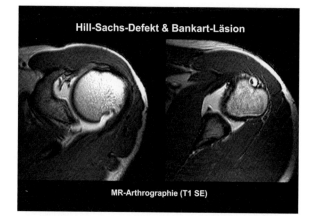

□ **Abb. 10.2** MRT-Arthrographie der Schulter nach traumatischer Erstluxation

Beispiel

- Sturz auf den ausgestreckten Arm nach hinten oder nach vorne.
- Gegnerischer Griff in den Wurfarm eines Handballspielers.

▪ Verlauf

Für den Verlauf nach dem angeschuldigten Ereignis ist zu klären:
- das Verhalten nach dem Unfall,
- der Zeitpunkt der ersten ärztlichen Vorstellung.

Im Weiteren:
- Welche Therapiemaßnahmen sind erfolgt?
- Wie hat sich hierunter der Beschwerde-/Heilverlauf dargestellt? Insbesondere, wie oft und unter welchen Bedingungen ist die Schulter luxiert und wie wurde sie jeweils reponiert?
- Sind weitere Unfallereignisse zu berücksichtigen?

Hierbei sind neben den anamnestischen Angaben besonders die Informationen aus den ärztlichen Dokumentationen zugrunde zu legen.

▪ Befunde

Erstschadensbefund Es ist zu hinterfragen:
- Ist zeitnah zum Unfallereignis eine Schulterluxation anhand ärztlicherseits erhobener klinischer Befunde bzw. radiologischer Bildgebung dokumentiert?
- Wie ist es zur Reposition gekommen? Hat der Patient die Schulter selbst reponiert (Hinweis für vorbestehende Instabilität), war die Reposition durch den Arzt ohne oder nur mit Narkose möglich (Hinweis für traumatische Erstluxation)?
- Ergeben sich Hinweise auf den Unfallmechanismus, z. B. anhand von Prellungen?

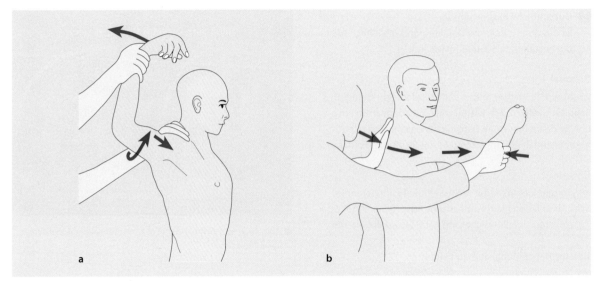

Abb. 10.3 **a** Vorderer Apprehension-Test: Der vordere Apprehensionstest überprüft die klassische vordere untere Instabilität. Unter stetigem Druck des Daumens des Untersuchers von dorsal auf den Humeruskopf wird der Arm in 90° Abduktion und Außenrotation gebracht. Reflektorisch kommt es zur unwillkürlichen Anspannung der Deltamuskulatur. **b** Hinterer Apprehension-Test: In Analogie zum vorderen Apprehensionstest wird hierbei die hintere Instabilität geprüft. Der im Ellenbogen gebeugte Arm wird in der Schulter um 90° gebeugt vorsichtig angespreizt und innenrotiert. Dabei wird ein axialer Druck nach hinten ausgeübt, während die andere Hand das Schulterblatt stabilisiert. Es kann dabei eine spürbare Subluxation des Humeruskopfes nach hinten provoziert werden. Durch langsame Abduktion kommt es zur spontanen Reposition

Bildgebende Diagnostik Die vorliegende Bildgebung ist auf folgende Veränderungen zu prüfen:
- Nachweis der Luxation.
- Hill-Sachs-Delle oder knöcherne Bankart-Läsion auf den konventionellen Röntgenaufnahmen bzw. eine nichtknöcherne Bankart-Läsion (s. **Abb. 10.2**) in der Kernspintomographie.
- Mögliche Begleitverletzungen, z. B. der Rotatorenmanschette, in der Kernspintomographie oder komplexere Frakturen von Glenoid oder des Humerus in der Computertomographie.
- Die Kapselweite und chronische Reizzeichen in der Kernspintomographie.

Operationsbefunde Für eine posttraumatische Instabilität spricht, wenn bei einer unfallnahen Schulterarthroskopie Befunde vorgefunden werden wie
- eine Bankart-Läsion,
- eine Hill-Sachs-Delle,
- ein Hämarthros oder Blutungsresiduen,
- Begleitverletzungen.

Gegen die posttraumatische Instabilität sprechen:
- das Fehlen dieser Befunde,
- eine weite Kapsel,
- Hinweise auf repetitive Mikrotraumata, z. B. degenerative Veränderungen am Bizepsanker.

Zu beachten ist, dass ein Hämarthros und Blutungsresiduen 4–6 Wochen nach dem angeschuldigten Ereignis nicht mehr nachweisbar sind.

Befunde bei der gutachtlichen Untersuchung Neben üblichen Untersuchungsschritten, unter Einbeziehung beider Schultern, wie Inspektion, Palpation, Beweglichkeits- und Kraftprüfung, sollten spezielle Funktionstests, die Aufschluss über Ursache und Richtung der Instabilität geben (Steinbeck et al. 2005, Jerosch u. Castro 2002), durchgeführt werden.

Ein positiver Instabilitätstest, z. B. vorderer oder hinterer Apprehension-Test (**Abb. 10.3**) bei negativen Laxitätstests, wie z. B. Sulkuszeichen der Gegenseite, spricht für die posttraumatische Instabilität, während bei positivem Instabilitätstest der betroffenen Schulter und positivem Laxitätstest der Gegenseite auch die atraumatische Instabilität in Betracht zu ziehen ist. Findet sich eine multidirektionale Instabilität, ist nicht von einem einzigen Unfallereignis auszugehen.

■ **Zusammenhangsklärung**

Der Unfallzusammenhang ist zu beurteilen unter Zugrundelegung von:
- der anamnestischen und dokumentierten Vorgeschichte,
- dem anamnestischen und dokumentierten Unfallereignis,

◼ Tab. 10.2 Pro- und Kontra-Kriterien der traumatischen Schulterinstabilität

Pro	Kontra
Vor dem angeschuldigten Unfall keine Luxationsereignisse, sei es im Rahmen einer atraumatischen oder aber traumatischen Instabilität infolge eines anderen Unfalles	Hinweise für vorbestehende Luxationsereignisse
Keine sportlichen oder beruflichen Aktivitäten mit resultierenden repetitiven Mikrotraumata	Sportliche oder berufliche Belastung, die mit chronischer Überbelastung des capsulo-labro-ligamentären Komplexes einhergehen können
Geeigneter Unfallmechanismus	Kein eigentlicher Unfall, sondern Alltagsbewegungen
Keine spontane Reposition möglich	Spontane Reposition durch den Patienten
Reposition durch Arzt in Narkose nach klinischer und ggf. sonographischer oder röntgenologischer Diagnose und Dokumentation	Klinischer und röntgenologischer Befund der Luxation nicht dokumentiert
Radiologisch nachgewiesene Bankart-Läsion und Hill-Sachs-Delle	Fehlender Nachweis dieser Befunde
Arthroskopisch gesicherte Bankart-Läsion und Hill-Sachs-Delle, Hämarthros oder Blutungsresiduen	Arthroskopisch gesicherte Kapsel-Laxität ohne Bankart- oder Hill-Sachs-Läsion
Positive Instabilitätstests an der betroffenen Seite, kontralateral unauffällig	Positive Laxitätstests beidseits

- den dokumentierten unfallnahen klinischen Befunden,
- der unfallnahen röntgenologischen und im weiteren Verlauf ggf. noch durchgeführten radiologischen Diagnostik,
- den intraoperativen Befunden,
- den im Rahmen der Begutachtung erhobenen Befunden, insbesondere der Funktionstests.

Dabei sprechen die in ◼ Tab. 10.2 dargestellten Kriterien für bzw. gegen die Verursachung einer vorhandenen Schulterinstabilität durch das angeschuldigte Unfallereignis.

Die eingangs genannten Beispiele 1 und 2 sind nach den folgenden Informationen zu den genannten Beurteilungskriterien zu beurteilen:

Ausführungen zu Beispiel 1

23-jährige Studentin mit rezidivierender rechtsseitiger Schulterluxation nach hinten.

Unfallhergang. Im Rahmen eines Verkehrsunfalls anamnestisch Sturz auf Schulter und Oberarm.

Die **Diagnose** nach klinischer Untersuchung mit Prellmarke an Schulter und lateralem Oberarm sowie schmerzhafter endgradiger Bewegungseinschränkung und röntgenologisch unauffälligem Befund lautete: Schulterprellung.

Im **Verlauf** Abklingen von Schmerzen und Bluterguss.

Zum Zeitpunkt der Begutachtung 1 Jahr nach dem Unfall wird ein Instabilitätsgefühl beklagt. Informationen bzw.

▼

Unterlagen zur Vorgeschichte lagen bei der Begutachtung nicht vor. Nach Angaben der zu Begutachtenden war sie vor dem Unfall beschwerdefrei. Bei der gutachtlichen Untersuchung fanden sich in den Funktionstests Hinweise für eine hyperlaxe Kapsel mit vermehrter Beweglichkeit des Humeruskopfes nach hinten, weniger ausgeprägt auch an der nicht betroffenen Schulter. Vorliegende Röntgen- und MRT-Aufnahmen zeigten bis auf eine weite Kapsel und verschleißbedingte Veränderungen am hinteren Labrum keine auffälligen Befunde.

Bewertung. Abgeheilte Schulterprellung rechts durch Fahrradsturz bei Verkehrsunfall und unfallunabhängige rezidivierende atraumatische Schulterinstabilität.

Ausführungen zu Beispiel 2

38-jähriger Elektriker mit rechtsseitiger rezidivierender Schulterluxation nach vorne.

Unfallhergang. Skiunfall mit Sturz auf ausgestreckten rechten Arm.

In der chirurgischen Ambulanz am Unfallort wird klinisch und röntgenologisch die **Diagnose** vordere Schulterluxation, welche in Kurznarkose reponiert wird, gestellt. Am Heimatort kommt es nach Abnahme von Gilchrist-Verband und unter physiotherapeutischer Behandlung zu einem zögerlichen **Verlauf**, im Weiteren zweifach zur Reluxation, jeweils beim Handballspielen und jeweils mit Reposition in chirurgischer Ambulanz.

▼

Bei der **gutachtlichen Vorstellung ca. 1 Jahr nach dem Unfall** finden sich klinisch der Hinweis auf eine vordere Instabilität der rechten Schulter bei unauffälligem Befund links und röntgenologisch der Nachweis einer Hill-Sachs-Läsion am rechten Humeruskopf.

Bewertung: Traumatische vordere Instabilität der rechten Schulter nach Erstluxation bei Skiunfall.

■ **Einschätzung**

Bei posttraumatischer Schulterinstabilität sind bei der Bewertung der MdE bzw. der Bewertung nach der Gliedertaxe zu berücksichtigen:

- Häufigkeit der Luxationen,
- Vermeidungsverhalten des zu Begutachtenden bei der klinischen Untersuchung,
- Auftreten und Ausmaß einer Muskelatrophie,
- im weiteren Verlauf die Ausbildung einer Arthrose mit Bewegungseinschränkung.

Unter Berücksichtigung allgemeingültiger Bewertungskonzepte, auch der Bewertung von Loew et al. (2001) den Rotatorenmanschettenschaden betreffend, werden von Mazzotti et al. (2007) für die Schulterinstabilität folgende **Bewertungen als Orientierungshilfe** vorgeschlagen:

MdE-Bewertungen als Orientierungshilfe
- **MdE 10%/Gliedertaxe 1/10 Armwert:**
  - 1–2 Luxationsereignisse im Jahr
  - Klassisches Apprehension (bei Flexion über 90°)
  - Keine Muskelminderung
- **MdE 20%/Gliedertaxe 2/10 bis 3/10 Armwert:**
  - 2–10 Luxationsereignisse im Jahr
  - Apprehension bereits bei Flexion ab 60°
  - Muskelminderung des Schultergürtels
- **MdE 30%/Gliedertaxe 4/10 bis 5/10 Armwert:**
  - Ausgeprägtes Apprehension bereits bei Flexion von 30°
  - Mehr als 10 Luxationen im Jahr
  - Muskelminderung von Schultergürtel und des betroffenen Armes, verminderte Handbeschwielung

---

Mit einer höheren Minderung der Erwerbsfähigkeit bzw. Invalidität aufgrund einer Instabilitätsproblematik ist nach oben genannter Publikation in der Regel nicht zu rechnen.

Auch nach operativ versorgter und anschließend stabiler Schulter kann ggf. bei verbliebener Bewegungseinschränkung eine Funktionsbeeinträchtigung resultieren. Die Funktionsbeeinträchtigung aufgrund einer Bewegungseinschränkung ist nach allgemeingültigen Konzepten für die Schulter zu bewerten (Rompe et al. 2009).

10.2 Vordere Kreuzbandruptur

I. Mazzotti

Die Kreuzbänder stellen die entscheidenden passiven Führungselemente des Kniegelenkes dar, sodass deren Verletzung, abhängig von Begleitverletzungen und muskulären Kompensationsmöglichkeiten, eine mehr oder weniger ausgeprägte Kniegelenksinstabilität hervorruft. Die meisten Kreuzbandverletzungen ereignen sich im Rahmen sportlicher Betätigungen, insbesondere bei Kontakt- und Kampfsportarten, Sportarten mit hohen Geschwindigkeiten, Stop-and-Go- und Rotationsbelastungen.

❓ **Gutachtliche Fragestellung**

Ist das angeschuldigte Unfallereignis ursächlich für eine vordere Kreuzbandinstabilität?

Beispiel 1

Eine 43-jährige Büroangestellte mit Kniegelenksinstabilitätssymptomatik rechts macht Ansprüche gegenüber der privaten Unfallversicherung aus einem Skiunfall geltend.

Beispiel 2

38-jähriger Fußballspieler, bei dem mit Intervall zu einem Verkehrsunfall eine subtotale vordere Kreuzbandruptur festgestellt wird, stellt Ansprüche an die gegnerische Haftpflichtversicherung.

Bei der Beurteilung sind zu prüfen:
- Vorgeschichte,
- Unfallmechanismus,
- Verlauf,
- Befunde:
  - Erstschadensbefund,
  - bildgebende Diagnostik,
  - Operationsbefunde,
  - Befunde bei der gutachtlichen Untersuchung.

■ **Vorgeschichte**

Für die Vorgeschichte ist anamnestisch und anhand ärztlicher Unterlagen, ggf. Vorerkrankungsregister, abzuklären:
- Bestanden Instabilitätsepisoden bereits vor dem angeschuldigten Unfallereignis?
- Ist ein weiterer Unfall zu berücksichtigen?
- Wie stellen sich Art und Ausmaß von sportlichen Aktivitäten dar? Viele Sportarten, insbesondere Ball- und Wintersportarten, beinhalten das Risiko einer Kreuzbandverletzung, sodass eine Instabilität bereits vor dem angeschuldigten Ereignis bestanden haben kann.

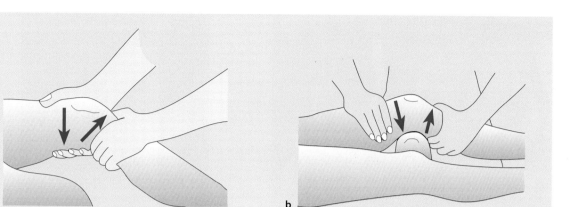

Abb. 10.4a, b Lachman-Test zur Prüfung des vorderen Kreuzbandes (**a**; s. Text). Stabiler Lachman-Test mit unterlagertem Unterschenkel (**b**).

■ **Unfallmechanismus**

Nach den Leitlinien der Deutschen Gesellschaft für Unfallchirurgie kommen bezüglich der Ätiologie folgende Verletzungsmechanismen in Frage:

- Rotationsbewegungen,
- Dezeleration,
- Hyperflexion,
- Hyperextension,
- Translation,
- Aufklappung.

Die Verletzungsschwere kann, je nach Krafteinwirkung auf das Kniegelenk, aufsteigend von isolierter Kreuzbandruptur bis zur Komplexverletzung des Kapsel-Band-Apparates reichen.

Häufigster angegebener Verletzungsmechanismus ist das **Außenrotations-/Flexions-Valgisationstrauma**. Hierbei kommt es auch zu Verletzungen von Innenband und Innenmeniskus (sog. »unhappy triad«). Kontakt- und Kampfsportarten gefährden den Sportler durch direkten Gegnerkontakt, z. B. bei einem Tritt gegen das Kniegelenk, aber auch Sportarten ohne direkten Kontakt aufgrund schneller oder langsamer Verdrehmechanismen, z. B. beim Skilaufen durch Auswärtsdrehung des Knies über den langen Hebel eines abscherenden Skis.

Hyperflexionsmechanismen können vordere Kreuzbandrupturen verursachen, z. B. beim Absitzen mit dem Gesäß auf die Ski oder bei der Landung von Skispringern durch Einnehmen einer extremen Rückenlage zur Vermeidung eines Sturzes. Auch für **Hyperextensionsmechanismen** wird die Möglichkeit der vorderen Kreuzbandruptur beschrieben: Das vordere Kreuzband wird durch Überstreckung zunächst gedehnt und schließlich bei ausbleibendem Beugereflex proximal abgeschert.

Isolierte partielle Rupturen des vorderen Kreuzbandes finden sich vorwiegend nach Innenrotationsbewegungen auf das leicht gebeugte Kniegelenk (Pötzl u. Steinbeck 2001).

Im Zusammenhang mit dem Unfallereignis, welches nach Möglichkeit eigen- oder fremdanamnestisch bzw. aus ärztlichen Unterlagen rekonstruiert werden sollte, ist auch Augenmerk zu legen auf die eventuelle Angabe einer sog. »popping sensation«, ein im angloamerikanischen Schrifttum gebrauchter Begriff für das Phänomen, dass von einem Teil der Patienten mit vorderer Kreuzbandruptur ein »Knacken« oder »hörbares Reißen« zum Zeitpunkt des Unfalles angeben wird. Diese Angabe muss jedoch nicht mit der arthroskopischen Diagnose der Kreuzbandruptur übereinstimmen (Noyes et al. 1980).

■ **Verlauf**

Für den Verlauf nach dem angeschuldigten Ereignis sind aus Anamnese und insbesondere aus ärztlichen Dokumentationen folgende Fakten zu klären:

- Die Belastbarkeit des Kniegelenkes unmittelbar nach dem angeschuldigten Unfallereignis, wenngleich in der Literatur die Möglichkeit der weiteren sportlichen Aktivitäten bei frischer Kreuzbandverletzung unterschiedlich bewertet wird (Feagin u. Curl 1976, Wirth et al. 1984).
- Der Zeitpunkt des ersten Arztkontaktes.

Im Weiteren:

- Wurde eine Therapie durchgeführt? Wenn ja, welche?
- Wie hat sich unter der Therapie der Krankheitsverlauf dargestellt? Insbesondere, wann erstmals, wie häufig und unter welchen Bedingungen kommt es zu Instabilitätsphänomenen (Giving-way, Klickphänomene, Belastungsschmerzen)?
- Sind weitere Unfallereignisse zu berücksichtigen?

■ **Befunde**

Erstschadensbefund Entscheidendes, häufig auftretendes klinisches Symptom der frischen vorderen Kreuzbandruptur ist zwar der blutige Gelenkerguss; dieser ist jedoch

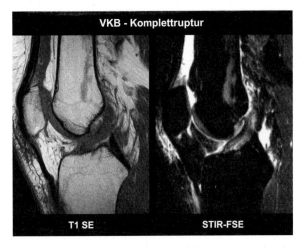

Abb. 10.5 MRT rechtes Knie nach Skiunfall, vorderes Kreuzband nicht abgrenzbar bei Totalruptur

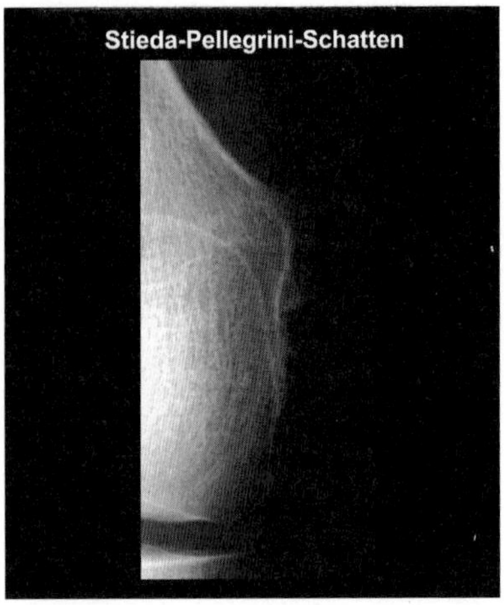

Abb. 10.6 Ausschnitt Röntgenbild Knie a.-p. mit Verkalkung im Bandverlauf als Hinweis auf alte Kollateralbandverletzung

nicht zwingend zu fordern, da frische Rupturen auch ohne Gelenkeinblutung bleiben können (nach den Leitlinien der Deutschen Gesellschaft für Unfallchirurgie in 10–20%, AWMF-Leitlinie 012/005; www.awmf.org). Außerdem kann es auch bei chronischer Instabilität durch Verletzung der Synovialis zu Einblutungen kommen, ohne dass eine frische Ruptur vorliegt. Eine geringe Schmerzhaftigkeit spricht nicht zwingend gegen die akute Ruptur. Klinische Stabilitätstests sind nicht immer aussagefähig (Simonsen et al. 1984). Insbesondere bei frischen Kreuzbandverletzungen können die Stabilitätstests aufgrund reflektorischer Muskelanspannung und eines eventuell bestehenden Hämarthros normal ausfallen.

Der **Lachman-Test** (■ Abb. 10.4) ist beim frischen Trauma der wichtigste Stabilitätstest; er weist eine relativ hohe Treffsicherheit auf und führt in der Regel bei geringerer Schmerzhaftigkeit zu einer deutlicheren Schublade als der Schubladentest in 90°-Flexion.

Von Bedeutung sind zwar auch Befunde aufgrund von Kombinationsverletzungen, da die Akutruptur des vorderen Kreuzbandes sehr häufig mit anderen Verletzungen einhergeht; das Fehlen von Kombinationsverletzungen schließt die frische vordere Kreuzbandruptur jedoch nicht aus.

Für die **frische Kreuzbandruptur** sprechen:
- (blutiger) Erguss,
- Weichteilschwellung, Prellmarke,
- positive Instabilitätszeichen (z. B. Lachman-Test, Schubladentest),
- ggf. Befunde von Begleitverletzungen (z. B. Kollateralbandinstabilität, Meniskuszeichen),
- akuter Funktionsverlust.

Bildgebende Diagnostik Die vorliegende Bildgebung ist zu prüfen auf:

- Knöcherne Verletzungen bzw. knöcherne Ausrisse auf den unfallnahen Röntgenaufnahmen.
- Die sog. Segond-Fraktur mit einem kleinen knöchernen Fragment am lateralen Tibiaplateau, tritt zwar relativ selten auf, weist jedoch eine hohe Korrelation zu Kreuzbandrupturen auf.
- Direkte und indirekte Zeichen einer vordere Kreuzbandläsion in der unfallnahen Kernspintomographie (■ Abb. 10.5). Kontinuitätsunterbrechung oder bogenförmige Kontur des hinteren Kreuzbandes als Zeichen der ventralen Tibiaverlagerung sowie Begleitverletzungen und intraartikulärer Erguss können beurteilt werden (Jerosch u. Castro 2002); auch ein »bone bruise« am lateralen Femurkondylus und am dorsalen Tibiaplateau im MRT ist häufig mit einer vorderen Kreuzbandläsion assoziiert.
- Verschleißbedingte Veränderungen als Zeichen einer bereits bestehenden chronischen Instabilität und Zeichen einer bereits früheren Verletzung wie Verkalkung im Verlauf des vorderen Kreuzbandes oder des Innenbandes (■ Abb. 10.6) in der unfallnahen röntgenologischen oder kernspintomographischen Bildgebung.
- Entsprechende sekundäre Verletzungszeichen in der Bildgebung, die im späteren Verlauf nach dem angeschuldigten Unfall angefertigt wurde, und verschleißbedingte Veränderungen im weiteren Verlauf nach dem Unfall im Vergleich zu unfallnahen Aufnahmen.

Operationsbefunde Der Bericht einer – soweit unfallnah durchgeführten – Arthroskopie ist auf folgende Befunde zu prüfen:
- Erguss.
- Inspektorischer Befund und Tasthakenbefund des Kreuzbandbereiches. Der Tasthakenbefund ist

◪ Tab. 10.3 Pro- und Kontra-Kriterien der unfallbedingten vorderen Kreuzbandruptur

Pro	Kontra
Keine Instabilitätsphänomene und keine vorangegangenen anderen Unfälle aus Anamnese und vorliegenden ärztlichen Unterlagen eruierbar	Bereits vor dem angeschuldigten Unfall entweder anamnestisch oder aus ärztlichen Berichten bekannte »Giving-way-Phänomene«
Keine sportlichen Aktivitäten wie Kampf- oder Kontaktsportarten	Hohes sportliches Aktivitätsniveau in Kontakt- und Kampfsportarten
Beschriebener Unfallmechanismus kann als geeignet betrachtet werden	Eher nicht geeigneter Unfallmechanismus
»Popping sensation«, akute Schmerzen, Unfähigkeit der weiteren Belastung des Beines	Subakute Symptomatik
Blutiger Erguss, ggf. Prellmarken und positiver Instabilitätstest als Erstschadensbefund	Keine Ergussbildung, insgesamt relativ blander unfallnaher Befund
Begleitverletzungen in der unfallnahen röntgenologischen Bildgebung, Zeichen der Kreuzbandverletzung, Erguss, ggf. Nachweis von Begleitverletzungen im MRT	Bereits unfallnah verschleißbedingte Veränderungen oder Hinweise für frühere Traumata, z. B. Pellegrini-Stieda-Zeichen, als Hinweis für eine alte Innenbandverletzung im Rahmen einer Kombinationsverletzung in der Bildgebung
Arthroskopisch gesicherte frische bzw. relativ frische Ruptur und entsprechendes histologisches Ergebnis	Arthroskopisch stummelige Bandstümpfe oder überhaupt keine Bandstümpfe nachweisbar, kein Hinweis für frisches Trauma, z. B. fehlender blutiger Erguss, unauffällige sonstige Kniegelenksstrukturen. Histologisch alte, d. h. verschleißbedingte Veränderungen

bei Partialrupturen, insbesondere intrasynovialen Rupturen, von besonderer Bedeutung. Bei frisch rupturiertem vorderem Kreuzband finden sich bis zu 6 Wochen nach dem Unfall aufgefaserte Faserbündel an den Rupturenden. Alte Rupturen weisen stummelige Bandstümpfe auf, oder es sind keine mehr vorhanden. Die Möglichkeit falsch-negativer, aber auch falsch-positiver Befunde ist zu bedenken (Jerosch et al. 1997).

— Begleitverletzungen.
— Bereits bestehende verschleißbedingte Veränderungen.

Histologie Die histologische Aufarbeitung von Bandstümpfen erlaubt in den ersten Monaten nach der Verletzung die Unterscheidung zwischen frischer Ruptur und vorbestehenden Veränderungen.

Befunde bei gutachtlicher Untersuchung Für die Befunde zum Zeitpunkt der Begutachtung ist zu berücksichtigen, welche Therapie (konservative oder operative Therapie, auch der Begleitverletzungen) vorausgegangen ist.

Neben dem lokalen Kniegelenksbefund mit Prüfung von Bewegungsumfang, Stabilität von Kreuz- und Seitenbändern und Meniskussymptomatik sind objektive Zeichen für die Belastbarkeit der unteren Extremität (Muskelumfänge, Fußsohlenbeschwielung) zu erheben.

Bei der **Stabilitätsprüfung** ist auf einfache und kombinierte Instabilitäten zu achten. Zum Nachweis der vorderen Kreuzbandruptur bzw. Instabilität ist der Lachman-Test gut geeignet, da er eine hohe Spezifität für das vordere Kreuzband aufweist. Dabei befindet sich der Patient in Rückenlage, das Bein ist in der Hüfte etwa 45°, im Kniegelenk 20–30° gebeugt. Der Untersucher umfasst mit einer Hand den Oberschenkel und zieht mit der anderen die Tibia nach ventral ◪ Abb. 10.4. Alternativ kann der Oberschenkel des Untersuchers unter den Oberschenkel des Patienten geschoben werden als zusätzliches Widerlager (◪ Abb. 10.4). Zur Prüfung von Mitverletzung benachbarter bzw. innen-/außenseitiger Kapsel-Band-Strukturen kann der Lachman-Test in Rotation des Unterschenkels erfolgen.

■ **Zusammenhangsklärung**

Die Informationen aus der Vorgeschichte, zum Unfallereignis und zu den unfallnahen klinischen und röntgenologischen Befunden, die im weiteren Verlauf ggf. noch durchgeführte Diagnostik, auch die intraoperativen Befunde und letztlich die im Rahmen der Begutachtung erhobenen Befunde sind bei der Kausalitätsprüfung synoptisch zu berücksichtigen. Dabei sprechen die in ◪ Tab. 10.3 dargestellten Kriterien für bzw. gegen eine unfallbedingte vordere Kreuzbandverletzung.

Die eingangs genannten Beispiele 1 und 2 sind nach den folgenden Informationen zu den genannten Beurteilungskriterien zu beurteilen:

Ausführungen zu Beispiel 1

43-jährige Büroangestellte mit Kniegelenksinstabilitäts-symptomatik rechts seit einem Skiunfall.

Zum **sportlichen Aktivitätsniveau** wird über 1- bis 2-mal jährliches Skilaufen und ein einmal wöchentlicher Besuch eines Fitnessstudios mit Gerätetraining und Teilnahme an Rückenkursen berichtet.

Unfallhergang. Bei dem angeschuldigten Skiunfall kam es zu einem Verdrehtrauma des rechten Kniegelenkes bei fixiertem Unterschenkel.

Nach dem Erstbefund in der **Unfallambulanz** am Unfallort lagen eine erhebliche Kniegelenksschwellung und ein Erguss sowie eine fragliche antero-mediale Instabilität bei erheblicher Schmerzhaftigkeit vor. Eine Woche nach Unfallereignis wurde bei einer heimatnahen ambulanten **Kniegelenksarthroskopie** ein blutiger Erguss, eine als frisch bewertete Kreuzbandruptur und eine Einblutung im Innenband und ein Innenmeniskusriss festgestellt. Im Weiteren erfolgte konservative Therapie mit Muskelaufbautraining.

Bewertung. Frische Kreuzbandruptur im Rahmen einer typischen sog. »unhappy triad« durch angeschuldigtes Unfallereignis und bis zur Begutachtung muskulär nicht kompensierte Instabilität des Kniegelenkes.

Ausführungen zu Beispiel 2

38-jähriger ehemaliger aktiver Fußballspieler, jetzt Fußballtrainer, mit Kreuzbandinsuffizienz nach Verkehrsunfall.

Unfallhergang. Der 38-Jährige erleidet eine Frontalkollision als angeschnallter Pkw-Fahrer.

Die **Erstdiagnose** lautet neben HWS-Distorsion, Thoraxtrauma und Handgelenksstauchung rechtsseitig Kniegelenksprellung links.

Die Erstbefundbeschreibung im Bereich des Kniegelenkes ist dürftig, hierbei ergibt sich jedoch kein sicherer Hinweis für einen intraartikulären Befund bzw. einen Erguss oder Instabilitätszeichen oder Meniskuszeichen. Röntgenologisch zeigen sich verschleißbedingte Veränderungen, im MRT kein sicherer Nachweis einer Kreuzbandruptur.

Im **Verlauf** besteht nach Angabe des zu Begutachtenden eine anhaltende linksseitige Kniegelenkssymptomatik, diesbezüglich ist die ärztliche Dokumentation lückenhaft.

Bei **Arthroskopie ca. 1/2 Jahr nach Unfall** ohne Tasthakenprüfung wird keine Kreuzbandruptur oder -insuffizienz festgestellt. Bei **erneuter Arthroskopie ca. 1 Jahr nach Unfall** mit Tasthakenprüfung wird eine, nach Ansicht der behandelnden Ärzte unfallbedingte, subtotale vordere Kreuzbandruptur diagnostiziert und im Weiteren eine Ersatzplastik durchgeführt, dennoch werden bis zur **Begutachtung 2 Jahre nach Ereignis** (interdisziplinäre Begutachtung mit verkehrstechnischer Analyse) anhaltende Beschwerden beklagt ohne richtungsweisenden Befund mit stabiler Bandführung bei der gutachtlichen Untersuchung.

▼

Bewertung. Unter Berücksichtigung der verkehrstechnischen Analyse einschließlich Sitzprobe ist ein geeigneter Unfallmechanismus, eine vordere Kreuzbandverletzung hervorzurufen, trotz relativ hoher biomechanischer Belastung nicht nachvollziehbar. Die Erstbefunde sprechen gegen eine intraartikuläre Verletzung. Die Vorgeschichte bzw. Sportanamnese ist mit einer vorbestehenden Instabilität in Einklang zu bringen, wofür auch verschleißbedingte Veränderungen in der röntgenologischen Bildgebung sprechen. Der Unfallzusammenhang wird abgelehnt.

▪ **Einschätzung**

Für die Beeinträchtigung nach vorderer Kreuzbandruptur kann (in Anlehnung an Rompe et al. 2009) eine Orientierung an den in der ▶ Übersicht dargestellten Werten erfolgen.

Ortientierungswerte

Muskulär im Wesentlichen kompensierte Kniegelenksinstabilität nach konservativ behandelter vorderer Kreuzbandruptur:

→ Gliedertaxe 1/10 Beinwert bzw. MdE von 10%.

Bei antero-medialer oder antero-lateraler Instabilität mit Gangunsicherheit:

→ Gliedertaxe 2/10 bis 3/10 bzw. 5/20 Beinwert bzw. MdE von 20%.

Bei Kombination der Instabilitäten:

→ Gliedertaxe 4/10 bis (mit erforderlicher Knieführungsschiene) 5/10 Beinwert bzw. MdE von 30% bei erforderlicher Knieführungsschiene.

Bei operativ versorgter vorderer Kreuzbandruptur mit erreichter Stabilität erfolgt die Einschätzung nach vorhandener Bewegungseinschränkung:

- Streckung/Beugung: 0–0–90° → 1/10 Beinwert bzw. MdE von 10%
- Streckung/Beugung: 0–20–90° → 5/20 Beinwert bzw. MdE von 20%
- Streckung/Beugung: 0–30–90° → 7/20 Beinwert bzw. MdE von 30%

10.3   Meniskusschäden

I. Mazzotti

Ein Meniskusschaden ist eine Degeneration von Meniskusgewebe, eine Kontinuitätsunterbrechung von Meniskusgewebe oder eine Kombination von beiden. Eine Sonderstellung nimmt der Meniskusschaden als Berufskrankheit ein (s. BK 2102).

Bei der Begutachtung von Meniskusschäden handelt es sich in der Regel um eine Zusammenhangsbegutachtung mit der Frage, ob ein Meniskusriss durch einen Unfall verursacht wurde.

Ein traumatischer Meniskusriss kann mit Begleitverletzungen, z. B. bei der schon genannten (s. vordere Kreuzbandruptur) »unhappy triad«, wobei es sich um eine Kombination von vorderer Kreuzbandverletzung, Innenbandverletzung und Innenmeniskusriss handelt, auftreten. Es kann auch zu einem isolierten Meniskusriss kommen. In der Regel ist dann jedoch ein Vorschaden aufgrund verschleißbedingter Veränderungen zu berücksichtigen, da ein isoliert traumatischer Meniskusriss, d. h. ein unfallbedingter Riss eines nicht verschlissenen Meniskus ohne wesentliche Begleitverletzung, sehr selten ist (Mazzotti et al. 2002).

? **Gutachtliche Fragestellung**
Ist das Unfallereignis geeignet gewesen, zu einer Meniskusläsion zu führen?

Beispiel 1

Ein 33-jähriger Mann spielt mit seinen Kindern auf dem Rasen vor seinem Haus Badminton. Beim Laufen tritt er in ein im Gras nicht sichtbares Kaninchenloch, verdreht sich das rechte Knie und stürzt zu Boden. Bei seiner privaten Unfallversicherung macht er Ansprüche wegen eines unfallbedingten Mensikusrisses geltend.

Beispiel 2

Ein 57-jähriger Sportlehrer spielt mit seinen Schülern Fußball. Im Verlauf des Spiels erhält er einen Tritt gegen das linke Knie. Aufgrund eines später festgestellten Innenmeniskushinterhornrisses meldet er Ansprüche gegenüber seinem Dienstherren an.

■ **Vorgeschichte**

Anhand anamnestischer Angaben, ärztlicher Unterlagen und ggf. eines Vorerkrankungsregisters ist zu prüfen, ob vor dem angeschuldigten Ereignis bereits eine Kniegelenkssymptomatik vorgelegen hat. Es ist im Hinblick auf konkurrierende Faktoren auch die Abklärung von Art und Häufigkeit sportlicher Aktivitäten und der beruflichen Tätigkeit von Bedeutung, da durch rezidivierende Mikrotraumata aufgrund sportlicher oder beruflicher Belastungen (s. BK auch 2102) Meniskusschäden entstehen können.

■ **Unfallmechanismus**

Der häufigste Unfallmechanismus ist ein sog. »Verwindungstrauma« bzw. ein »Drehsturz«, wobei es zur passiven Rotation des gebeugten Kniegelenkes oder zur plötzlichen passiven Streckung des gebeugten und rotierten Unterschenkels kommt. In der Regel treten dabei Kombinationsverletzungen von Kapsel-Band-Strukturen auf.

■ **Verlauf**

Für den Krankheitsverlauf sind von Bedeutung:
- Das Verhalten des Verletzten nach dem angeschuldigten Unfallereignis: Die Fortführung von sportlichen Betätigungen oder Wiederaufnahme der beruflichen Tätigkeit spricht gegen einen unfallbedingten traumatischen Riss.
- Zeitpunkt des ersten Arztkontaktes: Ein Arztbesuch erst Tage nach dem Unfall stellt ein Argument gegen die überwiegende Verursachung des Meniskusrisses infolge des Unfalles dar.

Für den Verlauf nach dem angeschuldigten Ereignis ist im Weiteren zu klären:
- Welche Therapiemaßnahmen sind erfolgt?
- Wie hat sich hierunter der Beschwerde-/Heilverlauf dargestellt?
- Sind weitere Unfallereignisse zu berücksichtigen?

Hierbei sind neben den anamnestischen Angaben insbesondere die Informationen aus den ärztlichen Dokumentationen zugrunde zu legen.

■ **Befunde**

Erstschadensbefund In der unfallnahen Befundbeschreibung sprechen die im Folgenden genannten Faktoren für die unfallbedingte Genese eines Meniskusrisses, auch wenn die Befunde im Einzelnen nicht verletzungsspezifisch sind und nicht zwingend vorliegen müssen:
- eine akute schmerzhafte Funktionseinschränkung,
- ein blutiger Erguss,
- positive Meniskuszeichen,
- eine Einklemmungssymptomatik,
- keine Quadrizepsatrophie.

Ein **blutiger Erguss** tritt beim frischen Riss dann auf, wenn der Riss in der kapillarversorgten äußeren und mittleren Meniskuszone liegt und/oder Begleitverletzungen vorliegen. Aber auch bei Rissbildung auf dem Boden degenerativer Veränderungen mit Pannusbildung und Kapillareinsprossung kann ein blutig-seröser Erguss beobachtet werden. Die sog. **Meniskuszeichen** (Steinmann-, Böhler-, Payr-Zeichen) sind ebenfalls unspezifisch und auch von unterschiedlicher Aussagekraft. Sie können sowohl falschpositiv als auch falsch-negativ sein. Eine akute Einklemmungssymptomatik kann, muss aber nicht dafür sprechen, dass es sich um einen akuten traumatischen Riss handelt.

Eine **Quadrizepsatrophie** unfallnah ist ein Indiz einer vorbestehenden Kniegelenkssymptomatik, spricht aber nicht im Sinne eines Ausschlusskriteriums prinzipiell gegen einen frischen, d. h. unfallbedingten Meniskusriss.

Hinweise für Begleitverletzungen wie Bandinstabilitäten und Bluterguss im Verlauf des inneren (oder äuße-

◻ **Tab. 10.4** Pro- und Kontra-Kriterien der Unfallbedingtheit eines Meniskusrisses

Pro	Kontra
Leere Anamnese hinsichtlich beruflicher und sportlicher Aktivitäten	Berufs- oder sportbedingte relevante Kniebelastungen mit potenziell meniskusschädigenden Einwirkungen
Geeigneter Unfallhergang	Kein geeignetes oder Bagatelltrauma
Eindeutiger klinischer Befund zu einem unfallnahen Zeitpunkt mit blutigem Erguss, Funktionsbeeinträchtigung, »klassischen« Meniskuszeichen, ggf. auch mit Hinweisen auf Begleitverletzungen	»Blander« Befund ohne oder lediglich mit serösem Erguss, fehlende Meniskuszeichen, keine wesentliche Funktionsbeeinträchtigung, keine Hinweise für Begleitverletzungen
Keine verschleißbedingten Veränderungen und ggf. der Nachweis von Begleitverletzungen in der Bildgebung	Verschleiß in der unfallnahen Bildgebung
Hinweise auf traumatische Rissformation und Fehlen von verschleißbedingten Veränderungen bei der arthroskopischen Untersuchung, ggf. auch Nachweis von Begleitverletzungen, seien es auch nur kleinere Einblutungen im Kapsel-Band-Apparat	Degenerative Rissformation und sonstige verschleißbedingte Veränderungen intraoperativ, keinerlei Hinweis auf traumatisches Ereignis
Nachweis eines frischen Meniskusrisses ohne wesentliche verschleißbedingte Veränderungen bei der histologischen Untersuchung	Lediglich degenerative Veränderungen in der histologischen Untersuchung des Meniskusresektates

10

ren) Kapsel-Band-Apparates legen die unfallbedingte Meniskusschädigung nahe, beweisen sie aber ebenfalls nicht.

Bildgebende Diagnostik Die radiologische Bildgebung (Röntgen und MRT, falls unfallnah angefertigt) dient im Wesentlichen der Beurteilung von:
- der Lokalisation des Meniskusrisses (im MRT),
- einem Erguss (im MRT; keine Unterscheidung zwischen blutigem und serösem Erguss),
- Begleitverletzungen (im MRT z. B. kapsuloligamentäre Verletzungen; im Röntgen z. B. knöcherner Ausriss vom vorderen Kreuzband oder Innenband, Tibiakopfimpressionsfraktur),
- zum unfallnahen Zeitpunkt vorbestehenden verschleißbedingten Veränderungen (im Röntgen und MRT),
- später nachweisbaren sekundären Veränderungen, z. B. röntgenologisch sichtbare Verkalkungen im Verlauf des Innenbandes, sog. Stieda-Pellegrini-Zeichen (◻ Abb. 10.6).

Die Kernspintomographie weist, je nach Autor, eine unterschiedliche Sensitivität und Treffsicherheit für den Nachweis einer Meniskusveränderung auf. In der Literatur finden sich Angaben von um die 70% bis über 90%. Zu beachten ist, dass kernspintomographisch nachweisbare Meniskusveränderungen nicht ohne Weiteres zu einer klinischen Symptomatik führen müssen (Kornick et al. 1990; Jerosch et al. 1993), sodass durchaus auch eine verschleißbedingte Ursache für einen nach einem vermeintlichen Unfall festgestellten Meniskusriss verantwortlich zu ma-

chen ist, auch wenn der Betroffene vorher nicht unter Beschwerden gelitten hat.

Operationsbefund Ein ggf. vorhandener Operationsbericht ist zu prüfen auf Angabe von/Hinweise auf:
- Risslokalisation und -morphologie. Nach kernspintomographischen Untersuchungen beginnen degenerative Risse in der Regel im Hinterhorn, traumatische Risse werden eher im Vorderhornbereich gefunden. Nach einer Untersuchung von Poehling et al. (1990) sind komplexe Horizontal- und Lappenrisse eher verschleißbedingter Genese und radiale periphere Risse eher traumatisch bedingt.
- Blutigen Erguss, Blutungsresiduen.
- Begleitverletzungen.
- Verschleißbedingte Veränderungen.

Histologie In den ersten Wochen nach dem Traumaereignis ist eine histologische Differenzierung zwischen frischem Riss eines gesunden Meniskus und Meniskusdegeneration mit sekundärer Rissbildung möglich (Könn et al. 1985).

Befunde bei der gutachtlichen Untersuchung Die Fragestellung, ob ein nach einem Unfall nachgewiesener Meniskusriss unfallkausal ist, stellt sich oft erst nach einer arthroskopischen Diagnosestellung, sodass zum Zeitpunkt der Begutachtung bereits meist eine entsprechende arthroskopische Sanierung, entweder Teilresektion oder Meniskusnaht, erfolgt ist und möglicherweise aufgetretene Begleitverletzungen konservativ oder operativ behandelt wurden. Insofern dienen die Befunde zum Zeitpunkt der Begutachtung weniger der Klärung der Zusammenhangsfrage als, bejahendenfalls, der Einschätzung von Dauerfolgen der unfallbedingten Meniskusschädigung, die in der Regel mit Begleitverletzungen einhergeht. Der Befund kann dann entweder von den Folgen einer Kombinationsverletzung oder einer sekundären Arthrose nach Meniskusteilresektion geprägt sein.

▪ Zusammenhangsklärung

Bei der Zusammenhangsklärung sind somit folgende Kriterien von Bedeutung:

- Eigen- und fremdanamnestische und ärztlich dokumentierte Informationen zu Unfallhergang, unfallnahen Beschwerden, Vorerkrankungen, Vorunfällen, beruflicher Tätigkeit und sportlicher Aktivität,
- möglichst unfallnahe klinische Befunde bei den ersten ärztlichen Untersuchungen,
- Befund von röntgenologischer und sonstiger bildgebender Diagnostik sowie
- Ergebnis einer diagnostischen Arthroskopie und
- möglichst unfallnaher histologischer Untersuchung.

Die in ◘ Tab. 10.4 dargestellten Kriterien helfen, die Entscheidung zu treffen.

Die eingangs angesprochenen Beispiele sind wie folgt zu beurteilen:

Ausführungen zu Beispiel 1

33-jähriger Mann mit Ansprüchen an private Unfallversicherung wegen Meniskusriss.

Unfallhergang. Beim Badmintonspiel auf Rasen tritt der 33-Jährige beim Laufen in ein Loch, verdreht sich das Knie und stürzt zu Boden.

Der 33-jährige Mann begab sich noch am **Unfalltag in ambulante Klinikbehandlung.** Das Knie zeigte einen deutlichen Erguss, die Funktion war derart schmerzbedingt beeinträchtigt, dass zunächst keine sicheren Meniskuszeichen festgestellt werden konnten. Es lag ein deutlicher Druckschmerz über dem Innenband mit Hinweisen für eine mediale Bandinstabilität vor. Nach Durchführung von konventionellen Röntgenaufnahmen zum Ausschluss knöcherner Verletzungen (wesentliche degenerative Veränderungen wurden nicht gesichert) erfolgte eine Punktion, die einen blutigen Erguss von ca. 40 ml ergab. Die am nächsten Tag durchgeführte **Arthroskopie** sicherte einen Innenmeniskuskorbhenkelriss, der genäht wurde.

Bewertung. Bei unauffälliger Vorgeschichte, adäquatem Trauma und korrespondierenden Befunden kann ein unfallbedingter Meniskusschaden anerkannt werden.

Ausführungen zu Beispiel 2

57-jähriger Sportlehrer mit Ansprüchen gegenüber Dienstherrn wegen Meniskusriss.

▼

Unfallhergang. Während des Fußballspiels mit Schülern erhält er einen Tritt gegen das linke Knie.

Die Erstbehandlung erfolgte **3 Tage nach dem Trauma beim Hausarzt** wegen zunehmender Schmerzen und Erguss. Es zeigten sich ein geringer intraartikulärer Erguss, keine sicheren Meniskuszeichen. Die eine Woche später durchgeführte MRT ergab einen geringen Erguss, eine medial betonte Gonarthrose mit einer 2.- bis 3.-gradigen Chondromalazie und eine Innenmeniskushinterhornläsion. Intraoperativ fand sich wiederum 10 Tage später **arthroskopisch** ein Reizerguss; die im MRT dargestellten Befunde wurden bestätigt.

Bewertung. Es handelt sich um eine Kniegelenksprellung und einen **unfallunabhängigen**, degenerativen Meniskusschaden.

▪ Einschätzung

Die Minderung der Erwerbsfähigkeit bzw. Invalidität wird beim überwiegend traumatisch verursachten Riss möglicherweise auch beeinträchtigt sein von Art und Ausmaß der capsulo-ligamentären oder knöchernen Begleitverletzungen, wie z. B. vordere Kreuzbandruptur oder Tibiakopffraktur.

Bei Instabilität ist auf die Wertung in ▶ Abschn. 10.2 (»Vordere Kreuzbandruptur«), zu verweisen. Bei im Wesentlichen folgenloser Ausheilung von Begleitverletzungen können die Symptomatik und Funktionsbeeinträchtigung einer sekundären Arthrose (▶ Abschn. 10.6, »Arthrosen«) nach einer Meniskusteilentfernung das Bild bzw. den Dauerschaden prägen.

10.4   Berufskrankheit Nr. 2102

I. Mazzotti

Zur Berufskrankheit BK Nr. 2102 zählen Meniskusschäden nach mehrjährigen andauernden oder häufig wiederkehrenden die Kniegelenke überdurchschnittlich belastenden Tätigkeiten.

▪ Berufliche Verursachung (Prüfung der haftungsbegründenden Kausalität)

Bis 1988 waren nur **primäre Meniskusschäden** nach zumindest 3-jähriger regelmäßiger Tätigkeit untertage unter Versicherungsschutz gestellt; seither können auch Meniskusschäden nach anderen, mindestens 2-jährigen andauernd wiederkehrenden Tätigkeiten (mit zumindest 30% der Arbeitsschichten) mit Zwangshaltungen und Zwangsbewegungen wie knienden und hockenden Tätigkeiten sowie häufige Mikrotraumatisierungen durch Einknicken und erhebliche Drehbeanspruchung im gebeugten Kniegelenk, Laufen und Springen mit Scherbewegungen auf unebener Unterlage als Berufserkrankung anerkannt werden.

Insofern kommen **nicht nur Beschäftigte im Bergbau**, sondern nun auch Versicherte mit ähnlichen Kniebelastungen, z. B. Fliesen-, Parkett- und Bodenleger, Ofenbauer und Kesselschweißer, aber auch Beschäftigte mit heftigen Bewegungsbeanspruchungen der Kniegelenke wie Berufsfußballspieler und Rangierarbeiter in Betracht.

Kniende Tätigkeiten führen jedoch nur dann zur Meniskusschädigung, wenn der Meniskus ständig einem erhöhten Druck ausgesetzt ist, verschoben oder verformt wird. Dies ist eher nicht der Fall beim Knien auf dem Schienbeinkopf und der Kniescheibe, da dabei die ventralen Anteile des Kniegelenkes deutlich mehr als die Menisci belastet werden. Auch kommt es bei 90°-Beugung nicht zu einer relevanten Verformung oder Verschiebung der Menisci. Der Meniskus wird vielmehr beim Fersen- und Hocksitz in Dauerzwangshaltungen belastet.

Mikrotraumatisierungen resultieren aus unkontrollierten Bewegungen mit Überforderung der Menisci als Puffer zwischen Ober- und Unterschenkel, z. B. bei plötzlichen Stopps, Richtungswechseln beim Sportler und Gehen auf unebenem Gelände.

> ❯ Zur Einschätzung der beruflichen Belastung ist das genaue individuelle Tätigkeitsprofil zu prüfen, und zwar eigenanamnestisch und fremdanamnestisch, z. B. durch die Angaben des Arbeitgebers. Bei unklaren Fällen erfolgt die Prüfung durch eine Arbeitsplatz- und Tätigkeitsanalyse des Technischen Aufsichtsdienstes der zuständigen Berufsgenossenschaft.

Abzugrenzen sind konkurrierende Krankheitsgründe (z. B. Beanspruchungen aus dem privaten Bereich wie Hobby, Sport, Eigenheimbau) und anlagebedingte Faktoren wie ein Genu varum oder ein erhebliches Übergewicht. Zudem muss berücksichtigt werden, dass in der Allgemeinbevölkerung Meniskusschäden auch in ähnlicher Weise zu beobachten sind wie bei eindeutig belasteten Personen.

- **Klinisches Bild (Prüfung der haftungsausfüllenden Kausalität)**

Das klinische Bild kann unterschiedlich sein. Entweder liegen jahrelange Beschwerden mit Kniegelenksreizergüssen aufgrund verschleißbedingter Veränderungen der Menisken vor, oder aber es kommt zu einer plötzlichen Symptomatik, z. B. bei Einklemmung eines Meniskusrisses nach vorab jahrelanger Beschwerdefreiheit oder -armut.

Bei Rissbildungen auf dem Boden degenerativer Veränderungen können auch Blutbeimengungen im Erguss beobachtet werden (▶ Abschn. 10.3, »Meniskusschäden«). Bei chronischem Verlauf kann es als Zeichen des Reizzustandes des Kniegelenks zur Vergrößerung des Hoffa-Fett-

◻ Tab. 10.5 Statistik BK Nr. 2102. (Daten der Deutschen Gesetzlichen Unfallversicherung; www.dguv.de/inhalt/zahlen/bk/neuerenten/index.jsp)

Jahr	Anzeigen	Bestätigt	Anerkannt	Neue BK-Renten
2008	1378	204	204	66
2009	1347	186	186	60
2010	1411	176	176	57
2011	1214	201	201	58

körpers und/oder Auftreten einer Baker-Zyste kommen, es können Meniskusganglien entstehen und letztendlich auch eine Alteration des angrenzenden Gelenkknorpels.

Sonstige Knorpelveränderungen, z. B. die Osteochondrosis dissecans, sind hiervon abzugrenzen. Es ist auch zu beachten, dass die Arthrose der dem Meniskus benachbarten Gelenkflächen zu einer »sekundären« **Meniskusschädigung führt.**

> ❯ Sekundäre Meniskusschädigungen sind als verschleiß- und nicht als berufsbedingt anzusehen.

Das klinische Bild ist aber ebenso wie der bildgestützte (magnetresonanztomographische), arthroskopische und histologische Befund unspezifisch, d. h. anhand dieser Befunde kann nicht zwischen berufsbedingten und sonstigen, z. B. sportbedingten Meniskusschäden unterschieden werden.

- **Beurteilung**

Nur bei gesicherten mehrjährigen bzw. mindestens 2-jährigen belastenden beruflichen Tätigkeiten im eingangs genannten Sinne, fehlenden konkurrierenden Beanspruchungen und anlagebedingten Faktoren ist die Anerkennung eines nachgewiesenen primären Meniskusschadens als Berufskrankheit zu empfehlen.

- **Statistik**

Aus der Übersicht des Hauptverbandes der Gewerblichen Berufsgenossenschaften, betreffend die Jahre 2008–2010, ist zu entnehmen, dass weniger als 15% der gemeldeten Fälle anerkannt wurden (◻ Tab. 10.5).

10.5 Knorpelschäden

M. Schiltenwolf, G. Rompe

Bezüglich länger bestehender Veränderungen des Gelenkknorpels s. ▶ Abschn. 10.6 »Arthrosen«.

In diesem Abschnitt geht es um die Zuordnung eines Knorpelschadens zu einem Unfallereignis oder als Überlastungsschaden, ggf. zur Abgrenzung von frischen, primär aber nicht unfallbedingten Veränderungen des Gelenkknorpels. Es wird im Wesentlichen die aktuelle Veröffentlichung von Hempfling (2004) zugrunde gelegt.

10.5.1 Beurteilungskriterien

> **Beurteilungskriterien**
> - Anamnese, Ereignisablauf
> - Erstbefund, Gelenkpunktat
> - Bildgebende Diagnostik
> - Arthroskopie
> - Histologie
> - Begutachtung

■ **Ereignisablauf**

Direktes Trauma Direkte Krafteinwirkung auf eine Gelenkfläche, die in aller Regel von Weichgewebe umgeben ist, sodass stets eine Weichteilschädigung auf dem Weg zum Knorpelschaden zu erwarten ist. Da der elastische hyaline Gelenkknorpel »ausweichen« kann, werden impulsartige Krafteinwirkungen von 26 Megapascal erwartet, was einem ungebremsten Aufprall aus einer Höhe von 4,3 m entspricht.

Indirektes Trauma Beim indirekten Trauma (Zerrung, Distorsion, Luxation) können tangentiale Kräfte und Scherkräfte zu einer Knorpelschädigung führen, ohne Mitbeteiligung des subchondralen Knochens. Aber auch hier ist vorauszusetzen, dass Begleitverletzungen vorliegen.

■ **Erstbefund**

Knorpelverletzungen führen in der Regel zu einer Gelenkreaktion. Bei **indirekten Gelenkknorpelverletzungen** kommt es zur Abscherung oberflächlicher Knorpelstückchen mit reaktiver Synovialitis. Nur bei gleichzeitiger Schädigung des subchondralen Knochens kann es zu Blutungen ins Gelenk kommen. Dann weisen Fettaugen im Hämarthros auf die Eröffnung des Knochens.

Wegen der unterschiedlichen Elastizität des Knorpels bzw. des subchondralen Knochens ist auch bei **direkter Traumatisierung** zunächst eine Schädigung im subchondralen Bereich zu erwarten. Durch Einblutung zwischen Knorpel und subchondralem Knochen entsteht eine Knorpelblase, die zur Ernährungsstörung des Gelenkknorpels und dann zur traumatisch bedingten Knorpelerweichung bis hin zum Knorpeldefekt führt. Daraus erklärt sich ein

schmerzfreies Intervall nach Abheilung der Kontusion ca. ab der 6. Woche bis zum Knorpelaufbruch oberhalb der Knorpelblase ca. in der 12. Woche mit Entwicklung einer Knorpelmalazie.

■ **Bildgebende Diagnostik**

Konventionelles Röntgen erlaubt den Nachweis unfallunabhängiger Vorschäden durch indirekte Zeichen (Gelenkspaltverschmälerung, subchondrale Sklerosierung, Arthrose).

Dagegen führt jede nennenswerte Gelenktraumatisierung zu einem Knochenmarködem (»bone bruise«) als Stauchungsödem, aber auch als subchondrales Hämatom, ggf. mit Mikrofrakturen, was in der Magnetresonanztomographie (MRT) nachweisbar ist. Unter entsprechender Schonung bilden sich die MRT-Zeichen der Knochenkontusion üblicherweise in 12 Wochen zurück. Das subchondrale Knochenödem ist nicht verletzungstypisch. Für einen Unfallzusammenhang spricht nur die rasche Rückbildung einer initialen Signalanhebung in der T2-Wichtung. Bei anhaltendem subchondralem Knochenödem muss nach weiteren Ursachen gefahndet werden (Fehlstatik, Arthrose). Das Fehlen eines Knochenödems spricht gegen eine erhebliche Schädigung. In den ersten 3 Wochen nach einem Unfall sollten aber ödematöse Veränderungen in den Weichteilen zu finden sein.

Sonstige diagnostische Maßnahmen (Sonographie, Computertomographie) sind zur Beurteilung des Gelenkknorpels weniger geeignet, können aber Begleitschäden aufdecken.

■ **Arthroskopie**

Die Arthroskopie ist die derzeit **aussagekräftigste Methode zur Beurteilung eines Knorpelschadens,** wenn die Knorpeloberfläche betroffen ist oder wenn die Konsistenz des Gelenkknorpels auffällig verändert ist. Bei einem traumatischen Knorpelschaden ist bis zur 6. Woche ein scharfer Rand zu erwarten, der sich bis zur 24. Woche ohne Kantenbildung abrundet, ggf. auch mit Defektauffüllung. Nach einem halben Jahr kann die Arthroskopie zur Unterscheidung zwischen Trauma und nichttraumatischem Knorpelschaden nicht mehr hinreichend beitragen.

■ **Histologie**

Die Entnahme von Gelenkknorpelgewebe zur histologischen Untersuchung ist in der Regel nicht angezeigt bzw. kommt zeitlich so spät nach dem Unfall, dass der histologischen Untersuchung meist keine Bedeutung zugemessen werden kann.

10.6   Arthrosen

M. Schiltenwolf, G. Rompe

10.6.1 Definition

1913 soll der Internist F. von Müller erstmals die begriffliche Trennung von Arthrose und Arthritis vorgeschlagen haben (Wessinghage 1995): Die Arthrose nimmt ihren Ausgang vom gestörten Gelenkknorpel, führt zu Randzackenbildungen und niemals zur Ankylose. Im Gegensatz dazu nimmt die Arthritis ihren Ausgang von der Synovialis und zerstört mit Hilfe eines granulomatösen Pannus sämtliche Gelenkstrukturen, was schließlich über Verknöcherungsvorgänge zur Totalankylose führen kann.

Diese Begriffstrennung hat sich jedenfalls seitdem im deutschen Sprachraum durchgesetzt und findet sich auch als begriffliche Sonderstellung der Arthrose in der aktuellen deutschen Modifikation der ICD-10-GM, Version 2005 mit der Unterteilung in primäre Arthrosen (ein Grundleiden oder eine auslösende Krankheit sind nicht nachgewiesen), sekundäre Arthrosen und Polyarthrosen.

Im englischen Sprachraum beschreiben »osteoarthritis« (OA) der apophysealen Gelenke bzw. »degenerative joint diseases« die Osteoarthrosen **und** Bandscheibendegenerationen, dagegen wird für die primär immunologisch begründeten Gelenkzerstörungen der Begriff »rheumatoid arthritis« (RA) verwendet.

Die deutschsprachige Definition der Arthrose befriedigt vor allem die klinische Untersuchung und den therapeutischen Ansatz. Bekanntlich gibt es aber durchaus Phasen im Ablauf von Arthrosen, die mehr an eine entzündliche Gelenkerkrankung erinnern und heute mit den wenig befriedigenden Umschreibungen »Reizgelenk« oder »akuter Reizzustand« versehen werden müssen.

10.6.2 Diagnostik

Klinische Symptomatik
- Schmerzen im Gelenk (bei und vor allem nach besonderen Belastungen)
- Reiben im Gelenk (tast- und hörbar)
- Morgensteifigkeit (unter 30 Minuten)
- Tastbare Osteophyten
- Unauffällige Laborbefunde (keine Entzündungsparameter)
- Fehlende Rheumaanamnese

Primäre Arthrosen sind häufig multilokulär. Polyarthrosen beschreiben den häufig beidseitigen Gelenkaufbruch der Fingermittel- und -endgelenke sowie des Daumensattelgelenks; von generalisierter Arthrose (»generalized osteoarthritis«) spricht man bei gleichzeitiger Arthrose eines großen Gliedmaßengelenkes (vor allem Knie) mit Fingerpolyarthrosen, Arthrosen der Handwurzelgelenke (ggf. mit Beteiligung der Gegenseite) und Bandscheibendegenerationen an Hals- und/oder Lendenwirbelsäule (Günther 1998).

Ursachen primärer Arthrosen können sein:
- familiäre geringere Widerstandsfähigkeit des Gelenkknorpels mit nachfolgend vermehrtem Abrieb unter Alltagsbelastung oder
- gestörter Knorpelmetabolismus im molekularbiologischen Bereich oder durch intraossäre chronische venöse Insuffizienz (Frank 2004; Hackenbroch 2003).

❯ **Für die Begutachtung haben primäre Arthrosen Bedeutung als Ausschlusskriterium bzw. wegen eventuell damit verbundener Funktions- und Belastungsstörungen bei Feststellung des Grades der Schwerbehinderung oder der Berufsunfähigkeit.**

Beispiel

64-jährige Frau mit deutlicher Deformierung der Langfingerendgelenke, rechts stärker als links (wie sie schon ihre Mutter gehabt hat) und die man in ihrer Umgebung laienhaft als Gichtfinger beschreibt (obwohl eine Harnsäurestoffwechselstörung ausgeschlossen ist) fühlt sich kosmetisch erheblich beeinträchtigt. Sie kann den Familienschmuck an den Fingern tragen, fühlt sich bei ihrem Hobby, sticken und häkeln, kaum behindert.

Der Behinderungsgrad (GdB) überschreitet an jeder Hand 10 nicht.

Sekundäre Arthrosen machen selbst am Hüftgelenk (Günther 1977) nur ungefähr 50% aller Arthrosen aus. Dabei spielt die Arthroseentwicklung durch Inkongruenz der Gelenkpartner oder (erworbene) Fehlstatik der biomechanischen Belastungslinie eine große Rolle. Die schwersten Arthrosen entwickeln sich oft nach Gelenkinfektionen mit nachfolgender Gelenkdestruktion.

Traumata können ein Gelenk direkt schädigen (auch eine röntgenanatomisch sehr gute Wiederherstellung kann die Erstausstattung des hyalinen Gelenkknorpels häufig nicht erhalten) oder in der Folge zu einer Arthrose führen, z. B. durch Achsfehler (im Rahmen der üblichen Röntgendiagnostik werden O- und X-Abweichungen gegenüber der Gegenseite leicht erkannt, Ante- und Rekurvationen seltener bemerkt und vor allem Rotationsfehler häufig übersehen). Bei Gelenkbinnenverletzungen, insbesondere bei Schädigungen des Gelenkknorpels (auch als mittelbare Folge arthroskopischer Eingriffe), ist mit Entwicklung einer Arthrose in relativ kurzer Zeit zu rechnen, bei erworbenen Achsenfehlern erst nach einem längeren Zeitraum.

Ohne direkte Gelenkbinnenschädigung ist (bei Achsenfehlern) mit der Entwicklung einer Arthrose erst nach längerem Zeitraum zu rechnen, dann aber mit stetiger weiterer Verschlechterung unter Alltagsbeanspruchung. Eine Zusammenhangsbejahung erfordert – abgesehen von Plausibilitätsgrundsätzen und Brückensymptomen – vor allem die Einsicht in Röntgenaufnahmen und ggf. Operationsberichte aus der Unfallzeit.

Vorbestehende Arthrosen können durch Traumata nachhaltig beeinflusst werden, was nach Prellungen und Distorsionen häufig zu deutlich verzögertem Abklingen von Beschwerden und Erguss führt.

Das Ausmaß **posttraumatischer Verschlimmerung** einer vorbestehenden Arthrose lässt sich am leichtesten anhand der röntgenologischen Entwicklung des geschädigten Gelenkes bewerten. Noch viel leichter wäre die Beurteilung, wenn auch ein röntgenologischer Verlauf des paarigen »Vergleichsgelenks« zur Verfügung stünde.

> **Bei Behandlungsabschluss und bei der ersten Begutachtung stets auch Röntgenaufnahmen der gesunden Seite anfertigen!**

Hat es sich »nur« zunächst um eine Verletzung ohne strukturelle Schäden gehandelt, sind an die Anerkennung einer Arthrose als »posttraumatisch« hohe Bedingungen zu stellen. Dabei kommt es insbesondere auf die Brückensymptomatik an.

Als Überlastungsschäden am Skelett werden von Zichner (2003) keine Gelenkveränderungen diskutiert, sondern nur Anpassungs- und Umbauvorgänge des Knochensystems (z. B. Ermüdungsbrüche, Bräunlich et al. 1996).

- **Röntgendiagnostik**

International durchgesetzt hat sich die Einteilung der Arthrosen des »Römischen Symposions 1961« und des daraus erwachsenen »Atlas of Standard Radiographs of Arthritis« (Kellgren und Lawrence 1963; ◻ Tab. 10.6). In diesem Atlas findet sich für alle Gelenke eine röntgenologische Skalierung der Schweregrade der Arthrose mit jeweils beispielhaften Abbildungen; allerdings ist die Reliabilität zwischen einzelnen Untersuchern zum Teil mäßig. Auch die Kernspintomographie verbessert die Diagnostik noch nicht zuverlässig. Sie kann zwar den intakten Gelenkknorpel und auf den Knochen reichende Defekte gut nachweisen, hat aber bei der Abgrenzung der Stufen 1, 2 und 3 Schwierigkeiten.

◻ **Tab. 10.6** Radiologische Kriterien der Arthrose nach Kellgren und Lawrence (1963)

Schweregrad	Kennzeichen
0	Keine Veränderungen
1	Geringe subchondrale Sklerosierung Keine Osteophyten Keine Gelenkspaltverschmälerung
2	Geringe Gelenkspaltverschmälerung Beginnende Osteophytenbildung Angedeutete Unregelmäßigkeit der Gelenkfläche
3	Ausgeprägte Osteophytenbildung Gelenkspaltverschmälerung Deutliche Unregelmäßigkeit der Gelenkfläche
4	Ausgeprägte Gelenkspaltverschmälerung bis zur vollständigen Destruktion Deformierung/Nekrose der Gelenkpartner

10.6.3 Kausalitätsbeurteilung

> **Primäre Arthrosen** können nur im Ausschlussverfahren (Verneinung sekundärer Arthrosen) erschlossen werden. **Sekundäre Arthrosen** sind Folgen der oben erwähnten Ursachen, was sich am besten am röntgenologischen Verlauf ableiten lässt.

Probleme bereitet die Kausalitätsbeurteilung der **Verschlimmerung** einer vorbestehenden Arthrose. Dazu muss (in allen versicherungsrechtlich relevanten Gebieten) der unfallunabhängige Vorbefund bzw. seine Behandlungsbedürftigkeit nachgewiesen werden. Nur in den Fällen (insbesondere im Haftpflichtrecht und in der PUV), in welchen Auskünfte/Erhebungen über den Zeitraum vor dem nun maßgeblichen Ereignis nicht zur Verfügung stehen oder gestellt werden, muss retrospektiv der Wahrscheinlichkeitsgrad der Kausalität erörtert werden.

10.6.4 Bewertung der Beeinträchtigung

Der Bewertung ist stets die Funktionsbeeinträchtigung und nicht der Röntgenbefund zugrunde zu legen, denn zwischen Röntgenbefund und Leistungseinbuße besteht nur ein sehr loser Zusammenhang (Schröter 1995).

Kriterien, die für die Bewertung maßgeblich sind
- Bewegungsausmaß
- Kontrakturen
- Statik
- muskuläre Führung
- Stabilität
- Notwendigkeit von Hilfsmitteln

Meist erfolgt die Bewertung in Prozenten oder in Graden der **Beeinträchtigung der allgemeinen Leistungsfähigkeit** im Erwerbsleben. Dazu wurden in der einschlägigen Literatur inzwischen weitgehend übereinstimmende Bewertungsvorschläge für die vollständige Versteifung jedes Gelenkes in günstiger Gebrauchsstellung veröffentlicht. An diesen Vorgaben ist die aktuelle Funktionseinbuße zu messen. Einheitliche Vorschläge für unterschiedliche Funktionseinbußen gibt es nur für die großen Körpergelenke.

Im Rahmen von **Haftpflichtschäden** und bei (privaten) **Berufsunfähigkeitsversicherungen** ist die Auswirkung einer Funktionseinschränkung auf den **speziellen Beruf** des Probanden besonders zu prüfen. Die Kniearthrose wird sich also bei einem Generaldirektor anders auswirken als bei einem Maurer. Typische Beeinträchtigungen sind in Worten darzustellen. Vor allem bei Selbstständigen und Freiberuflern sind Vorgaben des Versicherers zu erwarten, in welchem Umfang die jetzt eingeschränkten Tätigkeiten vor Unfall/Antragstellung bei der täglichen Berufsarbeit geleistet wurden.

In der **privaten Unfallversicherung** gilt die Gliedertaxe verbindlich. **Prognostische Aspekte** spielen im Rahmen der privaten Unfallversicherung eine wichtige Rolle, wenn zumindest mit statistischer Wahrscheinlichkeit sich zum Ablauf des 3. Unfalljahres das Risiko einer weiteren Befundverschlechterung, Funktionseinbuße oder des ein- oder mehrmaligen Gelenkersatzes abzeichnet.

Hinzuweisen ist in diesem Zusammenhang auf Standardwerke der Begutachtung; in Deutschland z. B. Ludolph, Lehmann, Schürmann (Loseblattsammlung seit 1968) oder Mehrhoff, Meindl, Muhr (2005) oder Rompe, Erlenkämper, Schiltenwolf, Hollo (2009) oder Veröffentlichungen des Bundesministeriums für Arbeit und Soziales oder der Deutschen Rentenversicherung.

Beispiel

48-jähriger Büroangestellter, Hobby-Fußballer, rutscht im Betriebshof der Firma bei Nässe aus, kann sich an einer Hauswand abfangen, ohne hinzufallen. Deutliche Knieschwellung am Unfalltag. Am 3. Tag Punktion 70 ml nicht blutiger Erguss. Die Röntgenaufnahmen vom Unfalltag
▼

zeigen retrospektiv eine beginnende Pangonarthrose. Unter konservativer Behandlung bildet sich der Erguss weitgehend zurück. Eine zeitnahe Kernspintomographie gibt es nicht. Auf weitere Nachforschungen des Gutachters finden sich Hinweise auf mehrmalige Behandlung wegen Reizknie, und schließlich finden sich 7 Jahre alte Röntgenaufnahmen ohne auffällige Kniearthrose.

Zusammenhangsbeurteilungen:
- **Begutachtung für die gesetzliche Unfallversicherung:** Kniedistorsion bei vorbestehender Kniearthrose. MdE unter 10%. Es folgen Widerspruch und SG-Verfahren. Bei der Begutachtung 3 Jahre nach Unfall: Deutlicher Kniegelenkserguss. Keine auffällige röntgenologische Veränderung gegenüber den Aufnahmen vom Unfalltag, wohl aber im Vergleich zu den Aufnahmen 7 Jahre vor dem Unfall. Auch der Gerichtssachverständige kommt zu der Aussage: Es ist nicht wahrscheinlich, dass der Unfall Ursache des anhaltenden Reizzustandes im Kniegelenk ist.
- Bei derselben Person werden noch folgende Begutachtungen durchgeführt:
- **Begutachtung für private Berufsunfähigkeitsversicherung:** Keine Beeinträchtigung im Beruf als Büroangestellter. Nicht zumutbar sind Tätigkeiten im Hocken und Knien, anhaltendes Gehen auf unebenem Gelände.
- **Begutachtung für die gesetzliche Rentenversicherung:** Vollschichtig einsatzfähig (>6 Stunden arbeitstäglich) unter Berücksichtigung der unter »Begutachtung für private Berufsunfähigkeitsversicherung« genannten Einschränkungen.
- **Begutachtung nach dem Schwerbehindertenrecht:** Grad der Behinderung: 10.

10.7 Gelenkendoprothesen

M. Schiltenwolf, G. Rompe

Jede Gelenkendoprothese verlangt rücksichtsvolle Begrenzung der Inanspruchnahme des Gelenkes, weshalb für die großen Körpergelenke (Hüfte, Knie, Schulter) auch bei sehr guter Funktion nach Ablauf eines Jahres MdE/GdS/GdB von zumindest 10 angenommen werden. Denn auch bei sehr gutem röntgenologischem Ergebnis sind besondere Belastungen zu vermeiden, z. B. bei Hüft- und Knietotalendoprothesen axiale Erschütterungen, schweres Heben, häufiges Bücken, tiefe Hocke, maximale Rotation.

Höhergradige Funktionseinschränkungen nach Endoprothesenversorgung werden analog zur Arthrose eines solchen Gelenkes bewertet. Weitere Befundverschlechterungen sind zu erwarten, gutachtliche Nachuntersuchungen (außer in der privaten Unfallversicherung) zu empfehlen.

Tab. 10.7 Zuschlag für Hüft- und Kniegelenke	
Lebensalter	**Zuschlag**
16+17	10/20
18+19	9/20
20–22	8/20
23–26	7/20
27–31	6/20
32–39	5/20
40–53	4/20
54–79	3/20
80–	2/20

Zur Begutachtung und Einschätzung der Leistungsbeeinträchtigung werden benötigt:

- Aktuelle Röntgenaufnahmen in 2 Ebenen **und** Röntgenaufnahmen kurze Zeit nach Implantation der Endoprothese (zur Beurteilung des Prothesensitzes und eventueller Positionsänderungen).
- Klinischer Befund (Neutral-Null-Dokumentation) des betroffenen Gelenkes **und** Vergleich mit dem gesunden »Vergleichsgelenk«.
- Beschwerdeschilderung aktuell **und** Hinweise über Beschwerden, Schmerzen, Einschränkungen vor der Endoprothesenimplantation und im weiteren Verlauf.

In der privaten Unfallversicherung (PUV) findet die endgültige Bewertung zum Ablauf des 3. Unfalljahres statt. In diese Bewertung muss also der wahrscheinliche zukünftige Verlauf eingeschlossen werden. Prothesenwechsel sind z. B. umso häufiger zu erwarten, je jünger der Versicherte ist, und gleichzeitig sind die allgemeinen und speziellen Operationsrisiken zu berücksichtigen. Es hat sich eine Berechnungsformel etabliert, die das höhere Prothesenwechselrisiko jüngerer Versicherter berücksichtigt (Schröter u. Ludolph 2009).

Basisbemessung nach Funktion, zuzüglich
- Zuschlag für Minderbelastbarkeit/Lockerungsgefahr und zu erwartendem Prothesenwechsel abhängig vom Lebensalter:
    - 8 dividiert durch Lebensalter zum Zeitpunkt der TEP-Implantation,
    - aufzurunden auf die nächst höhere …/20-Stufe.
- Daraus ergibt sich eine Bemessung des **Zuschlags** (für Hüft- und Kniegelenke ◻ Tab. 10.7). Bei Schulter-, Ellenbogen- und Sprunggelenkendoprothesen sind jeweils um 1/20 höhere Zuschläge begründet.

Beispiel

20-jähriger Mann erhält (wegen Hüftkopfnekrose) eine am Ende des 3. Unfalljahres einwandfrei funktionierende Hüfttotalendoprothese, wofür 2/20 Beinwert anzusetzen wären. Zusätzlich ist ein Risikozuschlag für anfallende Wechseloperationen anzunehmen, für den in diesem Lebensalter 8/20 Beinwert empfohlen werden.

10.7.1 Hüftarthrose, Hüftendoprothesen

Das Hüftgelenk mit seiner anatomisch günstigen Kongruenz der Gelenkpartner ist gegen Fremdeinflüsse offensichtlich besonders gut geschützt. Für Ausdauerläufe, Kurzstreckenläufe, Springen und Trampolinturnen ist auch im Höchstleistungssport bisher kein Sportschaden am Hüftgelenk nachgewiesen, vermutlich dank günstiger Anpassung der Körperstrukturen an das Training. Abgesehen von intraossären Gasembolien in funktionellen Endgefäßen, z. B. des Hüftkopfes (bei Dekompressionsunfällen) sind Berufskrankheiten und Sportschäden unbekannt.

In ungefähr der Hälfte der Fälle ist die Ursache der Arthroseentwicklung nicht bekannt (primäre Arthrose). Ca. 5% entfallen auf traumatische Ursachen und 1% auf vorangegangene Infektionen. Für den großen Rest sind Entwicklungsstörungen des Hüftgelenkes (Hüftdysplasien etc.) und erworbene Störungen (Hüftepiphysenlösung, M. Perthes) sowie Protrusio acetabuli verantwortlich.

Zu den **bekanntesten traumatischen Ursachen** zählen:
- Hüftpfannenverletzungen,
- Hüftkopfnekrose nach (medialer) Schenkelhalsfraktur,
- Achsenfehler nach Brüchen des Schenkelhalses oder des Oberschenkelschaftes.

Die Hüftarthrose beginnt klinisch fast immer mit einer Einschränkung der Drehfähigkeit, es folgt der Verlust der Überstreck- und Abspreizfähigkeit, und am längsten erhalten bleibt die Beugung in dem wichtigen Bereich zwischen 10 und 90° (zum Sitzen und zum Toilettengang). Im Gegensatz zur Kniearthrose ist für die Betroffenen die Bewegungseinschränkung wesentlicher als der Schmerz.

■ **Bewertung der Beeinträchtigung**

Der **Verlust eines Hüftgelenkes** (heute vor allem als unbefriedigender Zustand nach Ausbau einer Totalendoprothese) geht nahezu immer mit erheblichen Kontrakturen und einer deutlichen Beinverkürzung einher und ist selten mit einer MdE von weniger als 50% zu bewerten.

Die (operative) **Versteifung** eines Hüftgelenkes in günstiger Gebrauchsstellung (Abspreizung 10°, Beugung 10°, mittlere Drehstellung) entspricht einer MdE von 30%,

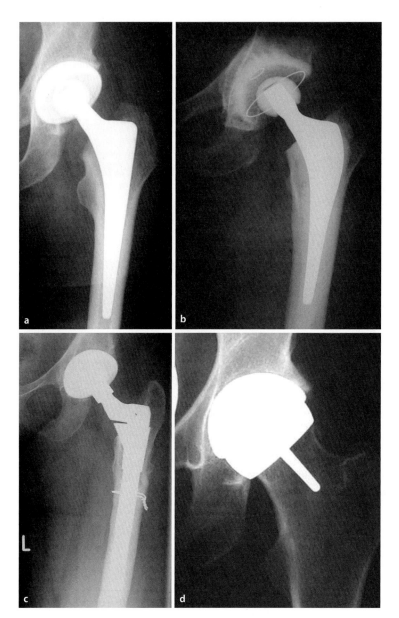

◘ **Abb. 10.7a–d** Röntgenbild. **a** Zementfreie Hüfttotalendoprothese (CLS-Geradschaft, Zimmer-Pressfit-Pfanne). **b** Zementierte anatomische Hüfttotalendoprothese (Biomet Olympia). **c** Modulare zementfreie Revisonsprothese (S-ROM DePuy). **d** Oberflächenersatz (Kappenprothese AFR von DePuy). (Abbildungen freundlicherweise überlassen von M. Thomsen, Heidelberg)

wenn die andere Hüfte noch gut beweglich ist. Die einseitige Einschränkung auf Streckung/Beugung 0/30/90° wird bei gleichzeitiger Einschränkung der Drehung und Spreizfähigkeit mit 20% bewertet.

Die **Endoprothetik der Hüfte** ist in den letzten 50 Jahren fortschrittlich entwickelt worden, sodass für zahlreiche Prothesenmodelle Standzeiten von über 15 Jahren dokumentiert sind. Manche Patienten erreichen fast uneingeschränkte Funktionen mit Sportfähigkeit.

Hemiprothesen sollten heute (außer beim älteren Patienten) nur noch im Notfall verwendet werden, da sie

eine Schädigung des erhaltenen Gelenkpartners nach sich ziehen.

Ob die derzeit modernen Kurzprothesen sich dadurch bewähren, dass sie den späteren Austausch gegen eine konventionelle (zementierte oder nicht zementierte) Endoprothese erleichtern, bleibt abzuwarten, sodass diesbezüglich auch noch keine brauchbaren Prognosen (im Rahmen der privaten Unfallversicherung) verantwortet werden können (◘ Abb. 10.7).

Die **Mindest-MdE für die** Totalendoprothese eines Hüftgelenkes geht trotz fast freier Beweglichkeit und guten

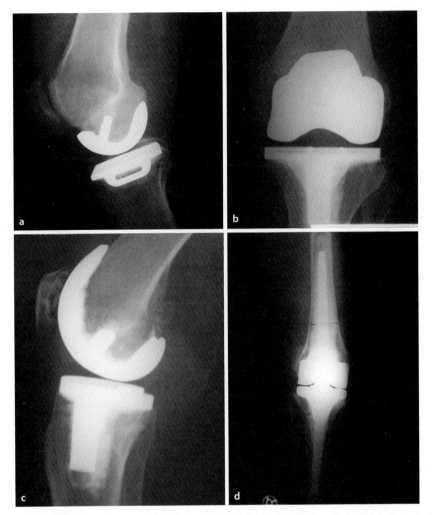

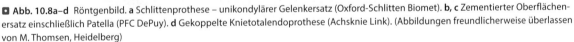

☐ Abb. 10.8a–d Röntgenbild. **a** Schlittenprothese – unikondylärer Gelenkersatz (Oxford-Schlitten Biomet). **b, c** Zementierter Oberflächen-ersatz einschließlich Patella (PFC DePuy). **d** Gekoppelte Knietotalendoprothese (Achsknie Link). (Abbildungen freundlicherweise überlassen von M. Thomsen, Heidelberg)

Alltagsaktivitäten von gewissen Rücksichtnahmen aus (Luxationsgefahr bei maximaler Beugung, Lockerungsrisiken bei Sprungbelastungen, Frakturrisiken wegen veränderter Knochenelastizität bei Kampfsportarten). Im sozialen Entschädigungsrecht bzw. Schwerbehindertenrecht wurden bei bestmöglicher Versorgung GdS und GdB auf 10 herabgesetzt. Für die gesetzliche Unfallversicherung wird aktuell eine MdE von 20% empfohlen.

10.7.2 Kniearthrosen, Knieendoprothesen

Das Knie als größtes Gelenk des menschlichen Körpers ist wegen der langen Hebelarme besonders verletzungsgefährdet. Jede Instabilität führt zu einer Fehlbeanspruchung der Gelenkpartner, ebenso wie der Verlust von Meniskus(-anteilen) als Kongruenz- und Dämpfungshilfen.

Der prognostisch stärkste Faktor für die Entwicklung einer Kniearthrose ist in weitgehend linearer Korrelation das Übergewicht. Auch nach Gelenkfrakturen sind Kniearthrosen wahrscheinlich. Nicht belegbar ist dagegen der fördernde Einfluss von konstitutionellem O- und X-Bein auf die Entstehung einer Gonarthrose: es ist eher so, dass der (verschleißbedingt asymetrische) Verlust von Knorpel- und Meniskusvolumen im Rahmen der Gonarthroseentwicklung zu O- und X-Bein führt (Hunter et al. 2007; Tanamas et al. 2009). Chondrokalzinosen und Gichtanfälle entwickeln sich eher in bereits arthrotisch veränderten Gelenken.

Kniearthrosen sind häufig und klinisch wegen der geringen Weichteilummantelung gut diagnostizierbar (tastbare Osteophyten, tast- und hörbares Reiben, Morgensteifigkeit über 30 Minuten, sofort auffällige Reizzustände mit Schwellungen).

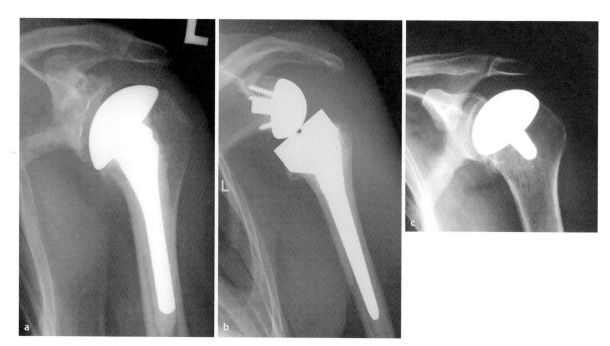

■ **Abb. 10.9a–c** Röntgenbild. **a** Schultertotalendoprothese, **b** inverse Schulterprothese, **c** Schulterkurzprothese, Gelenkflächenersatz. (Abbildungen freundlicherweise überlassen von M. Loew, Heidelberg)

Bezüglich der Klinik der Kniearthrose ist aus einer größeren deutschen Studie bekannt, dass sich »bei der Mehrfachuntersuchung deutlich unterschiedliche Ergebnisse in der Häufigkeit der Arthrose, die pro Jahr zu registrieren waren, zeigten«. Denn es gehört zum Wesen der Arthrose, zwischen stummen und klinischen Phasen zu schwanken, vor allem in den klinisch frühen Stadien (Willauschus et al. 1995). Kniearthrosen ziehen häufig keine klinisch wesentliche Bewegungseinschränkung nach sich, führend ist der Knieschmerz.

Die **Kniegelenksendoprothetik** (■ Abb. 10.8) ist nicht so gut entwickelt wie die Hüftendoprothetik, weil sie die komplexe Kinematik des Kniegelenkes nicht wiederherstellen kann. Freie Streckung und eine Beugung über 110° gelten als gute Beweglichkeit nach Einbau einer Knieendoprothese. Die Bedeutung von postoperativen Achsfehlern ist uneinheitlich, es ist bei geringfügigen (bis 10°) Abweichungen von der Idealachse nicht von erhöhten Lockerungsraten auszugehen. Auch bei guter Implantationslage sind langjährige Weichteilreaktionen nicht sicher zu vermeiden. Zwar nähern sich die »Standzeiten« denen der Hüftendoprothetik an, aber immer noch ist mit fast 30% Versagern zu rechnen, und die Lebensqualität ist z. B. 5 Jahre nach jeglicher Kniearthroplastik deutlich reduziert (Knahr et al. 2003). Vor allem der Verlust der Kreuzbänder führt zu einer Beeinträchtigung der Tiefensensibilität. Bei unikompartimentellen – insbesondere medialen – Kniearthrosen werden zunehmend Schlittenprothesen eingebaut, die sehr gute funktionelle Ergebnisse erbringen

können, soweit die anderen Kompartimente ohne Verschleiß sind.

▪ **Bewertung der Beeinträchtigung**

Knietotalendoprothesen mit günstiger Gebrauchsfähigkeit werden mit einer MdE von 20% bewertet, ebenso mit 20 GdS/GdB.

Demgegenüber wird der Gelenkflächenersatz (Schlittenprothese) mit einer MdE von 10, ebenso mit 10 GdS/GdB bewertet (■ Abb. 10.8).

10.7.3 Schulterarthrose, Schulterendoprothese

Auch an Oberarmkopf und Schulterpfanne gibt es Arthrosen unbekannter Ursache (primäre Arthrosen), die schließlich zu einer deutlichen Funktionseinschränkung führen können.

Die Mehrzahl der sekundären Schulterarthrosen ist Folge von Instabilitäten, schwerem Aufbruch der Rotatorenmanschette (Defektarthropathie) und rezidivierenden (Sub-)Luxationen bzw. Inkongruenzen nach subkapitalen bzw. Oberarmkopfbrüchen, Oberarmkopfnekrosen oder knöchernen Verletzungen der Schulterpfanne.

▪ **Beurteilung der Beeinträchtigung**

Arthrosen und Endoprothesen der Schulter beeinträchtigen auch ohne auffällige Bewegungseinschränkung (Kontrakturen) Tätigkeiten in/über Schulterhöhe bei schwerem Heben und Tragen.

Für die Schulterendoprothetik stehen zur Verfügung:
- Schultertotalendoprothese (◩ Abb. 10.9a),
- inverse Schulterprothese (◩ Abb. 10.9b),
- Schulterkurzprothese, Gelenkflächenersatz (CUP-Prothese) (◩ Abb. 10.9c).

Für den Maximalschaden der Schulter (schmerzhafte Wackelsteife in funktionsungünstiger Position oder Schlottergelenk mit schwerer Instabilität) wird eine MdE von 40% angesetzt, für die Versteifung des Schultergelenkes in günstiger Gebrauchsstellung bei gut beweglichem Schultergürtel eine MdE von 30%. Für die mittlere Funktionseinschränkung (Vorhebung bis 90°, eingeschränkte Dreh- und Spreizfähigkeit) werden 20% MdE angesetzt.

Langzeitergebnisse der Schulterendoprothetik sind noch selten, sodass bei der prognostischen Beurteilung im Rahmen der privaten Unfallversicherung Höherbewertungen im Zuschlag gegenüber der Hüftendoprothetik geboten sind. Bei guter Funktion (Abspreizen und Anheben von zumindest 120°) werden MdE/GdS/GdB mit 20 bewertet.

10.7.4 Sonstige Gelenke

Zu nennen sind noch Arthrosen und die endoprothetische Versorgung von Ellenbogengelenk und oberem Sprunggelenk.

Arthrose des Ellenbogengelenks Diese führt meist zu schmerzhaften Bewegungseinschränkungen, wobei der Verlust an Beugefähigkeit (Erreichen des Mundes?) klinisch bedeutsamer ist. Die Ellenbogenendoprothetik hat bislang noch zu keinen befriedigenden Ergebnissen geführt. Bewegungseinschränkungen auf 90° Beugung und 30° Streckdefizit entsprechen ebenso wie die komplikationsfreie Endoprothese einer MdE bzw. einem GdS/GdB von 30.

Sprunggelenksarthrose Sprunggelenksarthrosen sind meist posttraumatisch (z. B. nach Pilon-tibiale-Frakturen). Schwerste Gelenkbeeinträchtigungen werden als Charcot-Gelenk bei Diabetes mellitus mit Polyneuropathie gesehen. Die endoprothetische Versorgung des oberen Sprunggelenks ist nicht besser als die stabile Arthrodese, die Standzeiten sind noch kurz. Die schwere Sprunggelenksarthrose kann bis zu einer MdE bzw. einem GdS/GdB von 30 bemessen werden, Arthrodese und Prothese bei günstigem Versorgungsergebnis mit einem Wert von 10.

10.8 Berufskrankheit Gonarthrose BK 2112

Seit dem 01.07.2009 gilt die neue Berufskrankheit Gonarthrose als BK 2112 (Bundesministerium für Arbeit und Soziales 2009). Insbesondere epidemiologische Untersuchungen haben auf eine Risikoerhöhung für die Entstehung einer Gonarthrose um den Faktor 2 durch bestimmte berufliche Tätigkeiten hingewiesen (Seidler et al. 2001).

- **Arbeitstechnische Voraussetzungen**

Berufliche Tätigkeiten im Sitzen, Hocken und Kriechen mit einer kumulativen Einwirkdauer von 13.000 Stunden und einer Mindesteinwirkdauer von insgesamt 1 Stunde/ Schicht können die arbeitstechnischen Voraussetzungen begründen. Mit solchen Tätigkeiten ist in folgenden Berufen zu rechnen:
- Fliesenleger, Bodenleger, Teppichleger, Parkettleger, Natur- und Kunststeinleger, Estrichleger,
- Pflasterer,
- Dachdecker,
- Installateure,
- Maler,
- Betonbauer,
- Bergleute untertage,
- Schweißer,
- Schiffbauer, Werftschlosser,
- Gärtner,
- Rangierer.

- **Arbeitstechnische Voraussetzungen**

Für die medizinischen Voraussetzungen müssen chronische Kniegelenksbeschwerden bei Gonarthrose in zweitgradiger Ausprägung (nach Kellgren und Lawerence 1963; ◩ Tab. 10.6) gesichert sein. Die ursprüngliche Forderung »Funktionsstörungen bei der orthopädischen Untersuchung in Form einer eingeschränkten Streckung oder Beugung im Kniegelenk« wurde mittlerweile wieder aufgegeben, da es infolge eines Beratungsfehlers zu einer Fehleinschätzung der klinischen Symptomatik der Kniearthrose kam (auch schwere Gonarthrosen bleiben häufig ohne Bewegungseinschränkung). Bei beidseitiger beruflicher Kniebelastung ist auch beidseitig eine Arthrose nachzuweisen, wobei der einseitige Nachweis einer zweitgradigen Arthrose bei erstgradiger auf der Gegenseite genügt.

Ein belastungsadaptives Schädigungsbild konnte bislang weder biomechanisch postuliert noch klinisch belegt werden (Glitsch 2010; Hackenbroch 2003; Spahn et al. 2010), sodass sozialmedizinisch nur der Nachweis einer (beidseitigen) Kniearthrose in ausreichender Schwere zu fordern ist. Zwischen der Aufgabe der kniebelastenden Tätigkeit und der ersten Feststellung einer Gonarthrose darf kein unangemessener Zeitraum liegen, um den Zu-

◻ Tab. 10.8 Statistik BK Nr. 2112., (Daten der Deutschen Gesetzlichen Unfallversicherung; http://www.dguv.de/inhalt/zahlen/bk/neuerenten/index.jsp)

Jahr	Anzeigen	Bestätigt	Aner-kannt	Neue BK-Renten
2009	1076	8	8	4
2010	1804	28	28	13
2011	1301	78	78	52

sammenhang zwischen der versicherten Tätigkeit und der Schädigung mit Wahrscheinlichkeit herstellen zu können.

Für die Bewertung konkurrierender Faktoren gilt zunächst, dass das Risiko einer Kniearthrose durch die berufliche Tätigkeit mit einem Faktor 2 multipliziert wird. In der Fall-Kontroll-Studie von Coggon et al. (2000) bestand ein nahezu multiplikatives, d. h. voneinander unabhängiges Zusammenwirken zwischen Adipositas und beruflicher Einwirkung durch Arbeiten im Knien oder Hocken. Nur bei betont einseitiger Ausprägung trotz beidseitiger beruflicher Kniegelenksbelastung können also außerberufliche, konkurrierende Faktoren, die nur ein Gelenk betrafen (z. B. Verletzungen, Infektionen), als wesentlich eingeschätzt werden – ansonsten bleibt der Risikofaktor 2 der beruflichen Belastung und damit die wesentliche Ursache der Kniearthrose bestehen.

■ **Vorgehen zur Begutachtung**

Folgendes Vorgehen bietet sich zur Begutachtung einer möglichen BK 2112 an:

- Nachweis von Kniebeschwerden bei Kniearthrose von zumindest Grad 2 nach Kellgren und Lawrence.
- Bei beidseitiger beruflicher Belastung: Nachweis beidseitiger Kniearthrosen, deren Schwere nur um eine Stufe der Einteilung variieren darf.
- Prüfung konkurrierender Faktoren
  - Adipositas,
  - Meniskektomie,
  - Knieverletzung, erworbener Beinachsenfehler,
  - Knieinfektion,
  - rheumatoide Arthritis.
- Prüfung des zeitlichen Zusammenhangs zwischen beruflicher Tätigkeit (evtl. bereits aufgegeben) und erstem Nachweis einer Kniearthrose.
- Prüfung der Wesentlichkeit aller Ursachen unter Berücksichtigung multiplikativer Einwirkung.

■ **Statistik**

Aus der Übersicht des Hauptverbandes der Gewerblichen Berufsgenossenschaften ist zu entnehmen, wie viele der gemeldeten Fälle anerkannt wurden (◻ Tab. 10.8).

10.9   Knochennekrosen

M. Schiltenwolf

10.9.1 Synonyme

- Osteonekrosen,
- aseptische Osteochondrosen,
- zirkulatorische Osteopathien.

10.9.2 Definitionen

Knochennekrosen sind Folge von Durchblutungsstörungen umschriebener Knochenareale. Neben einer Vielzahl von Knochennekrosen des wachsenden Skeletts treten manche auch am adulten, manche am senilen Knochen auf.

Die Ätiologie der Knochennekrosen ist meist unbekannt, sie gelten als idiopathisch. Erhöhte intraossäre Drücke (belegt für M. Perthes, Femurkopfnekrose, Lunatumnekrose) deuten auf venöse Abflussstörungen im Endstromgebiet.

Für wenige Knochennekrosen ist die traumatische Verursachung möglich und belegt; manche Knochennekrosen treten unter beruflicher Belastung gehäuft auf (insbesondere BK 2104: vibrationsbedingte Durchblutungsstörungen an den Händen). Daneben können Knochennekrosen Bestrahlungsfolge oder Folge einer medikamentösen Therapie (insbesondere Kortisontherapie) sein.

Die Pathogenese von Knochennekrosen folgt einem gesetzmäßigen stadienhaften Verlauf, der sich an der röntgenologischen Phänomenologie orientiert und seit Etablierung der Magnetresonanztomographie konkretisiert wurde. Verschiedene Klassifikationen für verschiedene Knochennekrosen sind bekannt; sie entsprechen sich in der Darstellung der Krankheitsstadien (Schiltenwolf u. Martini 1994).

Prognose Knochennekrosen des wachsenden Skeletts haben eine gute Prognose, soweit kein Gelenk betroffen ist (z. B. M. Schlatter) oder keine Gelenkinkongruenz eintritt. Ansonsten hängt die Prognose u. a. von folgenden Kriterien ab:

- **Stadium bei Diagnosestellung:** Je fortgeschrittener, desto schlechter.
- **Erkrankungsbeginn:** Beim wachsenden Skelett ist ein früher Erkrankungsbeginn günstiger.
- **Therapie:** Angemessene und stadiengerechte Therapie.
- Möglichkeit der Arthroseentwicklung bei Nekrose eines Gelenkpartners.

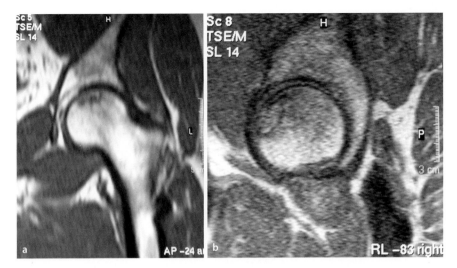

Abb. 10.10a, b MRT einer Hüftkopfnekrose: Signalverlust in der T1-Wirkung: **a** koronar, **b** transversal

10.9.3 Vorschaden

Manche Knochennekrosen können durch versicherte Tätigkeiten der gesetzlichen oder privaten Unfallversicherung verursacht werden, vorbestehende Nekrosen sind jedoch auszuschließen.

> Typische Veränderungen (auf dem Röntgen- oder MRT-Bild) zum Zeitpunkt des Unfalls sichern einen Vorschaden des betreffenden Knochens.

10.9.4 Gutachtliche Problematik

■ **Diagnosesicherung**
Die Diagnose der Knochennekrose (■ Tab. 10.9; s. ■ Abb. 10.10 bis ■ Abb. 10.14) muss – wie jede im Gutachten verwendete Diagnose – im Vollbeweis gesichert sein. Hierzu zählen:
- typische Krankheitsentwicklung,
- typischer Gewebebefund,
- typischer Bildbefund.

Typische Krankheitsentwicklung Abzugrenzen ist ein Knochenverlust anderer Genese.
- Osteolysen durch maligne Grundkrankheiten.
- Osteolysen durch chemisch-toxische Einwirkungen.
  - Einwirkung von Vinylchlorid kann zu einer röntgenologisch nachweisbaren bandförmigen Knochenauflösung im Bereich der Fingerspitzen führen (Akroosteolyse); nach Wegfall der Exposition können sich diese Veränderungen unter einer geringen Verkürzung der Fingerendglieder zurückbilden. Diese Akroosteolyse

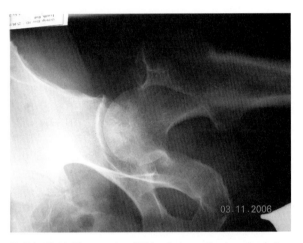

Abb. 10.11 Röntgen einer Hüftkopfnekrose: Kondensation bei erhaltener äußerer Form

kann als Folge beruflicher Exposition als Berufskrankheit entschädigt werden (BK 1302: Erkrankungen durch Halogenkohlenwasserstoffe).

Typischer Gewebebefund Der intraoperative makroskopische Befund ist erst in fortgeschrittenen Stadien mit schollig zerfallendem avaskulärem Knochen typisch.

Das histopathologische Bild der Knochennekrose ist pathognomonisch und sichert die Diagnose im Vollbeweis: leere Osteozytenlakunen und Ölseen (Fettmarknekrosen) stehen Zeichen der Reparation mit dilatierten Gefäßen und vermehrtem Vorkommen von Osteoid mit gesteigertem Zellanteil von Osteoblasten und neu gebildetem Faserknochen gegenüber (Arlet et al. 1984; Remagen 1990; Simank u. Schiltenwolf 1998).

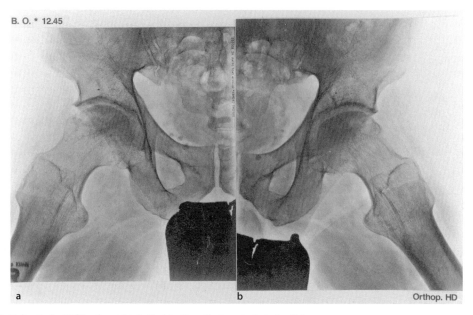

◘ **Abb. 10.12** Einbruch des Hüftkopfes rechts bei beidseitiger Kortison-induzierter Nekrose

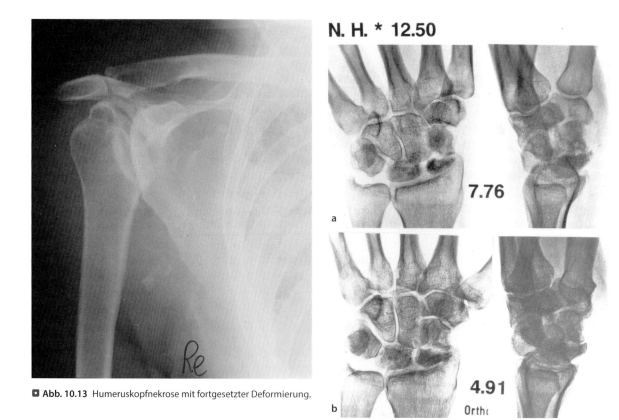

◘ **Abb. 10.13** Humeruskopfnekrose mit fortgesetzter Deformierung.

◘ **Abb. 10.14a, b** Skaphoidpseudarthrose mit Nekrose des proximalen Fragments. Nur geringe Progredienz des Karpalkollapses über 15 Jahre

◼ Tab. 10.9 Die häufigsten Knochennekrosen

Lokalisation	Eponyme	Klassifikation	Typisches Alter (Jahre)	Doppelseitiger Befall (%)	Geschlechtsverteilung m : f	Ursachen	Unfallverursachung	Arthrose möglich
Humeruskopf	M. Hass (◼ Abb. 10.13)		>60			Alkoholabusus Sichelzellanämie Kortisontherapie Chemotherapie Caissonkrankheit Neuropathisch (Syringomyelie, Lues, Diabetes mellitus)	Ja	Ja
Capitulum humeri	M. Panner		6–10		Fast nur m			Heilt meist gut aus
Os lunatum	M. Kienböck	Lichtman Martini Schiltenwolf	20–40	Selten	4:1	Idiopathisch Sichelzellanämie Minusvariante der Elle Gefäßspasmen (Vibrationen) Manuelle Tätigkeit	Fraglich Durch Vibrationen mögliche	Ja
Os scaphoideum	M. Preiser (◼ Abb. 10.14)		20–40			Idiopathisch	Ja Nach Skaphoidfrakturen Durch berufliche Belastung und Skaphoidpseudarthrose	Ja
Wirbelkörper	M. Scheuermann		11–13	–	Deutlich mehr m	Häufige Wachstumsstörung (bis zu 30 % der adoleszenten Knaben)	Nein	Adoleszentenkyphose Prädiskotische Deformität
Hüftkopfepiphyse	M. Perthes	Caterall	3–12	10–20	4:1	?	Nein	Ja
Femurkopf (◼ Abb. 10.12)		Ficat u. Arlt ARCO	30–60	50	4:1	Idiopathisch Sichelzellanämie Kortisontherapie Bestrahlung Chemotherapie Caisson-Krankheit Alkoholabusus Fettstoffwechselstörungen	Ja 30 % nach medialer Schenkelhalsfraktur	Ja
Medialer Femurkondylus	M. Ahlbäck		60–70			Idiopathisch Kortisontherapie	Nein	Ja
Distaler Patellapol	M. Sinding-Larsen-Johansson		10–14	Oft	Fast nur m	Intensiver Sport im präpubertären Wachstum	Nein	Nein

◻ Tab. 10.9 (Fortsetzung)

Lokalisation	Eponyme	Klassifikation	Typisches Alter (Jahre)	Doppelseitiger Befall (%)	Geschlechtsverteilung m : f	Ursachen	Unfallverursachung	Arthrose möglich
Osteochondrosis dissecans			Ab 8	25		?	Gegen traumatische osteochonrdale Läsionen abzugrenzen	Vor dem 12. Lebensjahr Ausheilung möglich, bei Erwachsenen Arthrose möglich
Tibiaapophyse	M. Schlatter		10–14	Meistens	Fast nur m	Intensiver Sport im präpubertären Wachstum	Nein	Nein
Proximale mediale Tibiometaphyse	M. Blount	Langenskjöld	2–14	65 bei spätem Beginn eher einseitig		?	Nein	Bei starker Varusdeformität: ja
Talusrolle			>20	selten		Neuropathisch (Diabetes mellitus)	Ja Nach Talushalsfrakturen mit Dislokation die Regel	Ja
Os naviculare pedis	M. Freiberg-Köhler I		3–8	30%		Idiopathisch	Abzugrenzen gegen posttraumatische Nekrosen	Ja, selten

In vielen Begutachtungsfällen stehen allerdings Operations- und histologische Befunde nicht zur Verfügung.

Typischer Bildbefund Falls keine Gewebeproben untersucht wurden (was häufig der Fall ist), können auch pathognomonische Bildbefunde die Diagnose sichern:

Vor Veränderungen im Röntgenbild zeigt die MRT Signalverlust in der Fett-(T1-)Wichtung und Signalanhebung im T2-Bild. Im Weiteren verschwindet die Veränderung im T2-Bild, während bei Fortschreiten der Nekrose das T1-Bild gestört bleibt (Niedecker 1990) (◻ Abb. 10.10).

Subchondrale Frakturen zeigen sich im Röntgenbild als Kondensation oder als Mosaik (◻ Abb. 10.11). Die äußere Form ist noch erhalten. Bei Voranschreiten wird die äußere Form zerstört, es kommt zum Kollaps der betroffenen Region (◻ Abb. 10.12); ab diesem Stadium verschlechtert sich die Prognose erheblich. Kindliche Knochennekrosen erreichen zuletzt ein Reparaturstadium, das zur Restitutio ad integrum oder zur Ausheilung in

Deformierung führen kann; diese ist dann als Präarthrose einzuschätzen. Bei adulten Knochennekrosen kommt es innerhalb von wenigen Jahren meist zur Arthrose, wenn die Knochennekrose zur Zerstörung der äußeren Form führte.

▪ **Fragestellungen**

Knochennekrosen können sowohl in **Zustandsgutachten** (finale Fragestellungen) als auch in **Zusammenhangsgutachten** (kausale Fragestellungen) Fragen der Beurteilung aufwerfen.

Finale Fragestellungen Bei finalen Fragestellungen ist bei gesicherter Diagnose die Funktionsminderung und ggf. deren Auswirkung auf die berufliche Leistungsfähigkeit einzuschätzen (s. unten).

▪ **Kausalitätsprüfung bei kausalen Fragenstellungen**

Bei Zusammenhangsbegutachtungen sind folgende Fragestellungen zu klären:

Tab. 10.10 Kriterienkatalog für die Zusammenhangsprüfung Unfall – Knochennekrose

Befunde, die für eine unfallverursachte Knochennekrose sprechen	Befunde, die gegen eine unfallverursachte Knochennekrose sprechen
Leere Behandlungsgeschichte	Kortisonbehandlung Chemotherapie Bestrahlung im aktuell geschädigten Körperbereich
Einseitige Nekrose bei einseitiger Verletzung	Beidseitige Nekrose bei einseitiger Verletzung
Typischer Erstschaden Fraktur oder Luxationsverletzung Caisson-Krankheit	Erstschaden unbekannt
Typische Latenz bis zum Beginn der Nekrose (im MRT) 3 bis ca. 12 Monate	Unmittelbar nach dem Ereignis beginnende Nekrosezeichen (vorbestehende Nekrose) Nekroseentwicklung erst nach über 1 Jahr
MRT einige Wochen nach dem Unfall Ödem (T2-Wichtung) Signalverlust (T1-Wichtung)	MRT Unmittelbar nach dem Unfall Ödem (T2-Wichtung) Veränderungen erst nach über einem Jahr
Histologie Pathognomonisches Schädigungsbild	Histologie Kein Nachweis einer Knochennekrose

- **Zusammenhang zwischen Unfall und Nekrose** (gesetzliche und private Unfallversicherung) (Tab. 10.10).
- **Dokumentierter Vorschaden**
  - Dokumentationen über Behandlungen von Knochennekrosen im verletzten Bereich sprechen gegen eine neu verursachte Nekrose. Allerdings können Nekrosen auch ohne Behandlung abgelaufen sein und später als Zufallsbefund erkannt werden.
  - Vorbestehende Arthrosen sprechen nicht gegen die Unfallverursachung einer neu aufgetretenen Nekrose.
- **Art des Unfalls und Erstschadensbefund**
  - Unfall und Erstschaden sollen dokumentiert sein. Bei lasttragenden Regionen ist dies ein geringeres Problem als bei Unfällen der oberen Extremitäten: Skaphoidfrakturen verlaufen nicht selten unerkannt, werden dann oft erst erkannt, wenn eine Pseudarthrose oder eine Nekrose (M. Preiser) symptomatisch werden.
  - Die Nekrose muss im Bereich der verletzten Region liegen.
  - Manche Verletzungen tragen das typische Risiko, zu einer Knochennekrose führen zu können. Frakturen und Luxationen, die zu einer endständigen Durchblutungsstörung führen können, sind geeignete, Kontusionen im Bereich der später diagnostizierten Nekrose sind fragliche Erstschadensbefunde. Risikogeneigt sind u. a.:

Tab. 10.11 Statistik BK Nr. 2103. (Daten der Deutschen Gesetzlichen Unfallversicherung; http://www.dguv.de/inhalt/zahlen/bk/neuerenten/index.jsp)

Jahr	Anzeigen	Bestätigt	Anerkannt	Neue BK-Renten
2008	379	89	89	60
2009	401	76	76	47
2010	433	77	77	49
2011	415	95	95	56

- Humeruskopffrakturen,
- Skaphoidfrakturen,
- mediale Schenkelhalsfrakturen,
- Talushalsluxationsfrakturen.
- Auch die Caisson-Krankheit (z. B. bei Tauchunfällen) kann zu Knochennekrosen führen.

- **Zeitraum zwischen Unfall und gesichertem Beginn der Nekrose**
  - Die gutachtliche Problematik resultiert aus dem mehrmonatigen Verlauf zwischen Ereignis und der Entwicklung der Nekrose. MRT-Aufnahmen, die im Verlauf nach dem Ereignis keine typischen oder schon unmittelbar nach dem Ereignis typische Signalveränderungen darstellen, sprechen gegen einen Ursachenzusammenhang.

◨ **Tab. 10.12** Kriterienkatalog für die Zusammenhangsprüfung berufliche Tätigkeit – Knochennekrose

Befunde, die für eine BK 2103 sprechen	Befunde, die gegen eine BK 2103 sprechen
Keine Beschwerden im aktuell nekrotischen Knochenbereich vor der beruflichen Belastung	Beschwerden im aktuell nekrotischen Knochenbereich vor der beruflichen Belastung
Gesicherte Knochennekrose im Handwurzel- oder Ellenbogenbereich	Knochennekrose im Hand-Arm-Bereich nicht gesichert
Mehrjährige Belastung durch niederfrequente Schwingungen und Stöße und täglich mehrstündige Exposition Positive Einschätzung der beruflichen Exposition durch TAD Eine Nekrose nach Beendigung der mehrjährigen beruflichen Exposition spricht nicht gegen den ursächlichen Zusammenhang	Knochennekrose schon kurz nach Beginn der Exposition Befallsmuster entspricht nicht der Exposition: – Beidseitigkeit bei nur einseitiger Exposition – Einseitigkeit bei beidseitiger Exposition Beschwerden und Diagnosesicherung erst mehrere Jahre nach Beendigung der beruflichen Exposition
Keine konkurrierende Ursachen	Konkurrierende Ursachen – (privater) Unfall – Sichelzellanämie – Bestrahlung – Chemotherapie – Operation im Handwurzelbereich

Konkurrierende Ursachen

– Doppelseitige Knochennekrosen bei fraglich einseitiger Verursachung deuten auf konkurrierende Ursachen. Auch einseitige Knochennekrosen können durch konkurrierende Faktoren verursacht werden. Abzuklären sind u. a.:
  – Idiopathische oder sonstige vorbestehende Knochennekrosen,
  – Knochennekrose bei oder nach Kortisonmedikation, nach Chemotherapie,
  – Knochennekrose nach Bestrahlung,
  – Knochennekrose bei Stoffwechselstörungen, insbesondere infolge Alkoholmissbrauchs (Hungerford 1978),
  – Knochennekrosen bei Sichelzellanämie.

Berufskrankheit durch Vibrationen an Druckluftwerkzeugen (BK 2103)

– Durch die BK 2103 sind »Erkrankungen durch Erschütterungen bei Arbeit mit Druckluftwerkzeugen oder gleichartig wirkenden Werkzeugen oder Maschinen« unter Versicherungsschutz gestellt. Durch die beruflichen Belastungen an Druckluftwerkzeugen können Knochennekrosen verursacht werden. Insbesondere Vibrationen mit niederen Frequenzen zwischen 8 und 50 Hz können durch die Schwingungsenergie zu Schäden an Knochen und Gelenken von Hand und Arm führen: Arbeiten mit schlagenden Werkzeugen wie Aufbruch- und Abbauhämmer, schwere Meißelhämmer, Gleisstopfer, Bohrhämmer, Vibrationsstampfer und Bodenverdichter (typisch im Hoch- und Tiefbau, im Tunnelbau, in Steinbrüchen, im Bergbau, im Schiffsbau). Voraussetzung der Schädigung ist die feste Koppelung zwischen Gerät und Hand (Dupuis et al. 1998, Hartung et al. 1991). Mindestexpositionszeiten und eine kumulative Dosis der Belastungen sind allerdings nicht bekannt. Der Technische Aufsichtsdienst kann Hinweise auf die Art und Dosis der beruflichen Belastungen geben.

– Lunatumnekrosen können durch solche Beanspruchungen der Hände verursacht werden. Beim Os lunatum scheint die Kombination aus Energieübertragung und leicht überstreckter Haltung des Handgelenkes (typische Arbeitsstellung des Handgelenkes zur Verbesserung der Kraftübertragung der Fingerbeuger) die venöse Drainage nachhaltig zu beeinträchtigen (Schiltenwolf et al. 1996, 1997).

– Nekrosen anderer Handwurzelknochen (z. B. atraumatische Skaphoidpseudarthrose mit Nekrose des proximalen Fragmentes, M. Preiser) oder des Ellenbogengelenks (Osteochondrosis dissecans) sind im Zusammenhang mit Erschütterungsbelastungen möglich, jedoch deutlich seltener. Die Abgrenzung gegenüber idiopathischen Lunatumnekrosen ist nicht möglich, es gibt kein belastungsspezifisches Schadensbild (s. auch ◨ Tab. 10.11 und ◨ Tab. 10.12).

– Bei Bejahung der beruflichen Voraussetzungen dürfen konkurrierende Ursachen (insbesondere Verletzungen) nicht wesentlich sein, damit auch die medizinischen Voraussetzungen begründet sind.

◨ Tab. 10.13 Statistik BK Nr. 2201. (Daten der Deutschen Gesetzlichen Unfallversicherung; http://www.dguv.de/inhalt/zahlen/bk/neuerenten/index.jsp)

Jahr	Anzeigen	Bestätigt	Aner-kannt	Neue BK-Renten
2008	13	8	8	2
2009	7	0	0	0
2010	6	1	1	0
2011	4	1	1	–

━ **Berufskrankheit durch Arbeiten in Druckluft (BK 2201)**

　━ Hierzu müssen Knochennekrosen als Folge berufsbedingter Dekompressionen, also nach mangelndem Druckausgleich bei Berufstauchern gezählt werden (Caisson-Krankheit). Die Caisson-Krankheit führt unmittelbar zu Kopf-, Zahn- und Ohrenschmerzen, dann zu Gelenk- und Muskelschmerzen, Tonusverlust der Muskulatur sowie Ödemen und Marmorierung der Haut. Diese Symptome klingen durch Rekompression (z. B. in einer Druckkammer) rasch ab.

　━ Dauernde Lähmungen und Knochennekrosen stellen die wesentlichen Spätschäden dar.

▪ **Einschätzung**

Noch nicht ausgeheilte Knochennekrosen sind vorrangig für Fragen der Behandlungsbedürftigkeit (z. B. durch die gesetzliche oder private Krankenversicherung, private Krankentagegeldversicherung) relevant, da die Güte der Ausheilung bzw. das Ausmaß der Dauerschädigung noch nicht einzuschätzen sind. Da jedoch das Endstadium einer Knochennekrose oft erst nach mehreren Jahren erreicht wird, können (Nach-)Begutachtungen auch für Renten- und Berufsunfähigkeitsversicherungen notwendig werden (◨ Tab. 10.13).

Die Einschätzung orientiert sich an der:

━ **Gebrauchsminderung des Gelenks** entsprechend der Einschätzung von Arthrosen (▶ Abschn. 10.6, »Arthrosen«),

━ **Funktionsminderung des Extremität** durch Achsabweichung und Störung der Biomechanik (▶ Kap. 11, »Knochenschäden«),

━ **Funktionsminderung der Wirbelsäule** (M. Scheuermann) durch die Einschränkung der Beweglichkeit und Belastbarkeit infolge prädiskotischer Deformitäten, Chrondrosen, Osteochondrosen (▶ Kap. 9, »Wirbelsäulenschäden«).

10.9.5 Beispiele

Beispiel 1

Auf dem Weg zur Arbeit stürzt der 36-jährige Verwaltungsangestellte R. W. vom Fahrrad, er fällt auf die ausgestreckte rechte Hand. Er fährt mit dem Fahrrad weiter und begibt sich abends zum Hausarzt, der ihn zu einem D-Arzt weiterschickt. Nach Röntgendiagnostik werden Schürfungen im Bereich des rechten Knies und eine Handgelenkskontusion rechts festgestellt; entsprechend wird der D-Arztbericht ausgestellt und eine Arbeitsunfähigkeit von 2 Wochen festgestellt; die Behandlung wird (zunächst) abgeschlossen. Für eine gute Woche nimmt Herr W. ein NSAID-Präparat ein, es kommt zur Besserung der Beschwerden, sodass er seine Tätigkeit wieder aufnimmt. Es verbleiben jedoch leichte Schmerzen im Bereich des Handgelenks, die Herrn W. nach einem halben Jahr erneut zum Arzt führen. Eine erneute Röntgendiagnostik zeigt eine Skaphoidpseudarthrose mit verdichtetem proximalem Fragment. Die anschließende MRT-Diagnostik weist einen Signalverlust dieses Fragments sowohl in der T1- als auch in der T2-Wichtung aus. Nach rekonstruktiven Operationsversuchen wird die proximale Handwurzelreihe entfernt. Durch Gewebeproben wird die Diagnose der Knochennekrose gesichert.

In der Begutachtung zur Zusammenhangsfrage wird nach dem Zusammenhang zwischen dem Fahrradsturz und dem aktuellen Zustand und bejahendenfalls nach der Minderung der Erwerbsfähigkeit gefragt.

Skaphoidfrakturen können, insbesondere wenn sie unverschoben sind, übersehen werden; sie werden erst diagnostiziert, wenn Beschwerden infolge Falschgelenkbildung und evtl. Nekrose des proximalen Fragments zunehmen.

Beispiel 1

Von einem Unfall mit Unfallfolgen ist aufgrund der Dokumentation auszugehen. Die Diagnosen (Skaphoidpseudarthrose mit Nekrose des proximalen Fragmentes) sind im Vollbeweis gesichert (Bilddiagnostik, histologische Untersuchung).

Vorbehandlungen des rechten Handgelenkes des Herrn W. sind nicht bekannt, auch wies das unfallnah angefertigte Röntgenbild des D-Arztes keine Vorschäden im Bereich des Karpus auf. Der Zusammenhang zwischen Fraktur, Pseudarthrose und Knochennekrose ist wahrscheinlich. Somit ist auch der Zusammenhang zwischen dem Unfall und dem aktuellen Zustand des Handgelenks wahrscheinlich.

Für die Einschätzung der Folgen des Unfalls sind wesentlich (durch Entfernung der proximalen Handwurzelreihe):

- Beweglichkeit,
- Kraftverlust,
- Stabilitätsverlust.

Die Folgen des Unfalls sind demnach einer Handgelenksversteifung mit der MdE von 20% gleichzusetzen.

Eine Rentennachprüfung soll vorgeschlagen werden.

Beispiel 2

Der 30-jährige A. F. stürzt beim Fallschirmspringen und zieht sich eine mediale Schenkelhalsfaktur links zu. Noch am Unfalltag wird er operativ behandelt (Reposition und Osteosynthese mittels dynamischer Hüftschraube). Wegen einer schweren asthmoiden Bronchitis ist gut 3 Monate nach der Operation eine vorübergehende, hoch dosierte Kortisonbehandlung notwendig.

6 Monate nach der Osteosynthese kann die knöcherne Durchbauung der Fraktur in anatomisch gerechter Stellung) dokumentiert werden. Herr F. beklagt jedoch weiter Schmerzen. Wegen fortbestehender Leistenschmerzen, jetzt auch auf der Gegenseite, wird erneut eine Röntgendiagnostik veranlasst, die beidseits eine sektorale Verdichtung der Hüftköpfe darstellt; die anschließende MRT-Diagnostik zeigt typische Befunde einer beidseitigen Hüftkopfnekrose. Dekompressionsoperationen und Entfernung der DH-Schraube können das Voranschreiten der Nekrosen nicht stoppen.

3 Jahre später sind beide Hüftköpfe deformiert, Hüftgelenksarthrosen sind radiologisch noch nicht festzustellen.

Herr F. meldet seinen Unfall fristgerecht seiner privaten Unfallversicherung. Für die Hüftkopfnekrose links beantragt er Leistungen.

Die mediale Schenkelhalsfraktur kann anhand des dokumentierten Körpererstschadens mit Wahrscheinlichkeit als Unfallfolge eingeschätzt werden. Weiterhin ist die Hüftkopfnekrose links durch die Bilddiagnostik gesichert, auch wenn histologische Befunde nicht vorliegen.

Die zeitgerechte Ausheilung der Schenkelhalsfraktur, die Beidseitigkeit der Hüftkopfnekrose und die vorübergehend hoch dosierte Kortisontherapie legen jedoch unfallfremde Nekroseursachen nahe (nämlich die Kortisontherapie). Dem Unfall kann nur weniger als 25% der Nekrosenursache zugeschrieben werden. Eine Einschätzung der Unfallfolgen (Ausheilung einer medialen Schenkelhalsfraktur in anatomisch gerechter Stellung) nach der Gliedertaxe kann nicht erfolgen, da Unfallfolgen (außer einer reizfreien und schmerzlosen Narbe wegen Osteosynthese und Materialentfernung) nicht festzustellen sind.

Literatur

Literatur zu ▸ Abschn. 10.1.1

Jerosch J, Castro WHM (Hrsg) (2002) Orthopädisch-traumatologische Gelenk- und Wirbelsäulendiagnostik. 2. Auflage. Thieme Verlag, Stuttgart New York

Schröter F (2009) Begutachtung in der privaten Unfallversicherung. In: Rompe G, Erlenkämper A, Schiltenwolf M, Hollo DF (Hrsg) Begutachtung der Haltungs- und Bewegungsorgane. Thieme Verlag, Stuttgart New York

Witt KA, Steinbeck J (2001) Die Osteochondrosis dissecans am Knie- und Sprunggelenk – traumatisch versus anlagebedingt? In Orthopädisches Forschungsinstitut (Hrsg) Beurteilung und Begutachtung von Gelenkschäden. Steinkopff Verlag, Darmstadt

Literatur zu ▸ Abschn. 10.1.2

Jerosch J, Castro WHM (Hrsg) (2002) Orthopädisch-traumatologische Gelenk- und Wirbelsäulendiagnostik. 2. Auflage. Thieme Verlag, Stuttgart New York

Loew M, Habermeyer P, Wiedemann E, Rickert M, Gohlke F (2000) Empfehlungen zur Diagnostik und Begutachtung der traumatischen Rotatorenmanschettenläsion. Unfallchirurg 103: 417–426

Mazzotti I, Castro WHM, Steinbeck J (2007) Die gutachtliche Bewertung der traumatischen Schulterinstabilität. Obere Extremität 2:168–173

Rompe G, Erlenkämper A, Schiltenwolf M, Hollo DF (Hrsg) (2009) Begutachtung der Haltungs- und Bewegungsorgane. 5. Auflage Thieme Verlag Stuttgart New York

Steinbeck J, Pötzl W, Liem D (2005) Die instabile Schulter und ihre Begleitverletzungen SLAP-Läsion, Hill-Sachs-Delle, Bankart-Läsion. In Orthopädisches Forschungsinstitut (Hrsg) Beurteilung und Begutachtung Schulter-Armschmerz. Steinkopff Verlag, Darmstadt

Literatur ▸ Abschn. 10.2

AWMF [www.awmf.org/uploads/tx_szleitlinien/012-005l_S1_Vordere_Kreuzbandruptur_2008.pdf]

Feagin JA, Curl WW (1976) Isolated tear of the anterior cruciate ligament: 5 year follow up study. Am J Sports Med 4: 95–100

Jerosch J, Castro WH, de Waal Malefijt MC, Busch M, van Kampen A (1997) Die Interobservervarianz bei der diagnostischen Arthroskopie. Unfallchirurg 100 (10): 782–786

Jerosch J, Castro WHM (Hrsg) (2002) Orthopädisch-traumatologische Gelenk- und Wirbelsäulendiagnostik. 2. Auflage. Thieme Verlag, Stuttgart New York

Noyes FR, Basset RW, Grood ES, Butler DL (1980) Arthroscopy in acute traumatic hemarthrosis of the knee. J Bone Joint Surg (A) 58:1074–1082

Pötzl W, Steinbeck J (2001) Die Beurteilung und Begutachtung von Kreuz-/ und Seitenbandverletzungen des Kniegelenkes. In Orthopädisches Forschungsinstitut (Hrsg) Beurteilung und Begutachtung von Gelenkschäden. Steinkopff Verlag, Darmstadt

Rompe G, Erlenkämper A, Schiltenwolf M, Hollo DF (Hrsg) (2009) Begutachtung der Haltungs- und Bewegungsorgane. 5. Auflage. Thieme Verlag, Stuttgart New York

Simonsen O, Jensen J, Mouritsen P, Lauritzen J (1984) The accuracy of clinical examination of injury of the knee joint. Injury 16 (2): 96–101

Wirth JW, Jäger M, Kolb M. Die komplexe vordere Kniegelenksinstabilität. 1984. Thieme Verlag, Stuttgart New York

Literatur ▶ Abschn. 10.3

Fissler A, Witt A, Krämer J, Müller KM (1986) Morphologie arthroskopisch gewonnener Meniskusresektate. Pathologe 7: 305

Jerosch J, Castro WHM, Halm H, Assheuer J (1993) Kernspintomographische Meniskusbefunde bei asymptomatischen Probanden. Unfallchirurg 96: 457

Könn G, Oellig WP, Willet-Bleich M (1985) »Möglichkeiten und Grenzen der histologischen Altersbestimmung von Zusammenhangstrennung des Kniegelenksmeniskus« Unfallchirurg 88: 1

Kornick J, Trefelner E, McCarthy S, Lange R, Lynch K, Jokl P (1990) Meniscal Abnormalities in the Asymptomatic Population at MR Imaging. Radiology 177:463

Mazzotti I, Hein MF, Castro WHM (2002) Der isoliert traumatische Innenmeniskusriss – Gibt es neue Erkenntnisse. Versicherungsmedizin 4: 172–175

Poehling GG, Ruch DS, Chabon SJ (1990) The Landscape of Meniscal Injuries. Clin Sports Med 9:539

Literatur zu ▶ Abschn. 10.5 bis ▶ Abschn. 10.8

Bräunlich A., F. Kössler, G. Heuchert (1996) Zur Epidemiologie von Ermüdungsbrüchen aus arbeitsmedizinischer Sicht. Z.Orthop. 134 (1996), 553–561

Bundesministerium für Arbeit und Soziales (2009) Merkblatt zur Berufskrankheit Nummer 2112 »Gonarthrose durch eine Tätigkeit im Knien oder vergleichbare Kniebelastung mit einer kumulativen Einwirkungsdauer während des Arbeitslebens von mindestens 13.000 Stunden und einer Mindesteinwirkungsdauer von insgesamt einer Stunde pro Schicht«. Bek. des BMAS vom 30.12. 2009 – IVa 4-45222-2112 – GMBl 5/6/2010, S. 98 ff.

Bundesministerium für Arbeit und Soziales (2009) Versorungsmedizinverordnung – VersMedV – Versorgungsmedizinische Grundsätze

Coggon D, Croft P, Kellingray S, Barrett D, McLaren M, Copper C (2000) Occupational physical activities and osteoarthritis of the knee. Arthr Rheum 43: 1443–1449

Effenberger H, Imhof M (2004) Primäre Hüftendoprothetik. In: Wirth CJ, Zichner L (Hrsg) Orthopädie und orthopädische Chirurgie. Becken, Hüfte, Thieme, Stuttgart New York, S 330–370

Felson DT, Naimark A, Anderson A et al. (1987) The prevalence of knee osteoarthritis in the elderley. The Framingham Osteoarthritis Study. Arthr. Arthritis Rheum 30 (8):914–918

Frank, K. (2004) Ätiologie und Pathogenese der degenerativen (Poly-) Arthrose. Beiträge aus angiologischer Sicht. Orthop.Praxis 40: 41–49

Glitsch U (2010) Biomechanische Belastungsanalyse von hockenden und knienden Haltungen. Aus der Arbeit des IFA 4/2010 [http://publikationen.dguv.de/dguv/pdf/10002/aifa0308.pdf]

Günther KP (2004) Ätiologie, Pathogenese und Epidemiologie der Coxarthrose. In: Wirth CJ, Zichner L (Hrsg) Orthopädie und orthopädische Chirurgie. Becken, Hüfte, Thieme, Stuttgart New York, S 308–311

Günther R (1977) Arthrose. Pathogenese, Klinik und Therapie. Notabene Medici 7 (8): 23–34

Günther KP, Stürmer T, Sauerland S et al. (1998) Prevalence of generalised Osteoarthritis in Patients with advanced Hip and Knee Osteoarthritis: The Ulm Osteoarthritis Study. Ann Rheum Dis 57: 717–723

Hackenbroch MH (2001) Periphere Arthrosen. In: Wirth CJ (Hrsg) Praxis der Orthopädie, Bd I. 3. Aufl. Thieme, Stuttgart New York, S 641–652

Hackenbroch MH (2003) Gedanken zur geplanten Aufnahme ausgewählter Gonarthrosen und Coxarthrosen in die Liste der Berufskrankheiten. Z Orthop 141: 617–620

Hedtmann A, Heers G (2002) Endoprothetik des Schultergelenkes. In: Wirth CJ, Zichner L (Hrsg) Orthopädie und orthopädische Chirurgie. Becken, Hüfte, Thieme, Stuttgart New York, S 493–504

Hempfling H (2004) Klassifikation des Knorpelschadens – traumatisch versus nichttraumatisch. Orthop Praxis 40: 528–541

Hunter DJ, Niu J et al. (2007) Knee alignment does not predict incident osteoarthritis: the Framingham osteoarthritis study. Arthritis Rheum. 56(4):1212–1218

ICD-10 GM (2010). Internationale statistische Klassifikation der Krankheiten und verwandter Gesundheitsprobleme, 10. Revision. German Modification. Herausgegeben Deutschen Institut für Medizinische Dokumentation und Information (DIMDI)

Kellgren JH, Lawrence JS (1957) Radiological assessment of osteoarthrosis. Ann Rheum Dis 16: 494–501

Knahr K, Korn V, Kryspin-Exner I, Jagsch R (2003) Lebensqualität von Patienten fünf Jahre nach Knie-Arthroplastik. Z.Orthop. 141: 27–32

Lindner M (2005) Das Kreuz mit dem Gelenk. Die Zeit, Hamburg, Nr. 48 (24.11.2005): 44–45

Ludolph E, Lehmann R, Schürmann J (seit 1968) Kursbuch der ärztlichen Begutachtung. ecomed-Verlagsgesellschaft, Landsberg. Loseblattsammlung

Mehrhoff F, Meindl RC, Muhr G (2005) Unfallbegutachtung. 11. Aufl. de Gruyter, Berlin New York

Müller T, Gohlke F (2002) Arthrose des Glenohumeralgelenkes. In: Wirth CJ, Zichner L (Hrsg) Orthopädie und orthopädische Chirurgie. Becken, Hüfte, Thieme, Stuttgart New York, S 470–478

Paul B, Peters M, Ekkernkamp A (ab 2002) Kompendium der medizinischen Begutachtung. Spitta, Balingen. Loseblattsammlung

Reichel H (2005) Alloarthroplastik Knie . In: Wirth CJ, Zichner L (Hrsg) Orthopädie und orthopädische Chirurgie. Knie. Thieme, Stuttgart New York, S 409–431

Rompe G, Erlenkämper A, Schiltenwolf M, Hollo DF (Hrsg) (2009) Begutachtung der Haltungs- und Bewegungsorgane. 5. Aufl. Thieme, Stuttgart New York

Scharf HP (2005) Kniearthrose. Allgemeines. In: Wirth CJ, Zichner (Hrsg) Orthopädie und orthopädische Chirurgie. Knie. Thieme, Stuttgart New York, S. 360–364

Schönberger A, Mehrtens G, Valentin H (2009) Arbeitsunfall und Berufskrankheit. 8. Aufl. Schmidt, Berlin

Schröter F (1995) Begutachtung von Arthrosepatienten. Prakt Orthop 25: 182–188

Schröter F, Ludolph E (2009) Bemessungsempfehlungen für die private Unfallversicherung. In: Rompe G, Erlenkämper A, Schiltenwolf M, Hollo DF (Hrsg) Begutachtung der Haltungs- und Bewegungsorgane. 5. Aufl. Thieme, Stuttgart New York

Seidler A, Hornung J, Heiksel H et al. (2001) Gonarthrose als Berufskrankheit? Zentralbl Arbeitsmed 51: 106–117

Spahn G, Peter M, Hofmann G, Schiele R (2010) Knorpelschaden des Kniegelenks und berufliche Belastung. Ergebnisse einer arthroskopischen Studie. Z Orthop Unfall 148: 292–299

Tanamas S, Hanna FS, Cicuttini FM et al. (2009) Does knee malalignment increase the risk of development and progression of knee osteoarthritis? A systematic review. Arthritis Rheum 15; 61 (4): 459–467

Verband Deutscher Rentenversicherungsträger (2003) Sozialmedizinische Begutachtung für die gesetzliche Rentenversicherung. 6. Aufl. Springer, Berlin/Heidelberg

Wessinghage D (1995) Die Arthrose – ein häufiges Krankheitsbild. Prakt Orthop 25: 1–18

Willauschus W, Herrmann J, Wirtz P, Weseloh G (1995) Die Früherfassung der Arthrose aus klinischer Sicht. Z Orthop 133: 507–513

www.dguv.de/inhalt/zahlen/bk;   http://www.dguv.de/inhalt/zahlen/bk/neuerenten/index.jsp

Zichner L (2003) Überlastungsschäden am Skelett. In: Wirth CJ, Zichner L (Hrsg) Orthopädie und orthopädische Chirurgie. Systemerkrankungen. Thieme, Stuttgart New York, S 178–183

Literatur zu ▸ Abschn. 10.9

Arlet J, Durroux R, Faucher C, Thiechart M (1984) Histopathology of the nontraumatic necrosis of the femoral head: topographic and evolutive aspects. In: Arlet J, Ficat RP, Hungerford DS (Hrsg) Bone circulation. Williams & Wilkins, Baltimore London: pp 296–305

Deutsche Gesetzliche Unfallversicherung – DGUV [www.dguv.de/inhalt/zahlen/bk]

Dupuis H, Hartung E, Konietzko J (1998) Arbeitstechnische Voraussetzungen für die Berufskrankheit 2103 Arbeitsmed Sozialmed Umweltmed 33 (1998) 490–496

Hartung E, Dupuis H, Scheffer M (1991) Einfluss der Greif- und Andruckkraft am Handgriff unter Schwingungsbelastung auf die akute Beanspruchung des Hand-Arm-Systems. Z Arbeitswiss 45 (1991) 174–179

Hungerford DS (1978) Alcohol associated ischemic necrosis of the femoral head. Clin Orthop Rel Res 130 (1978) 144–153

Niedecker A (1990) Bildgebende Diagnostik bei der Femurkopfnekrose mit Betonung der Skelettszintigraphie und Magnetresonanzszintigraphie (MRT/MRI). Orthopäde 19 (1990) 182–190

Remagen W (1990) Pathologische Anatomie der Femurkopfnekrose. Orthopäde 19 (1990) 174–181

Schiltenwolf M, Jakob DS, Graf J (1997) Sheet plastination of the vascularity of the lunate bone – a morphological study. Acta Anat 158: 68–73

Schiltenwolf M, Martini (1994) AK. Der Spontanverlauf der Lunatumnekrose. Orthopäde 1994; 23: 243–248

Schiltenwolf M, Martini AK, Brocai DRC, Mau H, Eversheim S, Jensen CH (1996) Further experience with intraosseous measurement in Kienböck's disease. J Hand Surg 21A: 754–758

Simank HG, Schiltenwolf M (1998) The etiology of Kienböck's disease – a histopathological study. Hand Surgery 1998; 3: 63–69

www.arco-intl.org

Knochenschäden

C. Carstens, D. Sabo, M. Schiltenwolf, G. Rompe

K. Weise, M. Schiltenwolf (Hrsg.), *Grundkurs orthopädisch-unfallchirurgische Begutachtung*,
DOI 10.1007/978-3-642-30037-0_11, © Springer-Verlag Berlin Heidelberg 2014

11.1 Wachstumsstörungen und Fehlstellungen

C. Carstens

Wachstumsstörungen können generalisiert das gesamte Skelettsystem oder auch nur einzelne Knochen oder Gliedmaßen betreffen. Generalisierte Wachstumsstörungen, z. B. im Rahmen einer Achondroplasie oder einer Osteogenesis imperfecta, führen in aller Regel zu einem Minderwuchs; der generalisierte Großwuchs ist dagegen eine Rarität.

Fehlstellungen einzelner Gliedmaßen oder Knochen können angeboren (Beispiele: proximaler fokaler Femurdefekt, Crus varum congenitum) oder erworben (Beispiele: posttraumatische Achsfehlstellung, Beinverkürzung nach frühkindlicher Femurosteomyelitis) sein. Die Knochenfehlstellung kann sich in einer Änderung der Knochenlänge (Beispiel: relativer Ulnavorschub nach in Verkürzung ausgeheilter Radiusbasisfraktur), in einer Änderung der frontalen Achse (Beispiel: Cubitus valgus/varus), in einer Änderung der sagittalen Achse (Beispiel: Genu varum/valgum) oder in einer Änderung der Rotationsachse manifestieren.

Angeborene oder erworbene knöcherne Fehlstellungen werden jedoch nicht nur im Bereich der oberen und unteren Extremitäten beobachtet, sondern auch im Bereich der Wirbelsäule. Hieraus resultieren Achsabweichungen in der Sagittalebene (Lordose, Kyphose) und in der Frontalebene (Skoliose).

Unter gutachtlichen Gesichtspunkten sind Knochenfehlstellungen dann bedeutsam, wenn sie zu einer funktionellen Beeinträchtigung führen.

11.1.1 Angeborener Minderwuchs (Kleinwüchsigkeit)

Die funktionelle Bewertung der Kleinwüchsigkeit ist nahezu ausschließlich im Rahmen des Schwerbehindertenrechts bedeutsam. Der zuerkennbare Grad der Behinderung bemisst sich nach der Körpergröße (◘ Tab. 11.1). Nach der »Versorgungsmedizinverordnung – VersMedV –

Versorgungsmedizinische Grundsätze«, die 2009 die »Anhaltspunkte« ablösten, gelten die in (◘ Tab. 11.1 genannten Bewertungskriterien.

Die genannten GdS/GdB-Werte sind auf harmonischen Körperbau bezogen.

Zusätzlich zu berücksichtigen sind (z. B. bei Achondroplasie, bei Osteogenesis imperfecta) mit dem Kleinwuchs verbundene Störungen wie

- mangelhafte Körperproportionen,
- Verbildungen der Gliedmaßen,
- Störungen der Gelenkfunktionen, Muskelfunktionen und Statik,
- neurologische Störungen,
- Einschränkungen der Sinnesorgane,
- endokrine Ausfälle und
- außergewöhnliche psychoreaktive Störungen.

Vor Wachstumsabschluss orientiert sich die Beurteilung der Körpergröße an den gängigen Standardtabellen (◘ Abb. 11.1). Werte jenseits der doppelten Standardabweichung sind dabei als pathologisch zu werten. Eine definitive Beurteilung ist jedoch erst nach Wachstumsabschluss möglich.

11.1.2 Längenfehlstellungen

- **Beinlängendifferenzen**

Die Beurteilung von Längendifferenzen im Bereich der unteren Extremitäten, insbesondere nach Traumata, hat zu berücksichtigen, dass Beinlängendifferenzen von bis zu 10 mm als physiologisch gelten. Frakturen im Kindesalter können sich auf das Wachstum der langen Röhrenknochen stimulierend auswirken, sodass einerseits entweder eine posttraumatische Beinverkürzung sich im Laufe des Wachstums ausgleicht oder überschießend sogar eine reaktive Beinverlängerung resultiert. Dies hängt jedoch wesentlich von dem Alter des Kindes zum Zeitpunkt des Unfalls und damit von der vorhandenen Wachstumsreserve ab. Eine abschließende Bewertung kann erst nach Beendigung des Wachstumsschubes vorgenommen werden.

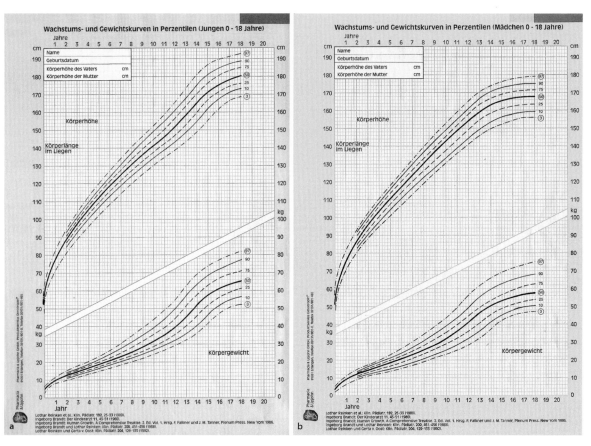

🔲 **Abb. 11.1a, b** Wachstum und Reifung (Wachstumsbestimmung). (Aus Dörr et al. 2009)

Die klinische Untersuchung erfolgt näherungsweise durch Palpation der Beckenkämme. Durch Unterlegen von kalibrierten Brettchen unter die mutmaßlich verkürzte Extremität ist eine hinreichende Quantifizierung möglich. Eine genaue Quantifizierung von Längendifferenzen im Bereich der großen Röhrenknochen der unteren Extremitäten erfordert eine vergleichende Röntgenaufnahme der beiden unteren Extremitäten im a.-p-Strahlengang.

❱ Im Bereich der gesetzlichen Unfallversicherung, des sozialen Entschädigungsrechts und der privaten Unfallversicherung richtet sich die Höhe der Entschädigung nach dem Ausmaß der erlittenen Verkürzung. Analoges gilt im Haftpflichtrecht.

Näherungsweise gelten die in 🔲 Tab. 11.2, 🔲 Tab. 11.3, 🔲 Tab. 11.4 genannten Bewertungsempfehlungen.

Beinlängendifferenzen von mehr als 5 mm sollten durch entsprechende Schuherhöhung ausgeglichen werden. Ansonsten kann langfristig durch Fehlbelastung der Lendenwirbelsäule zunächst eine kompensatorisch funktionelle Skoliose und schließlich eine statische Skoliose resultieren.

Bisher ist allerdings ungeklärt, wie groß eine solche Beinlängendifferenz sein muss und wie lange sie vorhanden sein muss, um solche negativen statischen Fernwirkungen mit hieraus resultierenden Beschwerden zu verursachen.

Im Zweifelsfall ist durch den Vergleich einer Röntgenaufnahme der LWS a.-p. im Stehen ohne Beinlängenausgleich mit einer Röntgenaufnahme der LWS a.-p. im Sitzen oder mit Beinlängenausgleich zunächst die Frage zu beantworten, ob bereits eine strukturelle Fixierung der statischen Skoliose eingetreten ist.

Ein Zusammenhang zwischen lumbalgiformen und ischialgiformen Beschwerden und einer Beinlängendifferenz erscheint dann hinreichend wahrscheinlich, wenn

▬ die Beinlängendifferenz über Jahre nicht oder nicht ausreichend ausgeglichen war,
▬ die hieraus resultierende statische Skoliose fixiert ist und
▬ eine asymmetrische Entwicklung von Aufbrauchserscheinungen (z. B. Spondylosen in der Konkavität) zu beobachten ist.

Differenzialdiagnostisch abzugrenzen sind Wirbelsäulendeformitäten und -schäden, die bereits vor Eintritt der Schädigung bestanden haben.

Bei Erfüllung der o. g. Positivkriterien ist der Wirbelsäulenschaden als mittelbare Unfallfolge anzuerkennen

Tab. 11.1 Bewertung der Kleinwüchsigkeit nach dem Schwerbehindertenrecht	
Körpergröße nach Abschluss des Wachstums	GdB/MdE-Werte
Über 130 bis 140 cm	30–40
Über 120 bis 130 cm	50
Bei 120 cm und darunter kommen entsprechend höhere Werte in Betracht	

Tab. 11.2 Bewertung nach dem sozialen Entschädigungsrecht (Versorgungsmedizinische Grundsätze)	
Beinverkürzung	GdS durch erlittene Beinverkürzung
Bis 2,5 cm	0
Über 2,5 cm bis 4 cm	10
Über 4 cm bis 6 cm	20
Über 6 cm wenigstens	30

Tab. 11.3 Gesetzliche Unfallversicherung	
Beinverkürzung	MdE durch erlittene Beinverkürzung
0–1,0 cm	0
1,1–2,5 cm	Unter 10
2,6–4,0 cm	10
4,1–6,0 cm	20
6,1 und mehr	30

Tab. 11.4 Private Unfallversicherung	
Beinverkürzung	Beinwert durch erlittene Beinverkürzung
1–2 cm	1/20 B
2–3 cm	2/20 B
3–4 cm	3/20 B
4–5 cm	5/20 B
Über 5 cm	7/20 B

und entsprechend den gängigen Einschätzungsempfehlungen zu bewerten.

■ **Überlastung der kontralateralen Seite?**

Häufig wird von Patienten ein einseitiger Schaden im Bereich der unteren Extremität für das Auftreten von Beschwerden auf der Gegenseite verantwortlich gemacht. Gewichtige Argumente sprechen jedoch dagegen, dass ein einseitiger Schaden im Bereich der unteren Extremitäten mit hieraus resultierender kurz- oder langfristiger Schonung und Entlastung zu einer Überlastung der kontralateralen Seite und entsprechenden vorauseilenden Abnutzungserscheinungen führt.

Das auf die unteren Extremitäten einwirkende Körpergewicht kann nur im Stand oder während des Gehens in der Standphase übertragen werden. Das Körpergewicht und damit die auf die nicht geschädigte Extremität einwirkende Last ändern sich jedoch unfallbedingt nicht. Es entspricht darüber hinaus nicht der klinischen Erfahrung, dass bei einer Gesundheitsstörung an einem Bein die Phasen des Stehens auf dem gegenseitigen gesunden Bein länger werden. Man wird im Gegenteil davon ausgehen können, dass der Erkrankte häufiger Entlastung durch Sitzen anstrebt. Auch die Standphasen während des Geh-Aktes sind i. Allg. nicht verlängert, sodass eine Überlastung der kontralateralen gesunden Seite weder durch mehr Körpergewicht noch durch mehr Steh- oder Standphasen anzunehmen ist.

■ **Belastung nach Amputationen**

Es entspricht den oben stehenden Überlegungen, dass Untersuchungen an infolge Kriegsbeschädigung einseitig oberschenkelamputierten Personen einen frühzeitigen Verschleiß an den großen Gelenken der erhaltenen Gliedmaßen nicht zeigen konnten (Rompe u. Niethard 1980).

Allerdings ist der physiologische Bewegungsablauf während des Gehens auch mit einem optimalen Kunstbein nicht vollständig zu erzielen. Torsionen des Rumpfes und eine veränderte Beckenkippung infolge Schwerpunktverlagerung sind die Folge. Häufig wird auch eine verkürzte Prothese bevorzugt, um den Durchschwung zu erleichtern. Aus all diesen Faktoren können beschleunigter Aufbrauch, Instabilitäten im unteren LWS-Bereich, eine fixierte Skoliose und eine konkavseitig betonte Spondylarthrose resultieren. Für einen hinreichend wahrscheinlichen Zusammenhang muss auch hier die Konkavität der LWS auf der kürzeren, also i. Allg. der amputierten Beinseite liegen.

11.1.3 Fehlstellungen in der Frontal- oder Sagittalachse

Knochenfehlstellungen im Bereich der Frontal- oder Sagittalachse bedingen eine Entschädigungspflicht, wenn sie zu einer Funktionsbeeinträchtigung führen. So resultiert beispielsweise aus einer in Extensionsfehlstellung verheil-

11

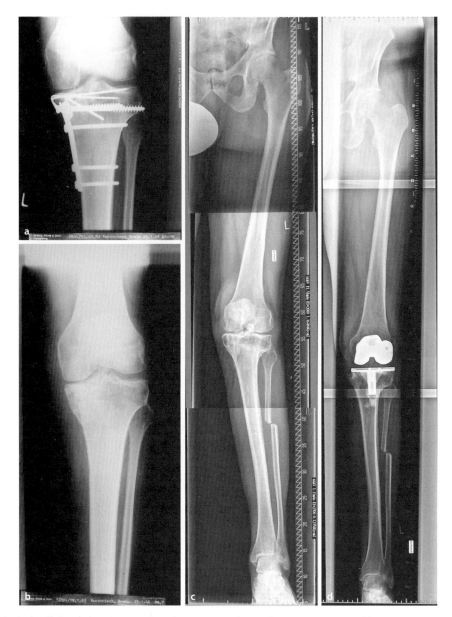

■ **Abb. 11.2a–d** Tibiakopffraktur links. **a** Osteosynthetische Versorgung. **b** Ein Jahr postoperativ Entwicklung einer Varusgonarthrose.
c Nach valgisierender Umstellungsosteotomie zur Therapie der Varusgonarthrose Entwicklung einer Pangonarthrose. **d** Physiologische
Beinachse nach Implantation eines künstlichen Kniegelenkes

ten suprakondylären Humerusfraktur mit einem hieraus
resultierenden Beugedefizit des Ellbogens die Schwierig-
keit oder Unmöglichkeit, die Hand zum Mund zu führen.

In der Regel werden Knochenfehlstellungen gutachtlich dann bedeutsam, wenn sie als präarthrotische Deformität über die Jahre hinweg zu einer Fehlbelastung der
betroffenen und der angrenzenden Gelenke mit hieraus
resultierenden Beschwerden geführt haben. Dies gilt vor
allem im Bereich der unteren Extremitäten, da hier – im
Gegensatz zu den Armen und Händen – die Belastung
durch das Körpergewicht entscheidend ist.

Im Rahmen der klinischen Untersuchung sind neben
den Bewegungsausmaßen der großen Gelenke vor allem
die Achsverhältnisse zu beurteilen. Hüftgelenksnahe
Fehlstellungen sind klinisch kaum zu bewerten. Hier ist
die Anamnese entscheidend. Achsfehlstellungen im Bereich der Ober- und Unterschenkel sowie der Knie- und
Sprunggelenke sind dagegen zumeist mit dem bloßen
Auge erkennbar. Messbar ist bei einer Varusfehlstellung
der Kondylenabstand und bei einer Valgusfehlstellung der
Malleolenabstand. Zu berücksichtigen ist des Weiteren,
dass Varus- und Valgusfehlstellungen auf Dauer am Knie-

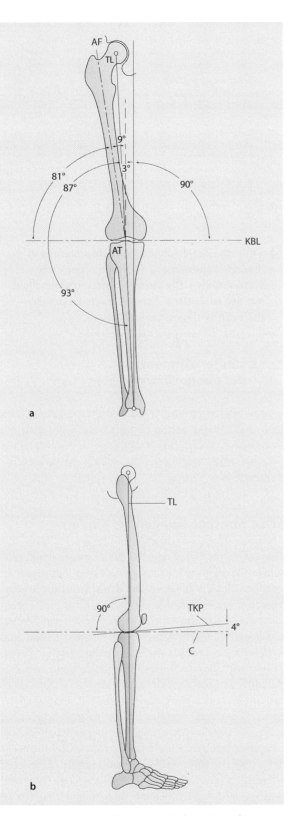

a

b

Abb. 11.3a, b. Winkelmaße am Kniegelenk zur Feinanalyse von Achsfehlstellungen. **a** Frontal, **b** TL sagittal. TL mechanische Achse oder Traglinie, KBL Kniebasislinie, AF anatomische Femurachse, AT anatomische Tibiaachse, V Vertikale, TKP Tibiakopfplateau

Tab. 11.5 Achsfehlstellung und Bewertungsmaßstäbe im Bereich der Beine. (Nach Schröter u. Ludolph 2009)

Achsfehlstellung	Bewertung
Bis 5°	nicht messbar
5° bis 10°	1/20 Beinwert
Mehr als 10°	2/20 Beinwert
Mehr als 20°	3/20 Beinwert

gelenk zu einer Überlastung der Außen- oder Innenbänder führen können.

Beispiel
60-jähriger Mann. Im Alter von 36 Jahren BG-lich versicherte Tibiakopffraktur links mit nachfolgender Entwicklung einer Varusgonarthrose. Nach valgisierender Umstellungsosteotomie entwickelte sich hieraus eine Pangonarthrose, die einen künstlichen Kniegelenksersatz notwendig machte. Bei normaler Beinachse rechts und fehlenden degenerativen Veränderungen des rechten Kniegelenkes ist der künstliche Kniegelenksersatz links als mittelbare Unfallfolge anzuerkennen und – bei regelhafter Funktion – mit einer MdE von 30% zu bewerten (**Abb. 11.2**).

Eine genaue Vermessung und Bewertung kann nur röntgenologisch (ganzes Bein a.-p. im Stand, ggf. im Seitenvergleich) erfolgen. Zur ungefähren Abschätzung hat sich die Verbindungslinie zwischen Femurkopfmitte und Mitte oberes Sprunggelenk (Mikulicz-Linie) als hilfreich erwiesen. Diese sollte idealerweise durch die Mitte des Kondylenmassivs verlaufen. Bei Abweichungen nach lateral oder medial kann am Kniegelenk eine entsprechende Fehlbelastung unterstellt werden. Zur detaillierten Analyse sind weitere Winkelbestimmungen notwendig (**Abb. 11.3**).
In der gesetzlichen Unfallversicherung und im sozialen Entschädigungsrecht bedingen Fehlstellungen per se noch keine Minderung der Erwerbsfähigkeit oder einen Grad der Behinderung, solange sie keine funktionellen Beeinträchtigungen begründen. Sie sind jedoch in der entsprechenden Bescheidtenorierung aufzunehmen und zu berücksichtigen, da solche Fehlstellungen prinzipiell als präarthrotische Defomität gelten und insofern zu späteren Funktionsbeeinträchtigungen führen können.

In der privaten Unfallversicherung fließen jedoch auch Achsenfehler, soweit sie tatsächlich die alleinige Unfallfolge darstellen, als Anteil des Risikos einer späteren Arthrose in die Bewertung der Unfallfolgen ein. Schröter u. Ludolph (2009) schlagen hierfür die in **Tab.** 11.5 dargestellten Bewertungsmaßstäbe im Bereich der Beine vor.

Achsfehlstellungen in Gelenknähe können zu Höherbewertungen führen.

Zu bewerten ist nur die Achsenknickung in der am stärksten betroffenen Ebene. Die Bewertung ist subsumierend zur Basisbemessung (▶ Abschn. 5.2, »Private Unfallversicherung«) hinzuzufügen.

Fehlstellungen in der Sagittalebene sind eher selten und führen vornehmlich am Kniegelenk zu einer Einschränkung der Beuge- oder Streckfähigkeit.

Achsenfehler am Unterarm führen stets zu Drehstörungen, deren Bemessung den Achsenfehler mit einschließt.

11.1.4 Rotationsfehlstellungen

Rotationsfehlstellungen der langen Röhrenknochen treten vornehmlich als posttraumatische Folgezustände auf. Deren Ausmaß kann klinisch nur näherungsweise bestimmt werden. Für eine genaue Vermessung ist eine Rotationscomputertomographie erforderlich.

Funktionelle Beeinträchtigungen sind eher selten und nur bei ausgeprägten Fehlstellungen zu erwarten. Es muss allerdings offen bleiben, was unter »ausgeprägt« zu verstehen ist. Vornehmlich im Bereich der oberen Extremitäten ist vielmehr eine individuelle Funktionsanalyse erforderlich (Pro-/Supination, Hand zum Mund, Hand zum Kopf etc.).

Im Bereich der unteren Extremitäten erscheint es prinzipiell vorstellbar, dass ein Drehfehler den Gangablauf negativ beeinflusst. Insbesondere steht zu erwarten, dass eine Rotationsfehlstellung am Oberschenkel zu einer Fehlbelastung des Hüftgelenkes und eine Fehlstellung am Unterschenkel zu einer Fehlbelastung des Knie- und Sprunggelenkes führt. Zumindest gilt die Coxa retrotorta als präarthrotische Deformität.

Detaillierte Zahlen und Bewertungskriterien sind jedoch kaum vorhanden und liegen lediglich für die untere Extremität vor. Demnach scheint die Entwicklung von Kniegelenksbeschwerden (vorwiegend medialer Meniskus) bei Oberschenkeldrehfehlern von mehr als 10 Grad im Langzeitverlauf denkbar zu sein – ein klarer klinischer Beweis liegt bisher nicht vor (Kohn u. Carls 1997). Der Sachverständige muss sich bei seiner Beurteilung an dem Ausmaß der funktionellen Beeinträchtigung orientieren.

Darüber hinaus haben Schröter u. Ludolph (2009) vorgeschlagen, auch das prognostische Arthroserisiko in die Bewertung nach dem in ◨ Tab. 11.6 dargestellten Schema möglichst nach abschließender Begutachtung zum Ende des 3. Unfalljahres mitaufzunehmen.

◨ **Tab. 11.6** Prognostisches Arthroserisiko. (Nach Schröter und Ludolph 2009)

Seitendifferenter Arthrosegrad nach Kellgren und Lawrence (1963)*	Zuschlag
Kellgren I bis II	1/20
Kellgren III bis IV	2/20

* Zur Einteilung des Arthrosegrades ▶ Abschn. 10.6.2, ▶ Tab. 10.6.

❯ Sämtliche Bewertungen sind subsumierend in die Gesamtbewertung der Funktionsstörung einzubeziehen. Die Bewertungen umfassen nicht nur den Ist-Zustand, sondern auch die prognostische Entwicklung der Arthrose.

11.1.5 Längendifferenzen der oberen Extremitäten

Längendifferenzen im Bereich der oberen Extremitäten sind zahlenmäßig gering und funktionell meistens bedeutungslos, sodass eine standardisierte und abgestufte Einschätzungsempfehlung – in Analogie zur unteren Extremität – nicht vorliegt.

11.1.6 Knochenschäden bei Kindern

Durch Trauma, Tumor oder Entzündung kann das Wachstum des kindlichen Röhrenknochens empfindlich gestört werden. Dies gilt insbesondere dann, wenn die Wachstumsfuge in den Schaden mit involviert ist. Eine Verletzung der Wachstumsfuge führt zu einem verminderten Längenwachstum des Knochens. Je jünger das Kind zum Zeitpunkt des Eintritts der Schädigung ist, desto ausgeprägter wird die zu erwartende Längendifferenz sein. Das definitive Ausmaß der Beinlängendifferenz ist demzufolge erst am Ende des Wachstums beurteilbar. Eine abschließende Beurteilung und Bewertung, insbesondere im Bereich der Unfallversicherung, kann also erst zu diesem Zeitpunkt erfolgen. Eine relativ genaue näherungsweise Schätzung der zu erwartenden Beinlängendifferenz kann allerdings schon vorher mit der von Paley et al. (2000) angegebenen Multiplier-Methode vorgenommen werden.

Bei einer asymmetrischen Schädigung der Wachstumsfuge sind Fehlstellungen in der frontalen und/oder sagittalen Ebene zu erwarten. Diese sind ebenfalls umso ausgeprägter, je jünger das Kind zum Zeitpunkt der Schä-

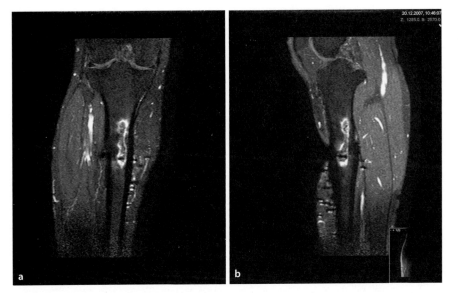

◧ Abb. 11.4a, b. Kernspintomographische Darstellung einer chronischen Osteitis im proximalen Tibiadrittel in der frontalen (**a**) und sagittalen (**b**) Darstellung. Man erkennt, dass die immer wieder auftretenden Sekretionen zu einer Einziehung und Ausdünnung der Weichteile über der Fistelöffnung im ventralen Schienbeinbereich geführt haben

digung war. Unter Umständen können bis Wachstumsende mehrere Korrekturoperationen notwendig werden. Auch hier ist demzufolge eine definitive Beurteilung erst bei Wachstumsende möglich.

Fehlstellungen der langen Röhrenknochen, insbesondere dann, wenn sie posttraumatisch auftreten, verfügen dagegen bei Kindern über ein hohes spontanes Korrekturpotenzial. Dies gilt allerdings nicht für Rotationsfehlstellungen.

> Die gutachtliche Bewertung entspricht prinzipiell derjenigen des Erwachsenen; jedoch ist das Korrekturpotenzial zu berücksichtigen, sodass in Abhängigkeit vom Wachstum Überprüfungen in 2-jährlichen Abständen sinnvoll sein können.

11.2 Osteitis/Osteomyelitis

C. Carstens

Eitrige Entzündungen des Knochens entstehen entweder von außen (exogen) oder durch Übertragung auf dem Blutwege (hämatogen).

Die wichtigsten Ursachen für eine unfallbedingte exogene Keimbesiedlung sind:
- eine offene Fraktur,
- eine schwere Weichteilverletzung oder ein ausgedehntes Hämatom im Rahmen einer konservativen verzögerten operativen Frakturbehandlung oder
- eine postoperative Infektion.

Die hämatogene Infektion setzt einen Streuherd, wie Zahnvereiterung, Mandelentzündung etc. voraus und wird durch eine verringerte Abwehrlage, z. B. bei Langzeitkortisoneinnahme oder im Rahmen eines Polytraumas, begünstigt.

Die traumatische hämatogene Osteitis ist eine sehr seltene Erkrankung. Deren Anerkennung setzt voraus:
- den Nachweis eines Unfallereignisses,
- eine Erheblichkeit des Traumas,
- eine Übereinstimmung zwischen Ort der Lokalinfektion und Ort der unfallbedingten Gewebsschädigung,
- einen engen zeitlichen Zusammenhang zwischen Unfall und Entwicklung der Infektion – auch bei Berücksichtigung verzögernder Umstände (Antibiotikatherapie) nicht länger als 5 Monate (Schönberger et al. 2009).

Knochenentzündungen können sich auf das Knochenmark beschränken (Osteomyelitis), sie können die knöcherne Substanz befallen (Osteitis), sie können aber auch durch die Knochen penetrieren, die umgebenden Weichteile befallen und von hier aus durch die Haut nach außen dringen (Fistelung).

Die Diagnose der bakteriellen Osteitis setzt einen Keimnachweis voraus. Im akuten Stadium sind darüber hinaus die charakteristischen klinischen Symptome mit Schwellung, Schmerzen und Überwärmung, die erhöhten Entzündungslaborwerte und die Ergebnisse der Kernspintomographie wegweisend.

Aus einer akuten Osteitis kann sich jederzeit eine chronische Osteitis entwickeln; die chronische Osteomyelits wiederum ist eine Erkrankung, die niemals abheilt.

Tab. 11.7 Bewertungskriterien einer Osteitis nach den Versorgungsmedizinischen Grundsätzen

	Empfehlung GdS-GdB-Beurteilung
Ruhende Osteitis (Inaktivität wenigstens 5 Jahre)	0–10
Chronische Osteitis	
geringen Grades (eng begrenzt, mit geringer Aktivität, geringe Fisteleiterung)	Mindestens 20
mittleren Grades (ausgedehnter Prozess, häufige oder ständige Fisteleiterung, Aktivitätszeichen auch in Laborbefunden)	Mindestens 50
schweren Grades (häufige schwere Schübe mit Fieber, ausgeprägter Infiltration der Weichteile, Eiterung und Sequesterabstoßung, erhebliche Aktivitätszeichen in den Laborbefunden)	Mindestens 70

Sie kann sich allerdings vorübergehend beruhigen. Der Nachweis einer Beruhigung des Prozesses über 3–5 Jahre erlaubt die Annahme einer Heilungsbewährung (Rompe et al. 2009). Die chronische Osteitis kann jedoch auch nach vielen Jahren der Symptomlosigkeit wieder ausbrechen, weil winzige Sequester verblieben sind.

Beispiel

63-jähriger Mann. Er erlitt im Alter von 24 Jahren bei einem Grubenunfall in Polen einen offenen Unterschenkelbruch, der durch Nagelung und Gipsruhigstellung behandelt wurde. Wegen einer Osteitis frühzeitige Entfernung des Nagels. 1989 Übersiedlung nach Deutschland. Seit dieser Zeit sind regelmäßig (ca. 4- bis 6-mal im Jahr) auftretende Sekretionen im Wundbereich dokumentiert. Kernspintomographisch Nachweis einer chronischen Osteitis. MdE-Vorschlag 10% (**Abb. 11.4**).

Bei langjähriger chronischer Osteitis mit Fistelung ist prinzipiell die Möglichkeit einer malignen Entartung, meistens Plattenepithelkarzinom, gegeben. Auch ist die Amyloidose als Spätfolge einer schweren chronischen Osteitis beschrieben.

■ **Bewertung**

Nach den Versorgungsmedizinischen Grundsätzen (2009) sind bei der GdS-/GdB-Beurteilung die aus der Lokalisation und Ausdehnung des Prozesses sich ergebende Funktionsstörung, die dem Prozess innewohnende Aktivität und ihre Auswirkungen auf den Allgemeinzustand und

außerdem etwaige Folgekrankheiten (z. B. Anämie, Amyloidose) zu berücksichtigen. Bei ausgeprägt schubförmigem Verlauf ist ein Durchschnitts-GdB-Grad zu bilden; die Empfehlungen zeigt **Tab. 11.7**.

Eine wesentliche Besserung wegen Beruhigung des Prozesses kann erst angenommen werden, wenn nach einem Leidensverlauf von mehreren Jahren seit wenigstens 2 Jahren – nach jahrzehntelangem Verlauf seit 5 Jahren – keine Fistel mehr bestanden hat und auch aus den weiteren Befunden (einschließlich Röntgenbildern und Laborbefunden) keine Aktivitätszeichen mehr erkennbar gewesen sind. Dabei ist in der Regel der GdS-/GdB-Grad nur um 20–30 Punkte niedriger einzuschätzen und 2–4 Jahre lang noch eine weitere Heilungsbewährung abzuwarten, bis der GdS-/GdB-Grad nur noch von dem verbliebenen Schaden bestimmt wird.

Prinzipiell gelten für die gesetzliche Unfallversicherung gleichlautende Kriterien. Schönberger et al. (2009) empfehlen, bei Beschwerdefreiheit und ruhender Osteitis die MdE mit 10% oder weniger zu bewerten. Die **Möglichkeit** eines Rezidivs bleibt unberücksichtigt. Eine Neubewertung ist dagegen bei Wiederaufleben des Prozesses vorzunehmen, wobei der MdE-Wert den für den Verlust einer Extremität nicht überschreiten sollte.

11.3   Osteopenie/Osteoporose

D. Sabo, C. Carstens, M. Schiltenwolf, G. Rompe

Gutachtliche Fragen in Bezug auf Osteopenie oder Osteoporose betreffen Frakturrisiko, Arbeitsunfähigkeit, Minderung der Erwerbsfähigkeit (MdE), Grad der Schädigung und Grad der Behinderung sowie Invalidität in kausaler und finaler Betrachtung.

11.3.1 Definition und Unterteilung des Krankheitsbegriffes »Osteoporose«

Osteoporose wurde in der Konsensuskonferenz von Hongkong 1993 als eine Systemerkrankung des Skeletts definiert, die sich durch Erniedrigung der Knochenmasse und Störung der Knochen-Mikroarchitektur mit Verminderung der Knochenfestigkeit und Erhöhung des Frakturrisikos auszeichnet (Consensus Development Conference 1993). Sind bereits Frakturen als Folge der Osteoporose eingetreten, spricht man von einer **manifesten Osteoporose**. Dabei führt diese komplexe internistisch-endokrinologische Knochenstoffwechselerkrankung vor allem durch ihre Folgen im orthopädischen Fachgebiet (Ziegler 2002) zu schweren Beeinträchtigungen des Allgemeinbefindens.

Zahlenmäßig bei weitem im Vordergrund stehen die **primären Osteoporoseformen**, wie die osteoklastenvermittelte Typ-I-Osteoporose (postmenopausale Osteoporose), mit vorwiegender Beteiligung des trabekulären Knochens und dem typischen Risiko von Wirbelkörperfrakturen, und die Typ-II-Osteoporose (senile Osteoporose), meist mit Beteiligung des kortikalen Knochens und dem typischen Risiko der proximalen Femurfraktur oder der distalen Unterarmfraktur.

Etwa 5–10 % aller Fälle mit Osteoporose manifestieren sich als Folge einer anderen Grunderkrankung (Lange 2012). Der **sekundären Osteoporose** liegen nicht beeinflussbare Faktoren (Alter, genetische Faktoren) und beeinflussbare Faktoren (Ernährung, Bewegung, Sexualhormone oder Erkrankungen wie z. B. Hypercortisolismus, onkologische Erkrankungen und Neoplasien, chronische Entzündungen, entzündlich rheumatischen Erkrankungen, Diabetes mellitus, Hyperthyreose oder Hyperparathyreoidismus) zugrunde.

In Deutschland betrifft die Osteoporose mehrere Millionen Menschen. Nach einer aktuellen Untersuchung, basierend auf retrospektiven Analysen eines großen gesetzlichen Kostenträgers (Bone Evaluation Study; BEST) leben derzeit in Deutschland 6,3 Mio. Menschen mit Osteoporose (5,2 Mio. Frauen und 1,1 Mio. Männer), jede 4. Frau und jeder 17. Mann über 50 Jahre ist an Osteoporose erkrankt. Insgesamt treten 885.000 Neuerkrankungen/Jahr auf, und die Hälfte der Betroffenen erleidet innerhalb von 4 Jahren mindestens eine Fraktur (Hadji et al. 2013).

Zu unterscheiden sind die osteoporoseassoziierten Wirbelkörperfrakturen, die häufig auch ohne Trauma auftreten, und die peripheren Frakturen, bei denen meist eine Kombination aus Osteoporose und Sturz verantwortlich ist. Die Häufigkeit von Unterarm- und Femurfrakturen wird durch die Knochenqualität und wesentlich durch das Risiko eines unkontrollierten Sturzes und die Schwere des Unfalls beeinflusst. Rund 90% aller Femurfrakturen sind mit Stürzen assoziiert (Grisso et al. 1991). Die Osteoporose selbst führt lediglich zu einem Verlust der knöchernen Stabilität. Das Auftreten von Frakturen ist jedoch eng an eine häufig mit der Osteoporose einhergehende allgemeine Morbidität und eine Erhöhung des Sturzrisikos gekoppelt.

Im typischen Alter zwischen 50 und 80 Jahren beträgt die Inzidenz von Wirbelfrakturen 1% bei Frauen und 0,6 % bei Männern, die Inzidenz von peripheren Frakturen bei vorliegender Osteoporose beträgt 1,9% bei Frauen und 0,7% bei Männern. Mit zunehmendem Lebensalter steigt das Frakturrisiko exponentiell an. Für das Jahr 2030 ist mit ca. 95.000 hüftgelenksnahen Oberschenkelbrüchen pro Jahr in der BRD zu rechnen (Bernau et al. 1994).

Das Risiko, osteoporoseassoziierte Frakturen zu erleiden, ist von mehreren Faktoren abhängig, u. a. von der Knochenqualität. Zur Einschätzung der Knochenqualität bedient man sich zum einen der instrumentellen Kno-

chendichtemessung (Osteodensitometrie) und zum anderen der Ermittlung klinischer Risikofaktoren. Das Frakturrisiko steigt mit Zunahme der Risikofaktoren (NIH 2001). Die Kombination der Knochendichtemessung mit der Bewertung klinischer Risikofaktoren ermöglicht eine gute Einschätzung des Knochenbruchrisikos.

Die volkswirtschaftlichen Kosten für die Behandlung der Osteoporose belaufen sich auf 10 Milliarden US-$ im Jahr (Ringe 1991), in Europa und USA zusammengenommen auf 23 Milliarden US-$ im Jahr (Ringe 1996a).

11.3.2 Basisdiagnostik

Entsprechend den interdisziplinär erarbeiteten Leitlinien zur Osteoporosediagnostik ist eine Basisdiagnostik zur Klassifikation und Einschätzung des Schweregrades der Osteopenie/Osteoporose anzustreben (DVO 2009). Die Basisdiagnostik umfasst:

- die Anamnese und den klinisch-orthopädischen Befund,
- die Messung der Knochenmasse,
- ein Basislabor und
- eine Röntgenuntersuchung.

Die Punkte 1 (Anamnese) und 2 (Messung der Knochenmasse) sind obligat, die Punkte 3 und 4 bedarfsweise durchzuführen.

● Anamnese und klinisch-orthopädischer Befund

Bei der Befunderhebung ist ein Schwergewicht auf die Eingrenzung der typischen Risikofaktoren, die zu Osteopenie/Osteoporose und osteoporoseassoziierten Frakturen führen können, zu legen. Es sollte eine dokumentierte Befragung hinsichtlich Anamnese (► Übersicht) und Risikofaktoren (◘ Tab. 11.8) erstellt werden. Dabei ist insbesondere auf Faktoren zu achten, die das Erreichen der maximalen Knochenmasse in der Jugend (»peak bone mass«) verhinderten. Die korrekte Anamneseerhebung kann haftungsrelevant im Sinne des Arzthaftungsrechtes sein (Wittig 2000).

Anamnese bei Verdacht auf Osteoporose (nach Franke et al. 1996)

- Akute heftige Rückenschmerzen, spontan oder nach minimalem Trauma
- Chronische Rückenschmerzen durch statische Veränderungen der Wirbelsäule
- Erschütterungsempfindlichkeit
- Verlust an Körpergröße
- Psychische Veränderungen (Depression, Ängstlichkeit)

◻ Tab. 11.8 Risikofaktoren hinsichtlich Osteoporose-entstehung. (Nach Franke et al. 1996; Ringe et al. 1996b; Lane et al. 1996; Ziegler 2002)

Harte Risikofaktoren	Weiche Risikofaktoren
Alter	Alkohol- und Nikotinabusus
Weibliches Geschlecht	Chronischer Laxanzienabusus
Frakturen nach dem 50. Lebensjahr	Heparinmedikation
Frühe oder iatrogen bedingte Menopause	Positive Familienanamnese
Verlängerte Phasen der Amenorrhö	Geringe Sonnenexposition
Östrogenmangel	Genetische Faktoren
Niedriges Aktivitätslevel	Immobilität wegen Krankheit/Alter
Kalziummangel/Laktasemangel	Nullipara
Langzeit-Glukokortikoid-einnahme	Metabolische Anomalien/rheumatoide Arthritis
	Malignome
	Gastrointestinale Erkrankungen (z. B. Zöliakie)
	Erhöhte Sturzneigung durch: – reduzierte Muskulatur/motorische Kompetenz – Multimorbidität – reduzierte Vigilanz/Demenz – Visusreduzierung – baulich ungünstiges häusliches Umfeld

Neben lebensstilabhängigen Faktoren (Bewegungsarmut, Alkohol, Nikotin), Menopausenstatus und Knochendichteausgangswert prädisponiert auch eine Steroidtherapie, insbesondere eine Langzeittherapie, die Entstehung einer sekundären Osteoporose. Indikationen zur Steroidtherapie sind häufig chronisch-entzündliche rheumatische Erkrankungen, chronisch entzündliche Darmerkrankungen, Asthma/COPD oder chronisch entzündliche immunologische Hauterkrankungen. Der wesentliche Knochenmassenverlust scheint dabei in den ersten 6–12 Monaten der Glukokortikoid-Therapie einzutreten (Hein 2007).

Ein wesentliches Augenmerk des Gutachters soll auf den Zielorganen der Osteoporose liegen: Die Minderung der Knochenmasse kann sich naturgemäß an allen Skelettabschnitten manifestieren. Im Vordergrund stehen Schmerzen, Deformierungen und Frakturen am distalen Unterarm, am proximalen Femur und an der Wirbelsäule. Bei den Wirbelfrakturen ist in ca. 1/3 der Fälle ein Wirbel,

in 2/3 der Fälle mehr als ein Wirbel betroffen (Lee et al. 1996). Diese Daten sind vorsichtig zu interpretieren, da viele Frakturen subklinisch verlaufen (Melton et al. 1989).

Wirbelfrakturen auf dem Boden einer Osteoporose können ohne wesentliche äußere Krafteinwirkung auftreten, z. B. bereits beim Anheben von minimalen Lasten, bei simplen täglichen Verrichtungen (z. B. leichte Hausarbeit) oder durch unkontrollierte Bewegungen. Meist führen die einfachen osteoporosebedingten Wirbelfrakturen nicht zu neurologischen Ausfällen.

Der Schwund der Knochenmasse selbst schmerzt nicht. Es besteht kein eindeutiger Zusammenhang zwischen Minderung der Knochenmasse und Schmerzhaftigkeit oder Funktionseinschränkung. Ursachen für klinisch reproduzierbare Schmerzen am Bewegungsapparat bei Patienten mit Osteoporose ohne Frakturen können periostale Reizungen bei sich schleichend oder langsam entwickelnden Frakturen sein. Oft führen diese chronischen Knochenschmerzen zudem weiter in den Circulus vitiosus der verminderten körperlichen Aktivität und zum Fortschreiten des Mineralisationsmangels durch Inaktivität. Akut auftretende osteoporoseassoziierte Frakturen an der Wirbelsäule oder an den Extremitäten sind dagegen in der Regel mit einem typischen Frakturschmerz verknüpft.

Pathognomonische Befunde, die im Rahmen der gutachtlichen Untersuchung erfasst und dokumentiert werden müssen, sind Hinweise auf den typischen Habitus (vermehrte Brustkyphose und Lendenlordose, Rumpfverkürzung und Hautfältelung am Rücken – »Tannenbaumphänomen«), Größenverlust, Klopf- und Stauchschmerzen der Wirbelsäule, reduzierte Wirbelsäulenbeweglichkeit (Neutral-0-Methode) und Frakturen/Frakturfolgen. Hilfreich ist zudem bei klinischer Untersuchung ein standardisierter klinischer Test, der insbesondere die körperliche Leistungsfähigkeit und die Koordinationsfähigkeit beurteilt (z. B. »timed up & go-Test«, »chair rising-Test«; DVO 2006).

■ **Messung der Knochenmasse**

Während die Mikro- und Makroarchitektur von Knochen einer standardisierten Beurteilung naturgemäß nicht einfach zugänglich ist, erlauben die Bewertung des Mineralsalzgehaltes von Knochen und der Vergleich der Messwerte mit gesunden Normkollektiven eine gute Näherung zur Einschätzung der Knochenqualität. Die einzige klinische Möglichkeit, ein erhöhtes Frakturrisiko zu erfassen, bietet die Osteodensitometrie (Felsenberg et al. 1991). Die Knochendichte wird weit überwiegend mit der Dual-Energie-Absorptiometrie (DEXA), der quantitativen Computertomographie (QCT) oder der peripheren quantitativen Computertomographie (pQCT) bestimmt.

Der in der Vergangenheit häufig eher unkritisch geübte Einsatz der Knochendichtemessung hat die Methode in ein besonders scharfes Rampenlicht gerückt (Fischer et al.

◨ **Tab. 11.9** T-Werte (DEXA-Messung), die in 10 Jahren zu einem Frakturrisiko von ca. 30% führen (DVO-Leitlinie zur Prophylaxe, Diagnostik und Therapie der Osteoporose bei Frauen ab der Menopause und bei Männern ab 60 Jahren 2006)

Lebensalter in Jahren		T-Wert (niedrigerer Wert der beiden Messungen an der LWS und dem proximalen Gesamtfemur)
Frau	Mann	
50–60	60–70	–4,0
60–65	70–75	–3,5
65–70	75–80	–3,0
70–75	80–85	–2,5
>75	>85	–2,0

1994). Entsprechend sind die Entgelte für die Untersuchung drastisch reduziert worden. Der teilweise Ansehensverlust der Methode sollte jedoch nicht verkennen lassen, dass die korrekt durchgeführte und verantwortungsvoll ausgewertete Osteodensitometrie derzeit die präziseste, strahlenärmste und kostengünstigste Technik zur Einschätzung der Knochenqualität darstellt (Bernau et al. 1994) und »international als relevanter diagnostischer Baustein anerkannt ist« (Ringe 1996b). Die leitliniengestützen Therapieempfehlungen der Fachverbände basieren auf DEXA-Messwerten. Als maßgebender Parameter wird die Abweichung des individuellen Messwertes an der Wirbelsäule und am proximalen Femur von der »peak bone mass« eines standardisierten Referenzkollektives (T-Wert) angesehen (◨ Tab. 11.9).

Dabei gibt es nicht »den« korrekten Messort zur Einschätzung des osteoporosebedingten Frakturrisikos. Zwar gilt die Wirbelsäule mit ihrem hohen Anteil an spongiösen Strukturen als einer der empfindlichsten Knochenabschnitte des menschlichen Skelettes, der sehr frühzeitig Osteoporose-Folgeveränderungen aufweist, doch ist die Diskussion um den praktikabelsten und repräsentativsten Messort bisher nicht abgeschlossen (Felsenberg 1991).

❯ Eine sichere Aussage zum Frakturrisiko kann nur die Messung des fraglichen Körperareals liefern. Um Fehleinschätzungen zu minimieren, empfehlen Expertengremien, möglichst die Messung an 2 unterschiedlichen Skelettabschnitten (Franke et al. 1996) durchzuführen.

Die DVO-Leitlinien empfehlen die Messung der Lendenwirbelsäule zwischen L1 und L4 und des proximalen Femur. Dabei ist der niedrigere T-Wert dieser Messungen zur Diagnostik heranzuziehen. Als Referenz für die Risikoberechnungen der Femurfrakturen wird entsprechend den

Daten epidemiologischer Studien (NHANES) eine Abweichung vom T-Wert in Höhe –2,0 σ als Grenzwert angesehen (DVO 2006).

Eine sinnvolle Möglichkeit, die Mineralisationsdichte eines bereits frakturierten Wirbelkörpers zu messen, besteht in vivo nicht (Antonacci 1996). Durch die Einstauchung der Frakturfragmente wird ein falsch-erhöhter Dichtewert bestimmt. Standard-ROIs (»regions of interest«) am Schenkelhals und am distalen Radius, die über ein automatisches Konturfindungsprogramm ermittelt werden, sind bei eingetretener Fraktur nicht anwendbar. Das heißt, der Gutachter ist entweder auf vorbestehende Knochendichtemessungen mit einer der verschiedenen etablierten Methoden angewiesen (Korrekturfaktoren bei Vergleich der Messwerte verschiedener Gerätetypen und -fabrikate beachten; Bernau et al. 1994; Fischer et al. 1993), oder es müssen Neumessungen, beispielsweise der benachbarten Wirbel oder der frakturkontralateralen Seite an Femur oder Radius hilfsweise herangezogen werden.

■ **Laboruntersuchungen**

Bei manifesten Frakturen, klinischem Verdacht oder einem Knochendichtemesswert (T-Wert unter –2,0) sind Laborparameter zur osteologischen Befundung erforderlich (Kalzium, Phosphat, Blutbild, BSG, CRP, Eiweißelektrophorese, Testosteron bei Männern, Kreatinin-Clearence, alkalische Phosphatase, gGT, TSH, Vitamin D_3). Die Bestimmungen können zur Differenzierung zwischen primären und sekundären Osteoporoseformen eingesetzt werden. Die Aktivität von Osteoklasten und Osteoblasten kann über die Bestimmung der Pyrolidine (»crosslinks«, Quervernetzer) im Urin und anhand der knochenalkalischen Phosphatase im Serum beurteilt werden (Schmitt-Gayk et al. 1994). Hier sei auf die weitergehende Spezialliteratur (Becker et al. 1993, Seibel et al. 1993) verwiesen.

■ **Röntgendiagnostik**

Neben den klinischen Untersuchungsparametern kommt der radiologischen Bildgebung eine tragende Rolle zu: Konventionelle Röntgenaufnahmen erlauben es, bei ausgeprägten Befunden die Diagnose Osteopenie/Osteoporose zu stellen. Mineralsalzverluste sind ab ca. 30% im Röntgenbild feststellbar. Im Seitbild der Brust- und Lendenwirbelsäule fallen Transparenzerhöhungen der Wirbelkörper mit Betonung der Grund- und Deckplatten auf. Die spongiöse Architektur ist durch zuerst auftretende Auslöschung der horizontalen Trabekel vermehrt vertikal gestreift. Bei fortschreitender Demineralisierung kommt es zur Höhenminderung der Wirbelkörper. Je nach Beanspruchung und Turgor der benachbarten Bandscheiben entstehen Fisch-, Keil- oder Flachwirbel. Durch die Zunahme der thorakalen Kyphose kommt es kompensatorisch zur Hyperlordose der Lendenwirbelsäule. Im fortgeschrittenen Zustand

berühren sich die Dornfortsätze der unteren Lendenwirbelsäule (Baastrup-Phänomen). Abstützreaktionen im
Verlauf des Krankheitsbildes führen zu teilweise ausgeprägten Randsklerosierungen und arthrotischen Veränderungen. Im Vollbild kann die Osteoporose zu grotesken
klinischen und radiologischen Befunde führen.

11.3.3 Therapie der Osteoporose

Die Therapie der Osteoporose war in den vergangenen
Jahren Gegenstand intensiver interdisziplinärer Komis-
sionsarbeit. Eine gute und in den Fachgremien weitestgehend akzeptierte Zusammenfassung liefert die Website des
DVO (Dachverband deutschsprachiger wissenschaftlicher
Fachgesellschaften für Osteologie) mit Angaben zu den evidenzbasierten Konsensus-Leitlinien zur Osteoporose unter
www.dv-osteologie.org/dvo_leitlinien/dvo-leitlinie-2009.
Die Zusammenfassung ist in einer ausführlichen Langfas-
sung wie auch in einer tabellarischen Kurzform dargestellt.

> Therapie der Wahl ist die konservative
> Frakturtherapie mit den Pfeilern Analgesie,
> Mobilisierung unter Rumpfstabilisierung
> und Rehabilitation.

Bei konservativ nicht ausreichend beherrschbaren Schmerzen kommen in jüngster Zeit minimalinvasive Operations-
verfahren wie die Vertebroplastie oder die Ballon-Kypho-
plastie subakut zur Anwendung.

Bei den seltenen Fällen einer neurologischen Symptomatik durch eine osteoporosebedingte Fraktur (2%; Lane
1996) und bei schweren traumatisch verursachten Frakturen ist zur Frakturklassifikation, Festlegung des Behand-
lungsplanes und zur etwaigen Operationsplanung (z. B.
ventrale Dekompression, Aufrichtung und Defektrekon-
struktion durch Beckenkammspan) eine Computertomographie oder eine MRT indiziert.

11.3.4 Gutachtliche Problematik
zu Fragen der Osteoporose

Verfahrensrichtlinien zur Begutachtung von Patienten
mit Osteoporose in der Literatur sind spärlich (Probst
1971; Bilow 1986; Probst et al. 1987; Minne 1992; Kleinschmidt 2002; Pfeifer 2003).

Der medizinische Gutachter wird sich i. Allg. von vier
Ansätzen dem Problem zu nähern haben:

■ **Erhöhtes Risiko**

Es soll geklärt werden, ob Patienten mit bestimmter Ausprägung der Osteoporose gewisse Arbeiten nicht verrichten sollten, um sich nicht einem – im Vergleich zur
altersentsprechenden knochenstoffwechselgesunden Bevölkerung – erhöhten Risiko einer Fraktur auszusetzen.

Bei verminderter Knochenmasse ist das Risiko, Frakturen an Schenkelhals, Radius, Wirbelsäule oder anderen
Skelettabschnitten zu erleiden, erhöht. Ein Osteoporose-
kranker wird sich also etwa bei einem Sturz in der Regel
eher eine Fraktur zuziehen als ein vergleichbarer gleichal-
ter und osteologisch gesunder Mensch. Das Ausmaß dieser
»Erniedrigung der Frakturschwelle« ist jedoch aufgrund
des multifaktoriellen Charakters der Osteoporose schwer
festzulegen. Die Messung der Knochendichte kann hierzu
einen Anhaltswert liefern: Es gilt als sicher, dass die individuelle Abweichung vom altersentsprechenden Median
der Knochendichte um 1 Standardabweichung (Z-Score)
eine Erhöhung des Frakturrisikos um den Faktor 1,5–3
bewirkt (Cummings et al. 1993; Hui et al. 1989). Für eine
50-jährige, osteologisch gesunde Frau beträgt das Risiko,
in der verbleibenden Lebensspanne eine Fraktur zu erleiden, 15%. Für eine vergleichbare Person mit Verminderung der Knochendichte um 1 Standardabweichung vom
Median beträgt das Risiko somit ca. 30% und bei einer
Abweichung um 2 Standardabweichungen bereits ca. 60%
(Kanis 1994).

Daraus wird ersichtlich, dass einer Person mit Osteo-
porose (definitionsgemäß Knochendichteminderung >2,0
Standardabweichungen unter dem Durchschnitt junger
Erwachsener – T-Score) eine gefährdende Tätigkeit nicht
zugemutet werden soll. Dies gilt sicher für die Osteoporose
Grad 3, eingeschränkt auch für die Osteoporose Grad 2.

■ **Arbeitsunfähigkeit
(gesetzliche Krankenversicherung)**

Es ist zu klären, ob ein Patient mit Osteoporose aufgrund
der Erkrankung an seinem bisherigen Arbeitsplatz arbeits-
fähig ist. Osteoporose kann zur vorübergehenden und
auch langfristigen Arbeitsunfähigkeit führen. Dies kann
selbstverständlich für den Befund bei eingetretener Frak-
turierung zutreffen, aber auch für Befunde mit ausschließlich schmerzhafter Funktionseinschränkung ohne Frak-
turnachweis. Im Vordergrund der Einschätzung muss
dabei die Einschränkung der Funktion stehen, und nicht
etwa der radiologische Befund oder der Knochendichtemesswert.

■ **Erwerbsminderung
(gesetzliche Rentenversicherung)**

Osteoporose und osteoporoseassoziierte Frakturen können zur Minderung der Erwerbsfähigkeit auf dem allgemeinen Arbeitsmarkt führen. Es kann sowohl zu einer
quantitativen als auch zu einer qualitativen Einschränkung
der beruflichen Leistungsfähigkeit kommen. Wenn aufgrund funktioneller Einschränkung eine Tätigkeit auf dem
allgemeinen Arbeitsmarkt nur unter 3 Stunden täglich

Tab. 11.10 Klassifikation der Osteoporose. (Mod. nach Consensus Development Conference 1996; Amsterdam; Ringe 1996b; Minne 1995; Franke 1996)

			Quantitative Einschränkung	Qualitative Einschränkung
Keine Osteoporose, Grad 0	Knochenmineralgehalt bis 1 σ unterhalb des Mittelwertes*	Bisher keine Knochenbrüche.	Erwerbsfähigkeit	Keine osteoporosebedingte Einschränkung der Erwerbsfähigkeit
Osteopenie, leichte Osteoporose, Grad 1	Knochenmineralgehalt zwischen 1 und 2,0 σ unterhalb des Mittelwertes*	Bisher keine Knochenbrüche. In der Regel keine krankheitsbedingten Beschwerden.	Erwerbsfähigkeit	Erhöhtes Knochenbruchrisiko bei körperlichen Belastungen. Nur noch mittelschwere körperliche Tätigkeiten. Heben und Tragen von Lasten bis 10 kg
Mäßige Osteoporose, Grad 2	Knochenmineralgehalt ≥2,0 σ unterhalb des Mittelwertes*	Frakturen werden nicht vorausgesetzt, können jedoch bei banalem Anlass eintreten. Deutlich über Grad 1 hinausgehendes Risiko weiterer Frakturen. Beschwerden als Frakturfolge.	Teilweise Erwerbsminderung	Einschränkung der Erwerbsfähigkeit durch belastungsabhängige Schmerzen. Nur noch leichte körperliche Tätigkeiten. Keine Arbeit auf Gerüsten, Leitern, an Maschinen. Kein häufiges Bücken oder Arbeiten in Körperzwangshaltungen. Kein Akkord oder Fließbandarbeit.
Schwere Osteoporose, Grad 3	Knochenmineralgehalt ≥2,0 σ unterhalb des Mittelwertes*	Frakturen mit deutlicher Einschränkung der Skelettarchitektur.	Volle Erwerbsminderung	Körperlich belastende Tätigkeiten sind nicht möglich. Auch dauernde sitzende Tätigkeit mit der Möglichkeit zum Positionswechsel kann nicht mehr zugemutet werden.

* Vergleich des individuellen Knochenmineralgehaltes mit dem Durchschnittswert junger Erwachsener (»peak bone mass«) als T-Score Werte.

durchgeführt werden kann, besteht volle Erwerbsminderung. Teilweise Erwerbsminderung besteht, wenn auf dem allgemeinen Arbeitsmarkt unabhängig vom erlernten Beruf eine täglich Arbeitsfähigkeit zwischen 3 und 6 Stunden möglich ist.

Die Höhe von auf Zeit gewährten Renten ist sinnvollerweise in 1- bis 2-jährlichen Abständen zu überprüfen, da sich Befundveränderungen unter der Therapie in den meisten Fällen nur langsam vollziehen.

Übergänge von voller Erwerbsfähigkeit in teilweise Erwerbsminderung oder in schweren Fällen in volle Erwerbsminderung sind bei therapeutisch schlecht beeinflussbaren Krankheitsverläufen möglich. Die Spannweite der Befunde kann von einer nach adäquater Therapie verheilten distalen osteoporoseassoziierten Radiusfraktur oder einer gesinterten osteoporotischen Wirbelfraktur ohne Funktionseinbuße bis zur endoprothetisch zu versorgenden proximalen Femurfraktur mit strukturellen und funktionellen Störungsbefunden (Bewegungseinschränkung, Belastungsschmerzen, Prothesenversagen, Infekt etc.) reichen.

Um dem Gutachter einen Maßstab an die Hand zu geben, kann eine von der WHO vorgeschlagene (WHO Study Group 1994) diskutierte (Consensus Development Conference 1996, Amsterdam) und in ähnlicher Form bereits klinisch eingesetzte Leitlinie (Ringe 1996b; Minne, pers. Mitt. 1995) mit Klassifizierung der Osteoporose in 4 Grade hilfreich sein (**□** Tab. 11.10).

◱ Tab. 11.11 MdE bei Osteopenie/Osteoporose

Schwere-grad der Osteoporose	Kennzeichen	MdE
Grad 0	Geringe Mineralisations-dichteverminderungen bis 1 σ unterhalb des Mittel-wertes führen in der Regel nicht zu Funktionseinbußen und Beschwerden	0%
Grad 1	Mit geringen Auswirkungen (leichte Funktionseinbußen und Beschwerde, geringe Krankheitsaktivität)	Bis 20%
Grad 2	Mit mittelgradigen Auswir-kungen (dauernde erhebliche Funktionseinbuße und Beschwerden, therapeutisch schwer beeinflussbare Krank-heitsaktivität)	Bis 40 %
Grad 3	Mit schweren Auswirkungen (irreversible Funktionsein-bußen, hochgradige Progre-dienz)	Über 50%

Bei den leichteren bis mittleren Osteoporoseformen sind beispielsweise Tätigkeiten mit leichter körperlicher Belastung (z. B. Büroarbeit mit der Möglichkeit, die Körperhaltung zu wechseln) durchaus zumutbar, anstrengende körperliche Tätigkeiten (z. B. Maschinenführer, Krankenschwester etc.) jedoch nicht.

■ **Zusammenhangsbeurteilung (PUV und GUV)**

Es ist zu klären, welchen Einfluss eine bereits bestehende Osteoporose auf Wirbelsäulen- oder Extremitätenverletzungen (Mitverursachung, Verschlimmerung) hat.

Für die private Unfallversicherung (PUV) ist das Ausmaß der Osteoporose für den Eintritt eines Wirbelbruchs abzuschätzen und bei der Invalidität äquivalent zu berücksichtigen.

Im Rahmen der gesetzlichen Unfallversicherung (GUV) ist der Versicherte grundsätzlich in dem Gesundheitszustand versichert, mit dem er die Arbeit am Unfalltag angetreten hat. Selbst eine erhebliche Osteoporose schließt die Anerkennung eines Unfalls im Sinne der rechtlich wesentlichen Verursachung nicht aus, wenn sowohl der Osteoporose als auch den Unfallumständen jeweils die Bedeutung einer rechtlich wesentlichen Mitursache einzuräumen ist. Eine rechtlich unwesentliche Ursache (Gelegenheitsursache) ist dann anzunehmen, wenn mit den gleichen Folgen ungefähr zu gleicher Zeit unter alltäglichen Bedingungen zu rechnen ist.

Für die Einschätzung des Grades der Schädigungsfolgen (GdS; Schädigungsfolgen mit einer Dauer von über 6 Monaten) nach den Versorgungsmedizinischen Grundsätzen (VersmedV 2009) und für die Einschätzung des Grades der Behinderung (GdB; durch Versorgungsämter nach § 69 SGB IX Behindertenrecht zu ermitteln) gelten nicht die alleinigen Knochendichtemesswerte, sondern die Zusammenschau mit den tatsächlich nachweisbaren Funktionsbeeinträchtigungen als maßgebliche Kriterien (◱ Tab. 11.11).

Literatur

Literatur zu ▶ Abschn. 11.1 und ▶ Abschn. 11.2

Bundesministerium für Arbeit und Soziales (2009) Versorgungsmedizinverordnung – VersmedV – Versorgungsmedizinische Grundsätze. Eigenverlag, Bonn

Dörr HG, Mohnike K, Holterhus PM, Kiess W (2009) Endokrinologie: In: Speer CP, Gahr M (Hrsg) Pädiatrie, 3. Aufl. Springer, Berlin Heidelberg New York, Kap 31

Endler F, Fochem K, Weil UH (1984) Orthopädische Röntgendiagnostik. Thieme, Stuttgart New York, S 215

Kohn D., Carls J. (1997) Die Auswirkung von Torsionsfehlern der unteren Extremität. In: Strecker W, Keppler P, Kinzl L (Hrsg) Posttraumatische Beindeformitäten. Springer, Berlin Heidelberg New York

Niethard F.U. (1997) Kinderorthopädie. Thieme, Stuttgart New York

Paley D, Bhave A, Herzenberg JE, Bowen JR. (2000) Multiplier method for predicting limb-length discrepancy. J Bone Joint Surg Am. Oct; 82-A (10):1432–1446

Rompe G, Niethard F (1980) Aktuelle Gesichtspunkte zum Thema Gliedmaßenverlust – Wirbelsäule – Fehlbelastung MedSach 76:8–10

Rompe G, Erlenkämper A, Schiltenwolf M, Hollo DF (Hrsg) (2009) Begutachtung der Haltungs- und Bewegungsorgane. 5. Aufl. Thieme-Verlag, Stuttgart New York, S 663

Schönberger A., Mehrtens G, Valentin H (2003) Arbeitsunfall und Berufskrankheit, 7. Aufl. Erich-Schmidt-Verlag, Berlin

Schröter F, Ludolph E (2009) Bemessungsempfehlungen für die private Unfallversicherung. In: Rompe G, Erlenkämper A et al. (Hrsg) Begutachtung der Haltungs- und Bewegungsorgane, 5. Aufl. Thieme-Verlag, Stuttgart New York

Literatur zu ▶ Abschn. 11.3

Antonacci MD, Hanson DS, Heggeness MH (1996) Pitfalls in the management of bone mineral density by DEXA. Spine 21: 87–91

Becker S, Traber L, Schmidt-Gayk H (1993) Free and peptide bound pyrilidinium crosslinks in urine measured in healthy people, patients with bone metastases and women after menopause. Calcif Tissue Int (Suppl 1) 52:72

Bernau A, Fischer M, Münzenberger KJ, Reiners C, Ringe JD, Spitz J (1994) Diagnostik der Osteoporose. Osteologie 3 (3):179–186

Bilow H (1988) Begutachtung nach Wirbelsäulenverletzungen. Unfallmedizinische Tagungen der Landesverbände der gewerblichen Berufsgenossenschaften 68:145–154

Consensus development conference (1993) Diagnosis, prophylaxis and treatment of osteoporosis. Am J Med 94:646–650

Consensus development conference: Prevention and therapy of osteoporosis. EFFO/NOF, 19.–23.05.1996, Amsterdam

Cummings SR, Black DM, Nevitt MC, Browner W, Cauley J, Ensrud K, Genant H, Palermo L, Scott J, Vogt TM (1993) Bone density at various sites for prediction of hip fractures. Lancet 341:72–85

Dambacher MA, Ittner J, Rüegsegger P (1986) Osteoporose – Pathogenese Prophylaxe, Therapie. Internist:27, 206

DVO (Dachverband deutschsprachiger wissenschaftlicher Fachgesellschaften für Osteologie) (2009) Evidenz-basierte Konsensus-Leitlinien zur Osteoporose [www.dv-osteologie.org/dvo_leitlinien/dvo-leitlinie-2009]

Felsenberg D, Fischer M, Kempers B, Ringe JD, Rüegsegger P (1991) Osteodensitometrie – eine Standortbestimmung BV Orthopädie 3:139–144

Fischer M, Keck E, Kruse HP, Pesch HJ, Wüster C (1994) Stellungnahme der Deutschen Gesellschaft für Osteologie (DGO) e.V. zur Knochenmasse- und Knochendichtebestimmung (Osteodensitometrie) Osteologie 3 (3):177–178

Fischer M, Kempers B (1993) Phantom studies in osteoporosis. Europ J Nucl Med 20:434–439

Franke J, Clarenz P, Dören M, Fischer M, Franck H, Keck E, Kruse HP, Schmidt-Gayk H, Seibel M, Werner E (1996) Bericht der interdisziplinären Leitlinienkommission zur Diagnostik der Osteoporose. Osteologie 5, 3:162–173

Grisso JA, Kelsey JL, Strom BL, Chiu GY, Maislin G, O'Brien LA, Hoffman S, Kaplan F (1991) Risk factors for falls as a cause of hip fracture in women. New England J Med 324:1326–1331

Hadji P, Klein S, Gothe H, Häussler B, Kless T, Schmidt T, Steinle T, Verheyden F, Linder R (2013) The epidemiology oft osteoporosis – Bone evaluation Study (BEST): an analysis of routine health insurance data. Dtsch Ärztebl Inz 110 (4): 52–57

Hein GE (2007) Besonderheiten der steroidinduzierten Osteoporose. Orthopäde 36: 708–713

Hui SL, Slemenda CW, Johnston CC (1989) Baseline measurement of bone mass predicts fracture in white women. Ann Intern Med 111:355–361

Kanis JA, Melton LJ, Christiansen C, Johnston CC, Khaltaev N: Perspective (1994) The diagnosis of osteoporosis. J Bone Mineral Res 9:1137–1141

Kleinschmidt JT, Kleinschmidt JG (2002) Die Begutachtung der Osteopenie/Osteoporose im Schwerbehindertenrecht. Med Sach 98:-19–21

Kunczik Th, Ringe JD (1994) Osteoporose. Eine Herausforderung für die Zukunft. Dt. Ärzteblatt 91:1126–1129

Lane JM, Riley EH, Wirganowicz PZ (1996) Osteoporosis: Diagnosis and treatment. JBJS 78 (A) 4:618–632

Lange U (2012) Sekundäre Formen der Osteoporose, Arthritis & Rheuma 6: 347

Lee YL, Yip KMH (1996) The osteoporotic spine. Clin Orthop Rel Res 323:91–97

Melton LJ (1989) Epidemiology of vertebral fractures in women. Am J Epidemiol 129:1000–1011

Minne HW (1992) Osteoporose und Erwerbsfähigkeit. Mobiles Leben 2:9–13

Minne HW (1995) Persönliche Mitteilung

NIH Consensus Development Panel (2001) Osteoporosis prevention Diagnosis and Therapy. JAMA 285:785–795

Pfeifer M, Pollähne W, Minne HW (2003) Begutachtung bei Osteoporose Orthopädie u. Rheuma 2:18–19

Probst J (1971) Die Begutachtung traumatischer WS-Schäden bei Osteoporose. Act Traumatol 1:155

Probst J, Graeber M (1987) Begutachtung von Wirbelsäulenverletzungen. Schriftenreihe Unfallmedizinische Tagung der Landesverbände der gewerblichen Berufsgenossenschaften 62:73–81

Ringe JD (1991) Osteoporose, Pathogenese, Diagnostik, Therapiemöglichkeiten. de Gruyter, Berlin, New York

Ringe JD, Riis BJ (1996a) Prävention und Therapie der Osteoporose. Arzneimitteltherapie 14 ,338–343

Ringe JD (1996b) Neues Konzept in der Osteoporosetherapie. Arzneimitteltherapie 14:174–178

Schmidt-Gayk H, Becker S, Traber L (1994) Diagnostik der Osteoporose. Osteologie 187–191

Seibel MJ, Woitge HW, Ziegler R (1993) Biochemische Marker des Knochenstoffwechsels. Klin Lab 39:717–727 und 839–850

WHO Study Group: Assessment of fracture risk and its application to screening for postmenopausal osteoporosis.

Wittig C, Fitzek J, Rieping T (2000) Arzthaftung für Falsch- oder Nichtbehandlung bei Osteoporose aufgrund unterlassener anamnestischer Erhebung und laborchemischer Untersuchung sowie Beweislastumkehr. Orthopädische Praxis 36:1–4

WHO (1994) Technical Report Series:843

Ziegler R (2008) Osteoporose. In: Dörfler H, Eisenmenger W, Lippert HD (Hrsg) Das medizinische Gutachten. Springer Verlag Heidelberg

Neurologische Zusatzbegutachtung

B. Widder

K. Weise, M. Schiltenwolf (Hrsg.), *Grundkurs orthopädisch-unfallchirurgische Begutachtung*,
DOI 10.1007/978-3-642-30037-0_12, © Springer-Verlag Berlin Heidelberg 2014

Aufgrund der erheblichen Überschneidungen der Fachgebiete gehört die Einholung eines neurologischen Zusatzgutachtens bei zahlreichen Fragestellungen – insbesondere nach Traumen – eher zur Regel als zur Ausnahme. Die wesentlichen Gründe für die Einholung eines neurologischen sowie ggf. auch psychiatrisch-psychosomatischen Zusatzgutachtens finden sich in der ▶ Übersicht.

Indikationen zur Einholung neurologischer Zusatzgutachten

- Diagnostische Zuordnung, Quantifizierung und/oder prognostische Einschätzung von Nervenläsionen (z. B. periphere Nervenläsion vs. Plexusschädigung).
- Beurteilung chirurgisch-orthopädisch nicht oder nicht im geklagten Umfang erklärbarer sensomotorischer Störungen. Hierzu zählen:
  - Störungen der Motorik, Muskelatrophien und/oder Differenzen der Muskeleigenreflexe, die chirurgisch-orthopädisch nicht (z. B. durch Abriss einer Bizepssehne) zu erklären sind,
  - Klagen über Sensibilitätsstörungen, die nicht dem zu erwartenden Befund bei einer lokalen Weichteilläsion entsprechen,
  - Stand- und Gangstörungen, die durch eine Schädigung des Stütz- und Bewegungsapparates nicht zu erklären sind.
- Angabe »außergewöhnlicher« Schmerzen, die über das aufgrund einer bestehenden Gewebeschädigung zu erwartende »Normalmaß« hinausgehen.

Dabei ist zu beachten, dass das eigenmächtige Einholen eines Zusatzgutachtens ohne dezidierten Auftrag durch den Auftraggeber (Versicherung, Gericht) neben der Möglichkeit, dass dieses nicht honoriert wird, auch rechtliche Probleme aufwirft. So ist vor allem im Zivilprozessverfahren das Einbringen weiterer Befunde (»neuer Tatsachen«) an den formalen Akt geknüpft, dass beide (!) Parteien diesem Vorgehen zustimmen. Sollte der Gutachtenauftrag nicht ausdrücklich vermerken, dass ggf. erforderliche Zusatzgutachten vom Sachverständigen in Auftrag zu geben sind, sollte daher vor Vergabe des Auftrags immer eine schriftliche Zustimmung des Auftraggebers eingeholt werden.

12.1 Nervenläsionen

Die Frage nach funktionellen Beeinträchtigungen als Folge von Nervenläsionen stellt auf dem Gebiet der gesetzlichen und privaten Unfallversicherung eine der häufigsten neurologischen Fragestellungen überhaupt dar. Zu unterscheiden sind dabei

- **primäre Nervenverletzungen**, die direkt durch ein spitzes oder stumpfes Trauma hervorgerufen werden und typischerweise unmittelbar nach dem Trauma vorhanden sind, sowie
- **sekundäre Nervenverletzungen**, die mit einer Latenz zum Trauma auftreten und z. B. durch Hämatome, Kallusbildung oder traumatische Aneurysmen verursacht sind.

Eine Sonderform stellen die sog. **Spätparesen** dar, welche als Unfallfolgen noch Jahre nach einem Trauma auftreten können und sich klinisch typischerweise als langsam progrediente Nervenläsion manifestieren. Ursächlich hierfür sind oft in Fehlstellung verwachsene Frakturen bzw. Kallusbildung, die durch Druck oder Traktion zu einer allmählichen Schädigung der betroffenen Nerven oder auch des Rückenmarks führen.

Nervenläsionen als mittelbare Unfallfolgen treten nicht zuletzt auch im Zusammenhang mit medizinischen Maßnahmen auf, beispielsweise im Rahmen von Osteosynthesen oder als Lagerungsschaden. Daneben können Nervenschäden als Druckläsion bei Bewusstlosen auftreten.

Chronisch-progrediente Nervenschädigungen können weiterhin als sog. Beschäftigungsneuropathien vorkommen und sind dann unter bestimmten Voraussetzungen als entschädigungspflichtige Berufskrankheit anzuerkennen (s. ▶ Abschn. 12.2).

◘ Tab. 12.1 Wichtigste Ursachen und Leitsymptome einer N.-ulnaris-Läsion in Abhängigkeit der Schädigungslokalisation. Proximal gelegene Läsionen bedingen gleichermaßen die Symptome einer distalen Läsion

Schädigungslokalisation	Wichtigste Ursachen	Wichtigste Leitsymptome
Axilla und Oberarm	Direktes Trauma Iatrogen (z. B. Oberarmblutsperre) Traumatisches Aneurysma der A. brachialis	Siehe unten
Ellenbogenbereich	**Akut aufgetreten** Direktes Trauma Distale Humerusfraktur (vor allem Condylus medialis, Trochlea, suprakondylär) Iatrogen (Leitungsanästhesie am Ellenbogen, operative Versorgung ellenbogengelenksnaher Frakturen) Akute Druckläsion (Lagerungsschaden bei Narkose oder bettlägerigen Patienten, längeres Aufstützen auf harter Unterlage) **Chronisch-progredient** Kubitaltunnelsyndrom Sulcus-ulnaris-Syndrom [chronische Mikrotraumatisierung, anlagebedingt bei flacher Ulnarisrinne und Ulnaris(sub)luxation oder als Beschäftigungsneuropathie bei repetitiven Beuge- und Streckbewegungen] Spätparese nach Frakturen und Luxationen (vor allem bei suprakondylärer Humerusfraktur mit Valgusdeformation oder bei posttraumatischer Arthrose)	»Krallenhand« mit Parese der Flexion in den Endgliedern von Klein- und Ringfinger
Unterarm	Direktes Trauma bei Unterarmfrakturen (primär oder sekundär)	Gefühlsstörung an der Außenseite D. IV/V
Handgelenk	**Akut aufgetreten** Direktes Trauma Distale Vorderarmfraktur mit Beeinträchtigung des Radioulnargelenks **Chronisch-progredient** (Loge-de-Guyon-Syndrom) Chronische Druckläsion (z. B. durch Arbeitsinstrumente oder Radfahren) Kompression (Ganglion, Arterie o. Ä.) Ohne fassbare Ursache	Gefühlsstörungen an der Handkante und an der Innenseite D. IV/V Atrophien der Interosseus-I- und Kleinfingerballenmuskulatur Schwäche der Kleinfingerabduktion

12.1.1 Häufigste Krankheitsbilder

Im Folgenden findet sich eine Zusammenstellung der wichtigsten Ursachen und Leitsymptome von Nervenläsionen. Zur Bewertung durch Nervenläsionen verursachter Schmerzen (**neuropathische Schmerzen**) s. ▶ Abschn. 12.3.1. Eine umfassende Darstellung der Anatomie und Klinik peripherer Nervenläsionen ist nicht Inhalt dieses Kapitels, hierzu sei auf die einschlägige Literatur verwiesen (Mumenthaler et al. 2007).

▪ N. ulnaris
Bei der Ulnarisparese handelt es sich um die häufigste traumatische Nervenschädigung überhaupt (◘ Tab. 12.1). Darüber hinaus ist die chronische Ulnarisneuropathie am Ellenbogen die zweithäufigste nichttraumatische Mononeuropathie.

▪ N. medianus
Die chronische Druckschädigung des N. medianus im Karpaltunnel stellt die häufigste nichttraumatische periphere Nervenläsion dar (◘ Tab. 12.2). Medianusverletzungen spielen aber auch als Unfallfolgen eine bedeutende Rolle.

▪ N. radialis
Die Schädigung des N. radialis am Oberarm bei Humerusschaftfraktur ist die häufigste primäre Nervenschädigung bei einem Knochenbruch (◘ Tab. 12.3). 70% aller in Zusammenhang mit einer Oberarmfraktur auftretenden Nervenschädigungen betreffen den N. radialis.

▪ Andere Armnerven
Verschiedene Ursachen einer Schädigung anderer ausgewählter Armnerven sind in ◘ Tab. 12.4 aufgeführt.

◨ **Tab. 12.2** Wichtigste Ursachen und Leitsymptome einer N.-medianus-Läsion in Abhängigkeit der Schädigungslokalisation. Proximal gelegene Läsionen bedingen gleichermaßen die Symptome einer distalen Läsion

Schädigungslokalisation	Wichtigste Ursachen	Wichtigste Leitsymptome
Axilla und Oberarm	Direktes Trauma Iatrogen (z. B. Oberarmblutsperre, Osteosynthese von Humerus-schaftfrakturen) Druckläsion (besonders im Schlaf) Traumatisches Aneurysma der A. brachialis Kompression durch anlagebedingte Besonderheiten (Processus supracondylaris humeri, fibröses Band zum Epicondylus medialis)	Atrophie der radialen Flexoren-muskulatur am Unterarm »Schwurhand« (Parese der Flexion der ersten 3 Finger)
Ellenbogenbereich	Distale Humerusfraktur (primär vor allem bei starker volarer Dislokation des distalen Fragmentes; Spätparese) Iatrogen (z. B. i.v.-Injektion, Shuntanlage, Herzkatheter)	Wie oben
Unterarm	Iatrogen (Osteosynthese von Unterarmfrakturen) Volkmann'sche ischämische Kontraktur Pronator-teres-Syndrom (anlagebedingtes Engpasssyndrom oder als Beschäftigungsneuropathie bei repetitiven Bewegungen mit Pronation und Streckung) Interosseus-anterior-Syndrom (lokale Kompression oder häufiger ohne fassbare Ursache)	Parese der Flexion in den Endgliedern von Daumen und Zeigefinger
Handgelenk	Akut aufgetreten Direktes Trauma Frakturen im Bereich des Handgelenkes (vor allem distale Radiusfraktur) Iatrogen (bei operativer Frakturversorgung) Chronisch-progredient (Karpaltunnelsyndrom) Primär (anlagebedingt) Sekundär (posttraumatisch, bei rheumatoider Arthritis, Hypo-/Hyperthyreose, Akromegalie, Diabetes mellitus, lokaler Raumforderung, chronischer Niereninsuffizienz, als Beschäftigungsneuropathie z. B. bei Polsterern und Arbeiten mit vibrierenden Maschinen)	Atrophie des Daumenballens Sensibilitätsstörung der ersten 3 Finger Parese der Daumenopposition

◨ **Tab. 12.3** Wichtigste Ursachen und Leitsymptome einer N.-radialis-Läsion in Abhängigkeit der Schädigungslokalisation. Proximal gelegene Läsionen bedingen gleichermaßen die Symptome einer distalen Läsion

Schädigungslokalisation	Wichtigste Ursachen	Wichtigste Leitsymptome
Axilla	Direktes Trauma Druckläsion (z. B. durch Oberarmgehhilfen)	Parese der Armstreckung im Ellenbogen
Oberarm	Humerusschaftfraktur, seltener distale Humerusfraktur Iatrogen (i.m.-Injektion in dorsalen Oberarm, Osteosynthese) Druckläsion (»Schlaflähmung«)	Parese der Armbeugung im Ellenbogen in Pronationshaltung
Unterarm	**R. profundus** Direktes Trauma Frakturen und Luxationen (Radiusköpfchen, Ulna) Supinatorlogensyndrom (spontan, externe Kompression im Supinatorkanal oder als Beschäftigungsneuropathie bei repetitiver Extension im Ellenbogengelenk) **R. superficialis** Direktes Trauma Druckschädigung (z. B. Handschellen)	»Fallhand« (Parese der Hand-extension) Sensibilitätsstörung im Spatium interosseus I

◻ Tab. 12.4 Wichtigste Ursachen und Leitsymptome einer Schädigung weiterer Armnerven

Nerv	Wichtigste Ursachen	Wichtigste Leitsymptome
N. axillaris	Schulterluxation mit/ohne Humeruskopffraktur Iatrogen (Injektion, Gipsverband) Druckschädigung (in Schlaf oder Narkose)	Atrophie der Schultermuskulatur Sensibilitätsstörung im Schulterbereich Parese der Armhebung
N. suprascapularis	Direktes Trauma Schulterluxation, Fraktur Collum scapulae (auch Spätparesen) Engpasssyndrom in der Incisura scapulae	Atrophie der Schulterblattmuskulatur Parese der Seitwärtsabduktion des Arms (erste 15°) sowie der Außenrotation im Schultergelenk
N. thoracicus longus	Direktes Trauma Druckschädigung (z. B. bei Transportarbeitern, Rucksacklähmung, OP-Lagerung) Bei wuchtigen Schulterbewegungen (z. B. Schlag mit Axt) Bei körperlich schwer Arbeitenden auch ohne fassbares Trauma Iatrogen (z. B. bei Operationen in der Axilla, Thorakotomie)	»Scapula alata«
N. musculocutaneus	Direktes Trauma Zerrung nach abrupter Retroflexion bei halbabduziertem Arm Druckschädigung (z. B. Rucksackverband)	Atrophie des Bizepsmuskels BSR-Abschwächung/Verlust Parese der Armbeugung im Ellenbogen in Supinationshaltung

■ **Beinnerven**

Läsionen von Beinnerven sind insgesamt seltener als Nervenläsionen der oberen Extremitäten (◻ Tab. 12.5). Am häufigsten betroffen ist hier der N. peronaeus aufgrund seiner exponierten Lage am Fibulaköpfchen. Differenzialdiagnostische Schwierigkeiten können insbesondere dadurch erwachsen, dass bei inkompletten Schädigungen des N. ischiadicus häufig der peronäale Anteil aufgrund einer höheren Vulnerabilität wesentlich stärker betroffen ist als der tibiale Anteil. Im Einzelfall muss daher auch bei scheinbar eindeutiger Peronäusparese an eine proximalere Schädigung im Bereich des Ischiadikusstammes gedacht und dies neurologischerseits verifiziert oder ausgeschlossen werden. Bei scheinbar isolierten »Peronäusparesen« ist außerdem differenzialdiagnostisch an ein L5-Syndrom zu denken.

■ **Plexusläsionen**

Bei Läsionen des Plexus brachialis oder Plexus lumbosacralis handelt es sich aufgrund der häufig sehr einschneidenden funktionellen Defizite mit auch ausgeprägten Schmerzen um die schwerste Form einer peripheren Nervenläsion überhaupt (◻ Tab. 12.6).

Armplexusläsionen können nach ihrem Ausfallmuster grob in eine obere und in eine untere Plexusparese differenziert werden. Der Plexus brachialis ist insbesondere bei Traumen gefährdet, bei welchen eine plötzliche heftige Zugwirkung auftritt (z. B. Sturz vom Motorrad). Dabei führt Zug nach unten, nach außen oder eine plötzliche Vergrößerung des Hals-Schulter-Winkels bevorzugt zu einer oberen Plexuslähmung, Zug nach oben zu einer unteren Plexuslähmung. Ähnlich den Armplexusläsionen können auch bei den **Beinplexusläsionen** 2 Haupttypen voneinander unterschieden werden, nämlich Läsionen des Plexus lumbalis und Läsionen des Plexus sacralis.

■ **Nervenwurzelläsionen**

Läsionen der aus dem Rückenmark entspringenden Nervenwurzeln können zahlreiche traumatische und nichttraumatische Ursachen haben, was gutachtlich bei der Kausalitätsbeurteilung nicht selten zu Problemen führt (z. B. bei der Differenzierung zwischen einem traumatischen und einem anlagebedingten Bandscheibenvorfall). Zu beachten ist außerdem, dass bei traumatischen Schäden im Bereich der Zervikal- und Thorakalwirbelsäule häufig kombinierte Läsionen von Nervenwurzeln und Rückenmark mit spastischen Paresen der unteren Extremitäten aufgrund des Mitbetroffenseins des Rückenmarks (s. unten) auftreten. Die wichtigsten Ursachen von Nervenwurzelläsionen sind:

- Wirbelfrakturen und Luxationen,
- Bandscheibenvorfälle,
- iatrogene Läsionen durch Injektionen oder Punktionen,
- entzündliche Radikulitiden (z. B. Borreliose, Herpes zoster),

⬛ Tab. 12.5 Wichtigste Ursachen und Leitsymptome einer Schädigung verschiedener Beinnerven

Nerv	Wichtigste Ursachen	Wichtigste Leitsymptome
N. femoralis	**Nervenstamm** Direktes Trauma Iatrogen (intra- bzw. postoperativ z. B. bei Totalendoprothese des Hüftgelenkes, Herniotomie, vaginale und abdominale Hysterektomie, Appendektomie, gefäßchirurgische Eingriffe, Operationen in Steinschnittlage; Herzkatheteruntersuchung; arterielle und venöse Punktion in der Leiste; Oberschenkelblutsperre) Hämatom bei Blutgerinnungsstörungen Strahlenschäden Dehnungsschaden bei plötzlicher Überstreckung des Hüftgelenkes **N. saphenus** Iatrogen (z. B. Kniegelenksoperationen, Varizenoperationen) Engpasssyndrom	Atrophie der Oberschenkelmuskulatur Sensibilitätsstörung an der Innenseite des Unterschenkels (N. saphenus) PSR-Abschwächung/Verlust Parese der Kniestreckung
N. obturatorius	Beckenfraktur (primär oder Spätlähmung) Iatrogen (z. B. bei Hysterektomie)	Sensibilitätsstörung an der Innenseite des Knies Parese der Oberschenkeladduktion
N. ischiadicus	Direktes Trauma Frakturen und Luxationen im Becken- und Oberschenkelbereich Operationen im Bereich von Hüfte und Oberschenkel Lagerungsschaden (Koma, OP-Lagerung) »Spritzenlähmung«	Parese der Kniebeugung Weiteres wie N. peronaeus und N. tibialis
N. peronaeus	Direktes Trauma Druckläsion am Fibulaköpfchen (z. B. Lagerung, Unterschenkelgips) Frakturen und Luxationen von Kniegelenk, Unterschenkel und Sprunggelenk Operationen im Bereich von Kniegelenk, Unterschenkel und Sprunggelenk Längeres Arbeiten in kniender oder hockender Stellung Kompartmentsyndrom der Tibialis-anterior-Loge	Sensibilitätsstörung am Fußrücken (insbesondere zwischen D.I und D.II) Parese der Fuß- und Zehenhebung
N. tibialis	**Akut aufgetreten** Direktes Trauma Kniegelenksluxation, Frakturen und Luxationen im Bereich des Sprunggelenkes **Chronisch-progredient** (Tarsaltunnelsyndrom) Primär Sekundär nach Verletzungen am Sprunggelenk	Atrophie der Wadenmuskulatur ASR-Abschwächung/Verlust Sensibilitätsstörung an der Fußsohle Parese der Fußsenkung
N. glutaeus superior/ inferior	Direktes Trauma mit Verletzung im Beckenbereich »Spritzenlähmung«	»Trendelenburg-Zeichen« (beim Gehen Absinken des Beckens) Parese der Oberschenkelabduktion (N. glutaeus superior) und/ oder der Streckung in der Hüfte (N. glutaeus inferior)

— selten Nervenwurzelausrisse im Gefolge massiver Nervenzerrungen.

▪ Rückenmarkläsionen

Rückenmarkschädigungen treten in erster Linie traumatisch bedingt im Rahmen von Verkehrsunfällen und Sturzereignissen auf. Seltener finden sich Verletzungen z. B. durch herabfallende Gegenstände oder Thoraxquetschungen. Eher zu den Raritäten gehören Blitzschlag- und Stromunfälle. Während die Begutachtung kompletter Querschnittsyndrome selten zu größeren gutachtlichen Schwierigkeiten führt, können leichte Querschnittsyndrome übersehen oder fehlgedeutet werden. Für den chirurgisch-orthopädischen Sachverständigen ist daher von wesentlicher Bedeutung, die hiermit verbundenen **Leitsymptome** zu erkennen:

◻ Tab. 12.6 Wichtigste Ursachen und Leitsymptome von Plexusläsionen

Typ der Plexusparese	Wichtigste Ursachen	Wichtigste Leitsymptome
Plexus brachialis	Direktes Trauma Geschlossene Plexusschädigung durch Zerrung bzw. Zerreißung (z. B. bei Motorradunfällen, Schulterluxationen) Lagerungsschaden Radiogene Armplexusparese Neuralgische Schulteramyotrophie Engpasssyndrom (Thoracic-outlet-Syndrom) Geburtstraumatische Schädigung	**Obere Plexusläsion** Parese der Abduktion und Außenrotation im Schultergelenk, der Ellenbogenbeuger und der Dorsalextension der Hand Sensibilitätsstörung in einem Streifen von der Schulter bis zur Radialseite der Hand **Untere Plexusläsion** Parese der langen Fingerbeuger und der kleinen Handmuskeln (»Krallenhand«) Sensibilitätsstörung an der Ulnarseite von Hand und Unterarm
Plexus lumbosacralis	Verletzungen im Beckenbereich (vor allem zentrale Hüftgelenks- und Os-sacrum-Frakturen) Hüftgelenkstotalendoprothese Intrapelvine Raumforderungen und Blutungen Beinplexusneuritis Radiogene Beinplexusparese Diabetische Plexopathie	**Plexus lumbalis** Parese der Hüftbeugung, Kniestreckung und Oberschenkeladduktion **Plexus sacralis** Parese der Hüftstreckung und -abduktion, der Kniebeuger und aller Unterschenkel-/Fußmuskeln Sensibilitätsstörung Oberschenkelrückseite und Unterschenkel/Fuß

— spastisch-aktaktisches Gangbild,
— Steigerung der Muskeleigenreflexe der unterhalb der Läsion liegenden Reflexbögen einschließlich positivem Babinski-Reflex,
— Blasen-/Mastdarmstörungen,
— sensible Querschnittsymptomatik (meist erst mehrere Segmente tiefer).

12.1.2 Neurologische Diagnostik

■ **Nachweis von Nervenläsionen**
Zur Diagnosesicherung und differenzialdiagnostischen Abgrenzung insbesondere gegenüber psychogenen Störungen spielen bei der neurologischen Zusatzbegutachtung neben der Anamnese und der differenzierten klinischen Untersuchung apparative Zusatzuntersuchungen eine wesentliche Rolle (◻ Tab. 12.7).

Elektroneurographie Die Methoden der Elektromyographie und -neurographie liefern nicht nur einen wichtigen Beitrag zum Nachweis der organischen Natur einer Störung und zur Lokalisation der Schädigungshöhe, sondern erlauben auch eine Abschätzung des Schweregrades der peripheren Nervenverletzung und Aussagen zu Prognose (◻ Tab. 12.8). Allerdings schließt eine unauffällige Neurographie eine leichtgradige Nervenläsion nicht aus, wenn klinisch eine eindeutige, anatomisch zuzuordnende Symptomatik mit konsistent angegebenen Sensibilitätsstörungen und (leichtgradigen) Paresen besteht.

Evozierte Potenziale Die Ableitung sensibel und motorisch evozierter Potenziale dient dem Nachweis einer Schädigung der stimulierten Nervenbahnen auf ihrem Weg vom oder zum Gehirn. Durch differenzierte Reizung bzw. Ableitung an verschiedenen Stellen ist hiermit auch eine Differenzierung zwischen einer Schädigung zentraler und peripher Leitungsbahnen möglich. Das Fehlen einer Latenzverzögerung und Amplitudenminderung schließt – allerdings nur bei guter Reproduzierbarkeit der Potenziale, was nicht immer der Fall ist – eine relevante Nervenschädigung aus (Stöhr et al. 2005).

Ninhydrintest Dieser Test kann differenzialdiagnostische Informationen zur Abgrenzung zwischen einer Nervenwurzelschädigung (ohne Schweißsekretionsstörung) und Plexus- bzw. peripherer Nervenläsion (mit Schweißsekretionsstörung) liefern.

Bildgebende Untersuchungen Neben der Kernspintomographie spielt in zunehmendem Umfang auch die hochauflösende Sonographie bei der Diagnostik peripheren Nervenläsionen eine Rolle. In Ergänzung zur klinischen und neurophysiologischen Diagnostik ergeben sich hiermit Aussagen über den morphologischen Zustand des Nervs und seiner Umgebung (Reimers et al. 2004). Diese Technik ist allerdings bislang nur in wenigen spezialisierten Zentren etabliert.

■ **Beurteilung von Funktionsstörungen**
Bei der Beurteilung von Funktionsbeeinträchtigungen kommt der klinischen Untersuchung die entscheidende

◼ **Tab. 12.7** Methoden der elektrophysiologischen Diagnostik mit ihren wichtigsten Beurteilungskriterien und Problemen

Elektromyographie (EMG)

Ziel	Erkennung und Differenzierung von neuro- und myogen bedingten Paresen
Technik	Ableitung typischer Kennmuskeln mit Nadelelektroden
Kriterien	**Akute Denervierung**: Spontanaktivität der untersuchten Muskelfasern mit typischen elektrischen Potenzialformen (Fibrillationen, »positive scharfen Wellen«) **Chronische Denervierung**: Polyphasische, verbreiterte Muskelaktionspotenziale
Probleme	Nach akuter Nervenschädigung EMG erst nach 2–3 Wochen »positiv«

Elektroneurographie

Ziel	Prüfung der Intaktheit der peripheren motorischen und sensiblen Nervenbahn
Technik	Elektrische Reizung von Nerven und Ableitung der motorischen bzw. sensiblen Antwortpotenziale vom Muskel bzw. Nerv
Kriterien	**Distale Latenz**: verlängert vor allem bei distalen Engpasssyndromen (z. B. Karpaltunnelsyndrom) **Nervenleitgeschwindigkeit**: verlangsamt bei demyelinisierenden Nervenschäden **Amplitude** des Antwortpotenzials: vermindert bei axonalen Nervenschäden **F-Welle**: Prüfung der proximalen motorischen Strecke bis zum Rückenmark
Probleme	Selten Ableiteprobleme bei ausgeprägter Adipositas und/oder Ödemen

Somatosensibel evozierte Potenziale (SEP)

Ziel	Prüfung der Intaktheit sensibler Nervenbahnen bis zum Kortex
Technik	Sensible periphere Nervenreizung und Ableitung spinaler und kortikaler Antwortpotenziale
Kriterien	**Latenz** zwischen Reiz und Antwort als Kriterium für die Intaktheit der sensiblen Nervenbahn, zusätzliche Hinweise anhand der **Amplitude** (Normwerte, Seitenvergleich)
Probleme	Relativ störempfindlich und abhängig von der Kooperation des Untersuchten

Magnetisch evozierte Potenziale (MEP)

Ziel	Prüfung der Intaktheit der zentralen und peripheren motorischen Bahn, nur minimal abhängig von der Kooperation des Untersuchten
Technik	Gezielte Magnetstimulation des Kortex bzw. spinal und Ableitung der betreffenden Muskelkontraktion an den oberen und/oder unteren Extremitäten
Kriterien	**Latenz** zwischen Reiz und Antwort sowie **Amplitude** als Kriterium für die Intaktheit der motorischen Nervenbahn (Normwerte, Seitenvergleich)
Probleme	Nicht einsetzbar bei Herzschrittmacher und ferromagnetischen Gegenständen in der Nähe der Stimulation

Bedeutung zu. Funktionsbeeinträchtigungen resultieren bei peripheren Nervenschäden zum einen aus Sensibilitätsstörungen im Sinne von sensiblen »Plus«- und »Minus«-Symptomen, zum anderen aus Störungen der Motorik im Sinne von Paresen. Darüber hinaus können auch autonome und trophische Störungen zu funktionellen Beeinträchtigungen führen.

Motorisches Defizit Die Beurteilung von Muskelparesen erfolgt nach der allgemein üblichen 5-stufigen Skala (◼ Tab. 12.9). Bei der gutachtlichen Einschätzung ist allerdings nicht so sehr der Paresegrad einzelner Muskeln als die daraus resultierende Funktionsstörung bei komplexen

Bewegungsfunktionen (z. B. Greiffunktion, Armbeugung, Aufstehen, Hackenstand) entscheidend, sodass auch hierzu Aussagen erforderlich sind.

Sensible »Minus«-Symptome Hierunter fallen Störungen des Temperatur-, Schmerz-, Vibrations- und Berührungsempfindens. Bei Beurteilung der dadurch bedingten Funktionsstörungen kommt dem Vorhandensein oder Fehlen einer Schutzsensibilität wesentliche Bedeutung zu.

Sensible »Plus«-Symptome Darunter werden Spontanschmerz, Allodynie (schmerzhafte Wahrnehmung primär nichtschmerzhafter Reize) und Hyperalgesie (verstärkte

◘ Tab. 12.8 Unterschiedliche Schweregrade von Nervenläsionen, diagnostische Merkmale und Prognose

	Neurapraxie	Axonotmesis	Neurotmesis
Kontinuität des Nervs	Erhalten	Erhalten	Meist verloren
Morphologisches Substrat	Umschriebene Demyelinisierung	Kontinuitätsunterbrechung des Axons (Endoneurium intakt)	Vollständige Unterbrechung des Nervs
motorische Störung	Unterschiedlich	Komplett	Komplett
Sensibilitätsstörung	Meist nur mäßig	Komplett	Komplett
autonome Störungen	Fehlen meist	Komplett	Komplett
Nervenleitung distal der Läsion	Erhalten	Aufgehoben	Aufgehoben
Willküraktionspotenziale im EMG	Fehlen meist	Fehlen	Fehlen
Denervierungsaktivität im EMG	Fehlt	Vorhanden (nach 2–3 Wochen)	Vorhanden (nach 2–3 Wochen)
Erholung	Tage bis Wochen	Spontane Regeneration möglich, ggf. auch im Verlauf von Jahren	Ggf. nach Nervennaht
Regeneration	Vollständig	Variabel	Spontan nicht

Wahrnehmung von Schmerzreizen) im Sinne eines neuropathischen Schmerzsyndroms subsumiert. Diese können zu einer deutlichen Funktionsbeeinträchtigung führen und in Extremfällen sogar den weitgehenden Funktionsverlust einer Extremität bedingen.

Autonome und trophische Störungen Trophische Störungen können z. B. durch eine gestörte Wundheilung zu funktionellen Beeinträchtigungen führen. Daneben kann der Verlust der Hautfeuchtigkeit bei Anhidrose die »Griffigkeit« der Hand beeinträchtigen. Allerdings ist die resultierende funktionelle Beeinträchtigung in der Regel gering.

■ **Beurteilung von Zusammenhangsfragen**

Bei primären Nervenverletzungen ist die Zusammenhangsfrage in der Regel unschwer zu klären. Dies gilt auch für Nervenschäden, die unmittelbar nach therapeutischen Interventionen wie beispielsweise Injektionen oder Operationen bemerkt werden. Schwieriger kann die Zusammenhangsklärung in Fällen sein, bei denen eine zeitliche Latenz zwischen dem schädigenden Ereignis und der Nervenläsion besteht. Dies trifft in besonderem Maße für sog. Spätlähmungen zu, welche sich unter Umständen mit mehrjähriger Latenz als chronisch progrediente Paresen manifestieren können, Gleiches gilt für Beschäftigungsneuropathien. Dabei ist es einerseits wichtig, den kausalitätsbegründenden Schädigungsmechanismus darzulegen, andererseits muss eine differenzialdiagnostische Abgrenzung gegenüber anderen möglichen Ursachen (z. B. diabetische oder alkoholtoxische Polyneuropathie) erfolgen.

◘ Tab. 12.9 Bewertung von Muskelparesen

Kraftgrad	Definition
0	Keine Muskelaktivität
1	Sichtbare Kontraktion ohne Bewegungseffekt
2	Bewegungsmöglichkeit unter Ausschaltung der Schwerkraft des abhängigen Gliedabschnittes
3	Bewegungsmöglichkeit gegen die Schwerkraft des abhängigen Gliedabschnittes
4	Bewegungsmöglichkeit gegen Widerstand
5	Normale Kraft

■ **Beurteilung der Prognose**

Die Prognose einer peripheren Nervenläsion hängt neben der Art der Schädigung entscheidend vom Schweregrad ab (◘ Tab. 12.8).

Neben einer wiederholten klinischen Untersuchung, wobei insbesondere ein fehlendes oder nicht nach distal wanderndes Hoffmann-Tinel-Zeichen als prognostisch ungünstig gewertet werden muss, können elektromyographische bzw. -neurographische Verlaufsuntersuchungen einen wichtigen Beitrag zur Prognoseabschätzung leisten.

Allerdings gelingt es erst nach 2–3 Wochen, zuverlässig zwischen einer Neurapraxie (mit guter Prognose) und einer Axonotmesis/Neurotmesis (mit fraglicher Prognose)

◘ Tab. 12.10 Wichtigste Berufskrankheiten durch physikalische (mechanische) Einwirkungen

2	Durch physikalische Einwirkungen verursachte Krankheiten
21	Mechanische Einwirkungen
2103	Erkrankungen durch Erschütterung bei Arbeit mit Druckluftwerkzeugen oder gleichartig wirkenden Werkzeugen oder Maschinen
2106	Druckschädigung der Nerven
2108	Bandscheibenbedingte Erkrankungen der Lendenwirbelsäule durch langjähriges Heben oder Tragen schwerer Lasten oder durch langjährige Tätigkeiten in extremer Rumpfbeugehaltung
2109	Bandscheibenbedingte Erkrankungen der Halswirbelsäule durch langjähriges Tragen schwerer Lasten auf der Schulter
2110	Bandscheibenbedingte Erkrankungen der Lendenwirbelsäule durch langjährige, vorwiegend vertikale Einwirkung von Ganzkörperschwingungen im Sitzen

zu unterscheiden. Weitere Verlaufsuntersuchungen in ca. 6-wöchigen Abständen können das Auftreten oder aber auch das Ausbleiben von Reinnervationsaktivität belegen. Ein vollständiges Ausbleiben von Reinnervation 6 Monate nach einer peripheren Nervenläsion ist in aller Regel mit einer schlechten Prognose verbunden. Spätestens dann sollte die Indikation zu einem sekundären chirurgischen Eingriff am lädierten Nerven diskutiert werden. Andererseits kann eine sich in Gang befindliche Nervenregeneration auch noch über 1–2 Jahre nach dem Unfall zu einer funktionellen Verbesserung führen. Dies muss gutachtlich durch die Empfehlung einer Nachbegutachtung berücksichtigt werden.

12.2 Berufskrankheit Nr. 2106

In der Gruppe der durch physikalische Einwirkungen verursachten Berufskrankheiten (◘ Tab. 12.10) erfordert die BK 2106 »Druckschädigung (früher Drucklähmung) der Nerven« aufgrund der im Vordergrund stehenden Nervenläsion in jedem Fall eine neurologische Begutachtung. Die Einholung neurologischer Zusatzgutachten ist darüber hinaus im Einzelfall bei der BK 2103 sowie den BK 2108–2110 zur Sicherung bzw. zum Ausschluss neurologischer Ausfälle von Bedeutung.

Gemäß Merkblatt zur Berufskrankheit Nr. 2106 der Anlage zur Berufskrankheitenverordnung setzt eine arbeitsbedingte Druckschädigung eines Nervs im Sinne dieser Berufskrankheit eine wiederholte mechanische und durch Druck schädigende Einwirkung voraus. Ursächlich sind dabei zu unterscheiden:

- **Druck von außen** auf Nerven, die einer von außen kommenden anhaltenden Einwirkung gut zugänglich sind, sowie
- **Druck von innen** auf Nerven, die wiederholten mechanischen Einwirkungen aufgrund einer anatomischen Enge nicht genügend ausweichen können, z. B. über einer knöchernen Unterlage, innerhalb eines knöchernen oder fibrösen Kanals (z. B. Sulcusulnaris-Syndrom) oder an Sehnenkreuzungen.

12.2.1 Gefahrenquellen für Druckschäden

Als typische Gefahrenquellen werden im Werkblatt zur BK 2106 genannt:

- Ständig wiederholte, **gleichartige Körperbewegungen** im Sinne von mechanischen Überbelastungen.
- Überwiegend **haltungskonstante Arbeiten** mit nicht oder nur schwer korrigierbaren Zwangshaltungen, z. B. Daueraufstützen des Handgelenkes oder der Ellbogen, Andrücken eines Werkzeuges oder bestimmte Gelenkstellungen, die längere Zeit beibehalten werden müssen.
- **Überbeanspruchung von Muskeln** mit nachfolgender Druckeinwirkung auf Nerven.
- **Dehnungs- und Traktionswirkungen** mit indirekter Einwirkung auf den Nerv.
- Von außen kommende direkte **Druck- oder Zugbelastungen**.
- Wiederholte Einwirkungen von **Schlag- oder Reibungskräften**.
- **Häufiges Greifen** mit hohem Kraftaufwand.

12.2.2 Betroffene Berufsgruppen

Als häufig betroffene Berufsgruppen werden aufgeführt:

- Berufsmusiker,
- Schleifer,
- Metzger,
- Lebensmittelhändler,
- Beschäftigte in der Tiefkühlkostherstellung,
- Supermarktkassiererinnen und
- Bodenreinigungskräfte.

12.2.3 Betroffene Nerven

Die wichtigsten betroffenen Nerven finden sich in ◘ Tab. 12.11. Zwar ist das **Karpaltunnelsyndrom** in dem 2001 publizierten Merkblatt zur BK 2106 noch ausdrücklich aus-

◘ Tab. 12.11 Wichtige Beispiele berufsbedingter Druckschädigungen von Nerven (aus Merkblatt zur Berufskrankheit Nr. 2106 der Anlage zur BKV)

Betroffene/r Nerv/en	Berufsbedingte Ursache
Obere Extremität	
N. axillaris	Passiver Druck in der Axilla durch Hebel
N. medianus	**Pronator-teres-Syndrom:** Repetitive Pro- und Supinationsbewegungen bei gleichzeitigen repetitiven Fingerbewegungen, insbesondere Fingerflexion **Interosseus-anterior-Syndrom:** Forcierte Pronation mit gleichzeitiger Beugung, Tragen von Lasten auf dem gebeugten Unterarm **Karpaltunnelsyndrom**
N. musculocutaneus	Tragen schwerer Lasten, am gebeugten Unterarm hängendes Gewicht, exzessives fortlaufendes Schrauben
N. radialis	**Axilla- und Oberarmkompression:** Druck von Hebeln (»Krückenlähmung«), chronische Überbeanspruchung des M. triceps brachii, z. B. bei Maurern, Zimmerleuten **Supinatorsyndrom:** Repetitive Pro- und Supinationsbewegungen bei extendiertem Ellbogengelenk **Ramus superficialis:** Repetitive Pro- und Supination mit Drehbewegungen, z. B. Wickeln, Blumenbinden, Töpferarbeiten; Druck auf den Unterarm bei gestrecktem Handgelenk, z. B. Steinetragen, Spielen von Tasteninstrumenten
N. suprascapularis	Repetitive kombinierte Außen/Innenrotationsbewegungen in Abduktion zur Gegenseite, z. B. Spielen von Musikinstrumenten, repetitive Überkopfarbeiten, einseitiges Heben und Tragen schwerer Lasten über der Schulter
N. thoracicus longus	Tragen starrer und schwerer Lasten auf den Schultern (»Rucksacklähmung«), Arbeiten in Bauchlage, wuchtige Schläge mit schwerem Werkzeug
N. ulnaris	**Sulcus-ulnaris-Syndrom:** von außen einwirkender Druck, z. B. bei aufgestütztem Ellbogen, Friktionstrauma im Sulcus durch repetitive Flexion und Extension im Ellbogengelenk, z. B. bei Pianisten, Bläsern und Saiteninstrumentalisten **Kubitaltunnelsyndrom:** Repetitive Bewegungen im Ellbogengelenk und Druckeinwirkungen am proximalen Unterarm bei gebeugtem Ellbogengelenk, z. B. Hämmern, Heben/Tragens **Guyon-Logensyndrom:** Druck von Arbeitsmitteln im Hohlhandbereich, gelegentlich mit Hyperextension im Handgelenksbereich verbunden, z. B. Kristallglasschleifer, Elektronikarbeiter, Kellner
Untere Extremität	
Beinplexusschaden	Anhaltende Ventralbeugung des Rumpfes, anhaltend angespannte Bauchmuskulatur, Hyperflexion oder Hyperextension im Hüftgelenk, selten Druckparesen des N. ischiadicus, z. B. bei Reitern
N. tibialis	Enges Schuhwerk, langes Gehen unter Belastung, repetitive Fußbeugung und -streckung, z. B. Pedalbetätigungen, Arbeiten im Knien mit zurückgelegter Körperhaltung, Arbeiten im Sitzen mit hängenden Beinen
N. peronaeus	Hocken und Knien, z. B. Fliesenlegen, Asphaltieren; längerdauernde Kälteexposition
Sonstige Nerven	
N. facialis, N. trigeminus	Druckbelastungen im Versorgungsbereich des Nervs, z. B. beim Gebrauch von Blasinstrumenten (Ansatzstörung, fokale Dystonie)

geschlossen. Der ärztliche Sachverständigenbeirat des Bundesministeriums für Arbeit und Soziales hat jedoch im Juli 2009 eine wissenschaftliche Begründung zur Anerkennung des Karpaltunnelsyndroms als Berufskrankheit veröffentlicht. Damit können seitdem nachweislich beruflich bedingte Karpaltunnelsyndrome im Rahmen der »Öffnungsklausel« des § 9 SGB VII als Berufskrankheit entschädigt werden. Eine erhöhte Zahl der ohnehin nur selten gemeldeten Verdachtsfälle und/oder eine höhere Anerkennungsrate lassen sich bislang aber nicht erkennen (◘ Tab. 12.12).

12.3 »Außergewöhnliche« Schmerzsyndrome

Werden nach einer Verletzung über das »Übliche« hinausgehende Schmerzen geklagt, sind differenzialdiagnostisch folgende Möglichkeiten in Erwägung zu ziehen und ggf. gutachtlich abzuklären:

 ▬ **Entwicklung eines neuropathischen Schmerzsyndroms.** Die Bewertung und insbesondere Abgrenzung von psychisch determinierten Schmerz-

◘ Tab. 12.12 Statistik BK Nr. 2106. (Daten der Deutschen Gesetzlichen Unfallversicherung; www.dguv.de/inhalt/zahlen/bk/neuerenten/index.jsp)

Jahr	Anzeigen	Bestätigt	Aner-kannt	Neue BK-Renten
2008	83	11	11	4
2009	66	8	8	3
2010	82	9	9	2
2011	80	8	8	4

◘ Tab. 12.13 Einteilung komplexer regionaler Schmerzsyndrome (CRPS). (Nach Stanton-Hicks et al. 1995)

CRPS	Synonyme	Auslöser
Typ I	M. Sudeck, sympathische Reflex-dystrophie	Meist nach schmerzhaften Traumen der distalen Extremitäten (z. B. Quetschungen, Frakturen) ohne offensichtliche Läsion größerer Nerven
Typ II	Kausalgie	Nach partiellen, klinisch und elektrophysiologisch nach-weisbaren peripheren Nerven-läsionen

syndromen erfordert im Allgemeinen eine fachneurologische Mitbeurteilung.

- **Ausbildung eines sog. »komplexen regionalen Schmerzsyndroms« (»complex regional pain syndrome, CRPS«).** Sofern keine entsprechende Kompetenz auf chirurgisch-orthopädischem Fachgebiet vorliegt, ist bei entsprechendem Verdacht eine Zusatzbegutachtung durch hierin erfahrene Neurologen anzustreben.
- **Entwicklung eines Schmerzsyndroms im Rahmen einer psychischen Komorbidität.** Hierzu ist ggf. eine psychiatrisch-psychosomatische Zusatzbegutachtung erforderlich (s. ▸ Kap. 13).

12.3.1 Neuropathische Schmerzsyndrome

Neuropathische Schmerzen entstehen nach einer Schädigung schmerzleitender und/oder schmerzverarbeitender Systeme im peripheren oder zentralen Nervensystem. Besonders häufig finden sich derartige Schmerzen nach Läsionen des N. medianus, des Plexus brachialis oder des N. tibialis. Klinisch sind neuropathische Schmerzen durch sensible »Plus«-Symptome gekennzeichnet:

- **Spontanschmerzen** in Ruhe (z. B. ständig vorhandene, häufig brennende Schmerzen oder einschießende Schmerzattacken),
- **evozierte Schmerzen** in Form einer Hyperalgesie und/oder Allodynie bereits bei geringen Berührungsreizen.

Sonderformen neuropathischer Schmerzen sind der Deafferenzierungsschmerz nach kompletter Unterbrechung großer Nervenstämme (z. B. bei Amputation) oder Bahnsysteme (z. B. komplette oder inkomplette Querschnittläsion), Phantom- oder Stumpfschmerzen nach Amputationen sowie komplexe regionale Schmerzsyndrome des Typs II (s. ▸ Abschn. 12.3.2).

Aufgabe des neurologischen (Zusatz)Gutachters ist es insbesondere, die beiden Voraussetzungen für die Anerkennung eines neuropathischen Schmerzsyndroms herauszuarbeiten:

- Nachweis einer stattgehabten Nervenläsion,
- Lokalisation der Beschwerden im entsprechenden anatomisch vorgegebenen Versorgungsgebiet. Eine diffuse Schmerzlokalisation lässt Zweifel an der Diagnose eines neuropathischen Schmerzsyndroms aufkommen, es sei denn, es handelt sich um eine Schmerzausbreitung im Sinne eines komplexen regionalen Schmerzsyndroms mit dann allerdings typischen Begleitbefunden (s. ▸ Abschn. 12.3.2).

12.3.2 Komplexe regionale Schmerzsyndrome

Komplexe regionale Schmerzsyndrome sind in der wissenschaftlichen Literatur seit vielen Jahren unter den Begriffen wie »**Morbus Sudeck**«, »**sympathische Reflexdystrophie**«, »**Algodystrophie**«» und »**Kausalgie**« bekannt. Der von der International Association for the Study of Pain (IASP) vorgeschlagene Begriff des »komplexen regionalen Schmerzsyndroms« (Stanton-Hicks et al. 1995) ersetzt die bislang oft unscharf benutzten Begriffe. Gutachtlich sind »komplexe regionale Schmerzsyndrome« vor allem deswegen von wesentlicher Bedeutung, weil das Ausmaß der damit verbundenen Beschwerden definitionsgemäß in krassem Missverhältnis zum Schweregrad des auslösenden Ereignisses steht (Baron et al. 2003) und zumindest beim Typ I (◘ Tab. 12.13) keine Hinweise auf eine Läsion (größerer) Nerven vorliegen. Auch hält sich die Lokalisation der Schmerzsyndrome nicht an das Versorgungsgebiet von Nerven, sondern zeigt eine Neigung zur Ausbreitung.

Die genaue zentralnervöse Ursache dieser komplexen Schmerzsyndrome ist bis heute nicht eindeutig geklärt, was für gutachtliche Belange jedoch nur von untergeordneter Bedeutung ist. Die Diagnose stützt sich im Wesentli-

◘ **Tab. 12.14** Einteilung des Schweregrades komplexer regionaler Schmerzsyndrome. (Nach Baron et al. 2003)

Schmerzen	Heftige, meist brennende oder bohrende Spontanschmerzen (90%) Verstärkung der Schmerzen bei Bewegungen, Herabhängenlassen der Extremität, Berührungsreizen, Wärme- und/oder Kälteexposition
Sensible Störungen	Hyperalgesie, Jedoch meist keine Hypästhesie Sensible »Neglect-like-Symptome«
Motorische Störungen	Kraftminderung, insbesondere bei komplexen Bewegungen (90%) Feinschlägiger Tremor (50%) Dystonien mit Neigung zur Generalisierung (25%) meist erhaltene Muskeleigenreflexe (CRPS Typ I)
Vegetative Störungen	Distale Extremität im Vergleich zur gesunden, normal temperierten Seite um mehr als 1–2°C kälter (20%) oder wärmer (60%) Rötlich-livide oder blass-zyanotische Hautfarbe Gestörte Schweißproduktion mit Hyper- (60%) oder Hypohidrosis (20%) Ödem (insbesondere bei herabhängender Extremität)
Trophische Störungen	Gestörtes Nagel- und Haarwachstum (30–40%) Hyperkeratose, Fibrosierung und/oder Atrophie der Haut Gelenkversteifungen, Sehnenverkürzungen und/oder Muskelatrophien Knochenstoffwechselstörung mit Demineralisation (Röntgen, Szintigraphie, MRT)

chen auf die typische Anamnese, vor allem jedoch auf die objektiven Begleitsymptome wie ödematöse Verquellung, Hautverfärbungen, Schweißsekretions-, Temperatur- und trophische Störungen (◘ Tab. 12.14). Diese sind nicht zuletzt bei der Einschätzung dystoner Störungen von Bedeutung, die als eine Form des Neglekts interpretiert werden, bei Fehlen sonstiger charakteristischer Auffälligkeiten in der gutachtlichen Situation jedoch mit gebotener Zurückhaltung zu interpretieren sind. So sind bei schwerwiegenderen motorischen Funktionsstörungen zwingend auch trophische Störungen relevanten Ausmaßes zu erwarten (◘ Tab. 12.15). Radiologische, szinti- und kernspintomographische Untersuchungen stützen die Diagnose, besitzen jedoch bei hoher Spezifität lediglich eine begrenzte Sensitivität beim Nachweis eines komplexen regionalen Schmerzsyndroms.

Literatur

Baron R, Binder A, Ulrich W, Maier C (2003) Komplexe regionale Schmerzsyndrome. Sympathische Reflexdystrophie und Kausalgie. Schmerz 17: 213–226

Mumenthaler M, Stöhr M, Müller-Vahl H (2007) Läsionen peripherer Nerven und radikuläre Syndrome. 9. Aufl. 2007 Thieme, Stuttgart New York

Reimers CD, Gaulrapp H, Kele H (2004) Sonographie der Muskeln, Sehnen und Nerven. Untersuchungstechnik und Befundinterpretation. 2. Aufl. Deutscher Ärzte-Verlag, Köln

Stanton-Hicks M, Jänig W, Hassenbusch S, Haddox JD, Boas R, Wilson P (1995) Reflex sympathetic dystrophy: changing concepts and taxonomy. Pain 63: 127–133

Stöhr M, Dichgans J, Buettner UW, Hess CW (2005) Evozierte Potenziale. SEP – VEP – AEP – EKP – MEP. 4. Aufl. Springer, Berlin Heidelberg New York

◘ **Tab. 12.15** Einteilung des Schweregrades komplexer regionaler Schmerzsyndrome gemäß Kieler CRPS Klassifikation (KICK). (Mod. nach Baron et al. 2003)

Grad	Symptomatik
P0	Kein Schmerz in Ruhe oder unter adäquater Belastung
P1	Schmerzfrei in Ruhe, jedoch Schmerz bei Bewegung und/oder geringer Belastung, kein hoher Analgetikabedarf
P2	Schmerzen in Ruhe, jedoch ausreichende Linderung bei Hochlagerung und Belastungsreduktion, meist dauerhafte Analgetikaeinnahme
P3	Ausgeprägte Schmerzen in Ruhe, keine Linderung durch Immobilisation und Lagerung, ausgeprägte trophische Störungen

Begutachtung von Schmerzen und Beschwerden

I. Mazzotti, M. Schiltenwolf

K. Weise, M. Schiltenwolf (Hrsg.), *Grundkurs orthopädisch-unfallchirurgische Begutachtung*,
DOI 10.1007/978-3-642-30037-0_13, © Springer-Verlag Berlin Heidelberg 2014

13.1 Leitlinie für die ärztliche Begutachtung von Menschen mit chronischen Schmerzen

M. Schiltenwolf

Die Ausführungen dieses Kapitels beziehen sich in wesentlichen Anteilen auf die von mehreren Fachgesellschaften verabschiedete Leitlinie »Begutachtung von Menschen mit chronischen Schmerzen«.

Die Erstellung und Verabschiedung der Leitlinie wurde von nachfolgend genannten Gesellschaften initiiert, die geeignete Experten benannten:

- **Für die DGN:**
  - Prof. Dr. Dr. B. Widder, Günzburg (federführend)
  - Erweiterter Autorenkreis: Dr. C. Benz, Berlin; Prof. Dr. M. Tegenthoff, Bochum
- **Für die DGOOC/DGU:**
  - Prof. Dr. M. Schiltenwolf, Heidelberg
  - Erweiterter Autorenkreis: Dr. F. Schröter, Kassel; Prof. Dr. K. Weise, Tübingen
- **Für die DGPM/DKPM:**
  - Prof. Dr. U.T. Egle, Gengenbach
  - Erweiterter Autorenkreis: Dr. C. Derra, Bad Mergentheim; Prof. Dr. V. Köllner, Homburg/Saar
- **Für die DGPPN:**
  - Prof. Dr. K.-J. Bär, Jena
  - Erweiterter Autorenkreis: NN
- **Für die DSG:**
  - Dr. R. Dertwinkel, Bremen
  - Erweiterter Autorenkreis: Dr. Dr. A. Schwarzer, Bochum
- unter Mitarbeit von W. Petruschka, Richter i. R., ehemals Vizepräsident des Sozialgerichts Mannheim

Es erfolgten zwei Konsensustreffen aller beteiligten Autoren im Rahmen des Deutschen Schmerzkongresses 2010 und 2011 sowie eine abschließende Delphi-Befragung der beteiligten Autoren. Die aktuelle Version 10.2011 wird von der AWMF als S2-Leitlinie (030/102, Entwicklungsstufe 2) geführt (www.awmf.org/leitlinien/leitlinien). Es ist vorgesehen, dass weitere Fachgesellschaften der Urheberschaft hinzutreten.

13.1.1 Vorbemerkung

- **Was ist »Begutachtung von Schmerzen«**

Eine Begutachtung von Schmerzen ist dann im Gutachtenauftrag zu erkennen, wenn:

- die Hauptklage des Probanden chronischen Schmerz umfasst,
- der durch den körperlichen Schadensbefund nicht ausreichend zu erklären ist
- oder neben dem Hauptschmerz vielfältige weitere Schmerzen und/oder Körperbeschwerden beklagt werden:
  - z. B. neben Rückenschmerzen auch Nacken-, Kopf-, Gelenk-, Bauchschmerzen
  - z. B. Kopfdruck, Kloßgefühl im Hals, Herzstiche, Herzstolpern, Schwindel, Benommenheit, Bauchdruck, Wechsel von Verstopfung und Durchfall
- oder außergewöhnliche Schmerzen einen Körperschaden begleiten z. B.
  - komplexes regionales Schmerzsyndrom (CRPS))
  - Phantomschmerzen
  - Deafferenzierungsschmerzen bei Querschnittlähmung sowie
- psychosoziale Störungen für die Chronifizierung wesentlich sind oder
- der Schmerz durch bekannte psychische Störungen wesentlich bedingt sein kann z. B.
  - nach Missbrauchserfahrungen
  - bei posttraumatischer Belastungsstörung
  - bei depressiven Störungen
  - bei Angststörungen
  - bei somatoformen Störungen
  - bei dissoziativen Störungen

◻ Tab. 13.1 Rechtsgebiete für die Begutachtung von Schmerzen

Versicherungsträger	Fragestellung
Sozialrecht	
Gesetzliche Krankenversicherung	Heilbehandlungskosten Arbeitsunfähigkeit
Gesetzliche Rentenversicherung	Erwerbsminderung
Soziales Entschädigungsrecht	Grad der Schädigung (GdS)
Schwerbehindertenrecht	Grad der Behinderung (GdB)
Gesetzliche Unfallversicherung	Minderung der Erwerbsfähigkeit (MdE für außergewöhnliche Schmerzen, Schmerzen durch psychische Unfallfolgen)
Zivilrecht	
Private Krankenversicherung	Heilbehandlungskosten Arbeitsunfähigkeit
Private Unfallversicherung	Leistungen je nach Vertrag, oft ausgeschlossen (► Abschn. 13.1.9, Abs. »Von welcher Prognose ist auszugehen?«)
Erwerbs- und Berufsunfähigkeitszusatzversicherung	Minderung der Berufsfähigkeit sowie der Erwerbsfähigkeit nach Antrag und Versicherungsschein
Haftpflicht-/Rechtsschutzversicherung	Haftpflichtleistungen

◼ Häufige Diagnosen

Bei etablierten Diagnosen der Stütz- und Bewegungsorgane, die hauptsächlich durch chronische Schmerzen charakterisiert sind, ist zu prüfen, ob die Begutachtung nach den hier dargestellten Leitlinien vorzunehmen ist, z. B. (in Klammern der ICD-10-Schlüssel):

- Zervikale Bandscheibenschäden (M 50)
- Lumbale und sonstige Bandscheibenschäden (M 51)
- Postnukleotomiesyndrom (»Krankheiten des Muskel-Skelett-Systems nach medizinischen Maßnahmen« M 96)
- Spondylose (M 47)
- Osteochondrose (M 42)
- Arthrose der Wirbelsäule (M 47)
- Zervikalsyndrom, Zervikalgie, Zervikozephalgie (M 53.0), Zervikobrachialgie (M 53.1)
- Instabilität der Wirbelsäule (M 53.2)
- Rückenschmerzen, auch radikulär, Lumbalgie, Lumboischialgie (M 54)
- Periarthritis humeroscapularis (M 75.0)
- Epikondylopathie (M 77), Tendinitis (M 76 und M 77), Sehnenscheidenentzündung (M 65)
- Myalgie (M 79.1)
- Fibromyalgie und weit verbreitete Schmerzen (Panalgie) (M 79.0)
- Polyarthrose und Schmerzen vieler Gelenke (M 15)
- Schmerzen nach sog. HWS-Schleudertrauma (► Abschn. 13.2s. 24.4)
- Schmerzen nach oder trotz endoprothetischer Versorgung (T 84.9)
- Komplexes regionales Schmerzsyndrom (»Schulter-Hand-Syndrom«, »M. Sudeck«, »Sympathische Reflexdystrophie«) (M 89.0)
- Phantomschmerzen (G 54.6)

◼ In welchen Rechtsgebieten?

Üblicherweise sind Schmerzen durch die zugrunde liegenden körperlichen Schäden erklärt. Sie gelten dann als Symptom und begründen keine eigenen Leistungen. Unter den Bedingungen, die hier genannt sind, können andere Einschätzungen folgen, die allerdings nicht durch die Benennung der subjektiven Schmerzklagen, sondern durch die zugrunde liegenden (z. B. psychischen) Erkrankungen und deren Auswirkungen auf die Aktivitäten und Partizipationsmöglichkeiten zu fassen sind (◻ Tab. 13.1).

Beispielgutachten (1)

R. H., 58-jähriger selbstständiger Fliesenleger, beantragt Leistungen aus seiner privaten Berufsunfähigkeits-Zusatzversicherung wegen chronischer Rückenschmerzen. Er gibt an, die schweren Paletten und Estricheimer nicht heben und tragen zu können; er könne sich nicht mehr bücken. Er sei zu Lasten seiner gesetzlichen Krankenversicherung seit 6 Monaten arbeitsunfähig. Da er nur einen Mitarbeiter habe, sei es ihm nicht möglich, seine beruflichen Tätigkeiten auf Aufsichts- und Büroarbeiten zu beschränken. Dies wird auch in der Beschreibung seiner versicherten beruflichen Tätigkeiten ausgewiesen: Auch in den Verweistätigkeiten sind in erheblichem Umfang schwere körperliche Tätigkeiten vorgesehen.

13.1.2 Vorgehen

◼ Allgemeines

Bezeichnung Entsprechend der ärztlichen Weiterbildungsordnung soll das Gutachten nach dem Fachgebiet des erstellenden Arztes benannt werden. Es soll nicht von »schmerztherapeutischen Gutachten« gesprochen werden, da therapeutische Anliegen mit den gutachtlichen Aufgaben nicht in Einklang zu bringen sind. Auch der Begriff des »Schmerzgutachtens« ist unglücklich und soll vermieden werden. Soweit nicht die Fachgebietsbezeichnung des

Sachverständigen für die Klassifizierung des Gutachtens ausreichend erscheint, soll daher von der »Begutachtung von Schmerzen« gesprochen werden.

Umgang mit Probanden aus anderen Kultur- und Sprachräumen Da bei der Begutachtung von Schmerzen der Anamneseerhebung besondere Bedeutung zukommt, soll bei fremdsprachigen Probanden bereits vor der Begutachtung geklärt werden, ob hierzu ein Dolmetscher erforderlich ist. Sofern dies der Fall ist, soll der Dolmetscher vom Auftraggeber benannt werden. Familienangehörige, Freunde oder Bekannte sind in der Regel nicht heranzuziehen. Der Gutachter soll sich allerdings darüber im Klaren sein, dass Schmerzempfindung und -schilderung bei Probanden aus anderen Kulturräumen andersartig sein können und damit nur eingeschränkt in die deutsche Sprache übertragbar sind.

Ärztliche Aufgabe Die Begutachtung von Schmerzen ist eine primär ärztliche Aufgabe, da diese sowohl die somatische diagnostische Einschätzung als auch die Beurteilung körperlich-seelischer Wechselwirkungen erfordert. Psychologen und psychologische Psychotherapeuten können im Rahmen der psychiatrischen oder psychosomatischen Begutachtung aufgrund ihrer speziellen Kompetenz eine geeignete Zusatzuntersuchung durchführen oder – nach Klärung mit dem Auftraggeber – ein Zusatzgutachten erstatten. Die zusammenfassende somatischpsychische Einschätzung obliegt dem ärztlichen Sachverständigen.

Kenntnis der Krankheitsbilder Der Gutachter muss über den aktuellen evidenzbasierten Wissensstand der Krankheitsbilder mit Leitsymptom »chronischer Schmerz« verfügen, z. B. im Rahmen der Weiterbildung für die Zusatzbezeichnung »Spezielle Schmerztherapie«). Hierzu sei auch auf die entsprechenden Leitlinienseiten der AWMF verwiesen.

Problem der Quantifizierung von Schmerzen Das Ausmaß der Schmerzen ist bislang nicht quantifizierbar, wenngleich bildgebende oder neurophysiologische Verfahren für den Nachweis von Gewebeschädigungen unverzichtbar sind. Dem Nachweis körperlicher und/oder psychischer Beeinträchtigungen im Alltags- und beruflichen Leben kommt daher bei der Begutachtung von Schmerzen überragende Bedeutung zu. Apparativ gewonnene Zufallsbefunde ohne Relevanz für die beklagten Schmerzen sollen als nicht Schmerz erklärend benannt werden.

Bedeutung psychometrischer Untersuchungen Testpsychologische Verfahren und die Verwendung von Selbstbeurteilungsbögen können die Eigenschilderung der Beschwerden ergänzen und dienen der Standardisierung von Befunden. Wegen der Wiedergabe subjektiver Einschätzungen kommt ihnen jedoch in der gutachterlichen Situation keine Bedeutung als objektives Kriterium zu. Eine unkritische Übernahme der darin geltend gemachten Beeinträchtigungen soll daher unterbleiben. Für die Beurteilung der tatsächlichen Funktionsbeeinträchtigungen sind der erhobene Befund während der Exploration und Untersuchung sowie die Verhaltensbeobachtung wesentlich.

Diagnose und Funktionsminderung Die Schwere der Krankheit des Probanden ergibt sich aus den Diagnosen und den belegten Funktionsminderungen. Diagnosen allein erklären nicht den Schweregrad einer Schmerzsymptomatik. Letztlich konkret nichts aussagende Diagnosen wie »Z. n.« oder topisch orientierte Syndrome (z. B. Schmerzkrankheit, Zervikalsyndrom, Fibromyalgiesyndrom) sind zu vermeiden. Verdachtsdiagnosen dürfen gemäß den rechtlichen Vorgaben sowohl bei der Beurteilung von Funktionsstörungen als auch der Kausalität nicht berücksichtigt werden, da Schädigungen und Funktionsstörungen ohne vernünftigen Zweifel nachzuweisen (sog. »Vollbeweis«) sind.

Behandelbarkeit und Funktionsminderung Patienten mit psychisch (mit-)verursachten bzw. unterhaltenen Schmerzen sind einer umfassenden Behandlung nicht immer gut zugänglich. Dies kann auch Folge fehlgeleiteter Vorbehandlungen sein (iatrogene Fixierung und Schädigung). Zu klären ist, ob der Betroffene eine seitens seiner Behandler nachweislich vorgeschlagene adäquate Behandlung (z. B. psychosomatische Rehabilitation, Medikamenteneinnahme) abgelehnt hat. Geringer oder ausbleibender Behandlungserfolg begründet nicht zwangsläufig auch einen hohen Leidensdruck mit schweren Funktionsbeeinträchtigungen. Hoher Leidensdruck ist dann anzunehmen, wenn sich Beeinträchtigungen im privaten und/oder beruflichen Alltagsleben und in der sozialen Partizipation nachweisen lassen, was im Gutachten detailliert darzustellen ist.

Persönliche Leistungspflicht Der im Gerichtsverfahren namentlich beauftragte Sachverständige ist nicht befugt, den Gutachtenauftrag auf einen anderen zu übertragen. Dasselbe gilt auch für Gutachten im Verwaltungsverfahren der gesetzlichen Unfallversicherung. Zwar räumt die aktuelle Rechtsprechung sowohl im Sozial- als auch im Zivilrecht hinsichtlich der Heranziehung von Mitarbeitern bei der Erhebung der organmedizinischen Befunde recht weitgehende Möglichkeiten der Mitarbeit fachkompetenter Dritter ein. Für den Fall der psychiatrischen Begutachtung hat das BSG jedoch festgehalten, dass der beauftragte Gut-

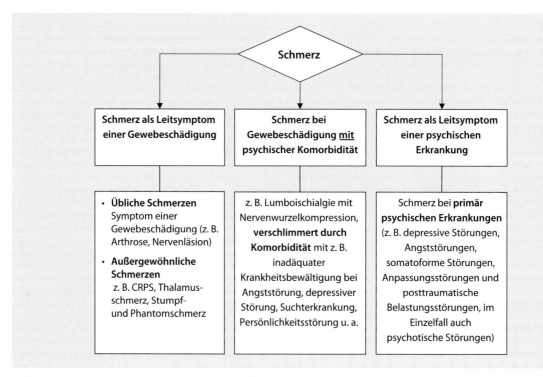

◘ Abb. 13.1 Einteilung von Schmerzen aus gutachtlicher Sicht

achter nicht berechtigt ist, den Mitarbeitern die das Gutachten prägende Zentralaufgabe, nämlich die persönliche Begegnung mit dem zu Begutachtenden unter Einschluss eines explorierenden Gesprächs, zu überlassen.

- ◾ Untersucherreaktion
  und Gegenübertragungsverhalten

Es gilt in besonderem Maße zu beachten, dass beim Gutachter eigene Wertvorstellungen und Körpererfahrungen, das Erleben des zu Begutachtenden (z. B. Abwehr bei klagsamen Personen) und auch die eigene Tagesform die Interaktion mit dem zu Begutachtenden beeinflussen können.

13.1.3 Einteilung von Schmerzen

In der gutachtlichen Situation sind drei Kategorien von Schmerzen zu unterscheiden (◘ Abb. 13.1; ◘ Tab. 13.2).

13.1.4 Ablauf interdisziplinärer Begutachtung

Die Begutachtung chronischer Schmerzen ist eine interdisziplinäre Aufgabe und erfordert Kompetenz sowohl zur Beurteilung körperlicher als auch psychischer Störungen. An erster Stelle soll durch geeignete Gutachter der Anteil

durch Schädigungen des Nervensystems und anderer Gewebearten erklärbarer Schmerzen beurteilt werden. Diese Gutachter sollen über Grundkenntnisse psychisch verursachter Schmerzen im Sinne der psychosomatischen Grundversorgung verfügen.

Sind die Schmerzen und das Ausmaß der Beeinträchtigungen nicht oder nicht ausreichend durch Gewebeschäden erklärbar, soll der Gutachter, soweit er selbst nicht über entsprechende Kompetenz verfügt, dem Auftraggeber die Heranziehung eines psychiatrisch bzw. psychosomatisch geschulten Facharztes zur weiteren Begutachtung vorschlagen. Dieser Gutachter soll zusätzlich über eingehende Kenntnisse chronischer Schmerzen verfügen.

**Beispielgutachten (2): Selbstvortrag –
Hinweise auf »Begutachtung von Schmerzen«**

Im Selbstvortrag am Begutachtungstag betont der Proband zunächst seine Rückenschmerzen, wobei auffällt, dass Schmerzen der gesamten Wirbelsäule gemeint sind. Er führt aus:
»Ich leide unter starken Wirbelsäulenschmerzen – teilweise stechend, ziehend von der oberen HWS über den gesamten Rücken bis untere LWS. Zudem unter ziehenden Schmerzen von der LWS bis in die Knie rechts mehr als links. Weiterhin unter ziehenden Schmerzen von der Ferse bis in die Zehen mit Taubheit der Zehen. Auch unter

▼

◘ Tab. 13.2 Diagnostische Klassifikation der häufigsten Schmerzsyndrome im ICD-10-System

Schmerzsyndrom	Beschreibung	ICD-Diagnose
Schmerz als Begleitsymptom einer Gewebeschädigung oder -erkrankung (nozizeptiv-neuropathische Schmerzsyndrome)	Üblicher Schmerz	ICD-Code der Läsion
	Außergewöhnlicher Schmerz	ICD-Code der Läsion, zusätzlich z. B. G56.4 (Kausalgie)
Schmerz bei Gewebeschädigung/-erkrankung mit psychischer Komorbidität	Misslungene Anpassung (»Fehlverarbeitung«) auf eine Gewebeschädigung	Bei im Vordergrund stehenden **ängstlich-depressiven Symptomen**: ICD-Code der Läsion zusammen mit F43.2 (Anpassungsstörungen), bei schwererer Ausprägung auch F33
		Bei im Vordergrund stehenden **Schmerzen**: ICD-Code der Läsion zusammen mit F45.41 (chronische Schmerzstörung mit somatischen und psychischen Faktoren) bei wichtiger Rolle psychosozialer Faktoren
	Gewebeschädigung bei psychischer Vorerkrankung	ICD-Code der Läsion und ggf. der psychischen Vorerkrankung im Sinne der »Verschlimmerung«
Schmerz als Leitsymptom einer psychischen Erkrankung	Schmerz im Rahmen einer depressiven Störung	F33 (rezidivierende depressive Störung)
	Schmerz im Rahmen einer psychoreaktiven Störung	je nach Ursache und Ausprägung F43.1 (posttraumatische Belastungsstörung) oder F43.2 (Anpassungsstörungen)
	Schmerz im Rahmen einer Angst- oder Panikstörung	F41 (sonstige Angststörungen)
	Schmerz bei im Vordergrund stehenden psychosozialen Faktoren	F45.40 (somatoforme Schmerzstörung), bei multiplen Symptomen auch F45.0 oder F45.1 (Somatisierungsstörungen)
	Schmerz in Verbindung mit psychotropen Substanzen	vor allem F1_.1 (schädlicher Gebrauch) oder F1_.2 (Abhängigkeitssyndrom)
	Schmerz bei anderen psychischen Erkrankungen	ICD-Code der entsprechenden psychischen Störung

ziehenden dumpfen Schmerzen in die rechte Schulter/Schultergürtel, ausstrahlend in den Oberarm bis zu den Ellenbogen, ausstrahlend in den Nacken/Hinterkopf. Die Hände schlafen ein mit starken Schmerzen in den Handgelenken.«

Die Schmerzzeichnung belegt, dass multilokuläre, weit verbreitete Schmerzen vorliegen (◘ Abb. 13.2); weiterhin werden bei Nachfrage neben Schmerzen auch vielfältige Körperbeschwerden angegeben:

- Hitzewallungen
- Herzrhythmusstörungen
- Ohrensausen
- Durchfall

Diese Störungen träten insbesondere unter Stress auf. Aus seinem Selbstvortrag wird deutlich, dass vielfältige Schmerzen und Beschwerden die Hauptklage präsentieren und dass nicht wahrscheinlich ist, dass sich ein erklärender gemeinsamer Körperschaden darstellen lassen wird. Die Gesichtspunkte der »Begutachtung von Schmerzen« sind zu berücksichtigen.

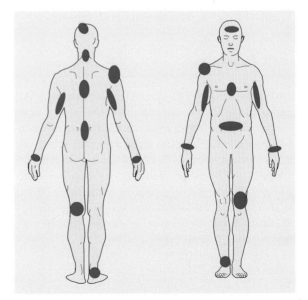

◘ Abb. 13.2 Schmerzzeichnung des Probanden des Beispielgutachtens, der vorrangig Rückenschmerzen beklagt, jedoch bei Nachfragen eine Vielzahl von Schmerzen darstellt

◘ **Tab. 13.3** Erforderliche Anamnese bei der Begutachtung von Menschen mit chronischen Schmerzen

Arbeits- und Sozialanamnese	Berufsausbildung mit/ohne Abschluss, Arbeitsbiographie, besondere psychische und physische Belastungen am Arbeitsplatz, Dauer und Begründung für Arbeitslosigkeit und Arbeitsunfähigkeit, Entwicklung der familiären Situation und deren Belastungen
Allgemeine Anamnese	Entwicklung der körperlichen und psychischen Erkrankungen aktuell und unter Einbeziehung früherer Lebensabschnitte einschließlich familiärer Belastungen – bei »kausalen« Fragestellungen außerdem Angaben zu Unfallereignissen und anderen ursächlichen Einwirkungen und zum Verlauf danach
Spezielle Schmerzanamnese	Lokalisation, Häufigkeit, Dauer und Charakter der Schmerzen; Abhängigkeit von verschiedenen Körperhaltungen, Tätigkeiten und Tageszeiten; Verlauf mit/ohne Remissionen; biographische Schmerzerfahrungen (körperliche Misshandlung, emotionale Vernachlässigung, chronische familiäre Disharmonie, Parentifizierung, mehrfache postoperative Schmerzsituationen, Schmerzmodell bei wichtigen Bezugspersonen)
Behandlungsanamnese	Art, Dauer, Intensität und Ergebnis bisheriger Behandlungsmaßnahmen, insbesondere Häufigkeit und Regelmäßigkeit von Arztbesuchen, Häufigkeit und Dauer der Einnahme von Medikamenten und deren Nebenwirkungen, Art und Intensität physiotherapeutischer Behandlungen, Einbringen eigener Bewältigungsstrategien; symptomverstärkende und -unterhaltende therapeutische Maßnahmen
Einschränkungen in den Aktivitäten des täglichen Lebens	Schlaf, Tagesablauf, Mobilität, Selbstversorgung, Haushaltsaktivitäten wie Kochen, Putzen, Waschen, Bügeln, Einkaufen, Gartenarbeit, erforderliche Ruhepausen, Fähigkeit zum Auto- und Radfahren
Einschränkungen der Partizipation in verschiedenen Lebensbereichen	Familienleben einschließlich Sexualität und schmerzbedingter Partnerprobleme; soziale Kontakte einschließlich Freundschaften und Besuche; Freizeitbereich wie Sport, Hobbys, Vereinsleben, Halten von Haustieren, Urlaubsreisen; soziale Unterstützung und Qualität der Partnerbeziehung
Selbsteinschätzung	Eigene Einschätzung des positiven und negativen Leistungsbildes (z. B. anhand der Diskussion von geläufigen Verweistätigkeiten mit geringer körperlicher Beanspruchung)
Fremdanamnese	Exploration von z. B. engen Familienmitgliedern, Freunden oder Arbeitskollegen mit Einverständnis des zu Begutachtenden sowie ggf. mit Zustimmung des Auftraggebers[a]

[a] Es besteht bei den Autoren kein Konsens, inwieweit im Bereich des Sozialrechts (Sozialgerichts- und Verwaltungsverfahren) eine ergänzende Exploration von geeigneten Dritten (Fremdanamnese) nur im Auftrag oder nach ausdrücklicher Genehmigung durch den Auftraggeber erfolgen darf. Dem Wunsch des ärztlichen Sachverständigen, die anwesenden Begleitpersonen ggf. ergänzend zu befragen, steht aus Sicht des juristischen Beraters § 404a ZPO entgegen. Die Vorschrift schreibt vor, dass Art und Umfang der Tätigkeit des Sachverständigen vom Gericht zu bestimmen sind. Konsens besteht jedoch, dass eine vorherige Zustimmung des Gerichts für den Bereich der Zivilgerichtsbarkeit zwingend erforderlich ist. Bei Begutachtungen für Privatversicherungen ist die Erhebung einer Fremdanamnese möglich, sofern der Proband hierin einwilligt.

13

13.1.5 Anamnese

Angesichts des Fehlens geeigneter technischer Messmethoden zur Quantifizierung von Schmerzen ist es im Rahmen der Anamnese Aufgabe des Gutachters, insbesondere Beeinträchtigungen im täglichen Leben und in der sozialen Partizipation sowie Fragen der Entwicklung, des Erlebens und bisheriger Behandlungsmaßnahmen der geklagten Schmerzen eingehend zu hinterfragen (◘ Tab. 13.3). Entscheidend hierfür sind die Kriterien der ICF (International Classification of Functioning, Disability and Health) [DIMDI 2008].

Beispielgutachten (3)

Die weitere Anamnese erbringt, dass der Proband zeitweise bis zu einer Kisten Bier täglich getrunken habe, dann den Alkoholkonsum reduzieren konnte, heute trinke er nichts

▼

mehr. Er habe so viel Alkohol insbesondere während seiner beruflichen Tätigkeiten im Ausland konsumiert.

R.H. gibt bei weiterer Nachfrage an, dass seine Schmerzen mit dem 32. Lebensjahr begonnen hätten, damals sei er von seiner Firma ins Ausland geschickt worden. Seine Körperbeschwerden jedoch hätten schon im 12. Lebensjahr begonnen: er sei mit seiner Mutter 1958 aus der ehemaligen DDR ausgereist, worüber er nie habe sprechen dürfen. Auch schon in der DDR seien bestimmte Dinge tabu gewesen; so habe er nie fragen und erfahren dürfen, wer sein leiblicher Vater sei. Er sei mit seinem Stiefvater und zwei Halbgeschwistern aufgewachsen. Als er 1987 seine heutige Ehefrau geheiratet habe, hätten seine Mutter und seine Halbgeschwister jeden Kontakt zu ihm abgebrochen, bis heute sprächen sie nicht mit ihm.

Seine Schmerzen seien immer mit Medikamenten und Spritzen behandelt worden, anfangs erfolgreich, später hätten

▼

◘ Tab. 13.4 Erhebung klinischer Befunde bei der Begutachtung von Menschen mit chronischen Schmerzen

Beobachtung während der Begutachtung	Gangbild vor/während/nach der Begutachtung, Spontanmotorik, Fähigkeit zum Stillsitzen, erforderliche Entlastungsbewegungen, Bewegungsmuster beim An- und Auskleiden
Allgemeine Befunde	Allgemeiner körperlicher Untersuchungsbefund; zusätzlich Beobachtung von äußerem Erscheinungsbild und Körperpflege, Hand- und Fußbeschwielung, Muskulatur, Körperbräune usw.
Fachgebietsbezogener Untersuchungsbefund	Klinische Untersuchung entsprechend dem Fachgebiet des Gutachters; Bei psychosomatischen und psychiatrischen Gutachten sollte diese möglichst systematisch erhoben werden. Hierfür eignen sich z. B. standardisierte Diagnoseprozeduren[a]
Apparative Zusatzbefunde	Soweit in Abhängigkeit von der Fragestellung/Erkrankung erforderlich
Laborchemische Zusatzbefunde	Medikamentenspiegel, soweit erforderlich
Selbsteinschätzungsskalen	Auswertung von Selbsteinschätzungsskalen

[a] z. B. Strukturiertes Klinisches Interview für DSM-IV (SKID 1) oder Internationale Diagnose-Checklisten für ICD-10 (IDCL, Hiller et al. 1995), bei posttraumatischen Belastungsstörungen Clinician-Administered PTSD Scale (CAPS).

diese Maßnahmen immer weniger geholfen. Die Körperbeschwerden seien vielfältig organmedizinisch abgeklärt worden, man habe nichts gefunden.

13.1.6 Klinische Befunde

Bei der körperlichen Untersuchung sollten neben der klinischen und ggf. apparativen Untersuchung weitere Informationen zu bestehenden Funktionsstörungen aus der Beobachtung des Probanden gewonnen werden (◘ Tab. 13.4).

13.1.7 Diagnosen

Die Diagnosen sollen sich an ICD-10-Kriterien orientieren, wobei für gutachtliche Belange die Funktionsstörungen an entscheidender Stelle genannt werden sollen. Bei Diagnosen aus dem Kapitel V (F: psychische und Verhaltensstörungen) sollte im Sinne der Qualitätssicherung neben der klinischen Untersuchung zusätzlich eine strukturierte Diagnoseprozedur eingesetzt werden (s. oben).

13.1.8 Konsistenzprüfung (Beschwerdenvalidierung)

❯ Die Klärung der Frage, ob und inwieweit die von zu Begutachtenden geklagten Beschwerden und Funktionsstörungen tatsächlich auch bestehen, stellt eine – wenn nicht die – Kernaufgabe der ärztlichen Begutachtung dar.

Nachdem Begutachtungsaufträgen in der überwiegenden Zahl der Fälle der Wunsch des Probanden nach einer materiellen und/oder immateriellen Entschädigung zugrunde liegt, reicht das Spektrum der dargebotenen Symptome von einer authentischen Beschwerdendarstellung bis hin zu grober Vortäuschung schmerzbedingter Funktionsstörungen. Zu unterscheiden sind dabei nachfolgende symptommodulierende Darstellungsformen:

▬ **Simulation** ist das bewusste und ausschließliche Vortäuschen einer krankhaften Störung zu bestimmten, klar erkennbaren Zwecken. Simulation gilt als selten.

▬ **Aggravation** ist die bewusste verschlimmernde bzw. überhöhende Darstellung einer krankhaften Störung zu erkennbaren Zwecken. Sie ist in der Begutachtungssituation relativ häufig zu beobachten. Simulation und Aggravation sollten in Gutachten klar beschrieben werden.

▬ **Verdeutlichungstendenzen** sind demgegenüber der Begutachtungssituation durchaus angemessen und dürfen nicht mit Simulation oder Aggravation gleichgesetzt werden. Es handelt sich hierbei um den mehr oder weniger bewussten Versuch, den Gutachter vom Vorhandensein der Schmerzen und damit einhergehenden Funktions- und Leistungseinschränkungen zu überzeugen. Zunehmende Verdeutlichung kann auch mit einem desinteressierten, oberflächlichen Untersucher zusammenhängen.

▬ **Dissimulation:** Bei psychosomatischer bzw. psychiatrischer Begutachtung von Schmerzen neigen einzelne zu Begutachtende zur Dissimulation psychischer und sozialer Einflussfaktoren, um nicht stigmatisiert zu werden bzw. der Gefahr zu entgehen, hinsichtlich der Schmerzen »als Simulant« eingeordnet zu werden. Auch wenn grundsätzlich die Nachweispflicht bei dem zu Begutachtenden liegt, ist dies im Gutachten ggf. zu benennen und in der Gesamtbeurteilung zu berücksichtigen.

Die Formel »kein Anhalt für Simulation oder Aggravation« hat in validen Gutachten nur dann etwas zu suchen, wenn zuvor detailliert dargelegt wurde, auf welchen Einzelbefunden diese Einschätzung beruht. Zur Beschwerdenvalidierung gilt es möglichst viele »Bausteine« heranzuziehen, aus denen dann die gutachtliche »Überzeugungsbildung« resultiert. Neben den bereits genannten Kriterien der Beobachtung, der Fremdanamnese und der klinischen sowie apparativen Untersuchungsbefunde gehören Selbstbeurteilungsskalen sowie ggf. spezielle Tests (▶ Übersicht).

»Bausteine« der Validierung geklagter Beschwerden bei Begutachtungen
- Beobachtung während der Exploration
- Fremdanamnese
- Klinische Untersuchungsbefunde
- Apparative Untersuchungsbefunde
- Selbsteinschätzungsskalen
- Beschwerdenvalidierungstests
- Medikamentenmonitoring

▪ Selbsteinschätzungsskalen

Selbsteinschätzungsskalen zu bestehenden Funktionsbeeinträchtigungen finden bei der Begutachtung von Schmerzen häufig Anwendung und werden im Sozialgerichtsverfahren auch ausdrücklich gefordert (s. Bundessozialgericht B 5 RJ 80/02 B vom 9.4.2003). Allerdings kann aus ihnen heraus allein keine Diagnose und/oder Funktionseinschränkung begründet werden. Hinzu kommt noch, dass diese Verfahren für Begutachtungssituationen nicht validiert sind. Dies gilt nicht zuletzt auch beim Einsatz von in Deutschland entwickelten Selbsteinschätzungsskalen bei fremdsprachigen Probanden und Probanden aus einem anderen Kulturkreis.

Neben der Ergänzung der Eigenschilderung von Beschwerden und der Standardisierung von Befunden dienen Selbstbeurteilungsskalen im gutachtlichen Kontext vor allem als »Bausteine« der Konsistenzprüfung: Inwieweit stimmen die Selbstauskünfte in den Skalen mit den durch den Gutachter gewonnenen Befunden überein?

Im Rahmen der Begutachtung geklagter Schmerzen sind vor allem drei Formen von Selbstbeurteilungsskalen von Bedeutung:

▪ Depressionsskalen

Extrem hohe Scores in derartigen Skalen (z. B. Beck Depressions-Inventar BDI-II, Hospital Anxiety and Depression Scale HADS) ohne das Vorliegen des klinischen Bildes einer schwerwiegenden depressiven Episode deuten auf Inkonsistenzen hin.

Schmerzskalen Die Angabe hoher Schmerzwerte (z. B. numerische Rating-Skala NRS) bzw. Beeinträchtigungen in Schmerzskalen (Pain Disability Index PDI) ohne ersichtliche schwerere Beeinträchtigungen im Rahmen der gutachtlichen Untersuchungssituation stellt den Schweregrad der in den Skalen und Fragebogen geltend gemachten Störungen in Frage.

Funktionsskalen Gleiches gilt für die Selbstangabe ausgeprägter Funktionsbeeinträchtigungen in Fragebogen (z. B. SF-36 Fragebogen zur gesundheitsbezogenen Lebensqualität) ohne ersichtliche schwerere Beeinträchtigungen bei der Untersuchung.

▪ Beschwerden/Validierungstests

Im Zusammenhang mit der Vortäuschung kognitiver Störungen nach Schädel-Hirn-Traumata wurden von neuropsychologischer Seite in den letzten Jahren zahlreiche Tests zur Erkennung einer unzureichenden Leistungsmotivation entwickelt.

❯ **Das Grundproblem aller dieser Tests liegt darin, dass der eindeutige (!) Nachweis für Simulation, das Unterschreiten der Ratewahrscheinlichkeit von 50% richtiger Antworten, nur selten – bei grober Vortäuschung von Beschwerden – erreicht wird. Im »Zwischenbereich« zwischen Ratewahrscheinlichkeit und 100%iger Treffsicherheit berufen sich alle Tests auf die Ergebnisse von Validierungsstudien.**

Neben Simulation oder Aggravation können auffällige Ergebnisse in diesem Bereich jedoch auch Folge dissoziativer, somatoformer und/oder depressiver Störungen sowie der Nebenwirkungen psychotroper Substanzen sein. Darüber hinaus macht der Einsatz neuropsychologischer Beschwerdenvalidierungstests bei Schmerzsyndromen nur Sinn, wenn gleichzeitig neurokognitive Defizite geklagt werden. Doch selbst dann sind derartige Tests nur eine Ergänzung zum klinischen Eindruck und anderen Inkonsistenzen in der Begutachtungssituation.

▪ Bestimmung von Medikamentenspiegeln

Bedeutung bei der Konsistenzprüfung der gemachten Angaben kommt im Einzelfall auch dem Serumspiegel der aktuell als eingenommen beschriebenen Medikamente zu, z. B. bei geklagten medikamentenassoziierten Nebenwirkungen. Nahezu alle in der Schmerztherapie und Psychiatrie relevanten Medikamente sind heute ohne größere Probleme, meist mit der Methode der Hochdruck-Flüssig-

◘ Tab. 13.5 Mögliche Bestimmungen des Blutspiegels von Medikamenten (»drug monitoring«)

Substanzgruppe	Beispiele bestimmbarer Medikamentenspiegel
Nichtopiodanalgetika (WHO I)	Azetylsalizylsäure, Metamizol, Paracetamol, Diclofenac, Ibuprofen
Schwache Opioide (WHO II)	Tramadol, Tilidin
Starke Opiode (WHO III)	Morphin, Buprenorphin, Hydromorphon, Oxycodon, Methadon
Antidepressiva	Amitryptilin (Metabolit Nortriptylin), Duloxetin, Mirtazapin, Venlafaxin, (Es)Citalopram
Antiepileptika	Gabapentin, Pregabalin, Carbamazepin, Oxcarbazepin, Valproat
Tranquilizer	Diazepam und Derivate

keitschromatographie (HPLC), nachweisbar, viele größere Labors bieten entsprechende Bestimmungen an. Opiate und Benzodiazepine können ggf. auch im Urin nachgewiesen werden (◘ Tab. 13.5). Der Proband ist über den Zweck der Untersuchung aufzuklären.

Bezüglich der Quantifizierung sind Probleme der individuellen Verstoffwechselung zu berücksichtigen. So sagt ein nicht im therapeutischen Bereich liegender, zu niedriger Medikamentenspiegel wenig darüber aus, ob ein Medikament regelmäßig eingenommen wird oder nicht, da 5–10% der Bevölkerung »ultrarapid metabolizer« sind. Der gemessene maximale Blutplasmaspiegel z. B. für Nortriptylin, dem Hauptmetaboliten des Amitryptilin, kann im (seltenen) Extremfall auf 20% des Erwartungswerts reduziert sein, die Halbwertszeit kann zwischen 18 und 54 Stunden schwanken (Dalén et al. 1998). Auch sind Interaktionen zwischen verschiedenen Medikamenten mit sowohl Verlängerung als auch Verkürzung der Plasmahalbwertszeit zu beachten. Ein überhaupt nicht nachweisbarer Medikamentenspiegel im Blutserum schließt jedoch weitgehend aus, dass ein am Untersuchungstag – in Abhängigkeit der Halbwertszeit auch am Tag zuvor – als eingenommen angegebenes Medikament auch tatsächlich eingenommen wurde.

13.1.9 Zusammenfassung und Beurteilung

Die Zusammenfassung besteht grundsätzlich nicht in einer nur verkürzten Wiederholung von Aktenlage, Vorgeschichte, Anamnese, Befunden usw. Vielmehr ist dabei nur das aufzuführen, was zugleich für die Beurteilung und Beantwortung der gestellten Fragen von Bedeutung

ist. Bei der abschließenden gutachtlichen Beurteilung von Schmerzen sind – wie auch bei anderen Gutachten – i. Allg. folgende Fragen zu beantworten:

- **Inwieweit ist der Gutachter bei kritischer Würdigung der Befunde davon überzeugt, dass die geklagten Funktionsbeeinträchtigungen bestehen?**

Hier hat der Sachverständige Stellung dazu zu nehmen, ob und aufgrund welcher Fakten anhand der Zusammenschau von Exploration, Untersuchung, Verhaltensbeobachtung und Aktenlage die anamnestisch erfassten Funktionsbeeinträchtigungen in dem beschriebenen Umfang zur subjektiven Gewissheit des Gutachters (sog. »Vollbeweis«) bestehen.

Zweifel am Ausmaß der geklagten Beschwerden können aufkommen, wenn eine oder mehrere der in der ▶ Übersicht genannten Diskrepanzen erkennbar sind (nach Widder 2011). Soweit aufgrund derartiger Beobachtungen eine Klärung des tatsächlichen Ausmaßes der Funktionsbeeinträchtigungen nicht möglich ist, darf sich der Gutachter nicht scheuen, dies in seinem Gutachten klar auszudrücken. Die Unmöglichkeit einer sachgerechten Beurteilung trotz Ausschöpfung aller Möglichkeiten führt im Rechtsstreit meist zur Ablehnung des Renten- oder Entschädigungsantrags, da die Beweis- bzw. Feststellungslast in der Regel beim Antragsteller liegt. Diese rechtliche Konsequenz darf jedoch auf das Gutachtenergebnis keinen Einfluss haben. Ebenso ist zu beachten, dass es einen Grundsatz des »in dubio pro aegroto« bei der Begutachtung nicht gibt.

Mögliche Hinweise auf nicht oder nicht in dem geklagten Umfang vorhandene Funktionsbeeinträchtigungen

- Diskrepanzen zwischen der subjektiv geschilderten Intensität der Beschwerden und der Vagheit der Beschwerden
- Diskrepanzen zwischen massiven subjektiven Beschwerden (einschließlich Selbsteinschätzung in Fragebogen) und der erkennbaren körperlich-psychischen Beeinträchtigung in der Untersuchungssituation
- Diskrepanzen zwischen eigenen Angaben und fremdanamnestischen Informationen (einschließlich der Aktenlage)
- Diskrepanzen zwischen schwerer subjektiver Beeinträchtigung und einem weitgehend intakten psychosozialen Funktionsniveau bei der Alltagsbewältigung

▼

Tab. 13.6 Möglichkeiten der abschließenden gutachtlichen Bewertung der geklagten Funktionsbeeinträchtigungen

Mögliche Formulierung	Rechtliche Konsequenz
»... davon überzeugt, dass die geklagten Funktionsbeeinträchtigungen bestehen *und* willentlich oder durch Therapie nicht (mehr) überwunden werden können«	In der Regel Anerkennung durch den Auftraggeber
»... zwar davon überzeugt, dass die geklagten Funktionsbeeinträchtigungen bestehen, diese aber durch Therapie in absehbarer Zeit und in wesentlichem Umfang überwunden werden könnten«	In der Regel **befristete** Anerkennung durch den Auftraggeber bei Dauer >6 Monate
»... zwar davon überzeugt, dass die geklagten Funktionsbeeinträchtigungen bestehen, diese aber willentlich in wesentlichem Umfang überwunden werden könnten«	In der Regel **keine** Anerkennung durch den Auftraggeber (Beweislast des Antragstellers)
»... nicht davon überzeugt, dass die Funktionsbeeinträchtigungen in der geklagten Form bestehen«	In der Regel **keine** Anerkennung durch den Auftraggeber (Beweislast des Antragstellers)

- Diskrepanzen zwischen dem Ausmaß der geschilderten Beschwerden und der Intensität der bisherigen Inanspruchnahme therapeutischer Hilfe
- Diskrepanzen zwischen dem erkennbaren klinischen Bild und den Ergebnissen in Selbstbeurteilungsskalen und/oder psychometrischen Tests (einschließlich spezieller Beschwerdenvalidierungstests)
- Diskrepanzen zwischen den zeitnah zur Untersuchung als eingenommen angegebenen Medikamenten und deren Nachweis im Blutserum

Hinweise auf eine selbstbestimmte Steuerbarkeit der Beschwerden (Befunde möglichst durch Fremdanamnese bestätigt)
- Rückzug von unangenehmen Tätigkeiten (z. B. Beruf, Haushalt), jedoch nicht von den angenehmen Dingen des Lebens (z. B. Hobbys, Vereine, Haustiere, Urlaubsreisen)
- Trotz Rückzug von aktiven Tätigkeiten Beibehalten von Führungs- und Kontrollfunktionen (z. B. Überwachung der Haushaltsarbeit von Angehörigen, Steuerung des Einkaufsverhaltens der Angehörigen)

- **Inwieweit besteht eine willentliche Steuerbarkeit der geklagten Beschwerden (»sekundärer Krankheitsgewinn«)?**

Lassen sich Funktionsbeeinträchtigungen zur Überzeugung des Gutachters nachweisen, gilt im zweiten Schritt zu klären, ob und inwieweit die geklagten Beschwerden bewusst oder bewusstseinsnah zur Durchsetzung eigener Wünsche (z. B. nach Versorgung, Zuwendung oder Entlastung von unangenehmen Pflichten) gegenüber Dritten eingesetzt werden (»sekundärer Krankheitsgewinn«) und damit letztlich willentlich zu überwinden wären (Winckler u. Foerster 1996), oder ob die »Schmerzkrankheit« den Lebensablauf und die Lebensplanung soweit übernommen hat, dass eine Überwindbarkeit – willentlich und/oder durch Therapie – nicht mehr möglich erscheint. Dabei ist zu berücksichtigen, dass eine zunächst bewusst eingesetzte Schmerzsymptomatik sich im Rahmen einer Chronifizierung zunehmend verselbstständigen kann und schließlich nicht mehr willentlich zu beeinflussen ist. Allein die Tatsache lange dauernder Beschwerden schließt eine bewusstseinsnahe Steuerbarkeit jedoch nicht aus. Hinweise auf eine bestehende Steuerbarkeit der geklagten Beschwerden geben insbesondere die in der ▶ Übersicht genannten Kriterien.

Ausgehend von der Beantwortung dieser beiden Fragen ergeben sich für den Gutachter im Allgemeinen nur 4 Möglichkeiten einer abschließenden Aussage zu den Auswirkungen und zur Prognose der geltend gemachten Funktionsstörungen (**Tab. 13.6**). Wie bereits oben erwähnt, dürfen die üblicherweise hieraus zu erwartenden rechtlichen Konsequenzen das Gutachtenergebnis nicht beeinflussen.

Beispielgutachten (4)
Der orthopädische Sachverständige diagnostiziert:
- Adipositas Grad II (E 66.8)
- Spondylose C4/C5 (M 47.8)
- Spondylose L5/S1 (M 47.8)
- DISH-Syndrom (disseminierte hyperostotische Spondylosen) (M 47.8)
- Metabolisches Syndrom (E 88.9)
- Der psychosomatische Sachverständige diagnostiziert:
- Multisomatoforme Störung (F 45.1)
- Majordepressive Episode, mittelgradig rezidivierend (F 33.1)
- Frühere Alkoholabhängigkeit (F 10.)

- **Kausalitätsfragen: Stehen die Schmerzen in einem ursächlichen Zusammenhang mit einem (versicherten) Ereignis?**

Chronische Schmerzen können Folge eines versicherten schädigenden Ereignisses sein. Die Zusammenhangsbeurteilung bei geklagten Schmerzen unterscheidet sich nicht von der bei anderen Funktionsstörungen nach schädigenden Eingriffen. Die Kausalitätsprüfung ist nach den Kriterien des jeweiligen Rechtsgebiets durchzuführen.

Die Beweisführung bei geklagten Schmerzsymptomen als Unfall- bzw. Schädigungsfolge basiert im Wesentlichen auf mehreren Faktoren (»Brückensymptomen«):

Nachweis eines geeigneten Primärschadens Dreh- und Angelpunkt jeder gutachtlichen Beurteilung von Schädigungsfolgen ist die Sicherung des sog. »Primärschadens«, der gemäß den rechtlichen Vorgaben in allen Rechtsgebieten im »Vollbeweis« zu klären ist. Kann ein für die Entwicklung von Schmerzen geeignetes psychisches und/oder körperliches Schädigungsereignis nicht »ohne vernünftigen Zweifel« nachgewiesen werden, erübrigt sich jede weitere Diskussion von Zusammenhangsfragen.

Nachweis des zeitlichen Zusammenhangs Im Allgemeinen zwingende Voraussetzung für die Annahme eines kausalen Zusammenhangs zwischen einem nachgewiesenen Schädigungsereignis und dem Auftreten von Schmerzen ist der Beginn einer geklagten Schmerzsymptomatik unmittelbar nach dem Ereignis. Ausnahmen hiervon stellen z. B. eine anfängliche Analgesie im Rahmen intensivmedizinischer Maßnahmen sowie sekundäre Eingriffe und Komplikationen dar.

Nachweis des typischen Schmerzverlaufs Schmerzen zeigen bei abklingendem Körperschaden in der Regel eine (gewisse) Besserung (z. B. Frakturschmerz). Bei ungünstigem Heilungsverlauf können Beschwerden auch persistieren. Verschlechterungen sind demgegenüber nur in bestimmten Fällen (z. B. Neurombildung, Schmerzausweitung beim komplexen regionalen Schmerzsyndrom, posttraumatische Syringomyelie, psychoreaktive Störungen) zu erwarten, die dann jedoch mit charakteristischen Befunden einhergehen.

Nachweis von Vorerkrankungen (Vorschaden) Nur wenn solche »vollbeweislich« vorhanden sind, ist die Frage zu klären, inwieweit das Schädigungsereignis zu einer vorübergehenden oder – im Einzelfall auch dauerhaften – Verschlimmerung des Vorschadens führte. Zu einer zuverlässigen Beurteilung möglicher körperlicher und/oder psychischer Vorerkrankungen gehört die Heranziehung des Krankenkassenregisters.

Ausschluss konkurrierender Erkrankungen Stellt sich der Verlauf von Schmerzsyndromen anders dar, als nach einem nachweisbaren körperlichen Schädigungsereignis zu erwarten ist, ist die Frage zu klären, inwieweit schädigungsunabhängige »überholende« Faktoren nachweisbar sind, die (inzwischen) – je nach Rechtsgebiet – die rechtlich maßgebliche Schmerzursache darstellen. Im Bereich der gesetzlichen Unfallversicherung, der Dienstunfallfürsorge und des sozialen Entschädigungsrechts wird in diesem Fall von einer »Verschiebung des Wesensgrundlage« gesprochen.

- **Einschätzung**

Konsistenzprüfung Die Auswirkungen der körperlichen und psychischen Krankheiten führen zu einer Einschätzung der Auswirkungen auf die Gestaltung aller Lebensbereiche (Beruf, Erwerbsfähigkeit, Freizeit und private Alltagsgestaltung).

Zunächst müssen die Angaben des Probanden mit den Beobachtungen während der Untersuchung, mit Angaben der Fremdanamnese sowie mit den Angaben der Akten auf Konsistenz geprüft werden. Hier sind auch die Symptom verstärkenden Darstellungsformen (Simulation, Aggravation) abzuklären sowie Aspekte der Untersuchungsreaktion und der Gegenübertragung zu berücksichtigen. Dabei können die Hinweise aus der ► Übersicht »Mögliche Hinweise auf nicht oder nicht in dem geklagten Umfang vorhandene Funktionsbeeinträchtigungen« (s. oben) hilfreich sein.

Beispielgutachten (5)

Der orthopädische Sachverständige kann zwischen den beklagten Schmerzen, dem klinischen und radiologischen Untersuchungsbefund keine Entsprechung und somit keine Erklärung der beklagten Schmerzen feststellen, weil:

- hyperostotische Spondylosen in der Regel schmerzfrei bleiben,
- die Bandscheibenerkrankungen der Hals- und Lendenwirbelsäule nur leichten Ausmaßes (geringe Schwere der Organschäden) sind,
- das Übergewicht zwar die Ausbildung der hyperostotischen Spondylosen erklärt, jedoch nicht das Ausmaß der Schmerzen und sonstigen Körperbeschwerden,
- die klinischen Untersuchungsbefunde eine Vielzahl von nicht organischen Zeichen belegen (Abhängigkeit der Befunde von der Art des Untersuchungsganges).

Er nimmt jedoch keine Simulation an, da die sonstigen Körperbeschwerden über Jahre dokumentiert sind und über Jahre zu medizinischer Inanspruchnahme führten. Aggravierende Beschwerdeklagen werden durch die typische Befundpräsentation bei somatoformen Störungen erklärt.

▼

Die fehlende Erklärbarkeit der beklagten Schmerzen und Beschwerden durch den körperlichen Schadensbefund bei Ausschluss von Simulation führt zur Empfehlung eines psychosomatischen Zweitgutachtens, dem der Auftraggeber zustimmt.

Auch der psychosomatische Gutachter kann Simulation und Aggravation ausschließen, zum einen wegen der guter Reproduzierbarkeit diagnostischer Fassung durch das angewendete Instrumentatrium (SKID), zum anderen wegen der Konstanz der ärztlich dokumentierten Befunde (Schmerzen und Körperbeschwerden ohne ausreichende Erklärbarkeit durch den Schadensbefund).

Wenn eine Klärung des tatsächlichen Ausmaßes der Funktionsbeeinträchtigungen nicht möglich ist, soll sich der Gutachter nicht scheuen, dies in seinem Gutachten klar auszudrücken. Die Unmöglichkeit einer sachgerechten Beurteilung führt im Rechtsstreit meist zur Ablehnung des Renten- oder Entschädigungsantrags, da die Beweis- bzw. Feststellungslast in der Regel beim Antragsteller liegt. Diese rechtliche Konsequenz darf jedoch auf das Gutachtenergebnis keinen Einfluss haben. Ebenso ist zu beachten, dass es einen Grundsatz des »in dubio pro aegroto« bei der Begutachtung nicht gibt.

- **Welche quantitativen und qualitativen Auswirkungen haben diese Gesundheitsstörungen?**

Die Einschätzung der Auswirkung der die Schmerzen begründenden **körperlichen Erkrankungen** kann sich an folgenden Gesichtspunkten orientieren:
- Welche körperlichen Erkrankungen, die Schmerzen begründen, sind zu sichern?
    - z. B. Koxarthrose oder Rhizarthrose
- Welcher Schweregrad der Erkrankung liegt vor?
- Welche Maßnahmen der Prävention sind notwendig?
    - z. B. Verhinderung von beschleunigter Endoprothesenlockerung durch raue Tätigkeiten
- Welche Einschränkungen von Funktionen sind aus den Erkrankungen und ihrem Schweregrad abzuleiten?
    - Einschränkung der Beweglichkeit
    - Verlust an Stabilität
    - Kraftminderung
    - Störung komplexer Bewegungsabläufe
        - Gangbild (Hinken)
        - Griffformen
        - Überkopffunktionen
- Welche Aktivitäten sind gestört?
    - Beine: z. B. Gangstabilität (z. B. bei Gelenkinstabilität), Belastbarkeit (z. B. bei Arthrose/Notwendigkeit von Hilfsmittelgebrauch, Einschränkung der Gehstrecke)
    - Arme: z. B. Überkopftätigkeiten, Fein- und Grobmotorik

- Wie sind die Möglichkeiten der Partizipation gestört?
    - Selbstversorgung
        - Körperhygiene
        - Nahrungsaufnahme
    - Haushaltstätigkeiten
    - Freizeitgestaltung, z. B.
        - Erreichbarkeit von Zielen
        - Sport
        - Auto fahren
        - öffentliche Verkehrsmittel benutzen
        - Urlaubsreisen
    - Berufliche Tätigkeiten, z. B.
        - Leichte, mittelschwere, schwere Tätigkeiten
        - Heben und Tragen von Lasten
        - Gehen und Arbeiten in unebenem Gelände
        - Arbeiten in Körperzwangshaltungen (im Knien, in Rumpfbeuge, in Rumpfneigung und -drehung)
        - Überkopfarbeiten
        - Besondere Anforderungen an Feinmotorik
    - Welche Therapieverfahren wurden versucht? Mit welchem Erfolg?

Die Einschätzung der Auswirkung der die Schmerzen begründenden **psychischen Erkrankungen** kann sich an folgenden Gesichtspunkten orientieren
- Art der gesicherten Diagnosen
    - Somatisierung oder somatoforme Schmerzstörung
    - Konversionsstörung des kleinen Fingers oder psychogene Querschnittlähmung
- Komorbiditäten
    - Wie viele psychische Störungen, die sich in ihren Auswirkungen gegenseitig verschlimmern
        - Somatoforme Störung plus Depression plus Angst…
    - Welche weiteren körperlichen Erkrankungen, die die psychischen Störungen verschlimmern
        - z. B. Angststörung plus KHK
- Psychosoziale Auswirkungen in allen Lebensbereichen, z. B.
    - Veränderung der Familienstruktur
    - Verlust der Familie
    - Stabilisierung nur durch Schmerzen
    - Keine Partizipation wegen der Angst, das Haus zu verlassen
- Primäre Chronifizierung mit/ohne Remissionen
    - Primäre Chronifizierung, da keine angemessene Therapie erfolgte
    - Chronifizierung trotz Vorbehandlungen
        - Ausmaß der Inanspruchnahme welcher Fachgebiete über wie viele Jahre
        - Späte Diagnosestellung einer psychischen Störung
        - Angemessenheit der (psycho-) therapeutischen Behandlung.

Je nach Rechtsgebiet [z. B. gesetzliche oder private Unfallversicherung, gesetzliche Rentenversicherung, Berufsunfähigkeits(zusatz)versicherung, Schwerbehindertenrecht] kann die Bemessung der Funktionsstörungen unterschiedlich sein.

■ **Bewertung des beruflichen Leistungsvermögens in der gesetzlichen Rentenversicherung und in der privaten Berufsunfähigkeits(zusatz)versicherung**

Die Begutachtung von Rentenantragstellern erfolgt sowohl in der gesetzlichen Rentenversicherung als auch in der privaten Berufsunfähigkeits(zusatz)versicherung nach demselben Ablaufschema. Allerdings orientiert sich der Leistungsfall in der gesetzlichen Rentenversicherung i. Allg. am nicht mehr vorhandenen quantitativen Leistungsvermögen für eine körperlich leichte, geistig und psychisch durchschnittlich belastende Tätigkeit des allgemeinen Arbeitsmarktes, während die private Berufsunfähigkeitsversicherung darauf abhebt, ob der Versicherte noch 50% der versicherten Tätigkeit leisten kann. Qualitative Einschränkungen können also in der privaten Berufsunfähigkeitsversicherung durchaus den Leistungsfall begründen, während in der gesetzlichen Rentenversicherung quantitative Einschränkungen hierfür notwendig sind.

Quantitative Leistungseinschränkungen Die gesetzliche Rentenversicherung benennt seit 2001 drei Leistungsstufen:

- 6 Stunden und mehr Leistungsfähigkeit arbeitstäglich (volle Leistungsfähigkeit),
- 3 bis unter 6 Stunden arbeitstäglich (halbe Leistungsminderung),
- unter 3 Stunden arbeitstäglich (volle Leistungsminderung).

Entsprechend der in ◘ Abb. 13.1 vorgeschlagenen Einteilung ergeben sich dabei 3 unterschiedliche Formen der Beurteilung:

- **Schmerz als Begleitsymptom einer Gewebeschädigung oder -erkrankung:** Stehen körperlicher Befund (Organpathologie) und Befinden (Schmerz) in kongruentem Verhältnis, bestimmt die mit dem fachbezogenen Befund verknüpfte Funktionsbeeinträchtigung die Leistungsbeurteilung. Muskuloskelettale Schäden und ihre zuzuordnenden Schmerzen können i. Allg. keine quantitative Leistungseinschränkung begründen.
- **Schmerz bei Gewebeschädigung/-erkrankung mit psychischer Komorbidität:** Besteht keine Kongruenz zwischen Befund und Befinden, ist eine komplexe fachübergreifende Einschätzung unter Einbeziehung des psychiatrisch/psychosomatischen Fachgebietes erforderlich. Eine relevante quantitative Einschränkung des beruflichen Leistungsvermögens (Leistungsvermögen unter 6 Stunden in der gesetzlichen Rentenversicherung) ist dabei i. Allg. nur dann zu diskutieren, wenn gleichzeitig ausgeprägte Einschränkungen im Alltagsleben und der sozialen Partizipation gemäß ◘ Tab. 13.3 nachweisbar sind.
- **Schmerz als Leitsymptom einer psychischen Erkrankung:** Handelt es sich um eine Schmerzsymptomatik ohne erkennbare Gewebeschädigung oder -erkrankung, orientiert sich die Einschätzung am Schweregrad der zugrunde liegenden psychischen Erkrankung. Hierzu sei auf die AWMF-Leitlinien Psychotherapeutische Medizin und Psychosomatik verwiesen (AWMF 028-010).

Qualitative Einschränkungen In Abhängigkeit der gesetzlichen bzw. versicherungsrechtlichen Vorgaben sind die bestehenden »Leistungseinschränkungen« (negatives Leistungsbild) und das noch vorhandene »Restleistungsvermögen« (positives Leistungsbild) in seiner qualitativen Ausprägung darzustellen.

Auch bei der Einschätzung der beruflichen Leistungsfähigkeit gilt das Prinzip des »Vollbeweises«, d. h. der Sachverständige hat darzulegen, dass und warum er keinen vernünftigen Zweifel am Vorhandensein der Funktionsstörungen hat und diese auch nicht bei »zumutbarer Willensanstrengung« überwunden werden könnten. Nicht zu berücksichtigen sind die in der ▶ Übersicht 1.9 (aus Widder u. Gaidzik 2011) genannten Punkte.

Nicht geeignete Argumentationen für die Beschreibung eines eingeschränkten quantitativen Leistungsvermögens

- Fehlende Vermittelbarkeit am aktuell bestehenden Arbeitsmarkt
- Bestehende Arbeitslosigkeit
- Bestehende – auch längere – Arbeitsunfähigkeit (»Krankschreibung«)
- Bestehende Teilzeitbeschäftigung (sofern diese nicht nachweislich krankheitsbedingt ist)
- Längere »Entwöhnung« von einer beruflichen Tätigkeit
- Bereits höheres Lebensalter des Versicherten
- Bestehende private Belastung, z. B. die Pflege kranker Eltern oder eines behinderten Kindes
- Bestehende/r MdE oder GdS/GdB

- Bewertung im öffentlichen Recht (gesetzliche Unfallversicherung, soziales Entschädigungsrecht, Dienstunfallfürsorge des Beamten sowie Schwerbehindertenrecht)

Schmerzen bei vorliegender Gewebeschädigung Bei der Einschätzung von vollständig oder zum Teil durch Gewebeschäden erklärbaren Schmerzen sind primär die MdE-/GdS-/GdB-Werte aus den entsprechenden Bewertungstabellen für die zugrunde liegende Gewebeschädigung (z. B. Nervenschädigung, Weichteilverletzung) zu verwenden. Ansatzpunkt sind die Definitionen von ◘ Tab. 13.1 für die einzelnen Rechtsgebiete.

Darüber hinaus sind bezüglich (zusätzlicher) schmerzbedingter Funktionsstörungen folgende Besonderheiten zu berücksichtigen:

- **Übliche Schmerzen und seelische Begleiterscheinungen** – einschließlich »besonders schmerzhafter Zustände« – sind in den Bewertungstabellen bereits berücksichtigt und rechtfertigen keine höheren MdE-/GdS-/GdB-Werte.
- **Außergewöhnliche Schmerzen und/oder seelische Begleiterscheinungen** können hingegen zu höheren MdE-/GdS-/GdB-Werten führen, als dies in den Bewertungstabellen für die zugrunde liegende Funktionsstörung vorgesehen ist. Deren Vorhandensein ist vom Sachverständigen auf den konkreten Einzelfall bezogen im »Vollbeweis« zu belegen, wenn die Schmerzen bzw. seelischen Begleiterscheinungen »über das übliche Maß hinaus gehen« und eine »spezielle ärztliche Behandlung« (z. B. dauerhafte Einnahme potenter Schmerzmittel oder engmaschige Psychotherapie) erfordern. Der hierdurch bedingte MdE-/GdS-/GdB-Wert kann in seltenen Extremfällen, die dann einer dezidierten Begründung bedürfen, 100 (v. H.) erreichen. Bezogen auf die in den Bewertungstabellen genannten »reinen« Schmerzsyndrome wird der »Zuschlag« zu den funktionell bedingten MdE-/GdS-/GdB-Werten jedoch im Regelfall 10–20 bis maximal 50 (v. H.) nicht übersteigen.
- **Schmerzen bei primär psychischen Erkrankungen:** Bei durch Gewebeschäden nicht oder nur in untergeordnetem Umfang durch Gewebeschäden erklärbaren Schmerzen ist primär eine psychische Störung zu diagnostizieren. Deren Einschätzung orientiert sich im Schwerbehinderten- und sozialen Entschädigungsrecht (GdS/GdB) an der »Einschränkung der Erlebnis- und Gestaltungsfähigkeit« im täglichen Leben und der sozialen Partizipation (◘ Tab. 13.7). In der gesetzlichen Unfallversicherung (MdE) liegen für die Bewertung Vorschläge einer Expertenkommission vor (◘ Tab. 13.8).

Ergänzend wurden schwere psychische Störungen durch den Beirat der Sektion »Versorgungsmedizin« des Ärztli-

◘ **Tab. 13.7** Gutachtliche Bewertung psychischer Störungen (mit Ausnahme schizophrener und zyklothymer affektiver Psychosen) im Schwerbehinderten- und sozialen Entschädigungsrecht [BMAS 2009] sowie - zum Teil – auch in der Unfallfürsorge der Beamten

	GdS/GdB
Leichtere Störungen (z. B. »psychovegetatives Syndrom«)	0–20
Stärker behindernde Störungen mit wesentlicher Einschränkung der Erlebnis- und Gestaltungsfähigkeit (z. B. ausgeprägtere depressive, hypochondrische, asthenische oder phobische Störungen, Entwicklungen mit Krankheitswert, somatoforme Störungen)	30–40
Schwere Störungen (z. B. schwere Zwangskrankheit)	
– mit mittelgradigen sozialen Anpassungsschwierigkeiten	50–70
– mit schweren sozialen Anpassungsschwierigkeiten	80–100

chen Sachverständigenbeirats beim damaligen Bundesministerium für Arbeit und Sozialordnung (1998) noch weiter aufgeschlüsselt:

- **Mittelgradige soziale Anpassungsschwierigkeiten** liegen vor, wenn in den meisten Berufen sich auswirkende psychische Veränderungen die zwar weitere Tätigkeit grundsätzlich noch erlauben, jedoch eine verminderte Einsatzfähigkeit bedingen, die auch eine berufliche Gefährdung einschließt, auftreten; im Privatbereich bei erheblichen familiären Problemen durch Kontaktverluste und affektive Nivellierung, wobei aber noch keine Isolierung und noch kein sozialer Rückzug in einem Umfang vorliegen muss, der z. B. eine vorher intakte Ehe stark gefährden könnte.
- **Schwere soziale Anpassungsschwierigkeiten** liegen vor, wenn eine weitere berufliche Tätigkeit sehr stark gefährdet oder ausgeschlossen ist. Wenn schwerwiegende Probleme in der Familie oder im Freundesbzw. Bekanntenkreis auftreten bis hin zur Trennung von der Familie, vom Partner oder Bekanntenkreis.

- Bewertung in der privaten Unfallversicherung

Maßgeblich für die Invaliditätsbemessung in der privaten Unfallversicherung sind organpathologisch begründete Funktionsstörungen. Der damit verknüpfte Schmerz gilt mit der auf die Funktionsbeeinträchtigung abgestellten Invaliditätsbemessung als miterfasst. Zu unterscheiden sind:

- **Einschätzung nach der Gliedertaxe:** Schmerzhafte Funktionsstörungen an Armen und Beinen sowie nur an den Extremitäten relevante Nervenfunktionsstörungen, die von einem Wirbelsäulen- oder Hirn-

Tab. 13.8 Vorschläge zur MdE-Einschätzung psychoreaktiver Störungen in der gesetzlichen Unfallversicherung unter Bezug auf die 3 Dimensionen KFE (körperlich-funktionelle Einschränkung), PEB (psychisch-emotionale Beeinträchtigung) sowie SKB (sozial-kommunikative Beeinträchtigung)

MdE	Bis 10 v. H.	Bis 20 v. H.	Bis 30 v. H.	Bis 40 v. H.	Bis 50 v. H.
Anpassungs-störung		Stärkergradige SKB zusätzlich zur PEB, wie Depression, Angst, Ärger, Verzweiflung, Überaktivität oder Rückzug	Stark ausgeprägtes Störungsbild		
Depressive Episoden/ anhaltende affektive Störung				Beeinträchtigung entsprechend dem Schweregrad einer mittelgradigen depressiven Episode	Schwere, chronifizierte affektive Störung mit massiv eingetrübter Stimmung, deutlicher Minderung der Konzentration, erheblich vermindertem Antrieb, Schlafstörungen und ggf. auch suizidalen Gedanken
Somatoforme Schmerz-störung	Schmerz-zu-stand mit leicht- bis mäßig-gradiger KFE		Chronischer Schmerzzustand mit stärkergradiger KFE und PEB	Chronischer Schmerz-zustand mit schwer-wiegender KFE und erheblicher PEB	

schaden ausgehen, sind in Anlehnung an bewährte tabellarische Bewertungsvorgaben mit dem der teilweisen Gebrauchseinschränkung entsprechenden Bruchteil der gesunden Gliedmaßenfunktion zu bemessen.

– **Einschätzung außerhalb der Gliedertaxe:** Sofern sich der Invaliditätsgrad für eine schmerzhafte Funktionsstörung nicht nach der Gliedertaxe bestimmen lässt, bemisst er sich danach, inwieweit die normale körperliche oder geistige Leistungsfähigkeit insgesamt beeinträchtigt ist. Dabei sind ausschließlich medizinische Gesichtspunkte zu berücksichtigen. Hierzu zählen z. B. dem Unfall kausal anzulastende Kopfschmerzen und Schmerzen im Bereich der Wirbelsäule, sofern sie eine auf Dauer bleibende Unfallfolge darstellen. Diesbezüglich empfiehlt sich die Anlehnung an die von den Fachgesellschaften anerkannten tabellarischen Bewertungsvorgaben.

»Psychoklausel« Gemäß den Allgemeinen Unfallversicherungs-Bedingungen (AUB) fallen krankhafte Störungen infolge psychischer Reaktionen nicht unter den Versicherungsschutz, »auch wenn diese durch einen Unfall verursacht wurden« (AUB 99). Damit wären körperlich nicht begründbare Schmerzen grundsätzlich nicht entschädigungspflichtig. In jüngster Zeit zeichnet sich hier jedoch durch verschiedene Entscheidungen des BGH ein Paradigmenwechsel ab, wonach psychische Reaktionen als versichert angesehen werden, wenn diese auf einem körperlichen Schaden, z. B. schwere Entstellung, beruhen (Widder u. Gaidzik 2006).

◾ **Bewertung in der Haftpflichtversicherung**

Für das Haftpflichtrecht liegen keine Bewertungstabellen vor, da hier eine individuelle und keine abstrakte Wertung von Unfallfolgen vorzunehmen ist. Wird nach der »MdE« gefragt, ist entweder die prozentuale Beeinträchtigung in der konkreten Berufstätigkeit gemeint, wobei nicht die Fähigkeitseinbußen als solche, sondern die daraus resultierenden Schäden (Verdienstentgang) den Gegenstand des Schadensersatzanspruchs bilden, oder man benutzt den gutachtlich festgestellten MdE-Wert zur Plausibilitätskontrolle der vom Geschädigten behaupteten Beeinträchtigungen in seinem Beruf, in der Haushaltsführung oder auch im alltäglichen Leben.

Beispielgutachten (6)

Die körperlichen Schadensbefunde sind leichten Ausmaßes, die hyperostotischen Spondylosen der Brustwirbelsäule bedingen keinen körperlichen Schaden.

Die psychischen Erkrankungen sind mittelschwer (depressive Episode) bis schwer (multisomatoforme Störung), da sie
– sich gegenseitig verstärken,
– durch die körperliche Dekonditionierung (infolge der Adipositas) verstärkt werden,
– über viele Jahre bestehen, nicht erkannt wurden, wahrscheinlich durch die Art der ärztlichen Behandlung zusätzlich iatrogen fixiert und verschlimmert wurden,
– ohne Behandlung primär chronifizierten,
– heute alle Lebensbereiche in erheblichem Umfang betreffen
– und somit eine schlechte therapeutische Prognose aufweisen.

Beispielgutachten (7)

Der Krankheitsgewinn in der ehelichen Beziehung ist dem Probanden nicht bewusst und ist nicht willentlichen gesteuert. Die Möglichkeit der Überwindung der Krankheitssymptome durch Willensanstrengung kann durch den psychosomatischen Sachverständigen nicht erkannt werden.

■ **Von welcher Prognose ist auszugehen?**

Regelmäßig hat der Sachverständige in seinem Gutachten Aussagen zur weiteren Prognose des von ihm diagnostizierten Schmerzsyndroms zu machen. Entscheidend hierfür sind drei Faktoren:

Chronifizierungsfaktoren Je mehr Kontextfaktoren für die Chronifizierung von Schmerzen erkennbar sind, umso schlechter ist i. Allg. die Prognose einzuschätzen (◨ Tab. 13.9).

Dauer der Symptomatik Eine nicht unwesentliche, häufig jedoch weit überschätzte Bedeutung kommt der Beschwerdedauer und insbesondere auch der Dauer der Krankschreibung zu. Zwar wird ein Chronifizierungsgrad III im Mainzer Stadienmodell der Schmerzchronifizierung nach Gerbershagen (1986) häufig allein schon als Beweis für das Vorliegen einer ausgeprägten Leistungseinschränkung angesehen. Hierbei ist jedoch zu beachten, dass ein derartiger Chronifizierungsgrad bereits ausschließlich aufgrund der eigenen Angabe dauerhafter, multilokulärer Schmerzen ohne Intensitätswechsel, verbunden mit mehreren fachspezifischen Rehabilitationsmaßnahmen und einem mehrmaligen Wechsel des betreuenden Arztes erreicht wird.

Adäquate Therapiemaßnahmen Sind Schmerzsyndrome erst einmal chronifiziert, sind sie regelmäßig einer »monomodalen«, ausschließlich somatisch ausgerichteten Therapie unzugänglich und erfordern eine umfassende psychotherapeutische Behandlung des maladaptiven, passiven Krankheitsverhaltens. Wurde bei längerer Krankheitsdauer keine geeignete »multimodale« Behandlung (physio- und psychotherapeutisch unter einem gemeinsamen ursachenorientierten Konzept mit ggf. ambulanter Weiterbehandlung) durchgeführt, ist dies gutachtlich zu berücksichtigen. Aus dem Vorliegen stattgehabter Rehabilitationsmaßnahmen allein kann nicht auf die diagnostische und therapeutische Güte der Behandlung geschlossen werden. Das Fehlen adäquater Therapiemaßnahmen kann Hinweise geben einerseits auf ein geringe Therapiemotivation des Probanden, andererseits aber auch auf iatrogen fehlgeleitete (meist einseitig somatisch orientierte) Therapieansätze.

◨ **Tab. 13.9** Kontextfaktoren für die Chronifizierung von Schmerzen

Arbeitsplatzfaktoren	Geringe Arbeitsplatzzufriedenheit Anhaltende Schwerarbeit Unergonomische Arbeitsplatzgestaltung Monotone Tätigkeiten am Arbeitsplatz Geringe berufliche Qualifikation Niedriges Einkommen Konflikte mit Vorgesetzten Kränkungserlebnisse durch Arbeitskollegen Verlust des Arbeitsplatzes
Soziodemographische Faktoren	Alter Weibliches Geschlecht Verheirateter Familienstatus Niedriges Bildungsniveau Niedriger Sozialstatus
Somatische Faktoren	Genetische Disposition Prädisponierende Erkrankungen Degenerative Veränderungen Dauereinwirkung biomechanischer Stressoren
Psychosoziale Faktoren	Maladaptive kognitiv-affektive Krankheitsverarbeitung (Katastrophisieren, Hilf-/Hoffnungslosigkeit) Biographische Belastungen Psychische Komorbiditäten (Somatisierungsstörungen, Angsterkrankungen, depressive Störungen) Kompensationsansprüche Angst und angstbedingtes Vermeidungsverhalten Psychische Stressoren im familiären Umfeld
Iatrogene Faktoren	Mangelnde ärztliche Deeskalation bei ängstlichen, »katastrophisierenden« Patienten Somatisierung und Angstförderung durch »katastrophisierende« ärztliche Beratung Fehlende oder inadäquate Medikation in der Akutphase Förderung passiver (regressiver) Therapiekonzepte Lange, unreflektierte Krankschreibung Übertriebener Einsatz diagnostischer Maßnahmen Überschätzen unspezifischer somatischer Befunde Unterschätzen psychiatrischer Komorbidität Fehlende Beachtung psychosozialer Belastungsfaktoren Präferenz und fehlerhafte Indikationsstellung invasiver und/oder suchtfördernder Therapien Inadäquate Therapie im weiteren Verlauf

Beispielgutachten (8)

Sämtliche Diagnosen und die zugehörigen Funktionsstörungen sind gesichert. Dabei müssen die psychischen
Störungen gegen Simulation und Aggravation abgegrenzt werden:

Simulation ist nicht anzunehmen, weil das verwendete
Instrumentarium (strukturiertes klinisches Interview
zur Diagnosestellung nach DSM-IV) reliable und reproduzierbare Ergebnisse erbringt und die Störungsbefunde
konsistent über Jahre dokumentiert wurden, ohne dass
ein unmittelbarer (materieller) Vorteil erreicht wurde.
Aggravation dagegen ist typisch für die Befundpräsentation
somatoformer Störungen.

Wegen der primären Chronifizierung ohne wesentliche
Remissionen, der Auswirkung der Erkrankung auf alle
Lebensbereiche (also auch auf die Familie, das soziale Umfeld und die Freizeit), der jahrelangen Inanspruchnahme
von organmedizinischen Leistungen ohne wesentlichen Einfluss auf die Gesamtentwicklung der Krankheit bejahen
die Gutachter das Vorliegen der Erkrankungen und deren
Auswirkungen auf alle Lebensbereiche. Sie schätzen die
noch mögliche berufliche Leistungsfähigkeit im versicherten Beruf auf unter 30% ein und somit die Berufsunfähigkeit
auf über 70%.

13.2 HWS-Distorsion (»Schleudertrauma«)

I. Mazzotti

Der häufig anzutreffende Begriff »Schleudertrauma« ist
nicht korrekt, da er allenfalls einen Unfallmechanismus
und nicht die von der Verletzung betroffene Struktur beschreibt. Es werden hiermit **Halswirbelsäulenbeschwer-
den nach Verkehrsunfällen, häufig nach Auffahrunfällen**
beschrieben, wobei das »klassische Schleudertrauma« mit
subjektiven, zum Teil umfangreichen Beschwerden einhergeht, **ohne** dass diesen ein **unfallbedingtes morphologisches Korrelat in den bildgebenden Verfahren** zugeordnet werden kann.

Diese Fälle ohne nachweisbaren Erstkörperschaden
bereiten in der Regel Probleme in der Begutachtung, nicht
die objektivierbaren diskoligamentären oder knöchernen
HWS-Verletzungen nach Verkehrsunfällen. Wenn dieses
subjektive Beschwerdebild unter dem Gesichtspunkt der
körperlichen Verletzung beurteilt werden soll, kann lediglich diskutiert werden, ob eine Distorsion bzw. Zerrung der
Halswirbelsäule als Ursache der Nackenschmerzsymp-
tomatik nachvollziehbar ist. Der Nachweis der HWS-Distorsion anhand objektivierbarer verletzungsspezifischer
Befunde, wie z. B. bei einer Distorsion des Sprunggelenkes
mit Schwellung/Hämatomverfärbung, ist in der Regel
nicht zu führen.

Als Ursache von »Schleudertrauma«-Beschwerden
nach Verkehrsunfällen ist außerdem auch eine psychische
Komponente in Erwägung zu ziehen. Eine Studie mit
freiwilligen Probanden, die einer simulierten Pkw-Pkw-
Heckkollision ausgesetzt wurden (ein experimenteller Ver-
suchsaufbau ohne Kollision und somit ohne relevante biomechanische Belastung, jedoch mit visuell, akustisch und
sensorisch vermitteltem Eindruck einer Heckkollision),
weist eine HWS-Beschwerderate von fast 20% auf (Castro
et al. 2001). In der Literatur werden als psychoreaktive Vorgänge neben dem Schreck auf und die Demütigung durch
das Unfallgeschehen (vorwiegend sind die Unfallopfer und
nicht die Unfallverursacher betroffen!) Konditionierung
auf Entschädigung und inadäquate, Angst fördernde Therapie sowie unzureichende ärztliche Aufklärung diskutiert.
Im Einzelfall entzieht sich jedoch die fachkompetente Beurteilung einer psychischen Reaktion dem orthopädisch-
unfallchirurgischen Sachverständigen.

Im Zivilrecht (maßgeblich z. B. bei Kfz-Haftpflicht-
schäden) wird nach § 286 ZPO der Vollbeweis der Verletzung gefordert, d. h. mit an Sicherheit grenzender Wahrscheinlichkeit bzw. mit einem für das praktische Leben
brauchbaren Grad von Gewissheit, der den Zweiflern
Schweigen gebietet, muss von der Verletzung auszugehen
sein. Psychische Folgeschäden können in der Haftpflicht-
regulierung bei nachgewiesener Primärverletzung als mittelbare Unfallfolgen anerkannt werden und – wenn auch
selten – unter bestimmten Umständen ohne aufgetretene
primäre körperliche Verletzung. In der privaten Unfallversicherung sind dagegen psychische Reaktionen als Unfallfolgen ausgeschlossen.

13.2.1 Unfallmechanismen

Die nachfolgend beschriebenen Unfallmechanismen beruhen auf biomechanischen Untersuchungen und Studien
mit freiwilligen Personen auf der Crashanlage. Sie sind
dann zu übertragen, wenn keine Besonderheiten im Einzelfall bekannt sind.

Das »klassische Schleudertrauma« tritt am häufigsten
nach **Heckkollisionen** auf. Dabei kommt es zunächst zu
einer energiereichen Primärbewegung des Fahrzeuginsassen in Relation zur Fahrgastzelle nach hinten einhergehend mit einer Translations-/Extensionsbewegung der
Halswirbelsäule. In der dann energieärmeren Sekundär-,
sog. Reboundbewegung des Insassen nach vorne schließt
sich eine Flexionsbewegung der Halswirbelsäule an
(◘ Abb. 13.3). Eine Hyperextension der Halswirbelsäule
tritt in der Primärbewegung bei vorhandener und korrekt
eingestellter Kopfstütze nicht auf (Castro et al. 1997).

Auch bei anderen Fahrzeugkollisionen kann es prinzipiell zu Beschleunigungsmechanismen der Halswirbelsäule

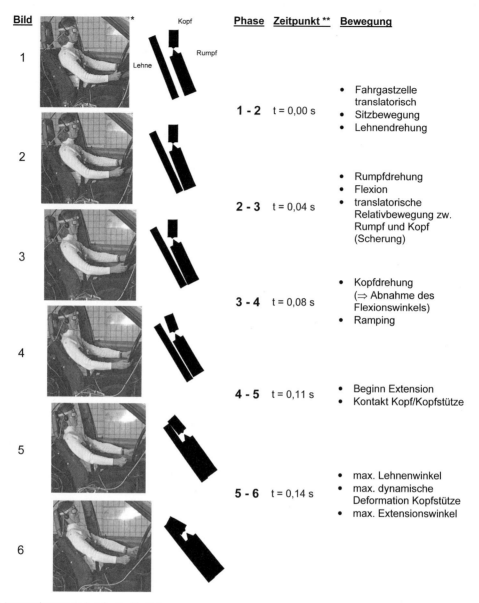

Bild		**Phase**	**Zeitpunkt** **	**Bewegung**
1				
2		**1 - 2**	t = 0,00 s	• Fahrgastzelle translatorisch • Sitzbewegung • Lehnendrehung
3		**2 - 3**	t = 0,04 s	• Rumpfdrehung • Flexion • translatorische Relativbewegung zw. Rumpf und Kopf (Scherung)
4		**3 - 4**	t = 0,08 s	• Kopfdrehung (⇒ Abnahme des Flexionswinkels) • Ramping
5		**4 - 5**	t = 0,11 s	• Beginn Extension • Kontakt Kopf/Kopfstütze
6		**5 - 6**	t = 0,14 s	• max. Lehnenwinkel • max. dynamische Deformation Kopfstütze • max. Extensionswinkel

❑ **Abb. 13.3** Insassenbewegung bei der Heckkollision

kommen. Nach einer Analyse von eigenen interdisziplinären Gutachten wird eine »Schleudertrauma«-Symptomatik in 59% nach Heckkollisionen und 41% nach Frontal-, Seit- und zweidimensionalen Kollisionen beklagt, obwohl die Bewegungs- und somit die Unfallmechanismen unterschiedlich sind.

Bei der **Frontalkollision** kommt es, ähnlich wie bei der Sekundärbewegung der Heckkollision, zu einer Insassenbewegung nach vorne, wobei der Rumpf angeschnallter Insassen in der Bewegung nach vorne limitiert wird und es im Bereich der »frei schwebenden« Halswirbelsäule zu einer Flexionsbewegung kommt (Schuller u. Eisenmenger 1993, Winninghoff et al. 2000).

Die rein **seitliche Kollision** geht mit einer seitlichen Translationsbewegung im Bereich der Halswirbelsäule einher, die im Falle der stoßzugewandten Sitzposition bei ggf. resultierendem Anstoß des Insassen, z. B. des Kopfes an der Seitenscheibe, eingeschränkt wird. Es kann dann zu einer abrupten gegenläufigen Bewegung kommen (Becke et al. 2000).

Bei **zweidimensionalen Kollisionen**, welche bislang nicht spezifisch und umfassend wissenschaftlich untersucht sind, kommt es zu einer Überlagerung einer Belastung in Längsrichtung und einer Belastung in Querrichtung, z. B. bei einem Kreuzungsunfall mit schiefer Frontalkollision und nach vorne-seitlich gerichteter Insassenbewegung.

Bei fehlender Gurtfunktion mit resultierendem Anstoß des Kopfes an der Frontscheibe oder auch komplexen
Unfällen, z. B. ein Überschlagen des Fahrzeuges, können
axiale Stauchungsmechanismen für die Halswirbelsäule
auftreten.

Auch bei **anderen Verkehrsunfällen**, z. B. einem Unfall eines Motorrad- oder Fahrradfahrers mit Sturz auf die
Fahrbahn, sind entweder Stauchungsmechanismen im
Bereich der HWS oder Relativbewegungen zwischen Kopf
und Rumpf als Unfallmechanismen zu diskutieren.

Für die Frage, ob der Unfall geeignet war, eine Halswirbelsäulenverletzung bzw. -distorsion hervorzurufen, ist
nicht nur die Klärung des **Unfallmechanismus**, d. h. des
Bewegungsablaufes des Insassen bzw. der Halswirbelsäule
von Belang. Es muss zudem das **Energieniveau**, auf
welchem sich dieser Unfall ereignet hat, berücksichtigt
werden. Unfallmechanismus und Bewegungsablauf des
Insassen sowie die Höhe der einwirkenden Energie zu
klären, ist Aufgabe eines verkehrstechnischen Sachverständigen. Das Energieniveau wird dabei als sog. kolli-
sionsbedingte Geschwindigkeitsänderung des Fahrzeuges
(in km/h) und/oder Beschleunigung (in g oder m/s^2) bei
der Heck- und Seitkollision oder Verzögerung (in g oder
m/s^2) bei der Frontalkollision angegeben. In vielen Fällen
wird jedoch vor der medizinischen Begutachtung eine
verkehrstechnische Analyse nicht durchgeführt und im
Weiteren auch nicht veranlasst. Der medizinische Sachverständige kann dann anhand der Verkehrsunfallanzeige
und der Schäden der beteiligten Fahrzeuge allenfalls eine
grobe Abschätzung (!) vornehmen.

Die im Rahmen einer verkehrstechnischen Analyse
ermittelte **biomechanischen Insassenbelastung** ist bei
der gutachtlichen Einschätzung der Kausalität keinesfalls
allein entscheidend, da ihr unbedingt die **individuelle Belastbarkeit** der betroffenen Person gegenüberzustellen ist
(Mazzotti et al. 2002; Mazzotti u. Castro 2006, 2008). Dies
können Besonderheiten in der Person an sich, die zur
leichteren Verletzbarkeit führen, oder besondere bzw. ver-
letzungsfördernde Unfallumstände sein.

13.2.2 Symptomatik

Nach Verkehrsunfällen mit vermeintlichem »Schleudertrauma« findet sich ein breites Spektrum an möglichen
Symptomen, wobei es fast immer zum Auftreten von
Nackenschmerzen kommt, häufig einhergehend mit
Kopfschmerzen, Bewegungseinschränkung, ausstrahlen-
den Schmerzen auch in Schulter und Arme. Nicht selten
werden vegetative Begleitsymptome wie Übelkeit, Schwindel, aber auch Ohrgeräusche beklagt. Auch subjektive
Gefühlsempfindungsstörungen wie Kribbelmissempfin-
dungen oder Taubheitsgefühle sowie subjektiv empfunde-

Tab. 13.10 Subjektive Beschwerdesymptomatik
(in % bei n=600, eigene Ergebnisse aus Begutachtung)

Nackenschmerzen	96,5
Kopfschmerzen	66,8
Bewegungseinschränkungen	73,8
Armschmerzen	19,2
Übelkeit	16,7
Schwindel	23,2
Tinnitus	3,2
Sensibilitätsstörungen	16,2
Subjektive Kraftminderung	2,7

ner Kraftverlust im Bereich der Arme und/oder Finger
können im Rahmen des sogenannten »klassischen Schleudertraumas« auftreten. In **Tab. 13.10** ist das Muster der
Beschwerdesymptomatik dargestellt.

Ein nicht selten anzutreffendes freies Intervall zwischen dem Unfall und dem Auftreten der HWS-assoziier-
ten Beschwerdesymptomatik – sogar von Tagen! – ist vom
orthopädisch-unfallchirurgischen Standpunkt nicht ohne
Weiteres zu erklären. In diesen Fällen, insbesondere bei
größerem Intervall, ist es sehr fragwürdig, ob eine strukturelle Verletzung ursächlich für die Beschwerden ist.

13.2.3 Schadensbild

Ein objektivierbarer verletzungsspezifischer körperlicher
Erstschadensbefund ist in den meisten Fällen nicht zu
erheben. Das »Schadensbild« des »klassischen Schleudertraumas« besteht aus einer **subjektiven Beschwerdesymptomatik**, der **in der Regel weder verletzungsspezifische
klinische Befunde** (z. B. Bluterguss) **noch ein Korrelat in
der radiologischen Bildgebung** (Fraktur, Luxation etc.)
gegenübergestellt werden kann.

Es finden sich **unspezifische** und in der Regel allenfalls
semiobjektive Untersuchungsbefunde wie Druckschmerz,
Muskelhärten und Bewegungseinschränkungen. Nicht selten werden auch »Blockierungen« (als funktionelle Bewegungsstörungen), wie sie häufiger bei unfallunabhängigen
HWS-Leiden, aber auch bei asymptomatischen Personen,
gefunden werden, dokumentiert. Dabei sind diese Blockierungen, d. h. funktionelle und reversible Störungen, nicht
nur nicht verletzungsspezifisch, sondern, ebenso wie Mus-
kelpalpationsbefunde, auch untersucherabhängig.

Die Fälle mit dokumentierten **objektiv reliablen posttraumatischen** Befunden bereiten in der Regel keine Probleme bei der Beurteilung:

- äußere Verletzungen wie Prellmarke an Kopf oder Schulter als Hinweis für einen, ggf. für die HWS verletzungsrelevanten, Anstoß,
- klinisch-neurologisch und/oder neurophysiologisch gesicherte sensible/motorische Defizite aufgrund von Nervenwurzelirritation oder -läsion sowie deren strukturelles Korrelat in der Bildgebung bzw.
- in der Bildgebung (Röntgen, CT, MRT) nachweisbare Einblutung in Weichteilgewebe, knöcherne Verletzung einschließlich »bone bruise«, Fraktur, Luxationsfraktur sowie diskoligamentäre Verletzung.

In diesem Zusammenhang ist noch der Befund der röntgenologischen Steilstellung (Entlordosierung der HWS) anzusprechen, dem häufig nachgesagt wird, er sei typisch für das »Schleudertrauma«.

> Der radiologische Befund der Steilstellung ist jedoch – ebenso wie der einer Asymmetrie der Kopfgelenke – unspezifisch, da er auch bei beschwerdefreien Personen anzutreffen ist.

Nach wie vor ist die Diskussion um die Verletzung der Ligg. alaria (Flügelbänder) als morphologisches Korrelat der »Schleudertrauma«-Beschwerden nicht abgeschlossen. Diese Bandstrukturen weisen jedoch eine hohe Reißfestigkeit auf, sodass nach entsprechend hohen Gewalteinwirkungen zwar knöcherne Ausrisse auftreten können, sicher nachgewiesene isolierte Flügelbandverletzungen werden nach hiesigem Kenntnisstand in der Literatur dagegen nicht beschrieben. Insbesondere geht den meisten (Verdachts-) Diagnosen »Schleudertrauma« keinesfalls ein Hochrasanztrauma voran.

Im Rahmen einer interdisziplinären Studie des eigenen Arbeitskreises wurden 40 zu Begutachtende mit chronischen »Schleudertrauma«-Beschwerden MR-tomographisch untersucht. Nach den verkehrstechnischen Analysen war die biomechanische Belastung der Verkehrsunfälle vereinzelt sogar höherenergetisch. Das Untersuchungsprotokoll wurde nach einer vorangegangenen Studie mit MR-tomographischer Untersuchung von 80 asymptomatischen Probanden erstellt. In den auswertbaren Fällen (39 von 40) waren keine Flügelbandverletzungen nachweisbar.

13.2.4 Zusammenhangsklärung

Bei der Beurteilung, ob nach einem Unfall beklagte HWS-Beschwerden Folgen einer Halswirbelsäulenverletzung sind, ist zunächst zu prüfen, ob der Unfall überhaupt geeignet war, eine Verletzung hervorzurufen, wobei sich diese Prüfung unbedingt auf den individuellen Fall der betroffenen Person zu beziehen hat (Mazzotti u. Castro 2008, 2009).

Der Frage nach der **Verletzungsmöglichkeit** kann in den meisten Fällen nur dann nachgegangen werden, wenn der **Unfallmechanismus** bzw. die Art der Kollision und das **Energieniveau**, auf dem sich diese Kollision ereignet hat, durch einen verkehrstechnischen Sachverständigen ermittelt wurden. Dem medizinischen Sachverständigen kann allenfalls eine grob abschätzende Kompetenz zugesprochen werden, z. B. bei einem unstreitig hochenergetischen Unfall mit erheblicher Beschädigung der Fahrzeuge. Ist die exakte Ermittlung der biomechanischen Belastung dagegen entscheidungsrelevant, ist die Einschätzung seitens des medizinischen Sachverständigen nicht beweissichernd.

Aufgabe des medizinischen Sachverständigen ist es zu prüfen, ob Besonderheiten zu berücksichtigen sind, die die **individuelle Belastbarkeit** reduziert haben könnten. Gibt es Hinweise für eine erhöhte Verletzungsanfälligkeit der Halswirbelsäule z. B. aufgrund:

- einer angeborenen Fehlbildung,
- einer Osteoporose,
- einer vorausgegangenen mehrsegmentalen Spondylodese,
- einer erhöhten Blutungsneigung nach Einnahme blutverdünnender Medikamente,
- einer besonders verletzungsträchtigen Unfallsituation, z. B. durch fehlende Gurtanlage?

Häufig anzutreffende Aussagen in diesem Zusammenhang sind hypothetisch und beruhen nicht auf wissenschaftlichen Erkenntnissen (Mazzotti u. Castro 2008, 2009). Fischer et al. (2008) kamen nach wissenschaftlicher Auseinandersetzung mit der Thematik zu einem vergleichbaren Ergebnis.

So ist z. B. eine verschleißbedingt veränderte Halswirbelsäule nicht prinzipiell verletzungsanfälliger. Für die Beurteilung im Einzelfall sind das Ausmaß des Verschleißleidens und die Art der zur Diskussion stehenden HWS-Verletzung zu berücksichtigen. Nach experimentellen Untersuchungen mit Extensionsbelastungen von Wirbelsäulenpräparaten (Wittenberg 1998) treten zwar diskoligamentäre Verletzungen eher in den unteren Segmenten der Halswirbelsäule auf, die am häufigsten von Verschleiß betroffen sind. Diese Verletzung steht ebenso wie Subluxationen/Luxationen und Frakturen, die nach Hinz (1970) in erster Linie die am meisten vorgeschädigten Segmente betreffen, beim »klassischen Schleudertrauma« jedoch nicht zur Diskussion. Vom »klassischen Schleudertrauma« sind am häufigsten Personen zwischen 30 und 40 Jahren – eine Altersgruppe, die sich nicht mit dem Merkmal »ausgeprägter Verschleiß« auszeichnet – betroffen, was gegen die hypothetische Annahme spricht, dass Personen mit verschleißbedingt veränderter Halswirbelsäule anfälliger sind, eine Verletzung im Sinne der Distorsion zu erleiden.

Erst nach Berücksichtigung individueller Besonderheiten kann, unter Heranziehung der technischerseits ermittelten bzw. der – unter Vorbehalt – groben Abschätzung der biomechanischen Belastung, zur Verletzungsmöglichkeit der HWS im individuellen Fall Stellung bezogen werden. Bei dieser Beurteilung sind zur Veranschaulichung der im individuellen Fall ermittelten biomechanischen Insassenbelastung wissenschaftlich fundierte Erkenntnisse und Erfahrungen aus biomechanischen Untersuchungen bzw. Studien mit Freiwilligen heranzuziehen.

Auch wenn eine Verletzungsmöglichkeit in Betracht kommt, ist im Weiteren vom medizinischen Sachverständigen zu prüfen, ob tatsächlich eine (und gegebenenfalls welche) Verletzung aufgetreten ist. Hierzu sind zu beurteilen:

- **Klinische Symptomatik und Befunde,**
  - die unfallnah und im Verlauf vorgelegen haben und aktenkundig sind sowie
  - zum Zeitpunkt der Begutachtung für die Vergangenheit und ggf. aktuell vorgetragen und klinisch nachgewiesen werden.
- **Befunde der Bildgebung,**
  - die unfallnah und ggf. im Verlauf feststellbar sind, nicht nur nach Aktenlage, sondern durch sachverständige Befundsicherung,
  - die zum Zeitpunkt der Begutachtung erhoben werden, wobei Röntgenaufnahmen in 2 Ebenen, eine Densaufnahme a.-p. sowie seitliche Funktionsaufnahmen der HWS, selten eine MRT der HWS angezeigt sein können.

Unter Heranziehung dieser Informationen aus der Aktenlage, der Anamneseerhebung und Untersuchung bei der Begutachtung sowie der Bildgebung ist zu klären:

- Ist ein **Erstschadensbefund** klinisch und radiologisch im Vollbeweis zu objektivieren oder zumindest anhand der klinischen Symptomatik der Zusammenhang mit dem Unfall im Sinne der Distorsion wahrscheinlich?
- Bestanden **konkurrierende Ursachen** wie Nackenschmerzen bereits vor dem Unfall, oder ist die Auslösung einer verschleißbedingten Beschwerdesymptomatik zu berücksichtigen?
- Stellt sich der **Verlauf verletzungskonform** dar?

Das unfallnahe Auftreten der Symptomatik und die allmähliche Rückbildung nach der Akutphase (Descrescendo) sind mit den Verletzungsfolgen vereinbar. Dagegen sprechen das lange freie Intervall und die Zunahme der Symptomatik hinsichtlich Schwere und Ausdehnung mit Hinzukommen neuer Beschwerdebilder nach der Akutphase (Crescendo).

■ **Tab. 13.11** HWS-Verletzung: Pro- und Kontra-Kriterien

Pro	Kontra
Hohe Belastung, ggf. verminderte Belastbarkeit/ verletzungsfördernde Faktoren	Niedrige Belastung bei normaler Belastbarkeit
Unfallnahes Beschwerdebild	Freies Intervall
Verletzungsspezifische Befunde	Unspezifische und diffuse Befunde
Verletzungskonformer Verlauf	Nichtverletzungskonformer Verlauf
Leere Vorgeschichte	Konkurrierende Ursache

Zu prüfen ist dabei auch, ob Schwere und Art sowie Dauer der vorgetragenen Beschwerden konform gehen mit:

- Häufigkeit und Dauer ärztlicher Diagnostik und Therapie,
- Dauer der Arbeitsunfähigkeit,
- sonstigen Einschränkungen, z. B. beim Sport, Hobby.

Bei der Beurteilung sind somit aus den im Folgenden genannten Bewertungsgrundlagen mehrere einzelne Parameter heranzuziehen, die dabei eher für (Pro) oder eher gegen (Kontra) die Verletzung bzw. Distorsion als Ursache der beklagten HWS-Beschwerden sprechen können (■ Tab. 13.11):

- Aktenlage,
- Anamneseerhebung einschließlich detaillierte Unfallanamnese,
- klinische Untersuchung,
- radiologische Bildgebung,
- ggf. verkehrstechnische Analyse,
- ggf. Zusatzgutachten – neurologisch oder neurologisch-psychiatrisch.

Diese Kriterien sind aber immer nur in der Zusammenschau zu würdigen, keines ist für sich alleine entscheidungsrelevant.

Beispiel (1)

Ausgangssituation. 34-jährige Frau mit häufigeren Verspannungen im Nacken-Schulter-Bereich bei sonst unauffälliger Vorgeschichte.

Unfallgeschehen. Angeschnallte Fahrerin eines Ford Fiesta, Kopfstütze korrekt eingestellt. Kleinkind im Fond hinter Beifahrersitz. Ein Opel Astra stößt beim Rückwärtsfahren aus einer Parklücke an den beifahrerseitigen Heckbereich des

▼

Fiestas. Kein Anstoß von Kopf oder Schulter der Fiesta-Insassen. Geringfügige Schäden an den Kfz.

Symptomatik. Nach Unfallabwicklung frontale Kopfschmerzen, gegen Abend (Unfall um 8.30 Uhr) Verspannungsschmerzen im Nacken. Am nächsten Tag Befund beim Hausarzt: diffuser Druckschmerz der Muskulatur des Nackens, Bewegung in allen Ebenen endgradig eingeschränkt, keine neurologischen Auffälligkeiten. Kein Röntgen.

Behandlung und Verlauf. Eine Woche Wärme und medikamentöse Analgesie. Beschwerden danach unverändert. Im MRT unauffälliger Befund.

Keine weiteren Arztbesuche trotz sehr zögerlich abklingender Beschwerden innerhalb mehrerer Monate, auf Dauer belastungsabhängige Nackenschmerzen und Angst im Straßenverkehr.

Beurteilung. Kein Primärschaden beweisbar; nach Unfallgeschehen/-schäden und Unfallsituation sowie Beschwerdeverlauf Verletzung im Sinne der Distorsion als Ursache eher nicht wahrscheinlich.

Beispiel (2)

Ausgangssituation. 28-jähriger gesunder Mann ohne orthopädische Leiden in der Vorgeschichte.

Unfallgeschehen. Fahrer eines Audi A4, angeschnallt, korrekte Kopfstützeneinstellung. Während beruflicher Autofahrt schiefe Heckkollision am Stauende in einer Kurve auf der Autobahn, linksbetonter Heckschaden mit Stauchung bis zur B-Säule. Anamnestisch Kopfanstoß an B-Säule.

Symptomatik. Am Unfallort Nacken-/Kopfschmerzen, deshalb Vorstellung in chirurgischer Ambulanz: druckschmerzhafte Schwellung linksparietal, Bewegungseinschränkung betont für Inklination und Rechtsdrehung, keine neurologischen Ausfälle; im Röntgen unauffälliger Befund.

Behandlung und Verlauf. Während Krankschreibung von 1 Woche und medikamentöser Schmerztherapie abklingende Schmerzen. Mit Wiederaufnahme der beruflichen Tätigkeit noch für einige Tage Einschränkung bei längeren Autofahrten, dann komplette Beschwerdefreiheit.

Beurteilung. Höherenergetisches Unfallgeschehen mit Kopfanstoß nachvollziehbar, zusammen mit unfallnahem Auftreten, Art und Verlauf der Beschwerden HWS-Distorsion plausibel.

Wenn der Sachverständige zu dem Ergebnis kommt, dass eine HWS-Verletzung aufgetreten oder zumindest plausibel ist, sollte diese genauer bezeichnet werden, z. B. HWS-Distorsion ohne den Nachweis neurologischer Defizite und ohne bildgestützen Nachweis posttraumatischer Veränderungen nach schiefer Pkw-Pkw-Heckkollision (wie Beispiel 2) oder z. B. Kompressionsfraktur HWK 5 nach Frontalkollision. Die gutachtliche Diagnose nach sog. Gradeinteilungen wie Schleudertrauma Grad I oder II (wie Beispiel 2) oder Schleudertrauma IV. Grades (bei einer

Grad	Klinik
0	Keine Nackenbeschwerden, keine körperlichen Symptome
I	Nackenbeschwerden, Steifheit oder Spannung. Keine körperlichen Symptome
II	Nackenbeschwerden plus muskuloskelettale Symptome
III	Nackenbeschwerden plus neurologische Symptome
IV	Nackenbeschwerden plus Fraktur oder Dislokation

◘ Tab. 13.12 Wiplash Associated Disorders – WAD – Einteilung der Quebec Task Force

Fraktur) vorzunehmen, ist dagegen wenig hilfreich. Auch die Gradeinteilung in ärztlichen Berichten stellt für den Sachverständigen keine beurteilungsrelevante Information dar, insbesondere bei fehlendem Hinweis, auf welche Klassifikation sich die Einteilung bezieht. Gradeinteilungen sind eher unter wissenschaftlichen als unter diagnostischen/therapeutischen oder gutachtlichen Gesichtspunkten sinnvoll. Von der Vielzahl der existierenden Einteilungen (Erdmann, Rompe, Enzensberg u. a.) ist insbesondere aus Gründen der internationalen Vergleichbarkeit bei wissenschaftlicher Auseinandersetzung mit der Thematik die Einteilung der Quebec Task Force (Spitzer et al. 1995) in WAD (»Wiplash Associated Disorders«) zu bevorzugen (◘ Tab. 13.12).

Wenn durch den Sachverständigen eine Distorsion angenommen oder eine ligamentäre bzw. knöcherne Verletzung als Unfallfolge gesichert werden kann, sind unter Berücksichtigung von Regelheilverläufen der entsprechenden Verletzungen, wie sie aus der Literatur und ggf. eigenen Erfahrungen und Erkenntnissen aus der praktischen oder/und gutachterlichen Tätigkeit bekannt sind, der Heilverlauf und ggf. der Dauerschaden zu beurteilen.

Anlagebedingte oder erworbene, z. B. verschleißbedingte HWS-Leiden, aber auch psychische Reaktionen sind von den Folgen der unfallbedingten Verletzung abzugrenzen.

13.2.5 Gutachtliche Einschätzung

Eine Halswirbelsäulendistorsion kann je nach deren Schwere und der individuellen beruflichen Tätigkeit zu einer Arbeitsunfähigkeit von einigen Tagen bis wenigen Wochen führen, wobei sich hieran eine **abgestufte** Beeinträchtigung der Erwerbsfähigkeit über wenige bis mehrere Wochen oder einige Monate anschließen kann. Dies ist im individuellen Fall zu beurteilen.

Anhand der Erfahrungen aus der täglichen Praxis und unter Berücksichtigung der Literatur (Spitzer et al. 1995; Obelieniene et al. 1999; Rompe 2004) ist in der Regel **spätestens** ein Jahr nach dem Unfallgeschehen von einer Ausheilung des **distorsionsbedingten** Beschwerdebildes auszugehen. Nach Spitzer et al. (1995) kann der Heilverlauf der Distorsion während dieses Jahres bei älteren Personen zögerlicher sein, geht aber auch bei Älteren in der Regel nicht über das erste Jahr nach dem Unfall hinaus.

Danach sind unfallunabhängige, d. h. anlage- oder verschleißbedingte Veränderungen der Halswirbelsäule als ursächlich für die Beschwerdesymptomatik zu betrachten.

Auch kann die psychische Komponente eine Rolle spielen. Diese ist fachkompetent nicht vom orthopädisch-unfallchirurgischen Sachverständigen zu beurteilen, sondern wäre ggf. in einem psychiatrisch/psychosomatischen Gutachten abzuklären (▶ Abschn. 13.1). Während in der privaten Unfallversicherung psychische Schäden nicht mitversichert sind, können diese, soweit unfallverursacht oder behandlungsverursacht, im Haftpflichtrecht und in der Gesetzlichen Unfallversicherung entschädigungspflichtig sein.

Im überwiegenden Teil der Fälle des »klassischen Schleudertraumas«, d. h. einer distorsionsbedingten Symptomatik ohne nachgewiesene strukturelle Verletzung, klingen die Beschwerden nach 6–8 Wochen ab. Es kann von einer Minderung der Erwerbsfähigkeit/Invalidität ausgegangen werden:

— 100% für ca. 1–2 Wochen,
— 40% für weitere 2–3 Wochen,
— 20% für weitere 2–3 Wochen.

Eine Minderung der Erwerbsfähigkeit/Invalidität von 100% für 6 Wochen kann in seltenen Fällen resultieren und setzt eine ausgeprägte distorsionsbedingte Schädigung und Symptomatik voraus.

Das »klassische Schleudertrauma« hinterlässt keine auf ein morphologisches Korrelat gestützten Dauerfolgen. Dauerfolgen können **bei schwerwiegenden HWS-Verletzungen** (z. B. knöchernen oder diskoligamentären Verletzungen, Verletzungen mit Nervenwurzel- oder Myelonläsion) in Abhängigkeit von der klinischen Funktionseinschränkung und neurologischen Defiziten bestehen. Diese unterscheiden sich nicht von Folgen aus HWS-Verletzungen anderer Ursache und sind entsprechend zu beurteilen. Dabei sind MdE-Werte/Invalidität von unter 10, aber auch über 40, je nach Schweregrad, möglich.

Literatur

Literatur zu ▶ Abschn. 13.1

AWMF [www.awmf.org/leitlinien/leitlinien]

AWMF: Leitlinie für die ärztliche Begutachtung von Menschen mit chronischen Schmerzen. Registernummer 030-102 [www.awmf.org/uploads/tx_szleitlinien/030_102k_S2k_Begutachtung_von_Schmerzen_052012-122016_01.pdf]

AWMF online: Leitlinien Psychotherapeutische Medizin und Psychosomatik. Leitlinie Somatoforme Störungen 1: Somatoforme Störungen im Überblick. Registernummer 028-010 [www.uni-duesseldorf.de/AWMF/ll/psytm001.htm]

Bundesministerium für Arbeit und Soziales (2009) Versorgungsmedizin-Verordnung – VersMedV – Versorgungsmedizinische Grundsätze

Dalén P, Dahl ML, Bernal Ruiz ML et al. (1998) 10-Hydroxylation of nortriptyline in white persons with 0, 1, 2, 3, and 13 functional CYP2D6 genes. Clin Pharmacol Ther 63 (4): 444–452

Deutsches Institut für Medizinische Dokumentation und Information (DIMDI): Internationale Klassifikation der Funktionsfähigkeit, Behinderung und Gesundheit (ICF). 2008 [www.dimdi.de/static/de/klassi/icf/index.htm]

Egle UT, Hoffmann SO, Lehmann KA, Nix WA (Hrsg) (2003) Handbuch Chronischer Schmerz. Schattauer, Stuttgart

Foerster K (2002) Begutachtung von Patienten mit chronischen Schmerzen aus psychiatrisch-psychotherapeutischer Sicht. Med. Sach. 98:15–156

Gerbershagen U (1986) Organisierte Schmerzbehandlung – Eine Standortbestimmung. Internist 27: 459–469

Rompe G, Erlenkämper A, Schiltenwolf M, Hollo DF (Hrsg) (2009) Begutachtung der Haltungs- und Bewegungsorgane. 5. Auflage. Thieme, Stuttgart New York

Schiltenwolf M (2002) Psychosomatische Gesichtspunkte in der orthopädischen Begutachtung. Z Orthop 140: 232–240

Schneider W, Henningsen P, Rüger U (2001) Sozialmedizinische Begutachtung in Psychosomatik und Psychotherapie. Hans Huber, Bern Göttingen Toronto Seattle

Schönberger A, Mehrtens G, Valentin H (2010) Arbeitsunfall und Berufskrankheit. 8. Auflage. Erich Schmidt Verlag, Berlin

Widder B (2011) Schmerzsyndrome. In: Widder B, Gaidzik PW (Hrsg) Begutachtung in der Neurologie, 2. Auflage. Thieme, Stuttgart New York, S 297

Widder B, Gaidzik PW (2006) Neue Vorgaben des BGH zur Anerkennung psychoreaktiver Unfallfolgen in der privaten Unfallversicherung. Med Sach 102: 175–179

Widder B, Gaidzik PW (Hrsg) (2011) Begutachtung in der Neurologie. 2. Auflage, Thieme, Stuttgart New York

Widder B, Hausotter W, Marx P, Puhlmann HU, Wallesch CW (2002) Empfehlungen zur Schmerzbegutachtung. Med Sach 98: 2–29

Winckler P, Foerster K (1996) Zum Problem der »zumutbaren Willensanspannung« in der sozialmedizinischen Begutachtung. Med. Sach. 92:12–124

Literatur zu ▶ Abschn. 13.2

Becke M, Castro WHM, Hein MF, Schimmelpfennig KH (2000) »HWS-Schleudertrauma« 2000 – Standortbestimmung und Vorausblick. NZV 6: 225–236

Castro WHM, Schilgen M, Meyer S, Weber M, Peuker C, Wörtler K (1997) Do »Whiplash injuries« occurs in low-speed rear impacts? Eur Spine J 6: 366–375

Castro WHM, Meyer S, Becke M et al. (2001) No stress – no whiplash? Prevalence of »whiplash« symptoms following exposure to a placebo rear-end collision. Int J Legal Med 114: 316–322

Fischer H, Walz F, Lanz C (2008) Setzen degenerative Veränderungen der HWS die Toleranz für mechanische Einwirkungen herab? TÜV Süd Akademie, 18./19. November 2008

Hinz P (1970) Die Verletzung der Halswirbelsäule durch Schleuderung und Abknickung. Die Wirbelsäule in Forschung und Praxis. Bd 47. Hippokrates, Stuttgart

Mazzotti et al. (2002) Das HWS-Schleudertrauma. In Orthopädisches Forschungsinstitut (Hrsg.): Beurteilung und Begutachtung von Wirbelsäulenschäden. Steinkopff Verlag, Darmstadt

Mazzotti I, Castro WHM (2008) »HWS-Schleudertrauma« aus orthopädischer Sicht. NZV Heft 3: 113–118

Mazzotti I, Castro WHM (2009) Das sogenannte Schleudertrauma aus Sicht der orthopädischen Sachverständigen. Sachverständige 5: 134–137

Obelieniene W, Schrader H, Bovim G et al. (1999) Pain after whiplash. A prospective controlled inception cohort study. J Neurol Neurosurg Psychiat 66: 279–283

Rompe G (2004) Schleudertrauma, sog. (Beschleunigungsverletzung von Hals und Kopf, HWS-Distorsion). In: Rompe G, Erlenkämper A (Hrsg) Begutachtung der Haltungs- und Bewegungsorgane, 4. Aufl. Thieme Verlag, Stuttgart, New York

Schuller E, Eisenmenger W (1993) Die verletzungsmechanische Begutachtung des HWS-Schleudertraumas. Unfall- und Sicherheitsforschung Straßenverkehr 89: 193–196

Spitzer WO, Skovron ML, Salmi LR et al. (1995) Scientific monograph of the Quebec Task Force on Whiplash-Associated Disorders: redefining »whiplash« and its management. Spine 20 (Suppl.): 2–7

Winninghoff M, Walter B, Becke M (2000) Gurtschlitten-Untersuchung der biomechanischen Belastung. Verkehrsunfall und Fahrzeugtechnik 2: 45–48

Wittenberg RH, Shea M, Edwards C et al. (1998) In-vitro-Hyperextensionsverletzungen der HWS. Vortrag während der 46. Jahrestagung der Vereinigung Süddeutscher Orthopäden e. V. Baden-Baden

Weiterführende Literatur beim Verfasser zu erfragen

13

Teil V
Anhang

Einschätzungsempfehlungen

M. Schiltenwolf

K. Weise, M. Schiltenwolf (Hrsg.), *Grundkurs orthopädisch-unfallchirurgische Begutachtung*,
DOI 10.1007/978-3-642-30037-0_14, © Springer-Verlag Berlin Heidelberg 2014

14.1   Private Unfallversicherung (PUV)

Entschädigungen durch die PUV werden durch die Allgemeinen Unfallversicherungsbedingungen (AUB) geregelt. Die für den medizinischen Sachverständigen wesentlichen Ausführungen sind in den AUB 88, also seit dem Jahr 1988, festgeschrieben, auch wenn aktuell die AUB 2008 gültig ist.

Der Leistungsfall tritt ein, wenn eine dauernde Beeinträchtigung der Leistungsfähigkeit als Folge eines Unfalls
- innerhalb eines Jahres eingetreten ist,
- innerhalb von 15 Monaten ärztlich dokumentiert und vom Versicherten geltend gemacht wurde.

Beweispflichtig ist also der Versicherte. Beide Vertragspartner können die Invalidität nach erster Feststellung bis zum Ende des 3. Jahres nach dem Unfall erneut »ärztlich bemessen« lassen. Ist eine weitere Verschlimmerung mit großer Wahrscheinlichkeit zu erwarten (z. B. bei posttraumatischen Arthrosen oder bei implantierten Endoprothesen), muss die Prognoseabschätzung einen Risikoaufschlag berücksichtigen (s. unten).

In der PUV wird die Beeinträchtigung der Leistungsfähigkeit nach der erlittenen Invalidität (in %) bemessen. Schäden der Gliedmaßen und der Sinnesorgane werden nach der sog. Gliedertaxe bewertet. Sonstige Schäden (z. B. der Wirbelsäule) werden außerhalb der Gliedertaxe bestimmt. Es bestehen expertenbasierte Empfehlungen (s. Literaturhinweise), die sich am Maximalschaden, dem Extremitätenverlust bzw. der vollständigen Funktionsunfähigkeit, orientieren.

❯ Die Empfehlungen sind nicht bindend, sie bieten Orientierungen, von denen begründet im individuellen Versicherungsfall abgewichen werden kann.

Unterteilt werden die Schädigungsfolgen in Arm-, Hand-, Daumen- und Fingerwerte bzw. Bein-, Fuß- und Zehenwerte. Die Zuordnung zum Hand- oder Arm- bzw. Fuß- oder Beinwert ergibt sich aus dem Prinzip, dass nicht die Lokalisation, sondern die Manifestation der Funktionsstörung maßgeblich ist (z. B. führte eine Einschränkung der Unterarmdrehung durch Folgen einer Unterarmschaftfraktur zu einer Funktionsstörung der Hand und damit zu einem Handwert). Für den konkreten Versicherungsfall sind Einteilungen in 1/10-Werten mit der Möglichkeit von Zwischenschritten (1/20) vom Gesamtwert üblich.

Unfallschäden können zu verschiedenen Funktionseinbußen führen. Diese sind aber nicht additiv, sondern subsumptiv zu bewerten. Daher haben Schröter und Ludolph (2009) eine modulare Bemessungssystematik vorgeschlagen.

Zum Beispiel können die Gesamtheit der Funktionseinbußen ausmachen:
- Beweglichkeits- oder Stabilitätsverlust,
- Achsabweichung oder Längendifferenz,
- Gelenkverschleiß,
- neurogenes Defizit.

Zunächst ist zu entscheiden, welche Funktionseinbuße die höchste Invaliditätsbemessung begründet. Hieraus ergibt sich eine Basisbemessung. Sonstige Funktionseinbußen werden nach folgender Vorgabe in der subsumptiven Invalidität berücksichtigt:
- 1/20 bleibt ohne Einfluss auf die Gesamtinvalidität.
- 2/20 begründen eine Erhöhung der Basisbemessung um 1/20.
- 4/20 begründen eine Erhöhung der Basisbemessung um 2/20.

Schmerzen werden durch die objektiven Befunde – Muskelminus oberhalb der Messfehlerbreite von 2 cm, auffällige Minderbeschwielung – bemessen. Sie können einen Aufschlag von 1/20 bis 2/20 begründen.

Das Risiko einer späteren Arthrose kann in Abhängigkeit vom Verschleiß (z. B. nach Kellgren und Lawrence 1957) zum Ende des 3. Jahres Aufschläge begründen (❏ Tab. 14.1).

Auch Instabilitäten und Menikusverlust bis zum Ende des 3. Jahres können Aufschläge wegen des Risikos späterer Arthrose begründen. Alle Abweichungen von den tabellarischen Bemessungsempfehlungen müssen stets begründet sein.

◻ Tab. 14.1 Aufschläge, die zum Ende des 3. Jahres durch das Risiko einer späteren Arthrose begründet sind

	Aufschläge
Knorpelschaden (durch MRT oder Kniespiegelung gesichert)	1/20
Röntenanatomisch verheilte Gelenkflächenfraktur	1/20
Beginnende Arthrose (Stadium I nach Kellgren und Lawrence)	1/20
Leichte Arthrose (Stadium II nach Kellgren und Lawrence)	2/20
Deutliche Arthrose (Stadium III nach Kellgren und Lawrence)	3/20
Schwere Arthrose (Stadium IV nach Kellgren und Lawrence)	4/20

Die Wahrscheinlichkeit des Wechsels einer Endoprothese hängt insbesondere vom Lebensalter bei Implantation ab. Dies wird nach folgender Zuschlagsformel zum Funktionsbasiswert berechnet:

$$\frac{8}{\text{Lebensalter}} \rightarrow \text{Ergebnis aufrunden auf die nächst höhere .../20-Stufe}$$

Wegen der schlechten Versorgungsqualität sind bei Schulter-, Ellenbogen-, Sprunggelenksprothesen um 1/20 höhere Zuschlage begründet.

Weiterhin ist zu berücksichtigen:

- Die Mitwirkung unfallfremder Krankheiten oder Gebrechen am durch den Unfall verursachten Schaden führt zu einer anteilmäßigen Leistungskürzung, soweit die Mitwirkung zumindest 25% beträgt.
- Der Invaliditätsgrad wird bei Vorliegen einer Vorinvalidität derselben körperlichen oder geistigen Funktion um deren Betrag gekürzt.

14.1.1 Einschätzung nach der Gliedertaxe

Die Legende ist in ◻ Tab. 14.2 dargestellt.

◻ Tab. 14.2 Legende der Gliedertaxe

A	Armwert
B	Beinwert
D	Daumenwert
F	Fußwert
Fi	Fingerwert
Gz	Großzehenwert
H	Handwert
Z	Zehenwert

Verletzungsfolgen am Arm

- Gliedmaßenverluste

◻ Tab. 14.3.

◻ Tab. 14.3 Gliedmaßenverluste

eines Armes im Schultergelenk	70% Invalidität[1]
eines Armes bis oberhalb des Ellenbogengelenks	65% Invalidität
eines Armes bis unterhalb des Ellenbogengelenks	60% Invalidität
einer Hand im Handgelenk	55% Invalidität
eines Daumens	20% Invalidität
eines Zeigefingers	10% Invalidität
eines anderen Fingers	5% Invalidität

[1] Für Heilberufe verbesserte Gliedertaxen.

■ **Schultergelenk/Oberarm**

◨ Tab. 14.4.

◨ **Tab. 14.4** Schultergelenk/Oberarm	
Versteifung von Schultergelenk und Schultergürtel	11/20 A
Versteifung des Schultergelenkes in gebrauchs- günstiger Stellung bei freier Beweglichkeit des Schultergürtels	8/20 A
Schultergelenkruine nach Kopfnekrose/Infekt	10/20 A
Bewegungseinschränkung des Schultergelenkes	
– vorwärts/seitwärts bis 45°	8/20 A
– vorwärts/seitwärts bis 60°	6/20 A
– konzentrisch zur Hälfte	5/20 A
– vorwärts/seitwärts bis 90° mit entsprechender Rotationseinschränkung	4/20 A
– vorwärts/seitwärts bis 120° bei freier Rotation	2/20 A
Stabilitätsverluste	
– einmalige Luxation ohne Rezidiv	1/20 A
– rezidivierende Schulterverrenkung	3/20 A
– Schultereckgelenkssprengung (Tossy III)	2/20 A
– Oberarmfalschgelenk (Pseudarthrose), instabil, Orthese erforderlich	8/20 A
Unbehandelte Ruptur der langen Bizepssehne	1/20 A
Unbehandelte Ruptur der körperfernen Bizeps- sehne	4/20 A

■ **Ellenbogen/Unterarm**

◨ Tab. 14.5.

◨ **Tab. 14.5** Ellenbogen/Unterarm	
Versteifung des Ellenbogengelenkes	
– in Streckstellung (0–0-0), Unterarmdrehung frei	12/20 A
– in Streckstellung (0–0-0), mit Verlust der Unter- armdrehung	16/20 A
– im rechten Winkel (0–90–90) bei erhaltener Unterarmdrehung	6/20 A
– im rechten Winkel (0–90–90) mit Verlust der Unterarmdrehung	10/20 A
Bewegungseinschränkung des Ellenbogengelenkes	
– Streckung/Beugung (0–30–90), Unterarm- drehung frei	5/20 A
– Streckung/Beugung (0–30–90), Unterarm- drehung hälftig	7/20 A
– Streckung/Beugung (0–30–120), Unterarm- drehung frei	3/20 A
– Streckung/Beugung (0–30–120), Unterarm- drehung hälftig	5/20 A
Einschränkung der Unterarmdrehung (bei freier Streckung und Beugung)	
– Verlust der Unterarmdrehung	6/20 H
– auswärts/einwärts (80–0-40)	3/20 H
– auswärts/einwärts (40–0-80)	1/10 H

■ **Handgelenk**

◨ Tab. 14.6.

◨ **Tab.** 14.6 Handgelenk	
Versteifung des Handgelenkes in günstiger Stellung (Streckung/Beugung 15/15/0)	3/10 H
Bewegungseinschränkung des Handgelenks konzentrisch zur Hälfte	2/10 H

■ **Lähmungen am Arm**

❑ Tab. 14.7.

Verletzungsfolgen an den Fingern

❑ Tab. 14.8.

❑ **Tab. 14.7** Lähmungen am Arm

Armplexusausfall	
– Ausfall des gesamten Armnervengeflechtes	1/1 A
– Ausfalls des oberen Armplexus (Erb)	4/10 A
– Ausfall des unteren Armplexus (Klumpke)	5/10 A
Ausfall des N. axillaris	2/10 A
Ausfalls des N. thoracicus longus	2/10 A
Ausfall des N. musculocutaneus	3/10 A
Ausfalls des N. radialis	
– ganzer Nerv	4/10 A
– mittlerer Bereich	3/10 A
– distal	2/10 A
Ausfall des N. ulnaris	
– proximal	7/20 A
– distal	7/20 H
Ausfall des N. medianus	
proximal	7/20 A
distal, vorwiegend sensibel	2/10 H
Ausfall der Nn. radialis + ulnaris	7/10 A
Ausfall der Nn. radialis + medianus	7/10 A
Ausfall der Nn. ulnaris + medianus	6/10 A

❑ **Tab. 14.8** Verletzungsfolgen an den Fingern

Verlust des Daumens	
– im Sattelgelenk	10/20 H
– im Grundgelenk	6/20 H
– Mitte Grundglied	8/10 D
Verlust der Finger II–V	
– Zeigefinger (nach Adelmann)	2/10 H
– Kleinfinger (nach Adelmann)	1/10 H
– im Grundgelenk	Je 1/1 Fi
– im Mittelgelenk	Je 7/10 Fi
– im Endgelenk	Je 4/10 Fi
Versteifung (in günstiger Gebrauchsstellung und freier Beweglichkeit der Nachbargelenke)	
– Daumen	5/10 D
– Sattelgelenk	6/10 D
– Sattel- und Grundgelenk	2/10 D
– Endgelenk	je 3/10 Fi
– Finger II–V	je 4/10 Fi
– Grundgelenk	je 2/10 Fi
– Mittelgelenk	je 9/10 Fi
– Endgelenk	je 7/10 Fi
– Grund-, Mittel- und Endgelenk	je 6/10 Fi
– Grund- und Mittelgelenk	je 5/10 Fi
– Mittel- und Endgelenk	5/10 D
– Grund- und Endgelenk	6/10 D
Strecksehnenabriss für Endglied der Finger II–V	Je 1/10 Fi

14

- **Sensible Nervenausfälle im Bereich der Hand**
- Tab. 14.9.

Tab. 14.9 Sensible Nervenausfälle im Bereich der Hand

am Daumen	
– volar (hohlhandseitig) beide Seiten	710 D
– volar ellenseitig	5/10 D
– volar speichenseitig	4/10 D
nur Daumenbeere	
– volar beide Seiten	6/10 D
– volar ellenseitig	4/10 D
– volar speichenseitig	3/10 D
an den Fingern II–V	
– volar beide Seiten	j 5/10 Fi
– volar eine Seite	je 3/10 Fi
nur Fingerbeere	
– volar beide Seiten	je 4/10 Fi
– volar eine Seite	je 2/10 Fi

Verletzungsfolgen am Bein

- **Gliedmaßenverluste**
- Tab. 14.10.

Tab. 14.10 Gliedmaßenverluste

eines Beines über der Mitte des Oberschenkels	70% Invalidität[1]
eines Beines bis zur Mitte des Oberschenkels	60% Invalidität
eines Beines bis unterhalb des Knies	50% Invalidität
eines Beines bis zur Mitte des Unterschenkels	45% Invalidität
eines Fußes im Fußgelenk	40% Invalidität
einer großen Zehe	5% Invalidität
einer anderen Zehe	2% Invalidität

[1] Für Heilberufe verbesserte Gliedertaxen.

- **Hüftgelenk**
- Tab. 14.11.

Tab. 14.11 Hüftgelenk

Versteifung des Hüftgelenkes in günstiger Gebrauchsstellung	4/10 B
Bewegungseinschränkung des Hüftgelenkes	
– Streckung/Beugung (0–0–90)	2/20 B
– Streckung/Beugung (0–30–90)	4/20 B
– Streckung/Beugung (0–0–60)	4/20 B
– Streckung/Beugung (0–0–30)	6/20 B
– 10–20° Streckdefizit	1/20 B
– über s30° Streckdefizit	2/20 B
analog Bemessung für Einschränkungen der An- und Abspreizung, Rotation	
Hüftgelenksresektion (Girdlestone-Hüfte)	7/10 B
Hüftkopfnekrose – kleines Areal, freie Funktion, geringe Belastungsstörung – Prothesenpflicht: Beweglichkeitsstatus plus Prothesenzuschlag	2/10 B
Hüftendoprothese	
– Basisbewertung entsprechend der Funktion zuzüglich eines Risikoaufschlags wegen der Möglichkeit des Endoprothesenwechsels (s. oben).	

- **Kniegelenk**
- Tab. 14.12.

■ **Tab. 14.12** Kniegelenk	
Versteifung des Kniegelenks in günstiger Gebrauchsstellung einschließlich Verkürzung des Beines	10/20 B
Bewegungseinschränkungen	
– Beugung bis 90°	2/20 B
– Beugung bis 60°	4/20 B
– Beugung bis 30°	6/20 B
Zusätzliches Streckdefizit	
– bis 10°	Erhöhung um 1/20 B
– bis 20°	Erhöhung um 5/20 B
– über 20°	Erhöhung um 7/20 B
Instabilität	
– + (leicht, nur a.-p.),	1/20 B
– + (leicht kombiniert)	2/20 B
– ++ (mittel, nur a.-p.)	3/20 B
– ++ (mittel, kombiniert)[1]	6/20 B
– +++ (schwer, orthesenpflichtig)[1]	10/20 B
– bei ungenügender muskulärer Kompensation	1/20 B Zuschlag
Kniescheibenverlust mit guter Funktion	2/10 B
Meniskusglättung	0
– Meniskusteilresektion	1/20 B
– vollständige Entfernung des Innenmeniskus[1]	2/20 B
Knieendoprothese	
– Basisbewertung entsprechend der Funktion zuzüglich eines – Risikoaufschlags wegen der Möglichkeit des Endoprothesenwechsels (s. oben)	

[1] Arthrose nach Jahren wahrscheinlich.

- **Sprunggelenke und Fuß**
- Tab. 14.13.

■ **Tab. 14.13** Sprunggelenke und Fuß	
Teilverluste des Fußes	
– im vorderen Sprunggelenk (Chopart)	12/20 F
– in Höhe Fußwurzel /Mittelfuß (Lisfranc)	10/20 F
– im mittleren Drittel der Mittelfußknochen (Sharp)	8/20 F
Versteifung	
– des OSG in günstiger Gebrauchsstellung	4/20 F
– des OSG und des USG in günstiger Gebrauchsstellung	6/20 F
– Teileinsteifung in 100 Spitzfußstellung (0–10–35)	5/20 B
– Teileinsteifung in 200 Spitzfußstellung (0–20–35)	6/20 B
– Teileinsteifung in 300 Spitzfußstellung (0–30–35)	7/20 B
– des Rück- und Vorfußes in Gebrauchsstellung (articulatio tarsi transversa, articulatio subtalaris und Chopart)	7/20 F
– des Vorfußes (vorderer Teil des unteren Sprunggelenks) in Gebrauchsstellung	2/10 F
– des Lisfranc-Gelenkes (Gelenk zwischen Fußwurzel und Mittelfußknochen)	3/20 F

- **Zehen**
- Tab. 14.14.

■ **Tab. 14.14** Zehen	
Versteifung der Großzehe	
– in Beugestellung	3/20 F
– in Neutralstellung	1/10 F

- **Beinverkürzungen**
- Tab. 14.15.

■ **Tab. 14.15** Beinverkürzungen	
bis 1 cm	0
bis 2 cm	1/20 B
bis 3 cm	2/20 B
bis 4 cm	3/20 B
bis 5 cm	5/20 B
über 5 cm	7/200 B

14

- Lähmungen
☐ Tab. 14.16.

☐ **Tab. 14.16** Lähmungen	
Totaler Ausfall des Plexus lumbosacralis	1/1 B
Ausfall des N. ischiadicus (proximal)	8/10 B
Ausfall des N. femoralis	5/10 B
Ausfall des N. gluteus inferior oder superior (Gesäßnerven)	5/20 B
Ausfalls des N. cutaneus femoris lateralis	1/20 B
Ausfalls des N. peronaeus communis	3/10 B
Ausfall des N. peronaeus profundus	5/20 B
Ausfall des N. peronaeus superficialis	1/20 B
Ausfall des N. tibialis	7/20 B

14.1.2 Einschätzungen außerhalb der Gliedertaxe

Außerhalb der Gliedertaxe werden im orthopädisch-unfallchirurgischen Fachgebiet insbesondere Verletzungsfolgen der Wirbelsäule, des Thorax, des Rumpfes und des Beckens eingeschätzt. Es liegen vielfältige Empfehlungen vor, man orientiert sich an medizinischen Gesichtspunkten. Bei den dargestellten Einschätzungen handelt es sich um Prozente der Gesamtinvalidität.

Wirbelsäule
☐ Tab. 14.17.

☐ **Tab. 14.17** Wirbelsäule	
Nur im MRT nachweisbare Deckplattenimpressionen	0%
Gut verheilte Vorderkanten-Abgliederung	5%
Im Röntgen nachweisbare Deckplattenimpression	5%
Bis 1/3 Vorderkanten-Höhenminderung nach Kompressionsfraktur	10%
Bis 2/3 Vorderkanten-Höhenminderung nach Kompressionsfraktur	15%
Grobe WK Verformung nach Berstungsfraktur	20%
Zuzüglich bei Höhenminderung und/oder Spondylose	
– in einem angrenzenden Bandscheibenraum	+5%
– in beiden angrenzenden Bandscheibenräumen	+10%
Zuzüglich nach operativen Behandlungen	
– operativ bedingter Weichteilschaden	+5%
– verbliebene Metallimplantate (auf Dauer)	+5%

Becken
☐ Tab. 14.18.

☐ **Tab. 14.18** Becken	
Stabile Ausheilungsformen	
– ohne relevante Verformung	0
– mit leichter Asymmetrie des Beckens	5%
– mit Symphysenverknöcherung	5%
– mit einseitiger ISG-Arthrose	5%
– mit beidseitiger ISG-Arthrose	10%
Instabile Ausheilungen	
– symphysale Diastase 10–15 mm	5%
– symphysale Diastase über 15 mm	10%
– Verschiebung in einem ISG (mindestens 10 mm)	15%
– Verschiebung in beiden ISG (mindestens 10 mm)	20%

Brustkorb und Bauchdecken
☐ Tab. 14.19.

☐ **Tab. 14.19** Brustkorb und Bauchdecken	
Stabil (auch in Fehlform) verheilte Brustbeinfraktur	0%
Bewegliche Brustbein-Pseudarthrose	5%
Stabil und weitgehend anatomiegerecht verheilte Rippenfraktur(en)	0%
Grob fehl verheilte Rippenfraktur(en) mit Beeinträchtigung der Atemtechnik[1]	10%
Reizlos und stabil verheilte Bauchwandnarbe nach Laparotomie	0%
Schrumpfnarben infolge partiellen Muskelgewebe-unterganges	5%
Kleine Bauchwandhernie (bis Tischtennisballgröße)	10%
Mittlere Bauchwandhernie (bis Faustgröße)	15%
Großer Bauchwandbruch	20%
»Landkarten-Bauchdecke« mit grober muskulärer Insuffizienz	25%

[1] Zusätzlich:
restriktive Atemstörung ist internistisch zu objektivieren und zu bewerten,
Interkostalneuralgie ist neurologisch zu objektivieren und zu bewerten,
danach subsumierende Gesamtbewertung.

14.2   Bewertungen im Sozialrecht

14.2.1   Gesetzliche Unfallversicherung (GUV), soziales Entschädigungsrecht (sozEntschR)

Die **Minderung der Erwerbsfähigkeit** (MdE) ist ein für das deutsche Sozialrecht typischer abstrakter Begriff (also unabhängig von der beruflichen Beanspruchung), mit dessen Hilfe eine Abstufung medizinisch fassbarer körperlicher Beeinträchtigungen (die zumindest 6 Monate bestehen) erfolgt. In der gesetzlichen Unfallversicherung wird damit bewertet, wie viel Prozent des Arbeitsmarktes aufrund der Unfallfolgen verschlossen ist. Der Bezug zur tatsächlichen Erwerbsminderung, also zur Fähigkeit, eine Erwerbstätigkeit auszuüben, ist diesem Begriff der abstrakten Minderung der Erwerbsfähigkeit abhanden gekommen.

Beispiele

Der Erblindete (MdE 100 v. H.), dem es gelungen ist, in seinem Beruf wieder voll tätig zu sein, oder der Unterschenkelamputierte (MdE 40 v. H.), der ohne berufliche Beeinträchtigung seiner Bürotätigkeit nachgehen kann.

Abweichend von der MdE im Sinne der gesetzlichen Unfallversicherung berücksichtigt der Grad der Schädigung (GdS) im sozialen Entschädigungsrecht die Auswirkungen von Funktionsbeeinträchtigungen in allen Lebensbereichen und nicht nur die Einschränkungen im Erwerbsleben; bei den Auswirkungen sind Therapieaufwand und Teilhabebeeinträchtigungen zu bewerten. Dies begründet möglicherweise unterschiedliche Einschätzungen von Unfallfolgen.

Beispiel

So wird beispielsweise eine gut funktionierende Hüftendoprothese in der GUV mit einer MdE von 20 v. H. eingestuft gegenüber 10 v. H. durch das sozEntschR.
Grundlage für die Beurteilung ist in den GUV-Bewertungstabellen die einschlägige Literatur zur gesetzlichen Unfallversicherung (z. B. Rompe et al. 2009; Schönberger et al. Mitarbeiter 2009). Im sozEntschR sind dagegen die Versorgungsmedizinischen Grundsätze der Versorgungsmedizin-Verordnung (VersMedV) des Bundesministeriums für Arbeit und Soziales zur Grundlage zu machen, die die »Anhaltspunkte« 2009 ablösten und den Wert eines antizipierten Sachverständigengutachtens einnehmen (www.bmas.de)

14.2.2   Gesetz zur Sicherung der Eingliederung Schwerbehinderter in Arbeit, Beruf und Gesellschaft (SchwbG)

Wie im sozialen Entschädigungsrecht (GdS) sind im Schwerbehindertengesetz (Grad der Behinderung; GdB) die Versorgungsmedizinischen Grundsätze (VersMedV) des Bundesministeriums für Gesundheit und Soziales Bemessungsgrundlage (http://www.bmas.de). Sie sind »antizipierte Sachverständigengutachten wie untergesetzliche Normen«.

Das Ausmaß der Beeinträchtigung wird als **Grad der Behinderung** (GdB) bezeichnet.

- **Schwerbehindert** ist derjenige, dessen Grad der Behinderung (GdB) 50 und mehr beträgt. Mit einem GdB von 50 werden z. B. bewertet: Verlust sämtlicher Finger einer Hand, Verlust des Beins im Knie, Verlust des Kehlkopfes, künstlicher After.
- Es ist **nur die Gesamtauswirkung** aller Behinderungen zu beurteilen und grundsätzlich keine Addition der Einzelbehinderungsgrade vorzunehmen. Bei der Bildung des Gesamtwerts ist vom höchsten Teilansatz auszugehen. Unter Berücksichtigung der weiteren Funktionsbeeinträchtigungen ist dann zu prüfen, ob und ggf. inwieweit dadurch das Ausmaß der Beeinträchtigung größer wird. Dabei hat sich die Gesamteinschätzung auf der Grundlage der sozialmedizinischen Erfahrungen daran zu orientieren, wie sich der jeweilige Beeinträchtigungszustand im Vergleich zu solchen Gesundheitsschäden stellt, für die von bestimmten Ansätzen auszugehen ist. Einzel-GdB-Werte von 10 sollen nicht in die Gesamtbewertung einbezogen werden.
- Die Annahme einer Schwerbehinderung setzt also voraus, dass die Gesamtauswirkung der einzelnen Behinderungen mit derjenigen eines Gesundheitsschadens vergleichbar ist, der für sich allein einen Behinderungsgrad von 50 und mehr bedingt.
- Bei einem GdB ab 30 besteht die Möglichkeit der **Schwerbehindertengleichstellung** zur Sicherung des Arbeitsplatzes; eine solche Gleichstellungsentscheidung trifft auf Antrag die Bundesagentur für Arbeit.
- Weiterhin können nach dem Schwerbehindertenrecht (Steuer-) Vergünstigungen und Nachteilsausgleiche gewährt werden.

14.2.3   Gesetzliche Rentenversicherung

Für die gesetzliche Rentenversicherung soll der Sachverständige Einschränkungen der Leistungsfähigkeit einschätzen.

■ **Quantitative Einschränkungen**: tägliche Tätigkeit noch
  ■ über 6 Stunden täglich
  ■ mindestens 4 Stunden bis unter 6 Stunden täglich
  ■ unter 3 Stunden täglich möglich
■ **Qualitative Einschränkungen:** Einschränkungen der Zumutbarkeit bestimmter körperlicher und geistiger Belastungen innerhalb des vorgegebenen quantitativen Rahmens.

Die **Legende zu den folgenden** Tabellen zeigt ❑ Tab. 14.20.

❑ **Tab. 14.20** Legende zu den folgenden Tabellen

SER	Soziales Entschädigungsrecht
SchwbR	Schwerbehindertenrecht (neuntes Sozialgesetzbuch)
GUV	Gesetzliche Unfallversicherung
GRV	Gesetzliche Rentenversicherung
MdE	Minderung der Erwerbsfähigkeit (in %)
GdS	Grad der Schädigung (in Graden im sozialen Entschädigungsrecht)
GdB	Grad der Behinderung (in Graden im Schwerbehindertenrecht)
Zur Spalte soziales Entschädigungsrecht (SER)/Schwerbehindertenrecht (SchwbR)/Gesetzliche Unfallversicherung (GUV):	
y	unter 10%
Zur Spalte SchwbR:	
H	Hilflosigkeit
G	Gehbehinderung
aG	außergewöhnliche Gehbehinderung
Zur Spalte gesetzliche Rentenversicherung (GRV):	
1	leichte Greiftätigkeit mit dem beschädigten Arm, keine Überkopfarbeit
2	leichte Greiftätigkeit mit dem beschädigten Arm. Keine Überkopfarbeit, keine Feinmotorik
3	wie Verlust der Gliedmaße
4	leichte körperliche Tätigkeiten, überwiegend sitzend
5	stundenweise sitzende Tätigkeiten
6	behindertengerechter Arbeitsplatz einschließlich Sanitäreinrichtungen, behindertengerechter Arbeitsweg für querschnittgelähmte Rollstuhlfahrer
7	nicht in Lebensmittelbetrieben usw.
8	keine Beeinträchtigungen

❑ **Tab. 14.20** (Fortsetzung)

9	Schwerstarbeit mit Bücken und schwerem Heben nicht zumutbar
10	keine nennenswerte Tätigkeit zumutbar
11	nur leichte, überwiegend sitzende, nicht anstrengende Tätigkeit in zugfreien, gut gelüfteten Räumen
12	leichte bis mittelschwere Tätigkeiten im Gehen, Stehen und/oder Sitzen ohne häufiges Bücken oder Heben
13	leichte bis mittelschwere Tätigkeiten im Gehen, Stehen und/oder Sitzen
14	leichte körperliche Tätigkeiten in zugfreien Räumen, vollschichtig bei Möglichkeit zu selbstständiger Arbeits- und Pauseneinteilung
15	kein Publikumsverkehr
16	leichte bis mittelschwere Tätigkeiten (mit Sitzen zeitweise, ohne Gehstrecke auf Leitern, Gerüsten und unebenem Gelände)
17	leichte bis mittelschwere Tätigkeiten ohne Gehstrecken auf Leitern und Gerüsten
18	Rollstuhlgerechter Arbeitsplatz und -weg
19	Ausschließlich sitzende Tätigkeit
20	Weit überwiegend sitzende Tätigkeit
21	Gehstrecke begrenzt
22	Leichte bis mittelschwere Tätigkeiten
23	leichte körperliche Tätigkeiten, vollschichtig bei Möglichkeit zu selbstständigen Arbeitspauseneinteilung
24	leichte körperliche Tätigkeiten halbschichtig im Sitzen
25	leichte körperliche Tätigkeiten, überwiegend sitzend
26	zeitweise sitzend
27	Möglichkeit, Bein auf Schemel zu lagern
28	ohne Gehen auf Leitern, Gerüsten
29	ohne Gehen auf unebenen Gelände
30	halbschichtig
31	im Wechsel zwischen Stehen, gehen und Sitzen
32	behindertengerechter Arbeitsplatz und -weg
50	als Beihand
51	deutliche Beeinträchtigung beim Grobgriff
52	Spitz- und Schlüsselgriff möglich
54	Grobgriff möglich
55	Ausfall wesentlich bei Tätigkeiten, die eine Fingerfertigkeit erfordern

◘ **Tab. 14.20** (Fortsetzung)	
56	Tätigkeiten mit einem Arm
57	Armrest nur zu gelegentlichen Haltefunktionen einsetzbar
58	Armrest zur Haltefunktion einsetzbar
59	bei gelungener prothetischer Versorgung auch einfache Greiffunktion
60	bei prothetischer Versorgung wegen erhaltener Unterarmdrehfähigkeit
61	deutliche Beeinträchtigung bei Spitzgriff
62	sitzende Einarmtätigkeit
64	Breit- (Schlüssel-)griff ausgefallen
65	keine Überkopfarbeiten
66	kein schweres Heben
Zur Spalte Bemerkungen:	
a	apparative Maßnahmen
EF	Einlagen oder Fußbett

◘ **Tab. 14.20** (Fortsetzung)	
fR	freie Drehfähigkeit
g	günstige Gebrauchsfähigkeit des Stumpfes und der erhaltenen Gelenke vorausgesetzt
gF	günstige Gebrauchsfähigkeit der Gliedmaße vorausgesetzt (vgl. gG)
gG	günstige Gebrauchsstellung
Hi	Hilfsmittel, z. B. Arthrodesenstuhl
o	operative Wiederherstellungsmaßnahmen
oS	orthopädische Schuhe
Pf	Pflegegeldzulage
Pr	Prothese
R	Rollstuhlversorgung
rÜ	regelmäßige medizinische und rehabilitative Betreuung (Nachsorge)
rM	regelmäßige medizinische Überwachung
Sz	orthopädische Schuhzurichtung am Kaufschuh

Hand und Arm

- Verluste der oberen Gliedmaßen

◘ Tab. 14.21.

◘ **Tab. 14.21** Verluste der oberen Gliedmaßen

	SER/SchwbR (GdS/GdB)	GUV (MdE in %)	GRV	SchwbR	Bemerkungen
Schultergürtel	80	80	56		
Schultergelenk	80	80			g, Pr
Oberarm, Kurzstumpf	80	75			
Oberarm, prothesenfähiger Stumpf	70	75	58/59		g, Pr
Ellenbogengelenk	70	70			g, Pr
Unterarm, Kurzstumpf	70	65			g, Pr
Unterarm, prothesenfähiger Stumpf	60				
Handgelenk	60	60	50		g
Hand bei erhaltenem Handgelenk		60			
Daumen					
– im Sattelgelenk	30	25	54		g
– nach Pollizisation	20				
– im Grundgelenk		20	61		g
– im Endgelenk		10	61		g
Daumen sowie 2 oder 3 Langfinger	40	50			g

□ Tab. 14.21 (Fortsetzung)

	SER/SchwbR (GdS/GdB)	GUV (MdE in %)	GRV	SchwbR	Bemerkungen
Verlust alle 10 Finger	100	90			g
Verlust beider Hände	100	100			g
Alle 5 Finger einer Hand	50	55			g
4 Finger (Daumen erhalten)	40	45			g
3 Finger (Daumen erhalten)	30				
2 Finger (Daumen erhalten)	20				
Zeigefinger					
– im Karpometakarpalgelenk	10	15	55		g
– im Grundgelenk		10			g
– im Mittelgelenk		y			g
– im Endgelenk		y			g
Finger 3 oder 4 oder 5					
– im Grundgelenk	10	10			g
– im Mittelgelenk					g
– im Endgelenk					g

Verlust von 2 Fingern im Grundgelenk (GUV)

I	II	III	IV	V					
x	x					30	54		g
x		x				30	51		g
x			x			30	51		g
x				x		30	51		g
	x	x				30			g
	x		x			25	51		g
	x			x		25			g
		x	x			25	52		g
		x		x		25	52		g
			x	x		20	52		g

Verlust von 3 Fingern im Grundgelenk (GUV)

I	II	III	IV	V					
x	x	x				40	50		g
x	x		x			45	50		g
x	x			x		45	50		g
x		x	x			45			g
x		x		x		40			g
	x	x	x			35			g
	x	x		x		30			g
		x	x	x		30			g

■ **Funktionsstörungen**

◘ Tab. 14.22.

◘ **Tab. 14.22** Funktionsstörungen

	SER/SchwbR (GdS/GdB)	GUV (MdE in %)	GRV	SchwbR	Bemerkungen
Schultergelenk					
– Versteifung, Schultergürtel nur eingeschränkt	30	30	65, 66		gG
– Bewegungseinschränkung, Vorhebung bis 90°	20	20	22, 65, 66		fR
– Bewegungseinschränkung, Vorhebung bis 120°	10	10	22, 65, 66		fR
– Konzentrische Bewegungseinschränkung um die Hälfte	30	30	22, 65, 66		
Ellenbogengelenk					
– Versteifung 0/90/90 +	30	35	22,66		gG
– Verlust der Unterarmdrehung	20	20	22		gG, fR
– Versteifung 0/90/90					
– Bewegungseinschränkung S/B 0/30/90	20	20	22		fR
– Bewegungseinschränkung 0/30/120	10	10	22		fR
– Unterarmdrehgelenke					
– Versteifung bei freier Ellenbogenstreckung/ -beugung	10	30			gG
Handgelenk					
– Versteifung E/F 10/10/0	20	25	22		gG
– Unterarmdrehung frei, E/F 40/0/40	10	20			
Daumen					
Versteifung					
– im Sattelgelenk	10	10			gG
– im Grundgelenk	0–10	y			gG
– im Daumenendgelenk	0–10	y			gG
– im Sattel- und Grundgelenk		15			gG
– im Grund- und Endgelenk		10			gG
– im Sattel-, Grund- und Endgelenk	20	20			gG
Finger					
Versteifung					
– im Grundgelenk	0–10	y			gG
– im Mittelgelenk		y			gG
– im Endgelenk		y			gG
– in allen 3 Gelenken		10			gG
Strecksehnenabriss Endgelenk		y	55		

- **Sonstiges**
- Tab. 14.23.

Tab. 14.23 Sonstiges

	SER/SchwbR (GdS/GdB)	GUV (MdE in %)	GRV	SchwbR	Bemerkungen
Schultergelenk					
– Totalendoprothese	20	20	1		rM, gF
– beidseitig	40	30	1		rM, gF
Ellenbogengelenk					
– Totalendoprothese	30	30	1		rM, gF
– beidseitig	50	40	1		rM, gF

Fuß und Bein

- **Verluste der unteren Gliedmaßen**
- Tab. 14.24.

Tab. 14.24 Verluste der unteren Gliedmaßen

	SER/SchwbR (GdS/GdB)	GUV (MdE in %)	GRV	SchwbR	Bemerkungen
Exartikulation im Hüftgelenk	80	70		aG	G, Pr
Beidseitiger Beinverlust im Oberschenkel	100	100	18,21	H, aG	R
– 1 Bein im Oberschenkel und 1 Bein im Unterschenkel	100	100	20, 21	H, G, aG	g, Pr
– 1 Bein und 1 Arm	100	100	20, 56, 59	H, G, aG	g, PR
Oberschenkel-Kurzstumpf	80	70	4	G	g, Pr
– über Mitte Oberschenkel	70	70	4	G	g, Pr
– bis Mitte Oberschenkel	70	60	4	G	g, Pr
Langer Oberschenkelstumpf	70	60	4	G	g, Pr
Beidseitiger Verlust im Kniegelenk	80			G, aG	g, Pr
Knieexartikulation	50	50		G	g, Pr
– Beidseitiger Verlust im Unterschenkel	70	80	20, 21	G, aG	g, Pr
Unterschenkelstumpf	40	40	16	G	g, Pr
Sprunggelenkexartikulation	50	35	16	G	g, Pr
Verlust beider Füße					
– im Rückfuß mit Sprunggelenksarthrodese	60		20, 21	G	g, Pr, oS
– nach Chopart	30		16, 21	G	g, oS
– nach Lisfranc	30		16	G	g, oS
– nach Sharp	30		17	G	g, oS
Verlust eines Fußes					
– mit erhaltener Ferse und Sprunggelenksarthrodese	30	30			g, Pr
– in Fußwurzel /Chopart)	20	30			g, oS
– in Fußwurzel (Lisfranc)	20	25			g, oS
– im Mittelfuß (Sharp)	20	25			g, oS
Verlust aller 10 Zehen	20		17		g, Sz, EF
Verlust aller Zehen eines Fußes	10	10	17		G, Sz, EF
Verlust beider Großzehen		17			g
– zuzüglich Mittelfußköpfchen					G, Sz
Verlust einer Großzehe		0			g
– plus Köpfchen 1. MFK		20	16		G, Sz
Verlust					
– einer Zehe (2–5)	0	0	8		G
– dreier Zehen (2–5)	10	0	8		g
– aller 5 Zehen	20	10	16		g, Sz, EF

14

- Funktionsstörungen: Bewegungseinschränkung,
  Versteifung

◼ Tab. 14.25.

◼ **Tab. 14.25** Bewegungseinschränkung, Versteifung

	SER/SchwbR (GdS/GdB)	GUV (MdE in %)	GRV	SchwbR	Bemer-kungen
Hüfte					
– Versteifung	40	30	16,21,23	G	Hi, gG
– – doppelseitig	100	100	21, 24	H, G, aG	Hi, gG, o
– Bewegungseinschränkung					
– – E/F 0/10/90	10	10	17		Hi
– – E/F 0/30/90	30	20	16		Hi
Knie					
– Versteifung einschl. Beinverkürzung					
– – einseitig	10	10	17		Hi
– – doppelseitig, einschl. Beinverkürzung	30	20	16		Hi
– Bewegungseinschränkungen, einseitig					
– – Streckung/Beugung 0/10/90	10	10	17		Hi
– – Streckung/Beugung 0/30/90	30	20	16		Hi
Oberes Sprunggelenk					
– Versteifung	20	20	4		oS, gG
– Bewegungseinschränkung Heben/Senken 0/0/30	10	10			
Oberes und unteres Sprunggelenk					
– Versteifung einseitig	30	30	4		oS, gG
Unteres Sprunggelenk					
– ohne Chopart, Versteifung	10	10	16		oS, Sz, EF, gG
– mit Chopart, Versteifung	25	25	4, 16		oS, Sz, gG
Großzehengrundgelenk					
– Versteifung in Überstreckstellung	0	0			gG
– Versteifung in Neutralstellung	10	10			oS
Zehengrundgelenke 2–5					
– Versteifung in Überstreckung	10	10			oS, o
– Versteifung in Neutralstellung	20	20			oS, o

- **Funktionsstörungen: Instabilität, Verkürzung**
◘ Tab. 14.26.

◘ **Tab. 14.26** Instabilität, Verkürzung

	SER/SchwbR (GdS/GdB)	GUV (MdE in %)	GRV	SchwbR	Bemer-kungen
Völlige Gebrauchsunfähigkeit eines Beines (einschl. Hüftgelenk)	80	80	20, 27,21	G	
Oberschenkelpseudarthrose mit Ent-lastungsapparat (Tubersitz + feststellbares Kniegelenk)	60	70			o
Unterschenkelpseudarthrose					
– mit Stützapparat	30	30			o
– ohne Stützapparat	20	20			o
Lockerung der Kniebandapparates					
– muskulär kompensierbar	10	10	13		
– unvollständig kompensierbar, Gangunsicherheit	20	20	26,28,29		
– Knieführungsschiene	30	30	26,28,29		
– Stützapparat					
– Oberschenkel – Fuß, Bein axial belastbar	40	40			
Beinverkürzung					
– 0–1,0 cm	0	0			Sz
– 1,1–2,5 cm	Y	Y			Sz, oS
– 2,6–4,0 cm	10	10			oS
– 4,1–6,0 cm	20	20			oS, a
– 6,1 cm und mehr	30	30			oS, a

- **Sonstiges**
◘ Tab. 14.27.

◘ **Tab. 14.27** Sonstiges

	SER/SchwbR (GdS/GdB)	GUV (MdE in %)	GRV	SchwbR	Bemer-kungen
Hüftgelenksresektion	50	50	19,23, 29	G, aG	rÜ
Hüftelenk					
– Totalendoprothese	10	20	20,21,28,29		rM,gF
– beidseitig	20	30			
– Hemialloarthroplastik	30		20,21,28,29		rM,gF

◘ Tab. 14.27 (Fortsetzung)

	SER/SchwbR (GdS/GdB)	GUV (MdE in %)	GRV	SchwbR	Bemerkungen
Kniegelenk					
– Schlittenprothese	10	10	28,29		rM, gF
– beidseitig	20	20			
– Totalendoprothese, kraftgekoppelt	20	20	20,21,28,29		rM, gF
– beidseitig	30	30			
Entfernung eines Meniskus(teils)	y	y	9		
Patellektomie, volle aktive Streckung	10	15	16,26		
Sprunggelenk					
– Totalendoprothese	10	10			rM, gF
– beidseits	20	20			rM, gF
Osteomyelitis mit Fistel					
– mit Oberschenkelstützapparat	70	60	25	G	a, o
– ohne Oberschenkelstützapparat	20	20	25		
Achsenfehler					
– leichter		10	13		
– erhebliche Fehlstellung		30	26		Sz
Achilesehnenruptur, geheilt	y	y	9,28		Sz
Mittelfußbrüche	y	y			
Narbe Fußsohle, empfindliche	10	10	9		oS, Sz
Chronisches Geschwür, je nach Belastungsfähigkeit	10–50	10–50	20		
AVK					
– ausreichender Kollateralkreislauf einseitig oder doppelseitig	10		31		
– nicht ausreichender Kollateralkreislauf					
– – Gehstrecke unter 500 m	40			G	
– – Gehstrecke 100 m	60			G	
– – und trophische Störung	80–100			aG	
Postthrombotisches Syndrom					
– einseitig und doppelseitig	0–10		31		
– mit chronischem Geschwür	30–50				
– Krampfadern, rezidivierende	y		30, 31		

Wirbelsäule und Rumpf

- Brüche
- Tab. 14.28.

Tab. 14.28 Frakturen

	SER/SchwbR (GdS/GdB)	GUV (MdE in %)	GRV	SchwbR	Bemer- kungen
Rippen, Brustbein					
– verheilt, unwesentliche Funktionsstörung	0–10	0	8		
– mit Defekt verheilt, unwesentliche Funktionsstörung	10–20	0–10	9		
Dornfortsätze, Querfortsätze					
– verheilt, unwesentliche Funktionsstörung	y	y	8		
– mit Defekt verheilt, Funktionsstörung	10	0–10	9		
Wirbelbruch oder Bandscheibenruptur					
– stabil verheilt mit statisch unbedeutender Deformität					
– – im 1. Jahr	20	20	9		
– – im 2. Jahr	10	y	8		
– instabiles Bewegungssegment (Funktionsaufnahmen !)	10–20	10–20	4		
– stabil verheilt mit erheblicher Störung des WS-Aufbaus	10–20	10–20	12		
Kreuzbeinbruch		y	8–9		
Steißbeinbruch		y	8–9		
Darmbeinbruch, ein oder mehrere		0–10	8		
Schambeinbruch		0–20	8–9		
Sitzbeinbruch		0–20	8–9		
Schmetterlingsfraktur ohne neurologische Komplikationen		0–30	8,13		
Hüftpfannenfraktur		0–40	4		

14

■ **Anlagebedingte und verschleißbedingte Wirbelsäulenschäden**

◨ Tab. 14.29.

◨ **Tab. 14.29** Anlagebedingte und verschleißbedingte Wirbelsäulenschäden

	SER/SchwbR (GdS/GdB)	GUV (MdE in %)	GRV	SchwbR	Bemerkungen
Wirbelsäulenschaden					
– mit geringer funktionellen Auswirkungen (rezidivierend oder anhaltende Bewegungseinschränkung oder Instabilität geringen Grades, seltene und kurz dauernde auftretende leichte WS-Syndrome)	10	10	9		
– mit mittelgradigen funktionellen Auswirkungen in einem Wirbelsäulenabschnitt (häufig rezidivierend oder anhaltende Bewegungseinschränkung oder Instabilität mittleren Grades, häufig rezidivierend und Tage andauernde Wirbelsäulensyndrome	20	20	16		
– mit schweren funktionellen Auswirkungen in einem Wirbelsäulenabschnitt (häufig rezidivierend oder anhaltende Bewegungseinschränkung oder Instabilität schweren Grades, häufig rezidivierend und Wochen andauernde ausgeprägte WS-Syndrome	30	30	25		
– mit besonders schweren Auswirkungen (z. B. Versteifung großer Teile der Wirbelsäule, anhaltende Ruhigstellung durch Rumpforthese, die 3 Wirbelsäulenabschnitte umfasst) z. B. Milwaukee-Korsett	40–70	40	23		a
– bei schwerster Belastungsinsuffizienz bis zur Geh- und Stehunfähigkeit	80–100				
Wirbelgleiten					
– doppelseitige Spondylolyse	y		8		
– Gleiten bis 1/4 WK-Breite	10		13		
– bis 1/2 WK-Breite	20		12		
– mehr als 1/2 WK-Breite	30		20		
Skoliose					
– 30–60° nach Cobb	10–30		13		
– 61–70° nach Cobb	30–50		12		
– über 70° nach Cobb	50–70		14		
Orthesen, Spondylodese					
– Milwaukee-Korsett	50		14		a
– Derotationsorthese	30		12		a
– statisch-dekompensensierte WS	50–80		14, 15		a
– Spondylodese					
– – nach oberhalb L4 entspricht der Restkrümmung (s. oben)					
– – unterhalb L4	40		13		
– – Vitalkapazität <70% des Sollwertes	40		12		
– – Vitalkapazität <50% des Sollwertes	60		14		

Entzündlich rheumatische Krankheiten

◨ Tab. 14.30.

◨ **Tab. 14.30** Entzündlich rheumatische Krankheiten

	SER/SchwbR (GdS/GdB)	GUV (MdE in %)	GRV	SchwbR	Bemerkungen
Entzündlich rheumatische Krankheiten der Gelenke und/oder der WS (z. B. rheumatoide Arthritis, seronegative Spondylarthropathie)					
– wesentliche Funktionseinschränkung mit leichten Beschwerden	10				
– mit geringen Auswirkungen (mäßige Funktionseinbußen und Beschwerden, je nach Art und Umfang des Gelenkbefalls, geringe Krankheitsaktivität	20–40				
– mit mittelgradigen Auswirkungen (dauernde erhebliche Funktionseinbußen und Beschwerden, therpeutisch schwer zu beeinflussen)	50–70			4	rM
– mit schweren Auswirkungen (irreversible Funktionseinbußen, hochgradige Progredienz)	80–100			5	rM, a, R
Auswirkungen über 6 Monate anhaltende aggressiver Therapien sind ggf. zusätzlich zu berücksichtigen					

14

Nervenschädigungen

- Obere Gliedmaßen
- Tab. 14.31.

Tab. 14.31 Nervenschädigungen der oberen Gliedmaße

	SER/SchwbR (GdS/GdB)	GUV (MdE in %)	GRV	SchwbR	Bemer- kungen
Vollständiger Ausfall					
– N. accessorius (M. trapezius)	30	20	1		
– N. axilliaris (Mm. deltoideuas, teres minor)	30	30	1		
– N. thoracicus longus (M. serratus anterior)	20	20	1		
– N. musculocutaneus (M. biceps brachii, M. brachialis)	20	25	1		
– Kompletter Plexus (N. radialis und N- ulnaris + N. medianus	80	75	3		
– oberer Armplexus	50	40–50			
– unterer Armplexus	60	50–60			
– N. radialis komplett	30	30	2		a
– N. radialis mittlerer Bereich	20	25			
– N. radialis distal	20	20			
– N. ulnaris proximal	30	25	2		a
– N. ulnaris distal	30	20			
– N. medianus proximal	40	35	2		
– N. medianus distal	30	25			
– N. medianus mit starken trophischen Störungen (CRPS)	60	60			
– N. radialis und axillaris	60	60			
– Nn. ulnaris + medianus	50	60	3		
– Nn. radialis + medianus	50	60	3		
– Nn. radialis + ulnaris	50	50–60	3		
– Nn. radialis + ulnaris + medianus im Unterarmhöhe	60	60	3		
Sensibilitätsstörungen					
– beider volaren Fingerbeerennerven, volarer Nerven eines Fingers	y				
– beider volarer Nerven des Daumens	15				
– ellenseitiger volarer Daumennerv	10				
– speichenseitiger volarer Daumennerv	y				
– eines volaren Fingernervs	y				

■ **Untere Gliedmaßen**

◨ Tab. 14.32.

◨ **Tab. 14.32** Nervenschädigungen der unteren Gliedmaße

	SER/SchwbR (GdS/GdB)	GUV (MdE in %)	GRV	SchwbR	Bemer- kungen
Vollständiger Ausfall					
– Lähmung eines Beines (ohne Mm. glutaei)	80	75	3	G	a
– Lähmung beider Beine	100	100	32	G, aG	Pf
– Plexus lumbosacralis	80	75		G	
– N. glutaeus superior (Mm. glutei medii et minimi)	20	20	4		
– N. glutaeus inferior (M. glutaeus maximus)	20	20	4		o
– N. obturatorius (M. adductor longus, M. gracilis)	10	10	4		
– N. femoralis (Mm. quadrizeps femoris, iliopsoas, sartorius)	40	30–40			
– N. cutaneus femoris lateralis	10	0–10			
– N. ischiadicus					
– – proximal mit N. glutaeus inferior	60	60–70	3	G	a
– – proximal ohne N. glutaeus inferior	50	50	3	G	a
– – Nn. tibialis + peronaeus communis	50	45	3	G	a
– N. tibialis (Mm. gestrocnemius, tibialis posterior, flexor hallucis longus)	30	25	4		a
– N. peronaeus communis (superficialis + profundus)	30	20	4		a
– N. peronaeus superficialis (M. peronaeus longus + brevis)	20	15	4		a
– N. peronaeus profundus (M. extensor hallucis longus et brevis, tibialis anterior)	30	20	4		a

14

■ Rückenmarkschäden

◙ Tab. 14.33.

◙ **Tab. 14.33** Rückenmarkschäden

	SER/SchwbR (GdS/GdB)	GUV (MdE in %)	GRV	SchwbR	Bemerkungen
Vollständiger Ausfall					
Vollständige Halsmarkschädigung mit vollständiger Lähmung beider Beine und Arme mit Störungen der Blasen- und Mastdarmfunktion	100	100	6, 7, 10		Pf, rÜ, R
Vollständige Brustmark-, Lendenmark- oder Kaudaschädigung mit vollständigen Lähmungen des Stammes und der Beine; mindestens von Segment L1 abwärts, mit Störungen der Blasen- und Mastdarmfunktion	100	100	6, 7, 10		Pf, rÜ, R
Unvollständige Halsmarkschädigung mit gewichtigen Teillähmungen beider Arme und Beine mit Störungen der Blasen- und Mastdarmfunktion, Restaktivität nicht funktionell bedeutsam	100	80–100	5, 6, 7, 32		Pf, rÜ, R
Unvollständige leichte Halsmarkschädigung mit beidseitig geringen motorischen und sensiblen Restausfällen ohne Störung der Blasen- und Mastdarmfunktion, Restaktivität funktionell bedeutsam	30–60	30–60	5, 6, 32		Pf, rÜ, R
Unvollständige Brustmark-, Lendenmark- oder Kaudaschädigung mit Teillähmung beider Beine, mit Störungen der Blasen- und Mastdarmfunktion, Restaktivität begrenzt einsetzbar	60–80	60–80	6, 7, 24, 32		Pf, rÜ, R
Unvollständige Brustmark-, Lendenmark- oder Kaudaschädigung mit Teillähmung beider Beine ohne Störungen der Blasen- und Mastdarmsfunktion, geringgradige funktionelle Beeinträchtigung	30–60	30–60	18, 32		Pf, rÜ

Literatur

Literatur zu ▶ Abschn. 14.1

Kellgren JH, Lawrence JS (1957) Radiological assessment of Osteoarthrosis. Ann Rheum Dis 16: 494–501

Lehmann R, Ludolph E (2009) Die Invalidität in der privaten Unfallversicherung. 3. Aufl. Verlag Versicherungswirtschaft, Karlsruhe

Reichenbach M. , E. Ludolph (2011) Einschätzungsempfehlungen für die private Unfallversicherung. In: Ludolph E, Lehmann R, Schürmann J (Hrsg) Kursbuch der ärztlichen Begutachtung. Ecomed, Landsberg (Grundwerk 1998, laufende Ergänzungen bis 2011)

Schröter F, Ludoph E (2009) Bemessungsempfehlungen. In: Rompe G, Erlenkämper A, Schiltenwolf M, Hollo DF (2009) Begutachtung der Haltungs- und Bewegungsorgane, 5. Aufl, S 705–716. Thieme, Stuttgart New York

Widder B (2011) Gutachtliche Bewertungstabellen. In: Widder B, Gaidzik PW (Hrsg) Begutachtung in der Neurologie, 2. Aufl. Thieme, Stuttgart New York

Literatur zu ▶ Abschn. 14.2

http://www.bmas.de/DE/Service/Publikationen/k710–anhaltspunktefuer–die–aerztliche–gutachtertaetigkeit

Kellgren JH, Lawrence JS (1957) Radiological assessment of Osteoarthrosis. Ann Rheum Dis 16: 494–501

Ludolph E, Lehmann R, Schürmann J (2011) Kursbuch der ärztlichen Begutachtung. Ecomed, Landsberg (Grundwerk 1998, laufende Ergänzungen bis 2011)

Mehrhoff F, Meindl RC, Muhr G, Rostock P (2005) Unfallbegutachtung. de Gruyter, Berlin New York

Widder B (2011) Gutachtliche Bewertungstabellen. In: Widder B, Gaidzik PW (Hrsg) Begutachtung in der Neurologie, 2. Aufl. Thieme, Stuttgart New York

Rompe G, Erlenkämper A, Schiltenwolf M, Hollo DF (2009) Begutachtung der Haltungs- und Bewegungsorgane, 5. Aufl. Thieme, Stuttgart New York

Schönberger A, Mehrtens G, Valentin H (2009) Arbeitsunfall und Berufskrankheit, 8. Aufl. Erich Schmidt, Berlin

Terminologie/Nomenklatur

E. Ludolph

K. Weise, M. Schiltenwolf (Hrsg.), *Grundkurs orthopädisch-unfallchirurgische Begutachtung*,
DOI 10.1007/978-3-642-30037-0_15, © Springer-Verlag Berlin Heidelberg 2014

Die Sprache des Gutachters ist grundsätzlich Deutsch. Der Gutachter hat aber, um sich verständlich zu machen, die Fachausdrücke des Rechtsgebiets, für das sein Gutachten bestimmt ist, zu übernehmen. Deshalb wird nachfolgend das spezifische Vokabular der einzelnen Rechtsgebiete erläutert, wobei kein Anspruch auf Vollständigkeit besteht.

Adäquanztheorie – ▶ *Kausalitätstheorie* des Zivilrechts, wozu auch die PUV (private Unfallversicherung) zählt. Gänzlich unwahrscheinliche Ursachenzusammenhänge bleiben unberücksichtigt.

Äquivalenztheorie – ▶ *Kausalitätstheorie* des Strafrechts. Alle Bedingungen sind gleichwertig (äquivalent). Der Äquivalenztheorie entspricht die ▶ *Conditio sine qua non* bzw. die Kausalität im medizinisch-naturwissenschaftlichen Sinn. Ursächlich ist die Bedingung, die nicht hinweggedacht werden kann, ohne dass der Erfolg entfällt.

Allgemeine Unfallversicherungs-Bedingungen (AUB) – Allgemeine Geschäftsbedingungen der privaten Unfallversicherer, herausgegeben vom GDV (Gesamtverband der Deutschen Versicherungswirtschaft e. V.). Zurzeit gelten die AUB 61, 88, 94, 99, 2008 und 2010, wobei der größte Teil der Versicherungsverträge zwischenzeitlich auf die AUB 94 ff. umgestellt wurde, die, was die für den ärztlichen Gutachter maßgeblichen Vorgaben betrifft, durch die nachfolgenden AUB nicht geändert wurden.

Amtsermittlungsprinzip – Der Sachverhalt ist von Amts wegen, also durch das Gericht, die Behörde (Dienstherr), den Träger der gesetzlichen Unfallversicherung, zu ermitteln. Es gilt im Bereich der Straf-, Sozial-, Finanz- und Verwaltungsgerichtsbarkeit sowie der freien Gerichtsbarkeit, wobei diese Aufzählung nicht erschöpfend ist, und in den diesen vorgeschalteten Verwaltungs- und Ermittlungsverfahren. Das Gegenteil vom Amtsermittlungsgrundsatz ist der ▶ *Beibringungsgrundsatz*.

Anhaltspunkte für die ärztliche Gutachtertätigkeit im sozialen Entschädigungsrecht und nach dem Schwerbehindertenrecht – Herausgegeben vom Bundesministerium für Arbeit und Soziales, gültig bis 31.12.2008, ab dem 01.01.2009 ersetzt durch die ▶ *Versorgungsmedizin-Verordnung* (VersMedV) und durch die diese ausfüllende ▶ *versorgungsmedizinischen Grundsätze*, die in ihrem tabellarischen Teil die »Anhaltspunkte« vollständig abgelöst haben.

Anknüpfungstatsachen – Nichtmedizinische Tatsachen, von denen der Sachverständige/Gutachter auszugehen hat und die ihm ggf. durch den Auftraggeber vorzugeben sind (§ 404a II ZPO). Der ärztliche Sachverständige hat insofern kein eigenes Ermittlungsrecht. Von Anknüpfungstatsachen sind die ▶ *Befundtatsachen* zu unterscheiden.

Anscheinsbeweis – Rückschluss von einer feststehenden Ursache auf einen bestimmten Erfolg oder umgekehrt bei typischen Geschehensabläufen auf eine bestimmte Ursache. Der Anscheinsbeweis ist – wobei dies im Einzelnen streitig ist – bei den Beweiserleichterungen anzusiedeln.

Arbeitsbedingte Erkrankungen – Erkrankungen, verursacht oder mit verursacht durch negative Einflüsse des Arbeitsplatzes. Sie sind nur insoweit Berufskrankheiten, als sie in der Anlage zu § 1 Berufskrankheiten-Verordnung (BKV) (Listenerkrankungen) aufgeführt sind. Soweit das nicht der Fall ist, fallen sie nicht unter den Schutz der gesetzlichen Unfallversicherung.

Arbeitsunfähigkeit (AU) – Der Begriff ist unterschiedlich definiert in Abhängigkeit von den einzelnen Rechtsgebieten. Die Arbeitsunfähigkeit wird per ärztlich attestierter Arbeitsunfähigkeitsbescheinigung nachgewiesen.
Arbeitsunfähig im Sinne der gesetzlichen Kranken- (SGB V), Unfall- (SGB VII), Rentenversicherung (SGB VI) sowie des Schwerbehindertenrechts (SGB IX) ist ein Versicherter/Betroffener, der wegen eines regelwidrigen Körper- oder Geisteszustandes nicht oder nur unter der Gefahr einer Verschlimmerung seines Zustandes der bisher ausgeübten Tätigkeit nachgehen kann. Bezugspunkt ist also die bisherige Tätigkeit. Es handelt sich grundsätzlich um einen nicht teilbaren Zustand.
Arbeitsunfähigkeit im Sinne der privaten Krankenversicherung liegt vor, wenn die versicherte Person ihre berufliche Tätigkeit nach medizinischem Befund vorübergehend in keiner Weise ausüben kann, sie auch nicht ausübt und keiner anderweitigen Erwerbstätigkeit nachgeht (Musterbedingungen für die Krankentagegeldversicherung).
Die private Unfallversicherung (PUV) kennt demgegenüber einen abgestuften Grad der Arbeitsfähigkeit. Bezugspunkt ist die »Berufstätigkeit oder Beschäftigung« (z. B. Ziffer 2.3.2 AUB 99).

Arbeitsunfall – Rechtsbegriff der gesetzlichen Unfallversicherung (GUV): »Arbeitsunfälle sind Unfälle von Versicherten infolge einer den Versicherungsschutz nach § 2, 3 oder 6 begründenden Tätigkeit (versicherte Tätigkeit). Unfälle sind zeitlich begrenzte, von außen auf den Körper einwirkende Ereignisse, die zu einem Gesundheitsschaden oder zum Tode führen« [§ 8 (1) SGB VII].

AUB – ▶ *Allgemeine Unfallversicherungs-Bedingungen*.

Bedingungstheorie bzw. Theorie der wesentlichen Bedingung – Ursachenbegriff des Sozialrechts und des Verwaltungsrechts, insbesondere der gesetzlichen Unfallversicherung und des Dienstunfallrechts.
Grundlage ist die ▶ *Äquivalenztheorie*, die jedoch wie folgt – rechtlich wertend – eingegrenzt wird: Ursächlich ist nur die Bedingung, die wesentlich für den Erfolg, den Gesundheits- bzw. Körperschaden ist. Nicht ursächlich sind sog. Gelegenheitsursachen, z. B. physio-

logische, gewollte und geplante Handlungen des Versicherten/ Bediensteten, bei denen es zu einem Gesundheits-/Körperschaden kommt. Nicht ursächlich sind z. B. auch alle Fälle, in denen es im zeitlichen Zusammenhang mit versicherter Tätigkeit zur Manifestation einer ▶ *Schadensanlage* kommt.

Befundtatsachen – Tatsachen, die ein Sachverständiger/Gutachter aufgrund seiner besonderen Fachkenntnisse auftragsgemäß ermittelt.

Behinderung – § 2 (1) SGB IX definiert den Begriff der Behinderung als Voraussetzung von Leistungen für die Rehabilitation und Teilhabe am Leben in der Gesellschaft. Danach sind Menschen behindert, wenn ihre »körperliche Funktion, geistige Fähigkeit oder seelische Gesundheit mit hoher Wahrscheinlichkeit länger als 6 Monate von dem für das Lebensalter typischen Zustand abweichen und daher ihre Teilnahme am Leben in der Gesellschaft beeinträchtigt ist«. Die Feststellung einer Behinderung setzt einen Antrag voraus.

Beibringungsgrundsatz – Der Beibringungsgrundsatz bedeutet, dass die Parteien den Sachverhalt bestimmen, auf den die Entscheidung gestützt wird. Er gilt im Zivilprozess. Das Gegenteil ist das ▶ *Amtsermittlungsprinzip*.

Berufskrankheiten – Krankheiten, die »Versicherte infolge einer den Versicherungsschutz nach § 2, 3 oder 6 begründenden Tätigkeit erleiden« [§ 9 (1) SGB VII]. Eine Berufskrankheit liegt nur vor, wenn sie in der Anlage zu § 1 Berufskrankheiten-Verordnung (BKV) aufgeführt ist (sog. Listenerkrankung). Eine Ausnahme sind die ▶ *»Wie«-Berufskrankheiten*.

Berufsunfähigkeit – Unfähigkeit, einen zuvor ausgeübten Beruf auszuüben. Für die ab dem 02.01.1961 Geborenen ist die Berufsunfähigkeit in der ▶ *gesetzlichen Rentenversicherung* (GRV, SGB VI) nicht mehr versichert. Sie kann jedoch über eine private Berufsunfähigkeitsversicherung abgesichert werden.
Nach den Musterbedingungen des GDV ist berufsunfähig, wer gesundheitlich nicht in der Lage ist, seine bisherige Berufstätigkeit zu mindestens 50% auszuüben. Ist die Berufsunfähigkeit versichert, zahlt der Versicherer bei Berufsunfähigkeit eine Rente.

Beweis – Bestätigung einer Vermutung oder Behauptung. Grundsätzlich ist zwischen Strengbeweis oder Vollbeweis (§ 286 ZPO) und freier Überzeugung (§ 287 ZPO) bzw. hinreichender Wahrscheinlichkeit zu unterscheiden. Das ▶ *Beweismaß*, die Beweisanforderungen, sind in den einzelnen Rechtsgebieten unterschiedlich.

Beweiserleichterung – Fakten, die der grundsätzlich beweisbelasteten Partei die Beweisführung erleichtern – z. B. Fakten, die zu einer Umkehr der Beweislast führen oder zum ▶ *Anscheinsbeweis*.

Beweislast – Die *objektive* oder *materielle* Beweislast *(Feststellungslast)* legt fest, welche Partei die Nachteile trägt, wenn eine Beweisbehauptung nicht bewiesen werden kann.

Beweismaß – Für das ärztliche Gutachten sind erheblich:
Hinreichende Wahrscheinlichkeit – Belege/Nachweise überwiegen deutlich: Hinreichende Wahrscheinlichkeit bedeutet, dass bei vernünftiger Abwägung aller Umstände den für den Zusammenhang sprechenden Umständen ein deutliches Übergewicht zukommt.
Volle Wahrscheinlichkeit (Vollbeweis) – an Sicherheit grenzende Wahrscheinlichkeit

Beweismittel – Mittel zur Überzeugung des Auftraggebers von der Wahrheit einer Behauptung. Beweismittel im Sinne der Zivilprozessordnung (ZPO), auf die die anderen Prozessordnungen (z. B. § 118 Sozialgerichtsgesetz) weitgehend verweisen, sind:
- (richterlicher) Augenschein (§§ 371-372 ZPO),
- Amtliche Auskünfte (§ 437 II ZPO),
- Urkundenbeweis (§§ 415–444 ZPO),

- Parteivernehmung (§§ 445–455 ZPO),
- Zeugenbeweis (§§ 373–401 ZPO),
- Sachverständigenbeweis (§§ 402-414 ZPO).

Bewusstseinsstörung – Ausschlusstatbestand der PUV. Er setzt nicht völlige Bewusstlosigkeit voraus. Die Bewusstseinsstörung ist schon dann gegeben, wenn eine Gefahrenlage, die bei normaler Verfassung erkannt würde und auf die angemessen reagiert würde, nicht mehr erkannt wird oder wenn nicht mehr auf diese reagiert werden kann.

Conditio sine qua non – Ursachenbegriff des Strafrechts ▶ *Äquivalenztheorie*. Ursächlich ist die Bedingung, die nicht hinweg gedacht werden kann, ohne dass der Erfolg entfällt. Es handelt sich um die Kausalität im medizinisch-naturwissenschaftlichen oder naturwissenschaftlich-philosophischen Sinn.

Degeneration – Degeneration kommt aus dem Lateinischen (degenerare) und bezeichnet im medizinisch-alltäglichen Sprachgebrauch – missverständlich – den vorzeitigen Verschleiß von bradytrophem Gewebe. Der Begriff ist jedoch reserviert für die Zellpathologie, und zwar in quantitativer und qualitativer Hinsicht, wobei Degeneration die Einlagerung von Fremdstoffen bedeutet (z. B. Wasser: hydropische Degeneration; Fett: fettige Degeneration). Die Degeneration ist von der ▶ *Texturstörung* zu unterscheiden.

Dienstfähigkeit (Tauglichkeit) – Der Begriff gilt spezifisch für Beamte und beschreibt die gesundheitliche Eignung zur Übernahme in das Beamtenverhältnis. Er umschreibt die körperliche und psychische Eignung (Ist-Zustand und Prognose) für bestimmte Aufgaben der öffentlichen Verwaltung.

Dienstunfähigkeit – Terminus technicus für Beamte, Richter und Soldaten, wobei in der Regel die dauernde Dienstunfähigkeit gemeint ist (§ 44 BBG, § 26 BeamtStG).

Dienstunfall – § 31 BeamtVG (Bund) definiert den Dienstunfall (eines Beamten) wie folgt:
»Dienstunfall ist ein auf äußerer Einwirkung beruhendes, plötzliches, örtlich und zeitlich bestimmbares, einen Körperschaden verursachendes Ereignis, das in Ausübung oder infolge des Dienstes eingetreten ist«.

Erst-Gesundheitschaden – Der durch ein äußeres Ereignis/eine äußere Einwirkung unmittelbar ausgelöste (primäre) Gesundheitsschaden in Abgrenzung zum sekundären ▶ *Folgeschaden* (GUV). Es handelt sich dabei nicht um einen Rechtsbegriff im eigentlichen Sinn.

Erst-Körperschaden – Der durch ein äußeres Ereignis/eine äußere Einwirkung unmittelbar ausgelöste (primäre) Körperschaden in Abgrenzung zum sekundären ▶ *Folgeschaden* (Dienstunfallrecht). Es handelt sich dabei nicht um einen Rechtsbegriff im eigentlichen Sinn. Siehe auch ▶ *Gesundheitsstörung*.

Erwerbsfähigkeit – Fähigkeit eines Menschen, sich unter Ausnutzung der Arbeitsgegebenheiten, die sich ihm nach seinen Kenntnissen, seinen körperlichen und geistigen Fähigkeiten im gesamten Bereich des wirtschaftlichen Lebens (allgemeiner Arbeitsmarkt) bieten, einen Erwerb zu verschaffen.

Erwerbsminderung, teilweise – Teilweise erwerbsgemindert sind [§ 43 (1) SGB VI] »Versicherte, die wegen Krankheit oder Behinderung auf nicht absehbare Zeit außerstande sind, unter den üblichen Bedingungen des allgemeinen Arbeitsmarktes mindestens sechs Stunden täglich erwerbstätig zu sein«.
Der Begriff der *Erwerbsminderung* des Rentenrechts darf nicht verwechselt werden mit der »Minderung der Erwerbsfähigkeit« (MdE) im Dienstunfallrecht und in der gesetzlichen Unfallversicherung, die grundsätzlich keinen Bezug zur konkreten Erwerbsfähigkeit hat (▶ *Minderung der Erwerbsfähigkeit*).

Erwerbsminderung, volle – Nach dem Recht der gesetzlichen Rentenversicherung sind voll erwerbsgemindert »Versicherte, die wegen Krankheit oder Behinderung auf nicht absehbare Zeit außerstande sind, unter den üblichen Bedingungen des allgemeinen Arbeitsmarktes mindestens drei Stunden täglich erwerbstätig zu sein« [§ 43 (2) SGB VI].

Folgeschaden – Neu auftretende ▶ *Gesundheitsstörung*, bei deren Entstehung der primäre gesundheitliche Schaden (z. B. Sprunggelenksverrenkungsbruch) unmittelbar ursächlich mitgewirkt hat (z. B. posttraumatische Arthrose). Im Zivilrecht gelten für den Folgeschaden Beweiserleichterungen (§ 287 ZPO).

Gelegenheitsursache – Begriff der gesetzlichen Unfallversicherung (GUV) und des Dienstunfallrechts für das Fehlen einer wesentlichen Ursache aus dem versicherten (geschützten) Bereich. Das Gegenteil der Gelegenheitsursache ist die wesentliche (Teil-) Ursache aus dem versicherten (geschützten) Bereich (Kausalitätstheorie des Sozialrechts und Dienstunfallrechts ▶ *Bedingungstheorie*).

Gesamt-GdS/-GdB – »Maßgeblich sind die Auswirkungen der einzelnen Funktionsbeeinträchtigungen in ihrer Gesamtheit unter Berücksichtigung ihrer wechselseitigen Beziehungen zueinander« (Teil A3 der »versorgungsmedizinischen Grundsätze«). Der Gesamt-GdS bzw. der Gesamt-GdB ist einzuschätzen im sozialen Entschädigungsrecht und im Schwerbehindertenrecht, wenn mehrere Funktionsbeeinträchtigungen vorliegen.

»Gesamt«-MdE – Hilfsbegriff der gesetzlichen Unfallversicherung (GUV). Einschätzung mehrerer selbstständiger Einzelfolgen (Unfall/ Berufskrankheit) (»Einzel«-MdE) auf unterschiedlichen Fachgebieten in ihrer funktionellen Gesamtwirkung, z. B. auf unfallchirurgischem (Unterschenkelbruch) und neurologischem (Wadenbeinnervenschaden) Gebiet. Unterschiedliche Folgen auf *einem* Fachgebiet (z. B. Unterarm- und Schienbeinbruch) sind in ihrer funktionellen Gesamtwirkung einzuschätzen und begründen keine »Gesamt«-MdE sondern eine »Einzel«-MdE.

Gesamtvergütung – Instrument der GUV (§ 75 SGB VII). Sie wird dann gezahlt, wenn »zu erwarten ist, dass nur eine Rente in Form der vorläufigen Entschädigung zu zahlen ist«, die unfallbedingte MdE also voraussichtlich innerhalb von 3 Jahren unter 20% absinken wird. Die Zahlung einer Gesamtvergütung soll dem Rentenbegehren entgegenwirken. Nachteile sind mit ihr nicht verbunden, da nach Ablauf des Zeitraums, für den die Gesamtvergütung gezahlt wurde, weitere Rentenzahlungen beantragt werden können, wenn die Voraussetzungen dafür vorliegen.

Gesetzliche Unfallversicherung (GUV) – Teil (Versicherungszweig) der Sozialversicherung (SGB VII). Ihre Ziele sind (§ 1 SGB VII):
- die Verhütung von Arbeitsunfällen, Berufskrankheiten und arbeitsbedingten Gesundheitsgefahren,
- die Rehabilitation nach Erleiden eines versicherten Gesundheitsschadens,
- die Entschädigung des Versicherten bzw. seiner Hinterbliebenen nach Erleiden eines versicherten Gesundheitsschadens.

Gesundheitsschaden – Begriff der ▶ *gesetzlichen Unfallversicherung* (§ 8 (1) Satz 2 SGB VII).

Gesundheitsschädigung – Begriff der ▶ *privaten Unfallversicherung* (Ziffer s1.3 AUB 99/2008/2010).

Gesundheitsstörung – Begriff der Versorgungsmedizin-Verordnung (▶ *versorgungsmedizinische Grundsätze*) – gültig im sozialen Entschädigungsrecht und im Schwerbehindertenrecht und – indirekt – auch im Dienstunfallrecht, da Grundlage der MdE-Einschätzung im Dienstunfallrecht die ▶ *versorgungsmedizinischen Grundsätze* sind. Bei der Gesundheitsstörung handelt es sich um Abweichungen von der durchschnittlichen, dem Alter entspre-chenden körperlichen, geistigen und seelischen Gesundheit mit Krankheitswert.
Der Begriff wird häufig alternativ zum ▶ *Körperschaden* verwendet.

Gliedertaxe – Begriff in der ▶ *privaten Unfallversicherung*, der als sog. Kürzel die Bemessung von Unfallfolgen im Bereich der Gliedmaßen und Sinnesorgane bezeichnet. Es handelt sich um die tabellarische Zuweisung fester Invaliditätsgrade in den AUB für Verlust, Teilverlust oder Funktionsunfähigkeit der Gliedmaßen und der aufgelisteten Sinnesorgane, wobei in der BRD übereinkommensgemäß der Teilverlust bzw. die Funktionsbeeinträchtigung in Bruchteilen (1/10 bzw. 1/20) der vollen Funktion angegeben wird, während die Unfallfolgen, die außerhalb der Gliedertaxe zu bemessen sind, in Prozent ausgedrückt werden. Es handelt sich um eine abstrakte Bewertung ausschließlich auf der Basis anatomisch-funktioneller Gesichtspunkte. Die Bemessung nach der Gliedertaxe hat stets Vorrang gegenüber der Bemessung außerhalb der Gliedertaxe.

Grad der Behinderung (GdB), Grad der Schädigungsfolgen (GdS) – »Maß für die körperlichen, geistigen, seelischen und sozialen Auswirkungen einer Funktionsbeeinträchtigung aufgrund eines Gesundheitsschadens« (Teil A 2a der »versorgungsmedizinischen Grundsätze«). Beide Begriffe unterscheiden sich lediglich dadurch, dass der GdS nur auf die Schädigungsfolgen (soziales Entschädigungsrecht, maßgeblich § 30 BVG) also kausal, und der GdB auf alle Gesundheitsstörungen (Schwerbehindertenrecht, SGB IX) unabhängig von ihrer Ursache [§ 4 (1) SGB IX] –also final – bezogen ist (Teil A 2a).
Bindende Grundlage sind ab dem 01.01.2009 die ▶ *versorgungsmedizinischen Grundsätze*. Die Einschätzung von GdB und GdS erfolgt nach Zehnergraden (10–100) ohne Zusatz des Prozentzeichens (Teil A 2e). Ein bis zu 5 Grad geringerer Grad wird vom höheren mit umfasst.

Haftpflicht – Verpflichtung, aufgrund von Verschulden (deliktische, außerhalb eines Vertragsverhältnisses begründete Haftung, §§ 823 BGB), Gefährdung (z. B. § 7 Abs. 1 StVG) oder Aufopferung für den einem Anderen zugefügten Schaden zu haften. Ersetzt wird der *konkrete* wirtschaftliche Schaden, im Fall der §§ 823 ff. BGB auch Schmerzensgeld (§ 253, BGB). Die Kausalität richtet sich – wie im gesamten Zivilrecht – nach der ▶ *Adäquanztheorie*. Für den Erstschaden ist der Vollbeweis erforderlich (§ 286 ZPO). Für Folgeschäden kommt es zu ▶ *Beweiserleichterungen* (§ 287 ZPO).

Hilflosigkeit – Hilflos ist, wer infolge einer Gesundheitsstörung nicht nur vorübergehend zur Sicherung seiner Existenz fremder Hilfe dauerhaft bedarf. An die Hilflosigkeit knüpfen sowohl die gesetzliche Unfallversicherung [§ 44 (1) SGB VII], das Dienstunfallrecht [§ 34 Beamtenversorgungsgesetz (BeamtVG)] als auch das Schwerbehindertenrecht und das soziale Entschädigungsrecht (Teil A 4. VG, Nachteilsausgleich H) rechtliche Konsequenzen. Der Begriff ist von der ▶ *Pflegebedürftigkeit* in der ▶ *sozialen Pflegeversicherung* zu unterscheiden.

ICD – Die International Classification of Diseases and Related Health Problems, die Internationale Klassifikation der Krankheiten und verwandter Gesundheitsprobleme (ICD), herausgegeben von der Weltgesundheitsorganisation (WHO), dient der Verschlüsselung von Diagnosen. Sie ist das wichtigste, weltweit anerkannte, Diagnoseklassifikations- und -verschlüsselungssystem der Medizin. In Deutschland sind die an der vertragsärztlichen Versorgung teilnehmenden Ärzte und ärztlich geleitete Einrichtungen laut § 295 (1) SGB V (»Abrechnung ärztlicher Leistungen«) verpflichtet, Diagnosen nach ICD-10 GM zu verschlüsseln. Verbindlich für die Verschlüsselung in Deutschland ist zzt. die ICD-10-GM Version 2012.

ICF – International Classification of Functioning, Disability and Health. Die Internationale Klassifikation der Funktionsfähigkeit, Behinderung und Gesundheit (ICF) der Weltgesundheitsorganisation (WHO) dient als länder- und fachübergreifende einheitliche Sprache zur Beschreibung
- des funktionalen Gesundheitszustandes (Körperstrukturen und Funktionen),
- der Behinderung (eingeschränkte Aktivitäten),
- der sozialen Beeinträchtigung (Partizipation/Teilhabe),
- der relevanten Umgebungsfaktoren einer Person (persönliche und umweltbezogene Kontextfaktoren).

Die ICF beruhen auf der Überlegung, dass Behinderung etwas Relatives ist. Maßgeblich für die Auswirkungen einer Behinderung sind die Umweltfaktoren.

Invalidität – Leistungsvoraussetzung der ► *privaten Unfallversicherung*: Dauernde Beeinträchtigung der normalen körperlichen oder geistigen Leistungsfähigkeit unter ausschließlich anatomisch-funktionellen Gesichtspunkten – also ohne Berücksichtigung z. B. beruflicher Aspekte (Ziffer 2.1 AUB 99/2008/2010).

Kausalität – Kausalität erfasst die Beziehung zwischen Ursache und Wirkung (lat. »causa« = Ursache).

Kausalitätstheorien – Theorien zu den Auswirkungen von Ursache und Wirkung, bezogen auf die Rechtsordnung. ► *Äquivalenztheorie* (Conditio sine qua non); ► *Adäquanztheorie*; ► *Bedingungstheorie*. Eine Besonderheit der privaten Unfallversicherung ist die ► *Partialkausalität*.

Körperschaden – Begriff des Dienstunfallrechts (§ 31 Abs. 1 Beamtenversorgungsgesetz). Siehe auch ► *Gesundheitsstörung*.

Kraftanstrengung, erhöhte – Deckungserweiterung in der privaten Unfallversicherung (Ziffer 1.4 AUB 99/2008/2010): »Als Unfall gilt auch, wenn durch eine erhöhte Kraftanstrengung an Gliedmaßen oder Wirbelsäule
- ein Gelenk verrenkt wird oder
- Muskeln, Sehnen, Bänder oder Kapseln gezerrt oder zerrissen werden«.

»Erhöht« ist eine Kraftanstrengung, die das alltagsübliche Maß übersteigt.

Krankengeld – Leistung der gesetzlichen Krankenversicherung als Lohnersatz bei krankheitsbedingter ► *Arbeitsunfähigkeit*.

Merkzeichen und Nachteilsausgleiche – Die Merkzeichen G, B, aG und GL sind erläutert in Teil D der »versorgungsmedizinischen Grundsätze«, H und Bl in Teil A 4–6. Grundlage des Merkzeichens RF sind die Landesrundfunkgesetze. Diese Merkzeichen, die auf Antrag zusätzlich zum Grad der Behinderung im Schwerbehindertenausweis vermerkt werden, sind Voraussetzung für die Inanspruchnahme von Nachteilsausgleichen:

G   »Erheblich beeinträchtigt in der Bewegungsfähigkeit im Straßenverkehr«
B   »Berechtigung für eine ständige Begleitung«
aG   »Außergewöhnliche Gehbehinderung«
H   »Hilflos« ► *Hilflosigkeit*
BL   »Blind«
GL   »Gehörlos«
RF   »Die gesundheitliche Voraussetzungen für die Befreiung von der Rundfunkgebührenpflicht liegen vor«

Minderung der Erwerbsfähigkeit (MdE) – Prozentsatz, der in der GUV und im Dienstunfallrecht für die Höhe der Rentenleistung/des Unfallausgleichs maßgeblich ist. Allgemein bezeichnet die MdE den Umfang einer durch einen Gesundheitsschaden/Körperschaden entstandenen konkreten Beeinträchtigung des körperlichen und geistigen Leistungsvermögens, bezogen abstrakt auf den all-gemeinen Arbeitsmarkt. Die Einschätzung der MdE ist eine Wertung in Form einer Schätzung. Die tatsächliche Festlegung obliegt der Verwaltung bzw. den Gerichten. Eine Hilfestellung sind bezogen auf die gesetzliche Unfallversicherung (§ 56 SGB VII) die MdE-Erfahrungswerte (sog. MdE-Tabellen), die im Sinne der Gleichbehandlung aller Versicherten zwingend anzuwenden sind, bzw. bezogen auf das Dienstunfallrecht die »versorgungsmedizinischen Grundsätze«.

Mittelbarer Schaden – Körper-/Gesundheitsschaden, der durch einen anderen Körper-/Gesundheitsschaden vermittelt wird, z. B. Unterarmbruch infolge einer durch ein versteiftes Kniegelenk bedingten Gangunsicherheit und einen dadurch bedingten Sturz.

Mitwirkung von Krankheiten oder Gebrechen – ► *Partialkausalität*.

Mitwirkungspflicht – Die Mitwirkungspflicht besteht im eigenen Interesse für jeden, der eine Leistung beantragt bzw. erhält. Im Sozialrecht ist der Versicherte zur Mitwirkung gesetzlich verpflichtet (§§ 60 ff. SGB I). Im Zivilrecht folgt sie aus § 242 BGB (»Leistung nach Treu und Glauben«), in der PUV ergeben sich diese aus Ziffer 7 und 8 der AUB 99/2008/2010. Verwiesen werden darf auch auf § 26 VWVfG (Verwaltungsverfahrensgesetz).

Nachschaden – Vornehmlich Rechtsbegriff der gesetzlichen Unfallversicherung und des Dienstunfallrechts. Gesundheitsschaden/Körperschaden, der *nach* dem rechtlich relevanten Schaden eingetreten ist und mit diesem in keinem ursächlichen Zusammenhang steht. Ein Nachschaden ist in der gesetzlichen Unfallversicherung und im Dienstunfallrecht nicht MdE-relevant. Er ist unbeachtlich.

Non liquet – Liquet (lat.) = Es ist erwiesen, es ist klar. Non liquet: Es ist unklar.
Kann die Beweisfrage nach dem Kenntnisstand der Wissenschaft nicht mit ausreichender Genauigkeit beantwortet werden, muss der Gutachter sich dazu bekennen. Diese Antwort wird dann mitunter als »non liquet« umschrieben.

Obliegenheiten – Verhaltenspflichten im Rahmen eines Schuldverhältnisses.

Partialkausalität – Ursachenbegriff der privaten Unfallversicherung – rechtlich wertend (Ziffer 3 AUB 99/2008/2010). Er gewichtet, ausgehend von der Adäquanztheorie, Art und Schwere der Ursachenbeiträge vorbestehender »Krankheiten oder Gebrechen« gegenüber Art, Schwere und Lokalisation der Unfalleinwirkung. Das Ergebnis sind Leistungskürzungen infolge der Mitwirkung von »Krankheiten oder Gebrechen« an der unfallbedingten »Gesundheitsschädigung und/oder deren Folgen«.

Pflegebedürftigkeit – Begriff der sozialen Pflegeversicherung (§ 14 SGB XI) und der gesetzlichen Unfallversicherung (§ 44 SGB VII). In beiden Fällen wird Pflegegeld bzw. Pflege gewährt, entsprechend den jeweiligen gesetzlichen Regelungen/Bestimmungen.

Pflegestufen – Die Leistung der ► *sozialen Pflegeversicherung* für Pflegebedürftige (SGB XI) ist nach den Pflegestufen I–III gestaffelt (§ 15 SGB XI). Maßgeblich sind dafür der Umfang und die Häufigkeit der benötigten Hilfen bei der Körperpflege, der Ernährung, der Mobilität und der hauswirtschaftlichen Versorgung. Die jeweils zutreffende Pflegestufe wird bei Feststellung der Pflegebedürftigkeit bestimmt (§ 18 SGB XI).

Pflegeversicherung, soziale und private – Die soziale (gesetzliche) Pflegeversicherung (SGB XI) besteht seit 1995 neben der Kranken-, Renten-, Arbeitslosen- und Unfallversicherung als 5. Säule der deutschen Sozialversicherung. Eine Begutachtung erfolgt in der Regel bei gesetzlich Versicherten durch den Medizinischen Dienst der Krankenversicherung (MDK) und bei privat Versicherten durch Mediproof.

Private Unfallversicherung (PUV) – Die PUV ist eine Summenversicherung. Sie zahlt für unfallbedingte oder durch erhöhte Kraftanstrengung bedingte Gesundheitsschädigungen, die zum Ende des 3. (bei Kindern 5.) Unfalljahres zu Funktionsbeeinträchtigungen voraussichtlich auf Dauer führen, eine Kapitalleistung in Höhe der zwischen den Parteien vereinbarten Summe. Einzelheiten des Versicherungsschutzes sind in den ▸ *AUB* geregelt.

Schadensanlage – Begriff der gesetzlichen Unfallversicherung und des Dienstunfallrechts. Die Schadensanlage ist in aller Regel ein klinisch stummer, körpereigener Zustand, der Teilursache eines unfallbedingten Gesundheitsschadens/Körperschadens sein kann, der aber auch völlig ohne unfallbedingten Ursachenbeitrag manifest werden kann. Die Schadensanlage ist ein Kausalitätsproblem.

Schadensbild – Keinem Rechtsgebiet zugeordneter Begriff aus der medizinischen Begutachtung. Das Schadensbild ist, eine besonders sichere Erkenntnisquelle zu seinen Ursachen, z. B. Knochenbruch im Bereich einer Zyste.

Schadensminderungspflicht – Pflicht – besser ▸ *Obliegenheit* (Pflicht gegen sich selbst) – des Geschädigten, den Schaden möglichst gering zu halten (§ 254 BGB). Im privaten Versicherungsrecht (Schadensversicherung und private Unfallversicherung) wird die Schadensminderungspflicht als Rettungspflicht bezeichnet (§ 62 VVG und 153 VVG).

Schmerzensgeld – Ausgleich für durch eine meist schuldhafte Verletzung bedingte Schäden, die nicht vermögensrechtlicher Art sind (immaterieller Schaden).

Schwerbehinderung – Die Feststellung der Schwerbehinderung erfolgt auf Antrag ab einem GdB von 50.
§ 2 (2) SGB IX definiert die Schwerbehinderung als »Grad der Behinderung von wenigstens 50«.
§ 2 (3) SGB IX regelt die Gleichstellung von Menschen mit einer Behinderung von wenigstens 30 mit schwerbehinderten Menschen.

Simulation – Bewusste Vortäuschung von unfall-/krankheitsbedingten Beschwerden/Funktionseinbußen.

Soziales Entschädigungsrecht (SEG) – Das soziale Entschädigungsrecht stellt einen Oberbegriff für verschiedene Gesetze dar und gleicht Gesundheitsschäden aus, für deren Entstehen der Staat eine besondere Verantwortung trägt.

Stützrente – Begriff der gesetzlichen Unfallversicherung (§ 56 SGB VII): Wenn mehrere Renten ab 10% zusammen mindestens 20% erreichen, besteht für jede der Stützrenten ein Rentenanspruch.

Teilhabe – ▸ *ICF*, ▸ *Schwerbehinderung*.
Der Begriff bezeichnet die gesellschaftliche Teilhabe, insbesondere behinderter Menschen. Leistungen zur Teilhabe sind kodifiziert im Gesetz zur Rehabilitation und Teilhabe behinderter Menschen (SGB IX).

Texturstörung – Veränderungen (Alterung, Verschleiß, Defekt) der Matrix (Interzellularsubstanz) des bradytrophen, also gefäßfreien bzw. gefäßarmen Gewebes (hyaliner Knorpel, Faserknorpel – Menisken, Disken, Labren – und Sehnen). Diese Veränderungen sind histopathologisch durch Veränderung der Zellzahl und der Textur nachweisbar.

Übergangsgeld – Wird gezahlt, wenn Versicherte Leistungen zur Teilhabe am Arbeitsleben erhalten (z. B. Umschulung), und bezweckt die wirtschaftliche Absicherung der Versicherten. Berechnung und Höhe des Übergangsgeldes bestimmen sich nach den §§ 46–51 SGB VII.

Unfall – Der Unfallbegriff ist für PUV und GUV nahezu identisch:
— Ziffer 1.3 AUB 99/2008/2010: »Ein Unfall liegt vor, wenn die versicherte Person durch ein plötzlich von außen auf ihren Körper wirkendes Ereignis (Unfallereignis) unfreiwillig eine Gesundheitsschädigung erleidet«.
— § 8 (1) Satz 2 SGB VII: »Unfälle sind zeitlich begrenzte, von außen auf den Körper einwirkende Ereignisse, die zu einem Gesundheitsschaden oder zum Tod führen«.
Gravierende Unterschiede ergeben sich v. a. daraus, dass die GUV Richterrecht umsetzt, das vor und nach Kodifikation des Unfallbegriffs am 01.01.1997 im SBG VII ergangen ist.

Unfallkausalität – Begriff der gesetzlichen Unfallversicherung: Kausalität zwischen der versicherten Tätigkeit und dem von außen einwirkenden Ereignis. Eingeführt wurde der Begriff durch das Bundessozialgericht (BSG vom 09.05.2006, B2 U 1/05 R) zur Abgrenzung gegenüber der Kausalität einer unversicherten, z. B. eigenwirtschaftlichen Tätigkeit.

Verschlimmerung – Rechtsbegriff der gesetzlichen Unfallversicherung und des Dienstunfallrechts. Verschlimmern kann sich nur ein ▸ *Vorschaden*.
Ein unfallfremder Gesundheitsschaden/Körperschaden (MdE-relevant) wird durch das aktuelle schädigende Ereignis verstärkt, oder Unfallfolgen verschlimmern sich.

Versorgungsmedizinische Grundsätze – Anlage zu § 2 der seit 01.01.2009 gültigen ▸ *VersMedV*. Inhaltlich wurden die ▸ »*Anhaltspunkte*« in ihrem tabellarischen Teil unverändert übernommen. Zwischenzeitlich erfolgten bereits wiederholte Änderungen, die auch zukünftig weiter erfolgen werden.

Versorgungsmedizin-Verordnung (VersMedV) – Sie ersetzt – mit ihrer Anlage (§ 2), den »versorgungsmedizinischen Grundsätzen« – ab dem 01.01.2009 weitgehend die ▸ *Anhaltspunkte*. Mit inhaltlichen Änderungen war die Aufwertung in den Verordnungsrang zunächst nicht verbunden.

Vorinvalidität – Begriff der PUV. Bereits vor dem Unfall konkret vorliegende dauernde Funktionsbeeinträchtigung von Gliedmaßen und Sinnesorganen bzw. dauernde Beeinträchtigung der Leistungsfähigkeit (AUB 88 ff.) des Versicherten. Die Vorinvalidität ist bei der Ermittlung des für die Invaliditätsleistung des Unfallversicherers maßgeblichen Invaliditätsgrades ggf. zu berücksichtigen. Nicht zu verwechseln mit dem Begriff ▸ *Vorschaden der GUV*.

Vorschaden – Rechtsbegriff der gesetzlichen Unfallversicherung und des Dienstunfallrechts. Ein bereits vor dem zu begutachtenden, aktuellen Gesundheitsschaden bestehender (also schädigungsfremder) Gesundheitsschaden. Als Rechtsbegriff der GUV/des Dienstunfallrechts liegt ein Vorschaden nur dann vor, wenn er die Vorerwerbsfähigkeit mindert, also MdE-relevant. ist. Ein Vorschaden ist also mehr als eine Schadensanlage.

Wegefähigkeit – Rechtsbegriff der gesetzlichen Rentenversicherung (SGB VI). Nach der Rechtsprechung des Bundessozialgerichts (BSG) gehört zur Erwerbsfähigkeit auch die Fähigkeit, eine Arbeitsstelle aufzusuchen. Das BSG nimmt generell das Fehlen von Wegefähigkeit an, wenn der Versicherte aufgrund der bei ihm bestehenden Gesundheitsstörungen – auch unter Verwendung von Hilfsmitteln und einschließlich eingefügter Pausen – nicht in der Lage ist, 4-mal täglich eine Wegstrecke von jeweils mehr als 500 m mit zumutbarem Zeitaufwand in 15 Minuten (bis unter 20 Minuten) zu Fuß zurückzulegen und jeweils 2-mal öffentliche Verkehrsmittel während der Hauptverkehrszeit zu benutzen.

Wesentliche Änderung – Vornehmlich ein Rechtsbegriff der GUV, des Dienstunfallrechts, des sozialen Entschädigungsrechts und des Schwerbehindertenrechts (Teil A 7 der versorgungsmedizinischen Grundsätze). Besserung oder Verschlechterung des/der unfallbedingten Gesundheitsschadens/Körperschadens/Gesundheitsstörung, der eine Änderung in der Einschätzung z. B. des MdE-

Grades bedingt. Wesentlich ist eine Änderung nur, wenn die MdE sich um mehr als 5% ändert, der GdS/GdB wenigstens um 10.

Wesentliche Bedingung (Ursache) – ▶ *Bedingungstheorie.*

»Wie«-Berufskrankheiten – Sind die Voraussetzungen zur Anerkennung einer Krankheit als Berufskrankheit gegeben, ist diese jedoch noch nicht in die Liste der Berufskrankheiten aufgenommen worden, was, da es sich um eine Verordnung handelt, nur in zeitlichen Abständen geschieht, kann sie als »Wie«-Berufskrankheit anerkannt werden [§ 9 (2) SGB VII].

Zusammenhangsbegutachtung – Als Zusammenhangsgutachten werden Gutachten mit kausaler Betrachtung, »Kausalitätsbegutachtung«, bezeichnet, also Gutachten zur Frage des ursächlichen Zusammenhangs zwischen Schaden und versichertem Ereignis.

Zustandsbegutachtung – Es handelt sich um Gutachten mit finaler Begutachtung; »Finalitätsbegutachtung« oder »Feststellungsgutachten«. Dazu gehören z. B. Begutachtungen zur Klärung der Verfügbarkeit am Arbeitsmarkt (Arbeitsagenturen), der Rehabilitationsbedürftigkeit, des GdB (Schwerbehindertenrecht), der Erwerbsminderung (Rentenversicherung) und der MdE (gesetzliche Unfallversicherung).

15

Messblätter

M. Schiltenwolf

K. Weise, M. Schiltenwolf (Hrsg.), *Grundkurs orthopädisch-unfallchirurgische Begutachtung*,
DOI 10.1007/978-3-642-30037-0_16, © Springer-Verlag Berlin Heidelberg 2014

Im Folgenden sind die Messblätter für die Gutachten in der gesetzlichen Unfallversicherung gezeigt, die unter http://www.dguv.de/formtexte/aerzte/index.jsp in der jeweils aktuellen Form heruntergeladen werden können:

- F 6222: Untersuchung Bericht Wirbelsäule BK 2108, 2109, 2110 (◻ Abb. 16.1),
- F 4222: Messblatt obere Gliedmaßen (◻ Abb. 16.2),
- F 4224: Messblatt untere Gliedmaßen (◻ Abb. 16.3),
- F 4220: Messblatt Finger (◻ Abb. 16.4).

Az.:   , Name:

Messblatt Wirbelsäule
(nach der Neutral-0-Methode)

Größe in cm: Gewicht in kg:

HWS

Vorneigen/Rückneigen   (Abb. 1)

Seitneigen   re./li.   (Abb. 2)

Drehen   re./li.   (Abb. 3)

Kinnspitzenschulterhöhenabstand
bei maximaler Drehseitneigung re./li.

BWS und LWS

Seitneigen   re./li.   (Abb. 4)

Drehen im Sitzen   re./li.   (Abb. 5)

Liegen/Jugulumabstand (cm)   (Abb. 6)
Aktive Aufrichtung aus Rückenlage
Messstrecke Liege - DF C7

Finger - Boden - Abstand (cm)
a) Ott   (Abb. 7)
   Messstrecke DF C7 30 cm caudal
b) Schober   (Abb. 7)
   Messstrecke DF S1 10 cm cranial
c) Messstrecke 10 cm mit Mittelpunkt (Abb. 7)
   DF L 1

Beckentiefstand (cm) re./li.

Seitverbiegung

Schulterstand (rechts tief/links tief)

Sagittale Verbiegung (kyphotische oder lordotische Fehlform):

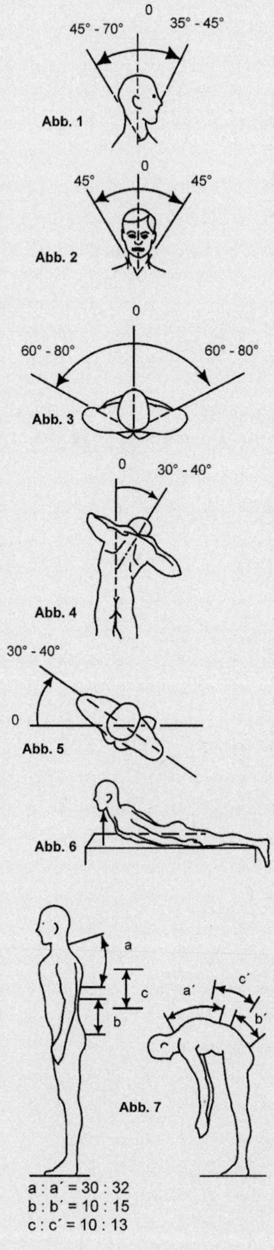

a : a´ = 30 : 32
b : b´ = 10 : 15
c : c´ = 10 : 13

F 6222 0805 Messblatt Wirbelsäule BK 2108, 2109, 2110

Abb. 16.1 Untersuchung Bericht Wirbelsäule BK 2108, 2109, 2110 (Nr. F 6222, Download unter http://www.dguv.de/formtexte/aerzte/index.jsp)

Name: _____ Aktenzeichen: _____

Untersuchungstag: _____

☐ Rechtshänder ☐ Linkshänder

Messblatt für obere Gliedmaßen (nach der Neutral - 0 - Methode)

Schultergelenke:

	Rechts				Links		

Arm seitw. / körperw. (Abb. 1)

Arm rückw. / vorw. (Abb. 2)

Arm ausw. / einw. drehen (Oberarm anliegend) (Abb. 3)

Arm ausw. / einw. (Oberarm 90° seitw. abgeh.) (Abb. 4)

Ellenbogengelenke:

Streckung / Beugung (Abb. 5)

Unterarmdrehung:

ausw. / einw. (Abb. 6)

Handgelenke:

handrückenw. / hohlhandw. (Abb. 7)

speichenw. / ellenw. (Abb. 8)

Fingergelenke:
Abstände in cm:

II	III	IV	V	II	III	IV	V

Nagelrand / quere Hohlhandfalte (Abb. 9)

Nagelrand / verl. Handrückenebene (Abb. 10)

Daumengelenke:
Streckung/Beugung:

Grundgelenk

Endgelenk

Abspreizung (Winkel zwischen 1. und 2. Mittelhandknochen)

In der Handebene (Abb. 11) | 0 | | 0 | |

Rechtwinklig zur Handebene (Abb. 12) | 0 | | 0 | |

Ankreuzen, welche Langfingerkuppen mit der Daumenspitze erreicht werden können

II	III	IV	V	II	III	IV	V

Handspanne:
Größter Abstand in cm zwischen Daumen- und Kleinfingerkuppe

Umfangmaße in cm:
(Hängender Arm)

15 cm ob. äußerem Oberarmknorren

Ellenbogengelenk

10 cm unt. äußerem Oberarmknorren

Handgelenk

Mittelhand (ohne Daumen)

Armlänge in cm:

Schulterhöhe / Speichenende

Stumpflängen in cm:

Schulterhöhe / Stumpfende

Äuß. Oberarmknorren / Stumpfende

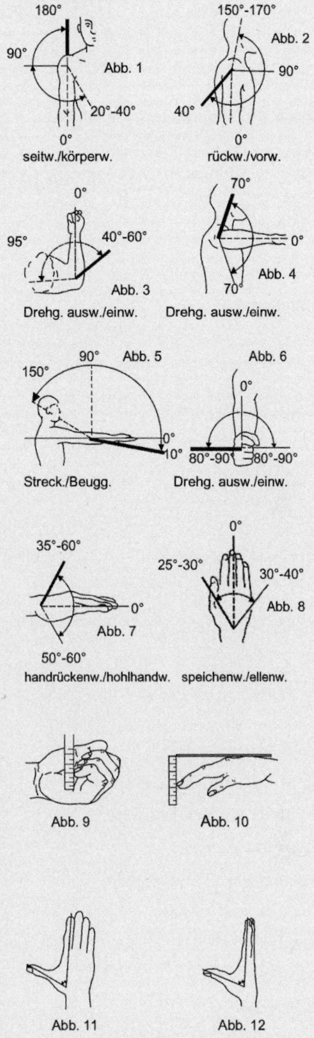

Abb. 1 Abb. 2 Abb. 3 Abb. 4 Abb. 5 Abb. 6 Abb. 7 Abb. 8 Abb. 9 Abb. 10 Abb. 11 Abb. 12

0° seitw./körperw. rückw./vorw. Drehg. ausw./einw. Streck./Beugg. Drehg. ausw./einw. handrückenw./hohlhandw. speichenw./ellenw.

F 4222 0910 Messblatt obere Gliedmaßen

Abb. 16.2 Messblatt obere Gliedmaßen (Nr. F 4222, Download unter http://www.dguv.de/formtexte/aerzte/index.jsp)

Name: Aktenzeichen:

Untersuchungstag:

Standbein: ☐ rechts   ☐ links

Messblatt für untere Gliedmaßen (nach der Neutral - 0 - Methode)

	Rechts			Links		
Hüftgelenke:						
Streckung / Beugung (Abb.1 a u. 1 b)						
Abspreiz. / Anführen (Abb. 2)						
Drehg. ausw. / einw. (Hüftgel. 90° gebeugt) (Abb. 3)						
Drehg. ausw. / einw. (Hüftgel. gestreckt) (Abb. 4)						

Kniegelenke:

Streckung / Beugung (Abb. 5)

Obere Sprunggelenke:

Heben / Senken des Fußes (Abb. 6)

Untere Sprunggelenke:

Ges.-Beweglichk. (Fußaußenr. heb. / senk.) (Abb. 7 a u. 7 b)
(in Bruchteilen der normalen Beweglichkeit)

Zehengelenke:
(in Bruchteilen der normalen Beweglichkeit)

Umfangmaße in cm:

20 cm ob. inn. Knie-Gelenkspalt

10 cm ob. inn. Knie-Gelenkspalt

Kniescheibenmitte

15 cm unterh. inn. Gelenkspalt

Unterschenkel, kleinster Umfang

Knöchel

Rist über Kahnbein

Vorfußballen

Beinlänge in cm:

Vord. ob. D-beinstachel - Außen-knöchelsp.

Stumpflänge in cm:

Sitzbein - Stumpfende

Inn. Knie-Gelenkspalt - Stumpfende

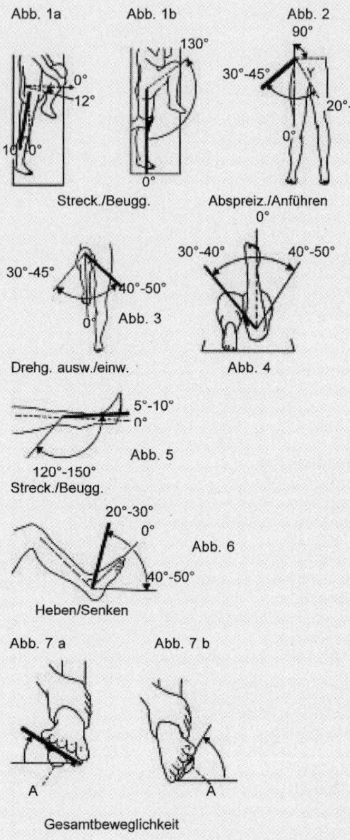

Abb. 1a   Abb. 1b   Abb. 2
90°
130°
30°-45°   20°-30°
0°   12°   0°
16°   0°   0°
Streck./Beugg.   Abspreiz./Anführen
0°

30°-40°   40°-50°
30°-45°   40°-50°
40°-50°
0°   Abb. 3   Abb. 4
Drehg. ausw./einw.

5°-10°
0°
Abb. 5
120°-150°
Streck./Beugg.

20°-30°
0°   Abb. 6
40°-50°
Heben/Senken

Abb. 7 a   Abb. 7 b

A   A

Gesamtbeweglichkeit

F 4224 0501 Messblatt untere Gliedmaßen

◼ **Abb. 16.3** Messblatt untere Gliedmaßen (Nr. F 4224, Download unter http://www.dguv.de/formtexte/aerzte/index.jsp)

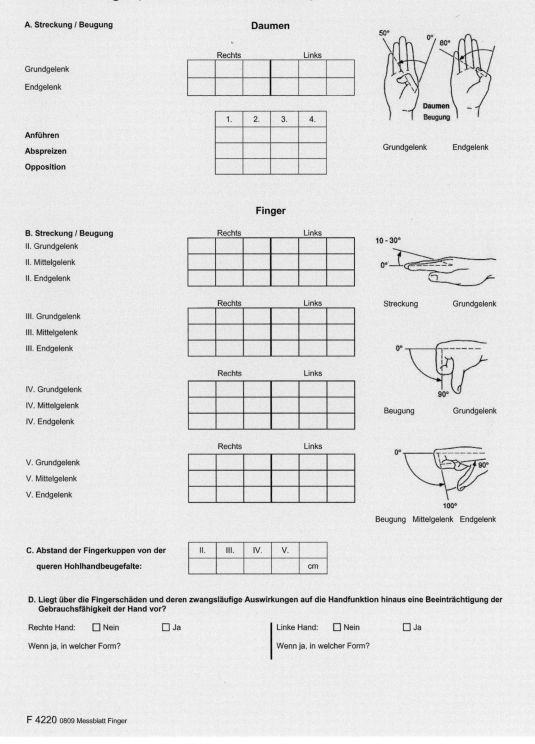

Name: Aktenzeichen:

Untersuchungstag:

Messblatt Finger (nach der Neutral - 0 - Methode)

A. Streckung / Beugung   **Daumen**

	Rechts			Links		
Grundgelenk						
Endgelenk						

	1.	2.	3.	4.	
Anführen					
Abspreizen					
Opposition					

50°   0°   80°

Daumen Beugung

Grundgelenk   Endgelenk

Finger

B. Streckung / Beugung   Rechts   Links

II. Grundgelenk						
II. Mittelgelenk						
II. Endgelenk						

10 - 30°

0°

Streckung   Grundgelenk

Rechts   Links

III. Grundgelenk						
III. Mittelgelenk						
III. Endgelenk						

0°

90°

Beugung   Grundgelenk

Rechts   Links

IV. Grundgelenk						
IV. Mittelgelenk						
IV. Endgelenk						

0°

90°

Rechts   Links

V. Grundgelenk						
V. Mittelgelenk						
V. Endgelenk						

100°

Beugung Mittelgelenk Endgelenk

C. Abstand der Fingerkuppen von der queren Hohlhandbeugefalte:

	II.	III.	IV.	V.	
					cm

D. Liegt über die Fingerschäden und deren zwangsläufige Auswirkungen auf die Handfunktion hinaus eine Beeinträchtigung der Gebrauchsfähigkeit der Hand vor?

Rechte Hand: ☐ Nein   ☐ Ja   Linke Hand: ☐ Nein   ☐ Ja

Wenn ja, in welcher Form?   Wenn ja, in welcher Form?

F 4220 0809 Messblatt Finger

◻ **Abb. 16.4** Messblatt Finger (Nr. F 4220, Download unter http://www.dguv.de/formtexte/aerzte/index.jsp)